Susun S. Weed, Brust Gesundheit

Of

Susun S. Weed

Brust Gesundheit

Naturheilkundliche Prävention und Begleittherapien
bei Brustkrebs

Aus dem amerikanischen Englisch
von Ursula Pesch

Orlanda Frauenverlag

Originaltitel:
»Breast Cancer? Breast Health! The Wise Woman Way«
Ash Tree Publishing, Woodstock, New York, 1996
© 1996 Susun S. Weed

Die Deutsche Bibliothek – CIP-Einheitsaufnahme
Weed, Susun S. : Brust Gesundheit : naturheilkundliche Prävention
und Begleittherapien bei Brustkrebs / Susun S. Weed.
Einl. Worte von Susan Love und Christiane Northrup.
Aus dem amerikanischen Englisch von Ursula Pesch. –
Berlin : Orlanda Frauenverlag, 1997
Einheitssacht.: Breastcancer? Breasthealth ‹dt.›
ISBN 3-929823-47-0

1. Auflage 1997

Für die deutsche Ausgabe
© 1997 Orlanda Frauenverlag GmbH, Berlin
Alle Rechte vorbehalten

Lektorat: Jani Pietsch
Covergestaltung: Kerstin Bigalke
Coverfoto: Dagmar Schultz
Typographie: Barbara Zillmann
Satz und Litho: Satzinform, Berlin
Druck: Clausen & Bosse, Leck

Inhalt

Für Rachel Carson und Audre Lorde

Als Rachel Carson *Der stumme Frühling* schrieb und die schädlichen Auswirkungen des Chemieeinsatzes in der Landwirtschaft bekannt machte, war ich ein Teenager. Ihr Buch war es, das mich motivierte, mich seitdem gesund zu ernähren. Wenn Rückstände von Herbiziden und Pestiziden in unserer Nahrung Brustkrebs begünstigen, dann war es Rachel Carson, die mir geholfen hat, diesem Schicksal bisher zu entgehen. Sie starb daran. Ihrem Andenken widme ich dieses Buch.

Audre Lorde, Poeta laureatus des Staates New York, war eine Frau, die den Mut besaß, ihr Leben öffentlich zu machen, ihr Leben als Schwarze, als Lesbe und als Frau mit Brustkrebs. Sie lehrte mich, daß Stimme und Wahrheit einer jeden Frau lebenswichtig für uns alle sind. Während ich am ersten Entwurf dieses Buches saß, traf mich die Nachricht ihres Todes. Meine Arbeit ist auch ihrem Andenken gewidmet.

Auf meinen offenen Handflächen biete ich Rachel Carson und Audre Lorde in einer alten Geste der Dankbarkeit, von Frau zu Frau, meine Brust.

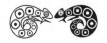

Danksagung

Dieses Buch kommt aus den Herzen und Händen vieler zu dir. Ganz besonders möchte ich danken:

All jenen, die mich teilhaben ließen an ihrem Tanz mit dem Krebs: Robin Birdfeather, Joan Bolga, Dr. med. Joy Craddick, Elaine Geouge, Pamela Getner, Deborah Ann Light, Raven Light, Deena Metzger, Roslyn Reid, Betsy Grace Sandlin und Nicki Scully.

All jenen, die mich während des Schreibens entlasteten, indem sie forschten, feilten, bestätigten, lasen oder für mein leibliches Wohl sorgten: Candace Cave, Alberta Darlau und die Herb Research Foundation, James Duke, Barbara Feldman, Keyawis Kaplan, Penny King, Morna Leonard, Amy Sophia Marashinsky, Monica Meyer-Cook, Sylett Strickland, Carole Tashel, Cynthia Werthamer und Corinna Wood.

All jenen bemerkenswerten Menschen, die ihr Leben den mit dem Krebs Tanzenden gewidmet haben und ihnen großzügig ihren Reichtum an medizinischer Sachkenntnis zur Verfügung stellten: Bobbi Aqua, Dr. med. Carolyn Dean, Holly Eagle, Deborah Maia, Dr. med Suresh B. Katakkar, Dr. Ingrid Naiman, Monica Miles, Marie Summerwood, Callie Weston und Donnie Yance.

Clove Tsindle, meinem Lektor; er schenkte jedem Wort, jedem einzelnen Gedanken und jeder Nuance Aufmerksamkeit. Betsy Sandlin, meiner Freundin und Lektorin; sie kümmerte sich um alle Details.

Michael Dattorre, meinem geliebten Mann; er umhegte und verwöhnte mich, kümmerte sich um Feuer und Ziegen, während ich am Computer saß, und half mir in jeder nur erdenklichen Weise, unterstützte, ermutigte und pflegte mich und stand mir während der Umsetzung des Buches immer zur Seite.

Euch allen, den Bäumen, deren Fasern wir hier verwendet haben, gelten meine Achtung und meine tiefe Dankbarkeit für all die Freude und Unterstützung, die ihr mir gegeben habt und weiterhin gebt.

Susan Love

Zu diesem Buch

Brüste sind das Merkmal unserer Weiblichkeit. In der frühen Kindheit sind sie uns Quell der Nahrung, im Erwachsenenalter erotisches Vergnügen. Brüste tragen so zu unserem Glück und Wohlbefinden bei, können aber auch Streß und Angst auslösen. Sich ihrer zu erfreuen, bedeutet auch, sie gut zu kennen: ihren Lebenszyklus, wie wir sie gesund halten können, wie wir sie gefährden. Das Buch, das Sie jetzt in Ihren Händen halten, sagt Ihnen wie.

In der Pubertät wird das Brustgewebe stark von Hormonen beeinflußt, sie stimulieren Entwicklung und Wachstum. Eben diese Hormone sind es auch, die Knoten, Schmerzen, Schwellungen und Absonderungen in den Brüsten hervorrufen können. Solche Veränderungen der Brust sind keine Anzeichen für Krankheit, sie zeigen vielmehr die normale, gesunde Empfindlichkeit des Brustgewebes für hormonelle Veränderungen. Die naturgemäße Lebens- und Heilweise von Susun Weed versetzt uns in die Lage, mehr Einfluß auf unsere Brustgesundheit zu gewinnen.

Mit einer Schwangerschaft reift das Brustgewebe und wird befähigt, Milch zu produzieren. Damit wird es immun gegen Krebserreger. Je jünger eine Frau bei Ihrer ersten Schwangerschaft ist, desto geringer ist ihr Brustkrebsrisiko, sagt Susun Weed im ersten Kapitel von *Brust Gesundheit. Naturheilkundliche Prävention und Begleittherapien bei Brustkrebs.* Frauen, die sich dafür entschieden haben, keine oder erst später Kinder zu bekommen, werden ausgezeichnete Vorschläge zur Gesunderhaltung ihrer Brüste finden, angefangen bei der Ernährung bis zu Übungen zur Förderung der Brustgesundheit.

Es gibt Lebensmittel, die das Brustgewebe reifen lassen und vor Brustkrebs schützen. Sie werden eine Vielzahl von ihnen auf den nächsten Seiten kennenlernen. Sojaprodukte scheinen – was das angeht – besonders gute Verbündete zu sein.

Wird das Brustgewebe Strahlen ausgesetzt, kann dies Veränderungen hervorrufen, die zu Krebs führen. Je jünger eine Frau ist, deren Brust bestrahlt wird, desto größer ist ihr Krebsrisiko. Zum Beispiel können Frauen, die sich aufgrund der Hodgkin-Krankheit einer Strahlentherapie unterziehen mußten, in späteren Jahren an Brustkrebs erkranken. Wenn bei Ihnen Brustkrebs diagnostiziert wurde, werden Sie hier nützliche

Vorschläge und Anregungen finden, die Ihnen helfen, eine konventionelle Behandlung leichter und mit weniger Schmerzen zu überstehen. Ernährung und körperliche Bewegung vermögen das Brustkrebsrisiko erheblich zu senken. Dieses Buch unterstützt Sie darin, zu entscheiden, welche Lebensmittel gut für Sie sind und was Sie von Ihrem Speisezettel streichen sollten. Wußten Sie schon, daß Linsen präkanzeröse Veränderungen rückgängig machen können? Wir erfahren, daß Frauen, die öfter als dreimal pro Woche Alkohol trinken, häufiger an Brustkrebs erkranken als Frauen, die dies nicht tun, und daß sich bei denjenigen, die mehr als drei Stunden pro Woche Sport treiben, das Risiko, vor der Menopause an Brustkrebs zu erkranken, um 60 Prozent verringert. Die ganze Bandbreite möglicher Einflüsse – von chlorierten Kohlenwasserstoffen bis zu Lebensmitteln aus organischem Anbau – zeigt Susun Weed auf; so hilft sie uns, Rezidiven wie überhaupt einer Krebserkrankung vorzubeugen.

Jede Diskussion über Brustgesundheit, die das Thema Hormone nicht mit einbezieht, ist unvollständig. Hormone – natürliche oder synthetische, die wir auch unwissentlich über die Nahrungskette zu uns nehmen – spielen die wichtigste Rolle bei der Entwicklung von Brustkrebs. Bei Frauen mit einem von Natur sehr hohen Östrogenspiegel tritt Brustkrebs statistisch viermal häufiger auf. Die Östrogenproduktion in unserem Körper können wir zwar nicht verändern, doch können wir ihre krebsfördernde Wirkung mit den einfachen, hier vorgeschlagenen Heilmitteln und einer anderen Lebensweise abschwächen. Die Natur hat es nicht vorgesehen, daß die Hormone in unseren Brüsten ein Leben lang eine hohe Konzentration aufweisen, und sie werden mit Krebs reagieren, wenn sie zu lange hormonell stimuliert werden (durch Hormontabletten oder chemische Gifte in Lebensmitteln, die in unserem Körper Östrogen imitieren). Doch wir können etwas tun, um uns vor den schädlichen Auswirkungen einer frühen Pubertät, einer späten Menopause, einer hinausgeschobenen Mutterschaft (oder gar keiner) und einer kurzen oder entfallenen Stillzeit zu schützen. Selbst wenn wir uns für synthetische Hormone wie Antibabypillen, Medikamente zur Erhöhung der Fruchtbarkeit oder zur Linderung menopausaler Beschwerden entschieden haben, kann Susun Weed uns helfen, die Gesundheit unserer Brüste zu erhalten.

Nach der Menopause nimmt zwar die Produktion der das Brustgewebe stimulierenden Hormone ab, unser Brustkrebsrisiko erhöht sich aber dennoch, denn bei älteren Zellen ist die Wahrscheinlichkeit einer spontanen Mutation größer. Ohne den permanenten hormonellen

Stimulus während der fruchtbaren Jahre wird unser Brustgewebe dünner, läßt sich leichter mit Hilfe von Röntgenstrahlen abbilden und ist weniger anfällig für die schädlichen Wirkungen der Strahlung. Regelmäßig Sport zu treiben und gesund zu essen wird jetzt noch wichtiger. Kräuter wie Nessel und Haferstroh lassen uns unsere Brüste gesund und unsere Knochen stark erhalten, damit wir unsere Herbstjahre wirklich genießen können.

Das Schicksal hat es so gewollt, daß Susun Weeds und mein Weg sich kreuzten. Als Chirurgin hatte ich ein Buch für Frauen mit Brustproblemen geschrieben und bewegte mich nun auf das Thema Menopause zu – buchstäblich und im übertragenen Sinne. Sie, eine traditionelle feministische Heilerin und Kräuterheilkundige, hatte ein Buch für Frauen in der Menopause veröffentlicht und arbeitete nun am Thema Brustkrebs und Brustgesundheit. Zu unserer beider Freude stellten wir fest, daß unsere Bücher und unsere Ansichten sich ergänzten – ein Beispiel für die Synergie, die aus Austausch und Offenheit entsteht. Genießen Sie *Brust Gesundheit. Naturheilkundliche Prävention und Begleittherapien bei Brustkrebs*. Schenken Sie diesem Buch Ihre ganze Beachtung, dann brauchen Sie meins vielleicht niemals.

24. März 1997

Dr. med. Susan Love ist Autorin von *Das Brustbuch. Was Frauen wissen wollen*, das 1996 im Limes Verlag, München erschien.

Christiane Northrup

Vorwort

Der Weckruf der Heilerin in mir erreichte mich über meine Brust. Ich bezeichne es als das »Erwachen der Amazone« in mir. Das war vor 14 Jahren. Ich stillte mein erstes Kind und arbeitete – um andere zu heilen – 60 bis 100 Stunden pro Woche außerhalb meines Hauses, als ich einen großen Abszeß in meiner Brust entwickelte. Dies führte schließlich zur vollständigen Zerstörung der Milchdrüsen, so daß ich mit dieser Brust nie wieder stillen konnte. Ich hatte meine körperliche Fähigkeit zu nähren halbiert, weil ich zu lang und zu intensiv vor dem Altar äußerlicher Verdienste und Anerkennung gekniet hatte. Das galt es zu erkennen. Meine eigenen körperlichen Bedürfnisse und meine innere Weisheit hatte ich völlig ignoriert. Eigentlich kein Wunder, daß sich eine Wunde in meiner Brust entwickelt hatte.

Diese Erfahrung lehrte mich zugleich die erste Lektion der Brustweisheit: Wir können andere nicht zufriedenstellend oder gut nähren, wenn wir uns selbst nicht pflegen. Unsere Brust weiß das. Und sie wird nicht nachlassen, uns dies immer wieder klar zu machen.

Nach meinem Erwachen schloß ich mich all den Frauen an, deren Brust ihnen von der Notwendigkeit einer Balance in ihrem Leben gesprochen hatte, von der Notwendigkeit, auf die innere Weisheit zu hören, und von Freude und Leidenschaft. Manchmal sind diese Bedürfnisse subtil, manchmal überlagern sie alles andere. In jedem Fall haben wir gelernt, sie zu ignorieren. So verlieren wir die Verbindung zu der Weisheit und der Kraft unserer Brust.

Viele der Frauen, die zu mir kommen, wissen nicht, wie sie ihre Brust untersuchen sollen; sie wissen nicht, wie ihre Brust sich anfühlt, wenn sie gesund ist, und sie fürchten sich vor dem, was sie vielleicht finden könnten. Frauen entscheiden sich für Implantate, weil ihr Busen nicht »groß genug« ist, oder für eine Operation, weil er »zu groß« ist.

Wie kann es sein, daß wir unsere Brust, dieses wunderbare Füllhorn des Überflusses und der Freude, im besten Fall als unzulänglich, im schlimmsten als Brutstätte für Krebs, Schmerz und Angst betrachten? Eine so negative Sichtweise kann sich nur in einer Kultur entwickeln, in der es schon lange keine Verbindung mehr zu der Weisheit der Frauen gibt, in der die Weisheit der Frauen in jeder von uns (die Susun Weed die

Weise Heilerin in uns nennt) seit Jahrtausenden zum Schweigen gebracht, ignoriert und von anderen, aber auch von uns, lächerlich gemacht wird. So wird unsere Brust zu einem kulturellen Schlachtfeld. Hier wird der Kampf zwischen unserer Angst vor einem vollständigen Leben und unserer Angst zu sterben, bevor wir jemals vollständig gelebt haben, ausgetragen.

Was wäre denn, wenn jede von uns sich ihrer Weisheit erinnerte? Wenn wir uns erinnerten, daß jede Zelle unserer Brust genährt, erfrischt und geheilt werden kann? Es ist die Energie der Berührung, der Freude und Liebe, es sind Vollwertkost und frische Heilpflanzen, die dies vermögen. Was wäre, wenn wir gemeinsam feststellen würden, daß die Heilerin in uns niemals fortgegangen ist, sie nur einfach gewartet hat, bis die Zeit für ihre Wahrheit reif ist?

Ich bin sicher, die Zeit ist gekommen, unsere innere Weisheit anzunehmen und ihr gemäß zu handeln. Niemals zuvor war diese Weisheit und Wahrheit wichtiger für unsere Gesundheit und die des Planeten. Unsere hochtechnisierte Medizin braucht die Weisheit der Frauen als Gegengewicht. Mit ihr kehrt das Heilen in das Gesundheitswesen zurück. Sie ist die Stimme, die sagt: »Ich werde gesund werden«, auch wenn alle Laborberichte und MedizinerInnen etwas anderes behaupten. Und manchmal ist sie die Stimme, die sagt: »Meine Zeit auf Erden ist nun zu Ende«, auch wenn alle Laborberichte und MedizinerInnen etwas anderes behaupten. Sie ist die Stimme des Herzens, die gleiche Stimme, deren Energie unsere Brust heilt, ungeachtet ihres augenblicklichen Gesundheitszustands.

Wenn du diese Seiten liest, laß dich von dieser Stimme mitreißen, laß dich von ihrer Wärme umhüllen, und laß sie dich auch herausfordern, wenn du das brauchst. Erlaube ihr, dich mit ihrem Flüstern an deine eigene weise innere Stimme zu erinnern. Das ist es, was unser Herz und unsere Brust so lange schon herbeisehnten.

Yarmouth, Maine, 15. März 1995

Dr. med. Christiane Northrup ist Mitglied des *American College of Obstetrics and Gynecology*, Mitbegründerin des Gesundheitszentrums *Women to Women*, Autorin von *Women's Bodies, Women's Wisdom*.

Einleitung

Winter liegt stapelweise vor meiner Tür. Winter dringt durch mein Dach. Winter läßt das Wasser gefrieren und hält es in eisigem Griff.

Ich würde dies alles gern hinter mir lassen und FreundInnen besuchen, die auf tropischen Inseln leben. Ferien wären schön. Aber Brustkrebs macht keine Ferien, und deshalb verarbeite ich mein Wissen – 25 Jahre Erfahrung und Sammeln von Informationen über Vorbeugung und Heilung von Brustkrebs – zu diesem Buch.

Über Krebs zu schreiben ist schwer. Es ist furchterregend, über Krebs zu lesen, den betroffenen Frauen zuzuhören und mit OnkologInnen zu sprechen. Wie der Winter, so stapeln sich die Fakten vor meiner Tür, sie dringen in meine Träume ein, sie blockieren meine Gedanken und halten sie fest, im Griff der Angst, des tiefen Unbehagens.

Was nährt meine Angst vor Krebs? Schon mein ganzes Leben lang höre ich, daß Brustkrebs zunimmt. Daß niemand weiß, was ihn entstehen läßt und wie ihm vorgebeugt werden könnte. Daß ich vielleicht Brustkrebs habe, auch wenn ich mich unglaublich wohl fühle. Daß Krebs lautlos und tödlich ist und meine einzige Hoffnung darin bestünde, mich Röntgenstrahlen auszusetzen, um ihn zu finden, solange er sich noch im Anfangsstadium befindet. Daß ich darauf vorbereitet sein muß, auf grauenvolle Art zu kämpfen – mich fast zu Tode aufschneiden, verbrennen und vergiften zu lassen –, sollte Krebs jemals bei mir festgestellt werden.

Ich fühle mich erdrückt von meiner Angst, ich presse meine Brüste an meinen Brustkorb, die Schultern gekrümmt. Aber ich weiß, das wird nicht helfen. Also atme ich aus und erlaube meinen Händen, sich zu entspannen und zu öffnen. Mit einem Seufzer atme ich aus, ich hebe den Kopf und lasse die Schultern fallen. Ich atme aus und seufze hörbar, während meine Arme sich entspannen und meine wilden Brüste in die warmen Höhlen meiner Handflächen sinken.

Ich habe meine rechte Hand geöffnet. Sie liegt unter meiner rechten Brust. Und meine linke Hand, ebenso offen, unter meiner linken Brust. Dies ist ein uns überlieferter Ausdruck von Ehrerweisung und zugleich von Macht.

Mit dieser Geste lade ich die Alten ein. Ich öffne mein Herz und rufe lautlos: »Ich will nicht an Brustkrebs sterben! Ich will nicht, daß meine Schwester, meine Geliebte, meine Mutter, meine Tochter, meine Tante, meine Freundinnen an Brustkrebs sterben.« Die Alten GroßMütter summen. Ihre Hände liegen unter ihren Brüsten. In einer tradierten Geste der Macht liegen ihre Brüste in ihren offenen Handflächen wie in Schalen.

»Brustkrebs ist ein Paradoxon, EnkelTochter, weil Krebs selbst Leben ist: sich erhebendes, nicht aufzuhaltendes Leben. Und doch scheint Krebs Leben zu bedrohen. Ebenso wie deine wilden, ungezähmten, unberechenbaren Teile der lebendige Kern deines Lebens sind, scheinen sie doch die Stabilität deines Lebens zu bedrohen. Krebs ist eine Einladung, in wilder Hingabe mit ihm, diesem Kern, zu tanzen. Er ist eine Chance, deine Leidenschaft wiederzugewinnen und zu leben, und eine gierige Freude am Leben. Eine Gelegenheit, das dunkle, verborgene, innere Kind, den Schatten, zu umsorgen und zu nähren. Grund genug für dich, deine Brüste zu entblößen, wörtlich und im übertragenen Sinn.

Brustkrebs ist ein Initiationsritus, denn eine Frau, die mit dem Krebs tanzt, wird nie wieder die gleiche wie zuvor sein. Sie hat des Lebens und des Todes Quelle besucht und von beider Wasser gekostet, sie hat die Süße und die Endlichkeit ihrer eigenen Sterblichkeit genossen und den Wunsch zu überleben kennengelernt.

Wir bringen dir nicht einfach die richtigen Antworten, wir bieten nicht etwa Regeln, die zu befolgen wären, und wir machen keine Versprechungen für ein ewiges Leben. Jedes Lebewesen trägt seinen Tod in sich. Doch gibt es viele Wege, krebsartigen Veränderungen deiner Zellen vorzubeugen oder deren Rückbildung zu fördern. Wir erwarten von dir, daß du nicht nur für deine innere Ökologie Konsequenzen ziehst, sondern auch für die Welt um dich herum. Wir erwarten von dir, daß du die zunehmende Bodenvergiftung infolge des Chemieeinsatzes in der Landwirtschaft in Frage stellst, die massive Ausbreitung der elektrischen Energie, deren Drähte das Krebslied summen, und die Nutzung von Kernenergie, die verändert, mutiert und mit zunehmender Intensität von immer mehr Orten aus strahlt.

Wir bestehen darauf, daß du deinem inneren Gespür für das Richtige folgst und bereit bist, aus eigener Überzeugung zu handeln. Geh mit der Wahrheit und der Schönheit, EnkelTochter. Es gibt keine falschen Antworten. Es gibt keine falschen Wege. Jede Frau ist einzigartig. Wir sind hier, um dich zu unterstützen, was auch immer dir geschieht. Wir gemahnen dich, deine Weisheit kann eine Spur hinterlassen, eine Spur der

Schönheit, unabhängig davon, welchen Weg du wählst. Es ist der Weg der Weisen Frauen überall auf dieser Welt.«

»Ich danke euch, ihr Alten«, flüstere ich, und das Herz in meiner Brust scheint weniger schwer zu pochen. Sicherlich gibt es viele Irrtümer über Brustkrebs. Es kann nicht richtig sein, daß jede Frau sich anhören muß: Du hast Brustkrebs! Es kann nicht richtig sein, daß die Verbreitung von Brustkrebs mit jedem Jahrzehnt zuzunehmen scheint. Es kann nicht richtig sein, zehn Frauen die Brust aufzuschneiden, um ein oder zwei Karzinome zu finden. Brustkrebs macht mich so wütend und frustriert. Wie könnte irgend etwas über Brustkrebs nicht falsch sein?

Der Weg der Weisen Frau setzt voraus, daß ich bereit bin, in jedem Problem seine Vollkommenheit zu erkennen, daß ich bereit bin, Brustkrebs die ihm eigene Schönheit, die ihm eigene Wahrheit und die nur ihm eigene Art, Gesundheit/Ganzheitlichkeit/Heiligkeit darzubieten, zuzugestehen. Der Weg der Weisen Frau bietet mir eine Vision von Ganzheitlichkeit – mit den Dingen, gerade so, wie sie sind –, wenn ich mutig genug bin, zu akzeptieren, daß all das, was wir als Problem sehen, in sich schon vollkommen ist.

Welch Ironie, daß gerade ich mich berufen fühle, die Berechtigung von Brustkrebs festzustellen, während ich doch Wege zu seiner Vorbeugung oder Verhinderung suche. Ist es, weil Brustkrebs eine Initiation ist, wie der Geburtsvorgang oder die Menopause, bei der dein früheres Selbst stirbt und ein neues entsteht? Ja. Aber wir sprechen über eine Epidemie. Bestimmt kann das, was an Brustkrebs richtig ist, nicht auf das Faktum einer persönlichen Veränderung beschränkt werden, unabhängig davon, wie grundlegend sie für das Individuum sein mag und wie sehr diese eine Person die Gesamtheit verändern kann. Was an Brustkrebs richtig ist, muß mehr sein: eine Meta-Geschichte, eine archetypische Resonanz, eine Geschichte, die seine Macht enthüllt.

In den vergangenen drei Jahrzehnten haben Frauen wiederholt versucht, einen gemeinsamen Ansatzpunkt zu finden, der uns im Ergebnis mehr eint als trennt. Doch alle Versuche schienen zum Scheitern verurteilt zu sein. Ist das Gute an Brustkrebs womöglich die Tatsache, daß er uns endlich einen Punkt zum Fokussieren bietet, einen gemeinsamen Feind?

Brustkrebs schert sich nicht um deine Hautfarbe. Brustkrebs schert sich nicht darum, wen du liebst oder mit wem du Liebe machst. Auch wenn du reich bist, bist du nicht gegen Brustkrebs gefeit, auch wenn Geld dir eine bessere Gesundheitsfürsorge und mehr Freizeit ermöglicht. Brustkrebs schert sich nicht darum, ob du Single, monogam, lebenslustig oder unverheiratet bist. Brustkrebs geht uns alle an, Männer ebenso wie Frauen, und je älter wir werden, desto mehr.

Vielleicht kann Brustkrebs uns zusammenführen, unsere Stimmen zu einem Chor vereinen, der unseren Respekt Frauen gegenüber erklingen läßt, unseren Brüsten, der wunderbaren Brust der Welt. Unser individuelles Leid wie unser öffentlicher Aufschrei vermögen die Vergiftung unserer Körper und unseres Planeten vielleicht aufzuhalten. Vielleicht finden wir ein Lied, das unseren Weg durch Chaos und Krebs hindurch und in unsere eigenen Tiefen leichter macht. Der Vorgang des Nachdenkens darüber, daß Krebs ein Verbündeter von Ganzheitlichkeit sein kann, hilft uns vielleicht – wenigstens für einen Moment –, Gesundheit/Ganzheitlichkeit/Heiligkeit innen und außen zu hegen und die Erde zu heilen, so wie wir uns selbst heilen. Das ist der Weg der Weisen Frau überall auf der Welt.

Susun S. Weed
Laughing Rock Farm, 26. Februar 1995

Meine Anti-Krebs-Lebensweise

Eine Anti-Krebs-Lebensweise ist kein starres Regelwerk. Es ist ein sicherer Raum, den du mit deiner eigenen Art, dich gesund zu halten und Krebs abzuschrecken, füllen kannst. Da Krebs in einer allzu reglementierten Situation gut gedeiht, entspanne dich, und laß manchmal sogar Chaos bei der Ausführung deines Planes walten. Meine Anti-Krebs-Lebensweise umfaßt alle folgenden Punkte. Sollte bei mir Krebs diagnostiziert werden, würde ich all dies weiterhin tun, und zwar zusätzlich zu der von mir gewählten Heilweise.

- Ich halte am eigenen jahreszeitlich bedingten Tagesrhythmus fest.
- Ich schlafe in völliger Dunkelheit oder im Mondlicht und gehe jeden Tag an die frische Luft.
- Ich nehme täglich eine Mahlzeit zu einem gleichbleibenden Zeitpunkt zu mir.
- Ich mache meinen Gefühlen Luft.
- Ich habe FreundInnen, die mich und meine Wahrheit unterstützen.
- Ich betätige mich kreativ.
- Ich bekomme viel Verständnis und Anerkennung (auch bekannt als Liebe).
- Ich mache dreimal in der Woche eine Stunde Sport.
- Ich gönne mir mindestens einmal pro Monat eine Massage.
- Für Yogaübungen nehme ich mir mindestens einmal pro Woche Zeit.
- Ich habe Sex.
- Jeden Tag gestehe ich mir eine Zeit der Stille.
- Ich nehme jede Möglichkeit zur Freude wahr.
- Meine Küche ist mediterran. Ich verwende vorwiegend Lebensmittel, die organisch, das heißt natürlich angebaut oder hergestellt wurden: jeden Tag etwas aus der Familie der Kohlgewächse, Blattgemüse, als Rohkost oder gedünstet, Vollkornprodukte, Bohnen, Sonnenblumenkerne, Sojaprodukte, Olivenöl, Knoblauch, frisches Obst je nach Jahreszeit, Meeresalgen, Joghurt und Käse, Kräutertees, Kräuteressig und antioxidativ wirkende Gewürze. Einmal pro Woche stehen Meeresfrüchte, Nüsse, Pilze, getrocknete Früchte und Eier auf meinem Speiseplan, Fleisch, Alkohol, weißer Zucker und Kaffee jedoch nicht mehr als einmal pro Woche.
- Was ich vermeide, sind künstliche Vitamine oder Mineralzusätze, Chlor, Nitrate, Tabak, Hormone in jeder zusätzlichen Form, Fernsehen, Weißmehl, Dosenware sowie tierische Nahrungsmittel aus nicht artgerechter Tierhaltung.

Die Sechs Schritte des Heilens

(Einiges kannst du bei jedem Schritt anwenden)

Schritt 0: Tue nichts!
(schlafe, meditiere, stöpsel die Uhr oder das Telefon aus)

Schritt 1: Sammle Informationen!
(Low-Tech-Diagnose, Bücher, Selbsthilfegruppen, Astrologie)

Schritt 2: Sammle Energie!
(Gebete, Homöopathie, Zeremonien, Affirmation, Lachen)

Schritt 3: Nähre und stärke dich!
(Kräutertees und Kräuteressig, Umarmungen, Bewegung, gute
Lebensmittel, sanfte Massage, Yoga)
Anmerkung: Die Heilmethoden der Schritte 4, 5 und 6 verursachen immer
ein wenig Schmerz.

Schritt 4: Stimulieren/Sedieren
(heißes oder kaltes Wasser, verschiedenste Kräuteraufgüsse, Akupunktur)
Bei jeder Stimulation/Sedierung setzt früher oder später der umgekehrte
Prozeß ein.
Wird dieser Schritt zu häufig praktiziert, besteht Suchtgefahr.

Schritt 5a: Nimm Zusatzpräparate!
(synthetisch hergestellte oder konzentrierte Vitamine, Mineralien und
Nahrungssubstanzen, wie zum Beispiel Nährhefe, blaugrüne Algen, Kleie)
Diese Substanzen können ebensoviel schaden wie nützen.

Schritt 5b: Nimm Medikamente!
(Chemotherapie, Tamoxifen, Hormone, homöopathische Mittel in hohen
Potenzen und potentiell giftige Heilkräuter)

Schritt 6: Öffnen und Eindringen
(bedrohliche Sprache, Operation, Darmspiegelung, Strahlentherapie,
Psychopharmaka, invasive Diagnostik wie Mammographien und
Computertomographien)
Nebenwirkungen, unter Umständen mit Todesfolge, sind nicht
auszuschließen.

Wie benutze ich dieses Buch?

Die hier zusammengetragenen Heilmittel werden allgemein als wirkungsvolle Möglichkeiten betrachtet, die Brustgesundheit zu fördern, die Rückbildung von in-situ-Karzinomen positiv zu beeinflussen und die Nebenwirkungen einer schulmedizinischen Krebsbehandlung zu mildern.

Willst du die Gesundheit deiner Brust erhalten, lies Teil eins. Wenn vor kurzem Brustkrebs bei dir festgestellt wurde, lies Teil zwei. Um Rezidiven vorzubeugen, blättere zurück und lies Teil eins.

Alle Heilmittel werden im Rahmen der Tradition der Weisen Frauen und der Sechs Schritte des Heilens vorgestellt.

Die Tradition der Weisen Frauen öffnet dir eine andere Sichtweise als die der Alternativ- oder die der Schulmedizin. In der Tradition der Weisen Frauen ist Krankheit eine Chance für eine bessere Gesundheit bzw. Vollkommenheit. Tod wird als Initiation verstanden, als Abschlußprüfung, letzter Akt, Höhepunkt. Akzeptieren wir, daß der Tod unausweichlich am Ende allen Lebens steht, heißt dies nicht, daß wir den Wunsch zu leben aufgeben. Der Weg der Weisen Frauen bietet uns Vorbeugung und Heilbehandlung. Beides hilft uns, unsere Familien, unsere Kommunen und den Planeten gesund zu erhalten.

Die Sechs Schritte des Heilens zeigen uns auf, wie wir diese Heilmöglichkeiten nutzen, ohne Schaden zu nehmen.

• Die unter Schritt 0 aufgeführten Vorschläge kannst du bei allen Problemen anwenden.

• Alle Schritte von 0 bis 3 können vorbeugen und dir gleichzeitig helfen, mit Brustkrebs umzugehen. Tiefe Entspannung (Schritt 0), vielschichtige geistige und sensorische Informationen (Schritt 1), energetische Arbeit (Schritt 2), sorgsame Ernährung und ausreichende Bewegung (Schritt 3) sind wichtig, um deine Brust gesund zu erhalten oder wieder gesunden zu lassen.

• Die Schritte von 0 bis 3 kannst du unbesorgt auch während einer konventionellen Behandlung tun. Wenn die Mittel der Schritte 4 und 5a sich gut mit konventionellen Behandlungsmethoden vertragen, kannst du sie als ergänzende Medizin nutzen. Bevor du jedoch Schritt 5b oder 6 anwendest, hole bitte auf jeden Fall den Rat von Fachleuten ein.

• Du kannst die Sechs Schritte des Heilens so tun, daß du mit einem Schritt beginnst und dich langsam steigerst, oder du kannst alle Schritte gleichzeitig tun.

Du steigerst dich Schritt für Schritt:
Beginne mit Schritt 0 und 1, und setze dir dabei eine zeitliche Grenze (ob drei Sekunden oder drei Monate spielt überhaupt keine Rolle). Ist deine selbst gesetzte Frist verstrichen, kannst du sie verlängern und mit den dir gewohnten Schritten 0–1 fortfahren, oder du nimmst Schritt 2 hinzu und setzt dir eine weitere Frist. Auch diese Zeit kannst du verlängern oder aber Schritt 3 hinzunehmen. Auf diese Art kannst du zu allen Schritten kommen. Höre nicht auf, auch wenn dein Problem gelöst ist. Gehe die Schritte in umgekehrter Reihenfolge zurück, und löse dich von jedem einzelnen, bevor du zu Schritt 0 zurückkehrst. Wenn du wieder bei Schritt 1 angelangt bist, heißt es jetzt für dich: Gib deine Kenntnisse weiter!

Du tust alle Schritte gleichzeitig:
Wenn du sicher bist, daß du dich einer schulmedizinischen Behandlung wie Operation, Bestrahlung oder Chemotherapie unterziehen wirst (Schritte 5 und 6), nutze alle Schritte gleichzeitig: gib dich den Geheimnissen von Leben und Tod hin (Schritt 0), sammle Informationen (Schritt 1), erkunde das energetische Arbeiten (Schritt 2), nähre alle Aspekte deines Ichs (Schritt 3), stärke dein Immunsystem (Schritt 4), und nimm für einen kurzen Zeitraum Zusatzpräparate (Schritt 5a). Die Genesung nach einer Operation erfolgt erstaunlich rasch, wenn du alle Schritte gleichzeitig tust. So hältst du die Nebenwirkungen von Chemo- und Strahlentherapie auf einem Minimum.

Mach dich in der Materia Medica vertraut mit Warnungen, Dosierungen, den botanischen Namen und anderen hilfreichen Informationen über die in diesem Buch am häufigsten genannten Heilkräuter. In der Kräuterapotheke findest du Anleitungen, wie du Aufgüsse und Ölauszüge selbst herstellen kannst. Kräuterpräparate können sehr unterschiedliche Wirkungen hervorrufen. Ein Begriff, den du nicht kennst? Schlag nach im Glossar, ab Seite 348.

Die mit einem Stern ★ gekennzeichneten Heilmittel werden von vielen Frauen empfohlen.

Vertraue deinem eigenen Gefühl bei der Frage, was für dich gut ist. Hole aber eine zweite und eine dritte Meinung ein. Respektiere die Einzigartigkeit deines Körpers, deiner Intuitionen und deiner Gefühle.

Sei es in Schönheit! Sei es auf eine geweihte Weise!

Wie gehe ich ohne Risiko mit Kräutern um?

Pflanzen ernähren uns, sie bekleiden und beherbergen uns, sie heilen und sie können uns helfen, die Gesundheit unserer Brust zu erhalten. Pflanzen können aber auch schaden und uns sogar töten. Im folgenden will ich dir zeigen, wie du Pflanzen gefahrlos nutzen kannst.

Beim Kauf von Kräutern solltest du darauf achten, daß sie ein Etikett mit ihrem botanischen Namen tragen (zum Beispiel Trifolium pratense). Im Volksmund für Pflanzen gebräuchliche Namen beziehen sich oft auf mehrere Pflanzen; der botanische Name bezeichnet immer eine ganz spezielle Pflanze. Der Name »Studentenblume« etwa bezieht sich auf zwei Pflanzen mit unterschiedlichen Verwendungsmöglichkeiten: Calendula officinalis oder Ringelblume ist eine medizinische Heilpflanze; Tagetes ist die Studentenblume, die in der Regel für Blumenbeete verkauft wird.

Lerne mehr über die Gräser vor deiner Haustür. Werde dir der Vitalität und der unermeßlichen Fülle der Natur bewußt. Iß, trink oder verwende eine der Wildpflanzen, die in diesem Jahr in deiner Gegend wachsen, als Heilmittel. Wenn du deine Arzneien und deine heilenden Nahrungsmittel selbst herstellst, bist du zumindest gegen Verwechslung von zwei Kräutern gefeit (korrektes Etikett, falscher Inhalt oder umgekehrt). Das heißt nicht, daß du selbst keine Fehler machen kannst, doch wirst du deine eigenen Fehler wahrscheinlich leichter bemerken als die von anderen. Auch sind deine Arzneien und heilenden Lebensmittel dann stets frisch, voller Energie und mit dir und deiner Umgebung im Einklang. Pflanzenheilmittel selbst herzustellen ist einfach und macht Spaß; die Anleitung dazu beginnt auf Seite 328.

Wirksamkeit wie Sicherheit eines jeden Heilmittels sind abhängig von Herstellung und Anwendung. Ich persönlich bevorzuge Kräuterölauszüge – nicht ätherische Öle – und kräftige Kräuterauszüge, nicht Kräutertees.

Jeder Mensch kann auf die gleiche Substanz unterschiedlich reagieren, gleichgültig, ob es sich dabei um ein Medikament, ein Lebensmittel oder um ein Heilkraut handelt. Wenn du viele Kräuter miteinander vermischst, wie kannst du dann wissen, welches Kraut die Ursache für eine eventuell unangenehme Nebenwirkung ist? Um ganz sicher zu gehen, verwende ich jeweils nur ein Kraut (manchmal zwei und selten drei zugleich). Diese Vorgehensweise hilft mir, meine Reaktion auf eine von mir ausgewählte Pflanze zu erkennen. Reagiere ich negativ, weiß ich mit Bestimmtheit, welches Kraut meine Reaktion verursachte, kann es vermeiden und andere Kräuter mit ähnlichen Eigenschaften ausprobieren.

Heilkräuter haben seltener Nebenwirkungen als Produkte der pharmazeutischen Industrie. Bringt ein Heilkraut deine Verdauung durcheinander, kann es sein, daß dein Körper gerade lernt, dieses Kraut zu verarbeiten. Probier es noch ein paarmal aus, bevor du beschließt, daß es nichts für dich ist. Reagierst du mit Übelkeit, Schwindel, heftigen Magenschmerzen, Durchfall, Kopfschmerzen oder einem getrübten Sehvermögen, so handelt es sich mit Sicherheit um ein Heilkraut, das dir nicht bekommt. Im allgemeinen treten solche Wirkungen sehr schnell auf. Laß die Finger von diesem Kraut, oder reduziere die Dosis drastisch. Die Rinde der Roten Ulme ist ein ausgezeichnetes Gegenmittel gegen Gifte; siehe Materia Medica.

Wenn irgendwo ein Dosierungsspielraum angegeben wird, beginne mit der kleinsten empfohlenen Dosis, und erhöhe sie bei Bedarf. Beachte: 25 Tropfen entsprechen 1 ml.

Habe Respekt vor der Macht der Pflanzen, deinen Körper und Geist erheblich zu verändern, selbst wenn du nur winzige Dosen nimmst.

Stärke dein Vertrauen in die Heilwirkung von Pflanzen, indem du zunächst Mittel für leichtere Beschwerden oder zur äußeren Anwendung benutzt (zum Beispiel bei Nebenwirkungen der konventionellen Krebsbehandlung), bevor – oder während – du deine vordringlichen und inneren Probleme bearbeitest.

Suche die Gesellschaft von Menschen, die sich für Kräuter, Homöopathie und Hausmittel interessieren, oder besorge dir entsprechende Bücher. Bitte Fachleute um Rat, wenn du dich unsicher fühlst. Halte Kontakt zu erfahrenen HeilerInnen. Sie helfen dir, deine Gesundheit zu erhalten wie auch deine Beschwerden zu lindern.

Achte die Einzigartigkeit jeder einzelnen Pflanze, jedes Individuums, jeder Situation.

Vergiß nicht, daß du auf deine dir eigene Weise und mit deinem eigenen Tempo zu Gesundheit und Ganzheit findest. Menschen, Pflanzen und Tiere können dir dabei helfen. Doch es ist dein Körper/Geist, der die Heilung vollbringt. Erwarte nicht, daß Pflanzen Allheilmittel sind.

Wenn du eine Allergie gegen bestimmte Lebensmittel oder Medikamente hast, ist es besonders wichtig, jedes Kraut, das du verwenden möchtest, auf Nebenwirkungen zu überprüfen.

Die Gruppe der Kräuter umfaßt mehrere tausend Pflanzen mit einem gewaltigen Wirkungsspektrum. Es gibt nährende, tonisierende, anregende und beruhigende Kräuter, und manche sind potentielle Gifte. Um sie weise und gut zu nutzen, müssen wir jede Kategorie verstehen, den Anwendungsbereich, die beste Art ihrer Zubereitung und die übliche Dosierung.

Kräuter, die unserer Nahrung dienen, sind in der Regel unschädlich, bei ihnen kommt es nur selten zu Nebenwirkungen. Im allgemeinen kannst du sie in jeder beliebigen Menge und beliebig lange zu dir nehmen. Spinat und Grünkohl beispielsweise gehören zu den Nahrungspflanzen. Nährende Pflanzen haben einen hohen Gehalt an krebshemmenden Vitaminen, an Mineralien (insbesondere Selen), Antioxidanzien, Carotin und essentiellen Fettsäuren.

Zu den nährenden Kräutern, die ich in diesem Buch vorstelle, gehören: Luzerne, Fuchsschwanz, Tragantwurzel, Ringelblumenblüten, Vogel-Sternmiere, Blätter des Gemeinen Beinwell, Löwenzahnblätter, Griechischer Schabziegerklee, Leinsamen, Geißblattblüten, Weißer Gänsefuß, Wurzeln des Echten Eibisch, Nesselkraut, Haferstroh, Blätter und Samen des Wegerich, Portulakkraut, Himbeerblätter, Wiesenkleeblüten, Algen (Riementang), Sibirischer Ginseng, Rinde der Roten Ulme, Veilchenblätter, exotische und Wildpilze.

Tonisierende Pflanzen wirken langsam, und ihre Wirkung verstärkt sich mit der Dauer der Anwendung. Sie sorgen für die Funktionsfähigkeit eines Organs (etwa der Leber) oder eines Systems (etwa des Immunsystems). Am meisten nützen sie, wenn du sie in kleinen Mengen und über lange Zeiträume hinweg zu dir nimmst. Je bitterer ein Tonikum schmeckt, desto weniger brauchst du davon zu nehmen; ist es mild, kannst du es wie nährende Kräuter in größeren Mengen verwenden. Hin und wieder treten Nebenwirkungen auf, sie sind aber in der Regel nur von kurzer Dauer. In älteren Kräuterbüchern werden anregende Kräuter manchmal fälschlicherweise mit tonisierenden Kräutern gleichgesetzt, was zu weitverbreitetem falschen Gebrauch dieser Kräuter und zu bösen Nebenwirkungen führen kann.

In der klassischen chinesischen Medizin verwenden Frauen mit hohem Brustkrebsrisiko potentiell toxische Kräuter als Tonikum. (Die Kräuter werden alle sechs Monate eine Woche lang täglich eingenommen.)

Tonisierende Pflanzen bzw. Bestandteile tonisierender Pflanzen, die ich in diesem Buch nenne, sind: Berberitzenrinde, Wurzeln der Großen Klette, Inonotus obliquus, Beeren des Keuschlamm-Strauchs, Beifuß, Löwenzahnwurzel, Echinaceawurzeln, Wurzeln des Echten Alant, Fenchelsamen, Knoblauch, Gingkoblätter, Ginsengwurzeln, Gundermann, Weißdornbeeren, Schachtelhalmkraut, Wiesenfrauenmantel, Zitronenmelisse, Mariendistel, Echtes Herzgespann, Blätter der Königskerze, Petersilie, Tabebuia species, Pfingstrosenwurzeln, Himbeerblätter, Blutwurz, Schisandrabeeren, Gemeine Braunelle, Sonnentau, Tüpfeljohanniskraut, Gelbwurz-Wurzeln, Usnea, Yamswurzel und Ampferwurzel.

Sedativa und Stimulanzien verursachen eine Reihe rascher, manchmal unerwünschter Wirkungen. Unter Umständen wird ein Körperteil belastet, damit anderen geholfen werden kann. Starke Sedativa und Stimulanzien, ob Kräuter oder Medikamente, verändern das uns entsprechende Maß an Aktivität und können heftige Nebenwirkungen hervorrufen. Wenn wir auf sie angewiesen sind und dann versuchen, ohne sie zurechtzukommen, sind wir am Ende aufgewühlter (oder deprimierter) als zuvor. Der gewohnheitsmäßige Konsum von starken Beruhigungs- oder Anregungsmitteln – ob Marihuana, Rhabarberwurzel, Cayenne oder Kaffee – führt zu abnehmendem Muskeltonus, zur Beeinträchtigung verschiedener Körperfunktionen und kann sogar zu körperlicher Abhängigkeit führen. Je stärker das Kraut, desto geringer sollten Dosis und Dauer der Anwendung sein.

Zu meinen Lieblingskräutern gehören insbesondere Haferstroh, Echtes Herzgespann und Pfefferminze. Sie stärken und nähren und haben gleichzeitig beruhigende und anregende Wirkung. Ich verwende sie reichlich, denn sie machen nicht abhängig.

Zu den von mir in diesem Buch oft genannten beruhigenden wie anregenden Kräutern, die auch stärken und nähren, gehören: Wasserdost, Echte Katzenminze, Zitrusschalen, Labkraut, Ingwer, Hopfen, Lavendel, Majoran, Echtes Herzgespann, Passionsblume, viele Minzen (zum Beispiel Lavendel, Rosmarin, Salbei und Helmkraut) und Kleiner Ampfer.

Als stark beruhigende wie anregende Kräuter nenne ich: Echte Engelwurz, Berberitze, Mariendistelwurzel, Salbei (Salvia lyrata), Zimt, Gewürznelken, Süßholzwurzel, Marihuana, Eiche, Mutterwurzwurzeln, Passionsblumenkraut, Hirtentäschelkraut, Waldmeister, Rhabarberwurzel, Blätter der Immergrünen Bärentraube, Baldrianwurzel, Venusfliegenfalle, Lattichsaft, Weidenrinde und Blätter der Teebeere.

Potentiell giftige Heilkräuter sind auch wirksame Heilmittel. Sie aktivieren intensive Prozesse in Körper und Geist und werden in winzigen Dosen und nur so lange wie nötig genommen. Achtest du beim Gebrauch von potentiell giftigen Pflanzen nicht auf ihre Wirkkraft, hast du es mit unvorhergesehenen Nebenwirkungen zu tun. Bevor du dich an solche Pflanzen heranwagst, berate dich mit erfahrenen Kräuterkundigen.

Die in diesem Buch erwähnten potentiell giftigen Pflanzen sind: Abendländischer Lebensbaum, Berg-Wohlverleih, Großes Schöllkraut,

Wurzeln der Herbstzeitlose, Tollkirsche, Blutkraut, Kreosotbusch, Beinwellwurzeln (nicht jedoch die Blätter), Fingerhut, Hydrastiswurzeln, Bilsenkraut, Schwertlilienwurzeln, Stechapfel, Lobelie, Maiapfelwurzel, Mistel, Kermesbeere, Schierling, Stillingiawurzel, Lerchenspornwurzeln und Wurzeln der Gelappten Stachelgurke.

Grüner Segen uns allen!

TEIL EINS

Für alle Frauen

Kann ich Brustkrebs vorbeugen?

Manchmal scheint es, als habe jede Zeitschrift, jede Zeitung und Radiosendung, jeder Brief im Postkasten nur eine Schlagzeile: »Brustkrebsrisiko für Frauen steigt!« Solchen Sätzen haftet eine Unausweichlichkeit an, die paralysiert. Für immer mehr Frauen scheint Brustkrebs eher eine Frage nach dem Wann als nach dem Ob.

Es stimmt, daß heute mehr Frauen an Brustkrebs erkranken als je zuvor. Es ist richtig, daß invasiver Brustkrebs in den Vereinigten Staaten zwischen 1979 und 1986 um 29 Prozent bei weißen Frauen und um 41 Prozent bei schwarzen Frauen zugenommen hat und daß sich das Auftreten von Brustkrebs generell verdoppelte. Auch stimmt, daß der Prozentsatz der Frauen, die an Brustkrebs sterben, während der letzten 50 Jahre praktisch unverändert ist und daß seit Mitte dieses Jahrhunderts alle 12 Minuten eine Frau daran stirbt. Und es stimmt auch, daß Frauen keine Krankheit so sehr fürchten wie Brustkrebs; er ist die häufigste Todesursache für Frauen zwischen 35 und 54 Jahren. Und: Die Hälfte der 2,5 Millionen Frauen, deren Brustkrebs heute diagnostiziert wurde, werden innerhalb von zehn Jahren sterben.

Diese Fakten machen mir Angst, und sie machen mich zugleich zornig. Aufgrund meiner über 25 Jahre lang geführten Untersuchungen in vielen Bereichen bin ich zu folgender Überzeugung gelangt: Für die Mehrzahl der Fälle von Brustkrebs sind der hohe Grad an radioaktiver Strahlung und die ungeheuren Mengen an Chemikalien verantwortlich, die während der letzten 50 Jahre unsere Luft, unser Wasser, das Erdreich und unsere Nahrung vergiftet haben. WissenschaftlerInnen, die im Auftrag der US-Regierung forschen, kommen zu dem Ergebnis, daß 80 Prozent aller Krebserkrankungen umweltbedingt sind.

Was können wir dagegen tun? Die Antwort ist nicht so einfach wie eine jährliche Mammographie. Letztere hilft vielleicht bei der Entdeckung von Brustkrebs, kann ihn aber nicht unterbinden. Um Brustkrebs zu verhindern, müssen wir individuell und gemeinsam handeln.

Wollen wir effektiv sein, müssen wir die Ursachen für Brustkrebs verstehen lernen und wissen, wie wir sein Risiko minimieren können. Es gibt jedoch kaum eindeutige Antworten auf diese Fragen; die meisten Untersuchungen konzentrieren sich leider darauf, den Brustkrebs zu eliminieren, nachdem – und nicht bevor – er entstanden ist. Die Wissenschaft hat bisher so wenig Risikofaktoren für Brustkrebs bestätigt, daß 70 Prozent der Frauen mit der Diagnose Brustkrebs »keine erkennbaren Risikofaktoren« haben.

Wissenschaftlich anerkannte Risikofaktoren für Brustkrebs

Geschlecht: Frauen haben weitaus öfter Brustkrebs als Männer.

Alter: 75 Prozent der Fälle betreffen Frauen über 50 Jahren.

Lebenslange Östrogenbelastung: Frühe Menarche, keine Schwangerschaft, späte Menopause und die Einnahme von Hormontabletten erhöhen das Risiko.

Familiengeschichte: Zwei nahe Verwandte mit Brustkrebs vor der Menopause bedeuten eine Risikoerhöhung.

Lebenslange Strahlenbelastung: Je höher die Belastung bis zu einer bestimmten Grenze, desto größer das Risiko.

Ethnie und Kulturkreis: Weiße europäische Frauen sind am meisten gefährdet.

Größe und Gewicht: Eher große und kräftige Frauen haben ein höheres Risiko.

Leider können wir unser Geschlecht, Alter und Familiengeschichte, die Strahlenbelastung oberirdischer Atomtests, unsere Hautfarbe, Ethnie und Körpergröße nicht beeinflussen. Wird uns gesagt, genau dies seien die einzigen Risikofaktoren, löst das ein Gefühl zwischen Hoffnungslosigkeit und Panik bei uns aus.

Beziehen wir jedoch Risikofaktoren mit ein, die zwar als nicht ausreichend gesichert gelten, jedoch eindeutig zur Entstehung von Brustkrebs beitragen – von ÄrztInnen verschriebene Hormone, verordnete Arzneimittel, künstliche Hormone, chlorierte Kohlenwasserstoffe, Düngemittel und Pestizide, elektromagnetische Felder, Nikotin, übermäßiger Alkoholkonsum, das Tragen von BH oder mangelnde Bewegung –, dann können wir viele Wege finden, das Brustkrebsrisiko zu mindern. Kein Grund zur Panik also.

Wissenschaftlich nicht anerkannte Faktoren, die das Brustkrebsrisiko sehr wahrscheinlich erhöhen

Chlorierte Kohlenwasserstoffe
Elektromagnetische Felder
Nikotin
Alkohol

Wir können einiges tun, um einer Brustkrebserkrankung vorzubeugen: indem wir Lebensmittel aus organischem Anbau kaufen, das Trinkwasser filtern, unser Immunsystem stärken, indem wir unser Leben bewußt und leidenschaftlich leben, Verbindung halten zu unserer Brust, bei Beschwerden in den Wechseljahren natürliche Heilmittel verwenden und der Weisen Heilerin in uns Aufmerksamkeit schenken.

Bei der Kontrolle der Belastung durch Düngemittel und Pestizide, Strahlen und andere krebserregende oder krebsfördernde exogene Einflüsse sind uns als Individuen jedoch Grenzen gesetzt. Produktion und Ausstoß krebserregender und krebsfördernder Substanzen einzuschränken sind Aufgaben, die von der ganzen Gesellschaft wahrgenommen werden müssen. Nur gemeinsam können wir solche gesellschaftlichen Veränderungen erreichen. Als mir zum Beispiel klar wurde, daß Chlorrückstände der Papierherstellung zur Entstehung von Brustkrebs beitragen, begann ich chlorfreies Papier von meinem Buchdrucker zu verlangen. Zunächst war er eher verblüfft und amüsiert, doch dann schloß er einen Vertrag mit einem Papierlieferanten, der chlorfrei gebleichtes Papier lieferte.

Wie auch immer du deine persönliche Gefährdung einschätzt – ob hoch, gering oder durchschnittlich –, es gibt Dinge, die du allein und gemeinsam mit anderen tun kannst, um selbst von Brustkrebs verschont zu bleiben und zu helfen, ihm Einhalt zu gebieten.

Laut Nancy Brinker, Vorsitzender der von US-Präsident Clinton eingesetzten Sonderkommission für Brustkrebs, ist in den Vereinigten Staaten die Häufigkeit der Brustkrebserkrankungen seit 1950 um 53 Prozent gestiegen.

Schwangerschaft und Stillen

Eine Frau, die ein Kind zur Welt gebracht hat, bevor sie 20 Jahre alt war, besitzt einen wirkungsvollen Schutz gegen Brustkrebs. Im allgemeinen gilt: je kürzer der Zeitraum zwischen der ersten Menstruation und der ersten ausgetragenen Schwangerschaft, desto geringer das Brustkrebsrisiko. Warum? Unsere Brustzellen beginnen jeden Monat einen Reifungsprozeß, der jedoch nicht zu Ende geführt wird, solange wir nicht schwanger werden (und das Kind austragen). Teilweise entwickelte Brustzellen haben eine instabile DNS (Desoxyribonukleinsäure) und werden leicht in eine Karzinogenese hineingezogen. Die durch eine Schwangerschaft (und Stillzeit) vollentwickelten Zellen sind jedoch stabilisiert, werden weniger von Hormonen der Monatszyklen beeinflußt und sind tatsächlich resistent gegen Brustkrebs. Dieser Schutz endet mit der Menopause.[1]

Juliette de Bairacli Levy, eine Naturheilkundige, schreibt: Meiner Erfahrung nach bekommen nicht seßhafte Sinti- und Romafrauen sehr selten Brustkrebs. Ich schreibe dies der langen Stillzeit zu, die sie ihren Kindern einräumen.

Einer Studie der Medizinischen Fakultät der Universität Nottingham zufolge ist für Frauen unter 36 Jahren, wenn sie mindestens drei Monate gestillt haben, schon ein vermindertes Brustkrebsrisiko gegeben, andere Forscher stellten dies jedoch erst bei einer Stillzeit von mehr als drei Monaten fest. Ihre Forschungsergebnisse stimmten jedoch darin überein, daß das Risiko bei zunehmender Stillzeit abnimmt. Eine Studie von 1994 kam zu dem Ergebnis, daß sich das Risiko für Frauen unter 20 Jahren bei einer Stillzeit von mindestens sechs Monaten halbierte, für Frauen über 20 Jahre immerhin noch um 25 Prozent verringerte. Die Tatsache, gestillt zu haben, reduziert das Risiko nur vor der Menopause und hat wenig Einfluß auf die Möglichkeit der Entwicklung von Brustkrebs nach den Wechseljahren.[2]

Östrogene

Östrogene (es gibt viele) initiieren keinen Krebs; einige Östrogene, insbesondere Östradiol, fördern ihn jedoch. Östradiol ist der von der Wissenschaft am nachhaltigsten bewiesene Risikofaktor für Brustkrebs. Je mehr du diesem Faktor ausgesetzt bist, desto höher ist dein Risiko.[3] Was ist Östradiol? Manche Frauen nehmen es in Form von Tabletten zu sich, um die Symptome des Klimakteriums abzuschwächen, doch das meiste produzieren unsere Eierstöcke in jedem Menstruationszyklus selbst. (Nach der Menopause endet die Produktion von Östradiol, doch nicht die anderer Östrogene.)

Je mehr Menstruationszyklen du hast, desto mehr Östradiol produzierst du, und desto größer ist die Wahrscheinlichkeit von Brustkrebs. Das späte Einsetzen der Menstruation, eine frühe Menopause, Schwangerschaften, Stillzeit und bestimmte Antibabypillen reduzieren die Anzahl der Menstruationszyklen und damit das Brustkrebsrisiko.

Die meisten Frauen würden auf die Frage, wann normalerweise die erste Regel einsetzt, antworten: im Alter von 11 oder 12 Jahren. Das trifft jedoch nur für die industrialisierten Länder und auch für diese erst seit Beginn des 20. Jahrhunderts zu. Historisch gesehen liegt der normale oder durchschnittliche Zeitpunkt für die Menarche bei 16 bis 17 Jahren.[4] Fünf zusätzliche Jahre der Östradiol-Produktion im Teenageralter (wenn das Brustgewebe sehr empfindlich für krebsauslösende Substanzen ist) erhöhen das Brustkrebsrisiko in bedeutendem Maße, besonders für Frauen, die nie eine Schwangerschaft austragen.

Willst du deiner Tochter helfen, die erste Menstruation eher spät als früh zu bekommen? Dann ermutige sie, regelmäßig und intensiv Sport zu treiben, Fleisch nur dann zu essen, wenn es von nicht hormonbehandelten Tieren kommt und sich während der Nacht möglichst selten elektrischem Licht auszusetzen.[5]

Frauen, die bereits ihre Menses haben, können ihr Risiko dadurch mindern, daß sie einen Zyklusrhythmus von 25–30 Tagen aufrechterhalten. Da kürzere Menstruationszyklen insgesamt mehr Zyklen und mehr Östrogene bedeuten – deren Ausschüttung vollzieht sich vorwiegend in der Mitte des Zyklus –, überrascht es nicht, daß Frauen mit einem Zyklus von weniger als 25 Tagen ein doppeltes Brustkrebsrisiko tragen. Erstaunlich ist allerdings, daß Frauen mit einem Zyklus von mehr als 30 Tagen das gleiche Risiko tragen.[6] Ein einfacher Weg, deinen Menstruationszyklus auf 28 Tage einzustellen: Schlafe 14 Nächte bei völliger Dunkelheit, anschließend drei Nächte bei schwachem Licht, danach in einem sich wiederholenden Rhythmus jeweils 25 Nächte bei völliger Dunkelheit und drei Nächte bei Licht.

Eine andere Möglichkeit, das von Östradiol ausgehende Risiko zu verringern, ist, die Fähigkeit der Brust, Östradiol zu absorbieren, zu stören. Wie? Paradoxerweise durch den Konsum hormonreicher Pflanzen. Pflanzliche Hormone (Phytosterine oder Phytoöstrogene), finden sich vor allem in Linsen, getrockneten Bohnen, Tofu und fermentierten Sojaprodukten, in der Wurzel der Großen Klette, in Pastinaken, Süßkartoffeln,

Granatäpfeln, Wiesenklee, Hopfen, Ginseng und Yamswurzel. Nimmst du vermehrt solche Lebensmittel oder Kräuter zu dir, verringerst bzw. verhinderst du die Aufnahme von Östradiol durch die Brustzellen (die Wirkung ist ähnlich der von Tamoxifen, jedoch ohne dessen Nebenwirkungen). Ebenso wirkt ein Enzym, das in gekochten Trockenbohnen vorkommt, sowie ein phytochemisches Enzym (Indol-3-Karbinol), das in Kohlgewächsen und Brokkoli vorhanden ist.[7]

Östrogene werden auf einem von zwei möglichen Wegen durch den Stoffwechsel umgewandelt: dem kurzen (ungefährlichen) oder dem langen (krebsfördernden) Weg.[8] Phytoöstrogene und andere Östrogene, die die Entwicklung von Krebs nicht begünstigen, nehmen den schnelleren, kurzen Weg, Östradiol, Hormonbehandlungen und chlorierte Kohlenwasserstoffe, also synthetisch hergestelltes Östrogenhormon, den langsameren, langen Weg. Wenn sich im Blut viele Östrogene befinden, die auf dem kurzen Weg umgewandelt werden, finden karzinogene Östrogene keinen Zugang zu den Brustzellen, folglich können sie nicht krebsfördernd wirken.

An euch Frauen in den Wechseljahren und nach der Menopause: Ist es nicht einleuchtend, daß die Einnahme von Östrogenpräparaten das Brustkrebsrisiko erhöht? Acht Prozent der Brustkrebsfälle sind diesem Gebrauch zuzuschreiben.[9] Die Einnahme von Östrogen- oder Hormonpräparaten über einen Zeitraum von mehr als fünf Jahren kann dein Brustkrebsrisiko nahezu verdoppeln und damit dein Risiko erhöhen, an diesem Krebs zu sterben.[10] Für Frauen, die Östrogenpräparate verwenden, erhöht sich das Risiko pro Jahr um mindestens ein Prozent. Eine über 20 Jahre landesweit und unter Beteiligung von 70.000 Krankenschwestern angelegte Untersuchung, die im Juni 1995 im *New England Journal of Medicine* veröffentlicht wurde, bestätigt, daß Frauen auch dann noch einem immens hohen Brustkrebsrisiko ausgesetzt sind, wenn sie Gestagen mit Östrogen kombinieren, also sich mit Ersatzhormonen behandeln lassen.[11] Das Risiko nimmt jedoch schnell ab, sobald die Hormongaben abgesetzt werden.

Phytoöstrogene schützen Frauen während und nach der Menopause auch vor den krebsfördernden Auswirkungen der Schadstoffemissionen und des Einsatzes von Chemie in Landwirtschaft, Industrie und Haushalt.[12]

Frauen, die DES (Diäthylstilböstrol, das erste synthetisch hergestellte Östrogenhormon) nehmen, gehen ein um 44 Prozent erhöhtes Brustkrebsrisiko ein. Auch ihre Töchter setzen sie einem größeren Risiko aus.[13]

Was ist mit der sogenannten Antibabypille? Erhöht sie nicht auch das Brustkrebsrisiko? Ja. Nein. Die heutigen Antibabypillen reduzieren die Absorption von Östradiol und vermindern das Risiko. Falls du aber in den sechziger und siebziger Jahren die Pille genommen hast, hat sich dein Risikofaktor unter Umständen erhöht. Das Risiko ist kleiner, wenn die Antibabypille erst nach einer ausgetragenen Schwangerschaft genommen wird, verdoppelt oder verdreifacht sich aber, wenn sie vor einer Schwangerschaft, vor Erreichen des 20. Lebensjahres oder über einen Zeitraum von fünf Jahren vor Erreichen des 35. Lebensjahres genommen wurde. Nimmt eine Frau die Antibabypille erst dann, wenn sie schon 45 Jahre alt ist, so ist ihr Risiko nicht höher als das einer Frau, die nie die Pille genommen hat.[14]

Familiengeschichte

An Brustkrebs zu erkranken, weil »es in der Familie liegt«, ist aller Wahrscheinlichkeit nach das von Frauen am meisten überschätzte Risiko.[15] Ältere Studien weisen einen genetischen Zusammenhang in zehn bis 14 Prozent der Fälle nach, neueren, wissenschaftlich ebenso abgesicherten Untersuchungen zufolge besteht jedoch nur bei zwei bis fünf Prozent der Brustkrebsarten eine Verbindung zu ererbten genetischen Fehlern, etwa bei den Genen BRCA-1 und BRCA-2.[16]

Bei Frauen, deren Mütter Brustkrebs hatten, ist das Risiko, ebenfalls zu erkranken, knapp doppelt so hoch wie bei Frauen mit Müttern ohne Brustkrebs. Wurde bei der Mutter Brustkrebs festgestellt, bevor sie 40 Jahre alt war, ist das Risiko für die Tochter genau doppelt so hoch. Je älter die Mutter zum Zeitpunkt der Diagnose war, desto geringer ist das Risiko für die Tochter. Die Möglichkeit, daß eine Frau, deren 70jährige Mutter Brustkrebs bekommt, erblich bedingt erkrankt, ist nur eineinhalbmal größer als das durchschnittliche Krebsrisiko.

Die Gesundheit deiner Geschwister ist wichtiger für die Bestimmung deines Krebsrisikos als die Krebsanfälligkeit deiner Mutter. Wenn deine einzige Schwester Brustkrebs hat, ist die Möglichkeit, daß auch du erkrankst, zweieinhalbmal wahrscheinlicher als bei einer Frau ohne krebskranke Schwester. Ebenso verhält es sich, wenn Mutter und Schwester Krebs haben. Leidet dein Bruder an Prostatakrebs, wächst dein Risiko unglaublich, nämlich um das Vierfache.[17]

Frauen mit einem genetischen Fehler müssen nicht immer an Brustkrebs erkranken, auch wenn bei ihnen als Gruppe mit 59prozentiger Wahrscheinlichkeit im Alter von 50 und mit 80prozentiger Wahrscheinlichkeit im Alter von 65 Jahren Krebs auftritt. Wenn du zu den 0,5 Prozent der Frauen mit einem genetischen Fehler gehörst, bist du dem Brustkrebs einen Schritt näher als andere. Aber die Förderung und das Wachstum – wie auch die Rückbildung – von diesem wie auch jedem anderen Krebs werden von den gleichen Faktoren beeinflußt. Die Stärkung des Immunsystems (siehe Seite 113) und die Entwicklung einer krebsabgewandten Lebensweise (siehe Seite 20) helfen vielleicht im gleichen Maße wie das prophylaktische Entfernen der Brust, das keineswegs Freiheit von Krebs garantiert. Da genetische Fehler nicht nur in der Brust, sondern auch in den Ovarien zum Ausdruck kommen, kann nach einer Mastektomie Krebs in den Ovarien (der schwieriger zu finden und zu behandeln ist) auftreten.

Frauen mit wenig Hautpigmenten neigen in jeder Altersstufe eher zu Brustkrebs als Frauen mit einem dunkleren Hautton. Dieses Risiko kann durch eine gesunde Lebensweise aufgefangen werden.

Korpulente Frauen, die größer als 1,68 Meter sind und über 70 Kilogramm wiegen, tragen ein 3,6fach größeres Risiko als eine Frau, die kleiner als 1,60 Meter ist und unter 60 Kilogramm wiegt.[18] Um dies zu kompensieren, stärke dein Immunsystem, und sorge für regelmäßige Bewegung.

Eine Brustkrebserkrankung ist siebenmal wahrscheinlicher bei einem Verhältnis von Taille zu Hüfte von mehr als 0,81 als unter 0,73. Dein spezifisches Verhältnis von Taille zu Hüfte kannst du errechnen, indem du deine Taillenweite durch deinen Hüftumfang teilst.[19] Vermehrter Verzehr von Algen trägt zur Minderung dieses Risikofaktors bei.

Ein Übergewicht von 22,5 Kilogramm oder mehr nach der Menopause erhöht das Risiko um das Eineinhalbfache. Frauen, die körperlich aktiv sind und sich gesund ernähren, verringern ihr Risiko, unabhängig davon, wieviel sie wiegen.

Von 1985 bis 1995 starben in den Vereinigten Staaten mehr Menschen an Brustkrebs als an AIDS.

Chlorierte Kohlenwasserstoffe

Nicht wenige WissenschaftlerInnen sind der Überzeugung, daß zu den Verursachern der gegenwärtigen Brustkrebswelle maßgeblich die chlorierten Kohlenwasserstoffe zu zählen sind. Chlorierte Kohlenwasserstoffe initiieren und fördern Brustkrebs auf vielerlei Art: Sie mutieren

Gene, sie verändern Brustzellen so, daß diese mehr Östradiol aufnehmen, sie schwächen das Immunsystem und haben ähnlich schädliche Auswirkungen wie Östrogen. Ungeachtet vieler Beweise werden chlorierte Kohlenwasserstoffe von SchulmedizinerInnen nicht als Risikofaktor anerkannt.[20] Könnte dies möglicherweise an der Anwesenheit von Vertretern der Petrochemie oder der Pharmakonzerne in den Vorständen der führenden Krebsforschungszentren liegen?[21]

Chlorierte Kohlenwasserstoffe sind auf Chlor basierende Chemikalien: Herbizide, Pestizide, Chlorbleiche, die meisten Desinfektionsmittel und viele Kunststoffe, besonders Vinylchloride. Chlorierte Kohlenwasserstoffe gelangen auf vielerlei Wegen in unseren Körper: wenn wir gechlortes oder von Chemikalien verunreinigtes Wasser trinken, stärker noch, wenn du mit gechlortem Wasser duschst oder in solchem Wasser schwimmst oder badest, über Chemikalien oder Chemierückstände in Lebensmitteln, über Kunststoffe, die aus Dosen oder der Verpackung von Tiefkühlkost für die Mikrowelle in unsere Nahrung wandern, und über Kontakt unserer Nahrung oder unseres Körpers mit Produkten aus chlorgebleichtem Papier (Kaffeefilter, Tampons, Papierbecher, Toilettenpapier).

Wie meide ich chlorierte Kohlenwasserstoffe?

- Ich kaufe Molkereiprodukte, Körner, Bohnen und Fleisch aus organischem Anbau bzw. ökologischer Landwirtschaft.
- Ich vermeide Erzeugnisse, die in Ländern ohne strenge Richtlinien für Rückstandskontrolle angebaut oder hergestellt werden (etwa holländische Tomaten oder spanisches Olivenöl).
- Ich kaufe und bewahre meine Lebensmittel in Gläsern und nicht in Kunststoffbehältern auf.
- Ich benutze keine Mikrowelle; ich kaufe keine Konserven.
- Ich trinke kein gechlortes Wasser.
- Ich vermeide es, in gechlortem Wasser zu schwimmen oder zu duschen.
- Ich kaufe ungebleichte oder mit Peroxid gebleichte Papierprodukte.
- Ich benutze biologische Reinigungsmittel, Bleichmittel verwende ich nie.
- Ich bin Mitglied eines Verlegerverbandes, der Papiermühlen dazu auffordert, Wege der Papierherstellung ohne Verwendung von Chlorbleiche zu entwickeln.

Dioxin, ein Nebenprodukt der Chlorbleiche, findet sich mittlerweile im Wasser der meisten industrialisierten Länder. Dioxin wird einheitlich als brustkrebserregend bewertet. Eine deutsche Studie über Frauen, die während der Arbeit Dioxin ausgesetzt waren, zeigt, daß die Brustkrebsrate dieser Frauen nach 20 Jahren um 87 Prozent gestiegen war. Wiederholte geringfügige Belastung kann das Risiko um 100 Prozent steigern. Jüngste Studien geben Anlaß zu der Hoffnung, daß durch Dioxin verursachter Brustkrebs weniger aggressiv ist als diejenigen Krebsarten, die durch andere krebserregende Chemikalien ausgelöst werden.

Chlorierte Kohlenwasserstoffe werden von der Leber und mit Hilfe von Phytochemikalien (insbesondere Saponine und Indol-3-Karbinol) umgewandelt. Das ist nicht leicht, weil sie groß und komplex sind. Unser Organismus lagert den Großteil der chlorierten Kohlenwasserstoffe in Fettzellen und im Brustgewebe ein. Manche werden durch Tränen, Muttermilch und Eizellen (oder Sperma) ausgeschieden. Welch Hinterlassenschaft für unsere Nachkommen! Die Neigung der chlorierten Kohlenwasserstoffe, im Körper zu bleiben, wird durch die Tatsache veranschaulicht, daß Fett- und Muttermilchproben, die Frauen aus den Vereinigten Staaten und Kanada erst kürzlich entnommen wurden, sowohl chlorierte Kohlenwasserstoffe enthielten, deren Verwendung seit über drei Jahrzehnten verboten sind (DDT und Chlordan), ebenso wie auch solche, die heute noch zugelassen sind (DDE und PCBs).

Noch mehr Fakten: Frauen mit hohen Anteilen von chlorierten Kohlenwasserstoffen im Blut entwickeln vier bis zehnmal eher Brustkrebs als Frauen mit niedrigen Anteilen.[22] Frauen mit Brustkrebs haben 50 bis 60 Prozent mehr PCBs, DDE und andere Pestizide sowie chlorierte Kohlenwasserstoffe in ihrem Gewebe als Frauen ohne Brustkrebs.[23] Jede Zunahme der Anteile von PCBs und DDE von zehn zu einer Milliarde (über 0) im Gewebe entspricht einem Zuwachs an Brustkrebsfällen von einem Prozent. Frauen in den Vereinigten Staaten und Kanada haben derzeit durchschnittlich 300 ppb (Anzahl der Wirkstoffanteile auf eine Milliarde Lösungsstoffanteile) PCBs und 1.000 ppb DDE in ihrem Brustgewebe.[24] In Neuseeland liegen die Werte noch zwei bis viermal höher.[25] Es könnten also allein diese beiden chlorierten Kohlenwasserstoffe (PCBs und DDE) sein, die die Zunahme der Brustkrebserkrankungen um ein bis zwei Prozent jährlich verursachen, wie es in den Industriestaaten in den letzten 50 Jahren jedes Jahr zu beobachten ist.

Zwei Jahre, nachdem Israel den Einsatz der chlorierten Kohlenwasserstoff-Pestizide DDT, y-BHC (Lindan) und a-BHC (Hexachlorcyclohexan) verboten hatte, begann die Sterblichkeitsrate israelischer Frauen mit

Brustkrebs (die doppelt so hoch war wie die amerikanischer Frauen) zu sinken. Bei Frauen unter 44 Jahren sank die Sterblichkeitsrate um ein Drittel. Diese Ergebnisse hielten strengen Überprüfungen stand und sind ein Meilenstein auf dem Weg, den starken Einfluß von chemischen Giften in der Landwirtschaft auf die Entstehung von Brustkrebs nachzuweisen.[26]

Atrazin ist eines der in Nordamerika und Europa am häufigsten eingesetzten Herbizide. Tierversuche haben erwiesen, daß Atrazin Brustdrüsenkrebs verursacht.[27]

Die Gefahr, chlorierte Kohlenwasserstoffe über die Nahrungskette aufzunehmen, verringert sich um 80 Prozent, wenn du Fleisch und tierische Nahrungsmittel (Eier, Milch, Käse) nur dort kaufst, wo du sicher sein kannst, daß die Produkte aus artgerechter Tierhaltung stammen. In der Regel werden 55 Prozent dieser giftigen chemischen Rückstände von uns über den Konsum von Fleisch aufgenommen, 23 Prozent über Milch. Noch besser ist es natürlich, dich überhaupt ohne Giftzusätze zu ernähren. Ökobauern durch den Kauf ihrer Produkte zu unterstützen schützt unsere Umwelt und zahlt sich aus: sauberes Wasser, Artenvielfalt in der Tierwelt und ein gesunder Nachwuchs.

Daß wir gesunde Nahrung und sauberes Wasser wollen, können wir öffentlich machen. Wir können unsere Stadtverwaltung und unsere GemeindevertreterInnen wissen lassen, daß es sehr wohl Wege gibt, Wasser ohne Verwendung von Chlor zu desinfizieren. Im Supermarkt und Restaurant können wir nach Lebensmitteln und Gerichten aus ökologischem Anbau fragen. Unseren gesetzgebenden Institutionen können wir schreiben oder sie anrufen, wenn uns zu Ohren oder Augen kommt, daß bestimmte Betriebe die Umwelt verschmutzen. Gemeinsame und individuelle Aktionen können das Brustkrebsrisiko verringern.

1994 wurden weltweit 40 Millionen Tonnen chlorierte Kohlenwasserstoffe produziert.[28]

Strahlenbelastung

Dem Forscher John Gofman zufolge ist die Strahlenbelastung ursächlich für 75 Prozent der Brustkrebsfälle verantwortlich.[29] Brustgewebe reagiert sehr sensibel auf Strahlen, besonders während der fruchtbaren Jahre. Ein hoher Strahlungswert ist schädlicher als ein niedriger (diagnostischer); kommen jedoch genug der zuletzt genannten Strahlen zusammen, so initiieren auch sie Krebs.[30] Das Brustkrebsrisiko steigt mit einer zunehmenden Strahlenbelastung. Ein so hervorgerufener Krebs kann zehn Jahre nach der Strahlenbelastung ausbrechen, in den meisten Fällen geschieht dies jedoch erst nach 40 Jahren.[31]

Eineinhalb Prozent der nordamerikanischen Frauen (eine Million Frauen) haben das Gen für Ataxia teleangiectasia (AT), eine seltene Störung des Nervensystems. Während nur bei einer von 20 Frauen AT zutage treten wird, erhöht das schwierig festzustellende Gen die Wahrscheinlichkeit einer Brustkrebserkrankung nach einer Belastung durch Röntgenstrahlen – beispielsweise bei einer Mammographie – um das Sechsfache. WissenschaftlerInnen der Universität von North Carolina halten dieses Gen für den Verursacher von bis zu 14 Prozent aller Brustkrebsfälle in den Vereinigten Staaten.[32]

Brustkrebsdiagnosen verursachen die zweithäufigsten und kostspieligsten medizinischen Rechtsstreitigkeiten in den USA, sie sind verantwortlich für 27 Prozent der im Zusammenhang mit einer Krebsdiagnose erhobenen Forderungen (1994 über 2 Millionen Dollar pro Klage).

Es gibt ÄrztInnen, die behaupten, die Strahlungswerte bei einer Mammographie seien geringer als bei einem Flug von der Ost- zur Westküste der USA. Das stimmt nicht. Bei einer Mammographie wird zwar keine große Menge an radioaktiven Strahlen freigesetzt, jedoch wesentlich mehr als bei einem Flug. Zudem besteht eine Mammographie aus vier Einzelaufnahmen. Des weiteren ist die Initiierung von Brustkrebs bei einer unmittelbaren Fokussierung der Strahlen auf das Brustgewebe viel wahrscheinlicher als bei einer Bestrahlung des ganzen Körpers (wie etwa im Hochgebirge).

Was strahlt wie?

Sieben Tage in einer hochgelegenen Gegend (Denver) = weniger als 1 Millirad Strahlenbelastung;

ein sechsstündiger Flug mit einem Düsenflugzeug = 5 Millirads;

eine Röntgenaufnahme des Brustkorbs = 16 Millirads (etwa 1 Millirad erreicht das Brustgewebe);

die kleinstmögliche Dosis bei einer Mammographie per Rasterverfahren mit Hilfe der bestmöglichen Apparatur = 340 Millirads.

Zwischen 1951 und 1963 führten die Vereinigten Staaten 200 oberirdische Atombombentests in der Wüste von Nevada durch, zwischen 1946 und 1958 wurden 109 Atombomben im Südpazifik gezündet. Während dieser Zeit wurden Milch, Fleisch, Fisch und Gemüse überall in Kanada und in den USA durch radioaktiven Niederschlag kontaminiert. Eine derartige Belastung erhöht das Brustkrebsrisiko erheblich, besonders für Mädchen und Frauen im Alter von acht bis 20 Jahren, deren Brustgewebe sich noch nicht voll entwickelt hat.[33] Mehr Algen auf dem täglichen Speiseplan und eine krebsabgewandte Lebensweise können dieses Risiko mindern helfen.

Die Belastung durch Atommüll mit niedrigem Strahlungswert sowie sogenannte Atomunfälle (einschließlich als Unfall getarnte Beseitigung abgebrannter Kernbrennstoffe) sind möglicherweise verantwortlich für die wesentliche Zunahme von Brustkrebs in den letzten 50 Jahren.[34] In der Umgebung des Millstone Atomkraftwerkes auf Long Island hat die Todesrate infolge Brustkrebs in 17 Betriebsjahren um 40 Prozent zugenommen. Dem *National Cancer Institute* zufolge ist die Brustkrebstodesrate bei Frauen, die bis zu 80 Kilometer von einem Atomkraftwerk entfernt leben, seit 1950 insgesamt um das Zehnfache gestiegen; an manchen Orten – wie in Rowe im Bundesstaat Massachusetts, in der Nähe des Yankee Atomkraftwerkes –, um das 25fache.

Ich konnte keine spezifischen Daten über Frauen ausfindig machen, die in der Nähe medizinischer oder militärischer kerntechnischer Anlagen leben, doch die *Nuclear Regulatory Commission* (US-amerikanische kerntechnische Genehmigungsbehörde) gibt an, daß einer von 285 Menschen, die der rechtlich zulässigen Dosis von 100 Millirem freigesetzter Strahlung pro Jahr ausgesetzt sind, tödlichen Krebs bekommen wird (bei Röntgenstrahlen entsprechen 100 Millirem 100 Millirad).

Petrochemikalien

Es gibt noch keine exakten wissenschaftlichen Beweise dafür, daß bestimmte Petrochemikalien Brustkrebs fördern, doch die Indizien sind ziemlich eindeutig: So ist etwa die Brustkrebsrate nach der Menopause bei Frauen, die innerhalb eines Radius von 800 Metern von einem Chemiewerk in Syosset, Long Island, leben, 60 Prozent höher als die Rate in praktisch identischen, jedoch weiter entfernt liegenden Kommunen.[35]

Der Umgang mit und das Einatmen von Mineralölprodukten, etwa von Benzin und Kerosin oder von Formaldehyd und Benzol, ist schon gesundheitsschädigend an sich. Nicht weniger gefährlich ist es, an Orten zu leben, wo solche Chemikalien lagern oder wo Herstellung und Gebrauch dazu führen, daß Wasser, Boden und Luft verseucht werden.

Benzol und andere Nebenprodukte, die bei der Verbrennung von Öl, Benzin oder Kerosin entstehen, verursachen und fördern Brustkrebs bei Tieren, so die Ergebnisse von Tierversuchen.

Elektromagnetische Felder

Elektrische und elektromagnetische Felder sind aus unserer Umwelt nicht mehr wegzudenken, doch in den letzten Jahren mehren sich die Meldungen über den gesundheitsschädigenden Einfluß einer konstanten Belastung durch solche Felder. Bei Männern wie bei Frauen, die an ihrem Arbeitsplatz elektrischen Feldern ausgesetzt sind, steigt die Brustkrebsrate in erschreckendem Maße.[36] Bei männlichen Elektrikern, Kraftwerksmitarbeitern und Fernmeldetechnikern fällt sie sechsmal höher aus als erwartet.[37] In der Elektrobranche beschäftigte Frauen haben ein um 38 Prozent höheres Brustkrebsrisiko als andere berufstätige Frauen, wobei das Risiko von Elektroingenieurinnen mit 73 Prozent an der Spitze liegt. Bei Frauen, die Fernmeldeleitungen installieren, reparieren oder Telefondienste verrichten, ist Brustkrebs 200mal wahrscheinlicher als beim Durchschnitt.[38]

Es sind nicht nur die elektrischen Überland- und Hochspannungsleitungen, die CD-, Video- und TV-Türme und Telefonkabel in der Wohnung, die unser Brustkrebsrisiko erhöhen. Auch die Belastung durch elektromagnetische Felder mit extrem niedriger Frequenz trägt dazu bei.[39] Elektromagnetische Felder behindern das normale Zellwachstum, indem sie die hormonellen, enzymatischen und chemischen Signale der Zellen stören, die DNS schädigen und Onkogene in Gang setzen (Zellcodes, die eine Karzinogenese auslösen können). Elektromagnetische Felder reduzieren außerdem die Produktion von Melatonin. Ein Mangel an diesem im Gehirn gebildeten Stoff wird mit vermehrtem Brustkrebs in Verbindung gebracht.

Das 60-Hertz-Magnetfeld elektrischer Leitungen in unseren Häusern und die Telefonleitung produzieren elektromagnetische Felder, ebenso Computer, Fernsehgeräte, Kühlschränke, Haarföne, Heizdecken, elektrische Uhren und Radiowecker, elektrische Radiatoren, Ventilatoren, Vibratoren und alle anderen elektrischen Haushaltsgeräte.

Elektromagnetische Felder durchdringen Blei; normale Filter bieten keinen Schutz vor ihnen. Doch ihre Reichweite ist nicht allzu groß.

Innerhalb einer Entfernung von 70 Zentimetern verlieren sie mehr als 80 Prozent ihrer Kraft. Der Haarfön und die elektrische Nachttischuhr oder der Radiowecker schädigen unsere Gesundheit mehr als das Fernsehgerät, weil wir uns regelmäßig und über einen längeren Zeitraum mit unserem Kopf (und damit in unmittelbarer Nähe von Zirbel- und Hirnanhangdrüse) in ihrer Nähe aufhalten.

Ernährung

Manche WissenschaftlerInnen schreiben ein Viertel aller Brustkrebsfälle den Nahrungsfetten zu.[40] Ich stimme dem zu, aber nicht aus den Gründen, die du vielleicht annehmen könntest. Im Fett von Fleisch und Milch und im Pflanzenöl konzentrieren sich die chlorierten Kohlenwasserstoffe des Chemieeinsatzes in der Landwirtschaft. Ich denke, daß das Brustkrebsrisiko weniger von der Fettmenge als von der Art des verzehrten Fettes beeinflußt wird. Eine sehr fettarme Ernährung beugt Brustkrebs vor, weil sie die Aufnahme von chlorierten Kohlenwasserstoffen reduziert, nicht weil sie die Fettmenge reduziert.

Die meisten Fette, die in den westlichen Ländern angeboten werden, enthalten große Mengen von chlorierten Kohlenwasserstoffen.

Schlimmer noch: Werden Fette gehärtet – wie Margarine –, bilden sie Trans-Fettsäuren, die ebenfalls krebserregend sind.

Linolsäure – in Nüssen, Keimöl und den meisten Margarinen – beschleunigt bei Brustkrebs sowohl das Wachstum an sich als auch die Metastasenbildung, wie an Mäusen festgestellt wurde; acht bis 50 Prozent des gesamten von ihnen durch die Nahrung aufgenommenen Fetts bestand aus Linolsäuren.[41]

Eine Ernährung, die reich an Olivenöl und Butter aus organischem Landbau ist, kann das Brustkrebsrisiko mindern. Olivenöl und Butter enthalten Phytochemikalien, die die Initiierung und Förderung von Brustkrebs aufhalten. Griechische Frauen, die öfter als einmal pro Tag Olivenöl zu sich nahmen, verringerten ihr Risiko um 25 Prozent.[42]

Obwohl Frauen in Ländern mit allgemein hohem Fettkonsum häufiger Brustkrebs bekommen, gibt es in Ländern, in denen die Ernährung zwar fett, die Kalorienzufuhr aber nicht unmäßig ist, sehr niedrige Brustkrebsraten, sogar niedrigere als in Ländern, in denen die Menschen sich, wie etwa in Japan, traditionell sehr fettarm ernähren. Kretische Frauen beziehen 60 Prozent ihres Kalorienbedarfs aus Fetten, haben jedoch die niedrigste Brustkrebsrate der Welt.[43] Eine ausgewogene Aufnahme von

Kalorien kurbelt die nächtliche Produktion von Melatonin an, einem Hormon, das die Entstehung von Krebs hemmt.

Ich persönlich verwende Fett, das aus organischem Landbau stammt, vor allem und reichlich Olivenöl, Butter aus meiner unmittelbaren Umgebung sowie Ziegenkäse. Frauen, die von einer fettarmen zu einer Ernährung mit gesunden Fetten wechseln, leiden oft weniger an Arthritis, Schlaflosigkeit, Unfruchtbarkeit, Hitzewallungen, unregelmäßigen Monatsblutungen und prämenstruellen Symptomen. Butter und Ziegenkäse aus organischem Landbau sind normalerweise doppelt so teuer wie Produkte aus Massentierhaltung, Olivenöl muß jedoch dein Budget nicht übersteigen. Griechisches und italienisches Olivenöl stammt in der Regel aus organischem Anbau, ob auf dem Etikett darauf hingewiesen wird oder nicht, und wird – wie jedes Olivenöl – ohne chemische Behandlung gepreßt. Qualitativ gutes, in einer lichtundurchlässigen Dose (zum Schutz der essentiellen Fettsäuren) abgefülltes Olivenöl gibt es in meiner Gegend zu einem sehr vernünftigen Preis.

Laß dich nicht unterkriegen von all den Nachrichten über chlorierte Kohlenwasserstoffe. Zum Ausgleich ein paar gute Meldungen: mit einer reichhaltigen Menge (fünf Portionen pro Tag) an frischem, gekochtem, aus Dosen stammendem, gefrorenem oder getrocknetem Obst und Gemüse kannst du dein Brustkrebsrisiko um 46 Prozent verringern.[44] Und die vielen Mitglieder der Familie der Kohlgewächse, einschließlich Brokkoli, Grünkohl, Rüben, Radieschen, Rettich, Kohl und Blumenkohl, leisten noch mehr. Sie alle enthalten eine Phytochemikalie, die chlorierte Kohlenwasserstoffe umzuwandeln hilft, indem sie die Produktion von gutartigen gegenüber potentiell karzinogenen Stoffwechselnebenprodukten steigert.

In den Vereinigten Staaten sterben jedes Jahr etwa 45.000 Frauen an Brustkrebs.

Inwiefern wirken Obst und Gemüse gegen Krebs? In beiden sind konzentrierte Mengen an Antioxidanzien, Carotin, Folsäure, Selen, Indol-3-Karbinol und andere krebshemmende Pflanzenwirkstoffe und Nährstoffe mit Synergie-Effekten. Eine Tablette könnte das nie leisten. Ich nehme von jeder Kategorie täglich etwas zu mir:

- Rohes Gemüse oder frisches Obst wegen des antioxidativ wirkenden Vitamin C.
- Ölhaltiges, wie zum Beispiel Avocado oder Portulak, wegen des antioxidativ wirkenden Vitamin E.

- Grüne, gelbe und orangefarbene Gemüse- und Obstsorten wegen des antioxidativ wirkenden Carotins (das in der Leber zu Vitamin A wird).
- Blattgemüse wegen der krebshemmenden Folsäure.
- Knoblauchartiges wegen des Selen, einem Mineralstoff, der das Brustkrebsrisiko mindert. Synthetisch hergestellter Knoblauch hat unter Umständen nur einen geringen Selengehalt.
- Kohlartiges wegen des Indol-3-Karbinols, um östrogen-, chlorkohlenwasserstoff- und altersbedingten Brustkrebs zu reduzieren.
- Siehe Krebshemmende Lebensmittel, Seite 58.

Laut einer Studie der *Harvard School of Public Health* gab es bei den an der Untersuchung beteiligten Frauen, die weniger als einmal pro Tag Vitamin-A-reiche Kost (zum Beispiel gedünstetes Blattgemüse, Karotten, Cantalupe, Süßkartoffeln, Kürbis, Wintersquash, Brennessel) zu sich nahmen, 25 Prozent mehr Brustkrebsfälle als in der Gruppe, die das zweimal pro Tag tat. Mehr als zwei Portionen pro Tag schienen jedoch keine weitere Verbesserung zu bringen.

Leguminosen, also Bohnen, Linsen, Kleeblüten sowie alle Sojaprodukte, können zur Reduzierung des Brustkrebsrisikos beitragen. Hülsenfrüchte enthalten Enzyme, die die Produktion von Östradiol drosseln, sowie Phytohormone, die Östradiol von den Brustzellen fernzuhalten helfen. Je mehr Östradiol sich im Körper befindet, desto größer ist der Nutzen von Hülsenfrüchten, besonders in der Zeit vor dem Klimakterium, während der Einnahme von Ersatzhormonen oder bei permanenter Aufnahme von chlorierten Kohlenwasserstoffen.[45]

Frauen, die mindestens einmal pro Tag rotes Fleisch essen, haben ein doppelt so hohes Brustkrebsrisiko wie Frauen, die kein Fleisch, dafür aber täglich Fisch, Geflügel und Molkereiprodukte zu sich nehmen.[46] Eine kalorienbewußte Ernährung verringert das Risiko, unabhängig davon, ob mit oder ohne Fleisch. Eine optimale Ernährung bei möglichst geringer Kalorienmenge enthält oft nur kleine Mengen an Fleisch.

Einer kanadischen Studie zufolge hatten Frauen, deren Nahrung einen hohen Anteil an Fasern aufwies, 30 Prozent weniger Brustkrebs als Frauen mit einer faserarmen Kost. Vollkorn, Bohnen, Obst und Gemüse enthalten Fasern.

Kunststoffe, mit denen Dosen an ihrer Innenseite beschichtet werden, gelangen als Partikel in die Nahrung und wirken dort wie krebsfördernde Östrogene.[47] Das gleiche geschieht, wenn du Speisen in Plastikbehältern in der Mikrowelle erhitzt. Bevorzuge beim Einkauf frische Ware, nimm keine Dosen, und vermeide Gerichte aus der Mikrowelle. Das bietet dir größten Schutz vor Brustkrebs.

Um die Jahrhundertwende war Krebs weltweit für vier Prozent der Todesfälle verantwortlich, um 1958 bereits für 15 Prozent. Wenn der Trend weiterhin anhält, werden am Ende des 20. Jahrhunderts 40 Prozent aller Erwachsenen krebskrank sein und 25 Prozent der Todesfälle auf das Konto Krebs gehen.

Medizin und Gesundheit

Die regelmäßige Einnahme rezeptpflichtiger Medikamente kann dein Brustkrebsrisiko generell erhöhen. Betablocker wirken blutdrucksenkend, unterdrücken jedoch die Produktion des krebshemmenden Melatonins. Antidepressiva wie das Medikament Prozac fördern das Wachstum eines bereits initiierten Krebses.[48] Cimetidin, ein Medikament gegen Geschwüre, verhält sich paradox: Es blockiert den kurzen, ungefährlichen Weg für Östrogene, trägt jedoch auch zur Rückbildung einiger Krebsarten bei. Der Gebrauch von Steroiden und Cortison über einen langen Zeitraum erhöht das Krebsrisiko. Wende dich an Praktizierende der klassischen chinesischen Medizin, der Homöopathie, der Naturheilkunde oder der Kräuterheilkunde und bitte sie um Alternativen zu Medikamenten aus der Apotheke.

Eine Untersuchung von 34.000 Menschen mit normalem bis geringem Krebsrisiko ergab, daß das Risiko der AllergikerInnen um ein Drittel höher lag als das der anderen. Das Auftreten von Krebs war bei AsthmatikerInnen um ein Fünftel wahrscheinlicher. Antihistaminika, wie zum Beispiel Lysin (Loratadin), Hismanal (Astemizol) und Atarax (Hydroxyzin) sind dafür bekannt, daß sie schon bestehenden Krebs schneller und aggressiver wachsen lassen.[49] Wirken sie auch fördernd auf initiierte Krebszellen?

Häufige Virusinfektionen erhöhen das Brustkrebsrisiko. Im Tierversuch wurde festgestellt, daß Brustkrebs bei Mäusen von einem Virus, der über die Milch des Muttertieres weitergegeben wird, initiiert werden kann. Erwiesen ist, daß Gebärmutterhalskrebs bei Frauen durch einen Virus initiiert wird, neuere Studien zeigen, daß der Epstein-Barr-Virus Brustkrebs auslösen kann (jedoch nur dann, wenn das Immunsystem nicht intakt ist).[50] Selbst eine chronische bakterielle Infektion kann das Immunsystem schwächen und das Brustkrebsrisiko erhöhen. Nach

Ansicht von Donnie Yance, der in der Gesundheitsfürsorge tätig ist und mit Frauen arbeitet, bei denen Brustkrebs diagnostiziert wurde, ist die ererbte Anfälligkeit für ein schwaches Immunsystem ein hoher Risikofaktor für Brustkrebs.

Im allgemeinen verringern Jod und Schilddrüsenhormone (sowohl natürliche als auch synthetische) das Brustkrebsrisiko. Max Gerson, ein anerkannter (und nicht unumstrittener) Krebsspezialist, ist der Meinung, daß Jod eine entscheidende Rolle für die Rückbildung von Krebs spielt. Manche WissenschaftlerInnen gehen sogar so weit, die niedrige Brustkrebsrate in Japan mit der traditionell jodreichen Ernährung in Zusammenhang zu bringen. Jodmangel während der Pubertät ruft Veränderungen (Hyperplasie) im Brustgewebe hervor, was später zu Brustkrebs führen kann. Wenn Erwachsene jedoch durch zusätzliche Jodzufuhr – wie zum Beispiel Jodsalz – ihren Bedarf überschreiten, steigt auch ihr Brustkrebsrisiko. MeeresAlgen sind eine hervorragende und unproblematische Quelle für Jod.

Ein niedriger Jodhaushalt beeinträchtigt die Schilddrüsenfunktion. Mittlerweile gilt es als ziemlich sicher, daß Frauen mit einer Schilddrüsenunterfunktion eher anfällig für Brustkrebs sind. In jodarmen Regionen kommt Brustkrebs häufiger vor. Britische MedizinerInnen berichten, daß sie Frauen mit Brustkrebs im fortgeschrittenen Stadium erfolgreich mit hohen Dosen synthetischer Schilddrüsenpräparate behandeln konnten.[51]

Willst du noch mehr gute Nachrichten hören? Wenn du Fibrozysten in den Brüsten hast, bedeutet das nicht unbedingt ein erhöhtes Brustkrebsrisiko. Wirklich. Auch dann nicht, wenn du eine Menge Knoten hast. Zahlreiche Zysten können es erschweren, ein winziges Karzinom zu ertasten, doch die Wahrscheinlichkeit, daß eine zystische Brust Krebs entwickelt, ist ebenso hoch oder niedrig wie bei einer Brust ohne Zysten. Neun von zehn Frauen werden irgendwann in ihrem Leben eine gutartige Zyste in einer Brust entdecken.[52] Klinisch gesehen könnten bei den meisten Frauen Fibrozysten in den Brüsten diagnostiziert werden. Mikroskopische Untersuchungen von Brustzellen zeigen bei 90 Prozent aller Frauen Anzeichen für diese »Krankheit«.[53] Regelmäßige Mammographie bei Frauen mit fibrozystischen Brüsten initiieren Krebs möglicherweise im gleichen Maße, wie sie ihn finden. Dagegen sind eine krebsabgewandte Lebensweise und regelmäßige, selbst durchgeführte Untersuchungen oder Massagen der Brust eine aktive Krebsvorsorge und Früherkennungsmethode.

Obwohl Begriffe wie sklerosierende Adenose, apokrine Metaplasie, Gangektasie, Fettgeschwulst, Fettnekrose und Brustdrüsenentzündung gruselig klingen, sind dies alles keine ernsthaften Krankheiten und haben keinen Einfluß auf unser Brustkrebsrisiko.[54]

Die Durchführung einer Biopsie erhöht das Risiko, daß Brustkrebs bei dir festgestellt wird, nicht. 90 Prozent aller Biopsien zeigen keinen Krebs. Jedoch besteht die Gefahr, daß die Biopsie vernarbtes Gewebe hinterläßt, das später ein kleines Karzinom überdecken könnte.

Regelmäßige Mammographien per Rasteraufnahmen sind für Frauen vor dem Klimakterium gefährlich. Bei Frauen nach der Menopause können sie den Zeitraum zwischen der Entdeckung von Krebs und Tod (unabhängig von der Todesursache) verlängern, doch sie senken weder das eigentliche Krebsrisiko, noch beugen sie Krebs vor (mehr zu Mammographien, siehe die Seiten 127–139).

In einem über zehn Jahre angelegten Versuch in England konnten die durch Brustkrebs verursachten Todesfälle bei Frauen, die ihre Brust jeden Monat selbst untersuchten, um 20 Prozent gesenkt werden (die Anleitung zur Selbstuntersuchung deiner Brust findest du auf den Seiten 103–110).

Lebensweise

Zigaretten enthalten aromatische Amine, die Brustkrebs hervorrufen. Jüngere Raucherinnen, die vor der Menopause kontinuierlich rauchen, bekommen im Vergleich zu Nichtraucherinnen mit doppelter Wahrscheinlichkeit Brustkrebs. Wer über zehn oder mehr Jahre hinweg täglich zwei Päckchen Zigaretten raucht, verdoppelt sein Risiko erneut. Und je länger frau raucht, desto höher wird ihr Risiko.[55] Ganz schlecht: Bei Raucherinnen verläuft der Heilungsprozeß nach einer Operation langsamer, bei Raucherinnen zeigen sich mehr Nebenwirkungen der Chemotherapie, und sie sterben eher an Brustkrebs, wenn sie ihn erst einmal haben – bei einem Zigarettenkonsum von mehr als 40 pro Tag ist die Wahrscheinlichkeit sogar um 75 Prozent höher als bei Nichtraucherinnen. Wichtig: Wenn du mit dem Rauchen aufhörst, sinkt dein Risiko langsam auf das Normalmaß.

Wenn Tabakpflanzen mit Phosphor gedüngt werden, setzt der Boden Radon frei. Radon ist ein radioaktives Isotop und bleibt als solches an der Unterseite der harzigen Tabakblätter, wo es zerfällt und hohe Konzentrationen von Tochtersubstanzen (radioaktives Blei-210 und Polonium-210) hinterläßt. Viele WissenschaftlerInnen führen Lungen- und Brustkrebs bei RaucherInnen handelsüblicher Zigaretten auf diese Tochtersubstanzen zurück, nicht auf den Tabakgenuß selbst. Es ist unwahrscheinlich, daß der maßvolle Genuß natürlich gewachsener Pflanzen, selbst wenn der Rauch inhaliert wird, das Brustkrebsrisiko erhöht. In jedem Fall erhöht es jedoch das Risiko einer Herzkrankheit, an der viel mehr Frauen sterben als an Brustkrebs. Die durch Verglühen des mit Chlorkohlenwasserstoff gebleichten Zigarettenpapiers entstehenden Nebenprodukte sind karzinogen. Benutze also besser eine Pfeife, wenn du rauchen willst.

Nach manchen Untersuchungen erhöht sich das Brustkrebsrisiko schon bei vier Gläsern Alkohol pro Woche. Andere stellen kein erhöhtes Risiko fest, solange es nicht zu einem täglichen Alkoholkonsum kommt, wieder andere konstatieren, man müsse mit dem Trinken beginnen, bevor man 30 Jahre alt sei, noch andere, das größte Risiko liefen jene Frauen, die vor der ersten Schwangerschaft regelmäßig Alkohol konsumieren. Mit Rücksicht auf die Gesundheit deiner Brust solltest du in Maßen trinken und zwar Wein und Bier aus organischem Anbau.

Eine neuere Studie des *National Institute of Health* stellte ein um 100 Prozent erhöhtes Brustkrebsrisiko für Frauen unter 55 Jahren fest, die regelmäßig neun Gläser Alkohol pro Woche trinken. Sind es zwei oder mehr Gläser pro Tag, so erhöht sich das Risiko noch um 250 Prozent.

Alkohol im Blut blockiert vorübergehend den kurzen, ungefährlichen Weg der Östrogen-Verwertung und verschafft den Östrogenen, die den langen (karzinogenen) Weg gehen, mehr Zeit, an die Rezeptoren zu gelangen. Je länger der kurze Weg blockiert ist, das heißt, je größer die Alkoholmenge ist und je länger der Konsum anhält, desto größer ist das Brustkrebsrisiko. Dies gilt in verstärktem Maße für Frauen vor der Menopause und noch mehr für Frauen, die noch keine Schwangerschaft ausgetragen haben.[56] Täglicher Alkoholkonsum bedeutet mehr Risiko, weil der kurze Weg über lange Zeiträume blockiert wird. Außerdem behindert täglicher Alkohol die Leber bei der Zersetzung von Hormonen und giftigen Chemikalien und reduziert die Produktion von Melatonin. Letzteres steigert das natürliche Vorkommen von Antioxidanzien in den Brustzellen.

So merkwürdig es auch scheinen mag: Bei Frauen mit einem hohen Risikofaktor scheint täglicher Alkoholkonsum das Risiko nicht weiter zu steigern.

Die *US-Centers for Disease Control* haben die Totenscheine von fast drei Millionen Frauen (1979–1987) überprüft, um herauszufinden, wie viele Frauen an Brustkrebs starben und ob die Todesfälle sich irgendwelchen Berufsgruppen zuordnen ließen. Dem war so: Lehrerinnen, Bibliothekarinnen und Frauen, die im kirchlichen Umfeld arbeiteten. Diese

Berufe sind an sich nicht gesundheitsgefährdend. Die Frauen haben aber vielleicht gemeinsame Charakteristika, die sie einem erhöhten Risiko aussetzen, wie etwa späte Geburten.

Einem aus Suzanne Haynes' Feder stammenden Bericht des *National Cancer Institute* zufolge bekommen Lesben dreimal so häufig Brustkrebs wie heterosexuelle Frauen.[57] Suzanne Haynes vermutet, daß dies einem höheren Alkoholkonsum dieser Frauen, einem nicht so athletischen Körperbau, weniger Schwangerschaften und begrenztem Zugang zur Gesundheitsfürsorge, nicht aber ihrer sexuellen Orientierung zuzuschreiben ist.

Die Zirbeldrüse reagiert auf Licht zur Nachtzeit mit einer Reduzierung der Produktion des brustkrebshemmenden Melatonins. Eine konstante Lichtbelastung während der Nachtstunden (sogar durch ein spezielles Nachtlicht oder eine Straßenlaterne, die in das Schlafzimmerfenster leuchtet) verringert die Melatoninproduktion in gleichem Maße wie täglicher Alkoholkonsum und kann das Brustkrebsrisiko ebensosehr erhöhen.[58] John Ott, Pionier auf dem Gebiet der Erforschung der Auswirkung von Licht auf die menschliche Gesundheit, meint, wir können diesem Risiko entgegenwirken, wenn wir bei Tageslicht arbeiten, unsere geschlossenen Augenlider (ohne Kontaktlinsen oder Brille) täglich fünf bis 15 Minuten direktem Sonnenlicht aussetzen und in einem völlig abgedunkelten Raum schlafen.[59]

Als Schutz gegen Hautkrebs werden Sonnenschutzmittel empfohlen, doch verhindern sie gleichzeitig auch die Bildung von Vitamin D – aus der Gruppe der Antioxidanzien, das die Initiierungsphase von Krebs hemmt. Menschen, die regelmäßig Sonnenschutzmittel verwenden, haben einen ungewöhnlich niedrigen Vitamin-D-Wert. Auch Mineralöl, das in vielen Hautcremes und Hautpflegeprodukten enthalten ist, blockiert die Produktion und Aufnahme von Vitamin D.

Ob das Rasieren der Achselhöhlen und das Benutzen von Deodorants Krebs hervorrufen, ist wissenschaftlich nie überprüft worden. Tatsächlich schürft eine Rasur die Haut, öffnet sie damit für Infektionen und macht sie aufnahmefähiger für das in den Antitranspirants befindliche Aluminium. Dies gilt auch für sogenannte natürliche Kristalldeos. Ständige Irritationen dieser Art belasten die Lymphgefäße unter der Haut und können das Immunsystem daran hindern, mit Krebszellen fertigzuwerden.

Viele Frauen berichteten mir, sie hätten weniger Quellkörper in ihrer Brust und ihr Busen sei in den Tagen vor Einsetzen der Menstruation weniger empfindlich, seit sie ihren Büstenhalter weggelegt hätten. Eine

Untersuchung von 5.000 Frauen ergab, daß die BH-Trägerinnen, die über Reizungen und Rötungen berichteten, mit doppelter Wahrscheinlichkeit Krebs bekommen werden wie diejenigen, die keinen BH trugen. Frauen, die mehr als 12 Stunden am Tag einen BH tragen, erhöhen ihr Risiko um den Faktor sechs.[60] Diejenigen, die im allgemeinen keinen BH tragen, reduzieren ihr Risiko um den Faktor 20. Der BH-Gummizug, der den Brustkorb umschließt, hemmt die Immunantwort, verlangsamt die Zirkulation der Lymphflüssigkeit und schließt Energie in der Brust ein. BH mit Bügeln verstärken diese Problematik.

Jedes Jahr wird bei ungefähr 175.000 US-amerikanischen Frauen Brustkrebs diagnostiziert.

Frauen, die regelmäßig Sport treiben, haben ein um 35 Prozent geringeres Brustkrebsrisiko. Intensive sportliche Betätigung während der Teenagerzeit scheint Frauen einen lebenslangen Schutz zu verleihen, grundsätzlich aber verringert regelmäßige Bewegung, in welchem Alter auch immer, das Krebsrisiko (bis zu 72 Prozent bei Frauen, die Kinder geboren haben, und etwa um 27 Prozent bei Frauen ohne Kinder).[61] Bewegung verringert unmittelbar die Absorption von Östradiol und hält außerdem die Bildung karzinogener Stoffwechselnebenprodukte bei der Ausschüttung von Östrogen auf. Bewegung stärkt das Immunsystem und baut Streß ab. Schon fünf Minuten körperliche Bewegung, drei- bis viermal am Tag, reicht. Tu es einfach!

Bekommen manche Frauen Krebs, statt ihrer Wut Ausdruck zu verleihen? Oder bekommt eine Frau Krebs, weil das Kind in ihr nach Aufmerksamkeit hungert? Bekommen manche Frauen Brustkrebs, weil sie unaufhörlich tun, tun, tun, wie eine Krebszelle, die nicht aufhören kann zu wachsen, wachsen, wachsen? Vielleicht.[62]

Die wenigen WissenschaftlerInnen, die sich mit dem Zusammenhang zwischen Gefühlen und Krebs befassen, stellten fest, daß »schwierige« KrebspatientInnen (solche, die nicht tun, was man ihnen sagt, die Fragen stellen und ihren unangenehmen Gefühlen Ausdruck verleihen) nach der Diagnose länger leben und der Krebs seltener wiederkehrt. Die typische Frau mit Krebs zeigt einen überwältigenden Eifer, anderen zu gefallen, und stellt in der Regel ihre Gefühle und Bedürfnisse hinter denen anderer zurück (etwas, wozu viele Frauen aufgefordert oder gezwungen werden).

Als ich in Neuseeland war, besuchten mich zwei sehr erfahrene Medizinerinnen; sie erzählten mir, daß der unerwartete Tod einer geliebten Person für sie der auffälligste singuläre Auslöser von Brustkrebs sei.

Brustkrebs?

Alles, was ich in dieser Rubrik aufführe, steht in engem Zusammenhang mit der Entstehung, Förderung oder Wachstum von Brustkrebs.

Hormone, insbesondere Östrogene, wie zum Beispiel Östradiol.
- Wie? Deine Eierstöcke, Fettzellen, Fleisch und Milch aus Massentierhaltung, Hormontabletten, Steroide, Cortison.
- Wie abbauen? Anstrengende körperliche Aktivität, Schwangerschaft und Stillzeit, ausgewogene Ernährung, Menopause.

Chlorierte Kohlenwasserstoffe, Pestizide, Herbizide, Bleiche, Kunststoffe.
- Wie? Chemieeinsatz in der Landwirtschaft, Trinken und Baden in gechlortem Wasser, gebleichtes Papier, Wasserverschmutzung.
- Wie abbauen? Lebensmittel aus organischem Landbau, Filtern des Trink- wie des Badewassers, Verwendung von ungebleichtem Papier, verminderter Gebrauch von Kunststoffen, Kauf von frischen Lebensmitteln statt Konserven.

Strahlenbelastung, besonders im Jugendalter.
- Wie? Mammographie, radioaktiver Niederschlag, Röntgenstrahlen.
- Wie abbauen? Vermeidung. Die Dosen wirken kumulativ.

Elektromagnetische Felder
- Wie? Fernsehgeräte, Haarföne, Mikrowellen, Hifi-Türme, Computermonitore, alle elektrischen Haushaltsgeräte sowie Leitungen.
- Wie abbauen? Distanz statt Schutzschirme.

Tabak aus großflächiger Agrarwirtschaft
- Wie? Tabakkonsum, Zusammenleben mit jemandem, der raucht.
- Wie abbauen? Vermeidung. Rauche organisch angebauten Tabak oder Kräuter in einer Pfeife.

Übermäßiger **Alkoholkonsum** und zu kalorienreiche Nahrung
- Wie? Leichte Zugänglichkeit, Gruppenzwang, Bequemlichkeit.
- Wie abbauen? Bewußte Auswahl der Lebensmittel, Kräuterauszüge, Zärtlichkeit.

Älterwerden
- Wie? Langes Leben.
- Wie abbauen? Durch frühen Tod (lohnt sich nicht).

Brustgesundheit!

Ich will dir Wege aufzeigen, wie du der Initiierung, der Förderung und dem Wachstum von Brustkrebs entgegentreten bzw. diese umkehren kannst.

Nimm **Phytoöstrogene** zu dir!
● Wie? Tofu, Auszug aus Wiesenklee, Granatäpfel, Wurzelgemüse.

Laß deine **Ernährung** von Kohlgewächsen, Körnern und Leguminosen bestimmt sein!
● Wie? Halbvegetarische Kost.

Iß viel **Carotin**!
● Wie? Dunkles Blattgemüse, orangefarbenes und gelbes Gemüse, Obst.

Nimm viel **Vitamin C** zu dir!
● Wie? Viel frische Rohkost und Obst.
● Wie verschwindet Vitamin C? Oxidation durch Waschen, durch Erhitzen und Altwerden.

Nimm viel **Vitamin E** zu dir!
● Wie? Sonnenblumenkerne, frischgemahlener Weizen, frischgepreßte Öle: Olivenöl, Leinöl.
● Wie verschwindet Vitamin E? Durch Hitze, Licht, Zeit.

Achte auf ausreichend **Selen** in deiner Nahrung!
● Wie? Organisch angebauter Knoblauch, Zwiebeln, Pilze.

Versorge dich ausreichend mit **Vitamin** D!
● Wie? Zehn Minuten Sonnenlicht täglich, Sardinen, Thunfisch.

Achte auf **Melatonin** in ausreichender Menge!
● Wie? Dunkelheit, kalorienarme Kost.
● Was mindert Melatonin? Alkohol, Betablocker, Licht zur Nachtzeit.

Bewege dich regelmäßig, treibe Sport!
● Wie? Aktive Lebensweise, Yoga, Tanz, Bewegung.

Beachte: Zusatz- oder Ersatzpräparate in Tablettenform haben nicht die krebsvorbeugende Wirkung von natürlichen Vitaminen und Mineralstoffen in Vollwertkost, Wildkräutern und Pflanzen. Im Gegenteil können einige Zusatzpräparate Krebs fördern.[63]

Die Simontons, Bernie Siegel und William LeShan – alles Heiler, die seit Jahrzehnten in der Krebstherapie tätig sind – machten wie viele andere die Beobachtung, daß seelischer Streß einen bereits initiierten, aber noch nicht ausgebrochenen Krebs fördern kann; und daß die Heilung der Seele, die wiedergefundene Liebe zu sich selbst und die Fähigkeit, vergeben zu können, dazu beizutragen vermögen, daß Krebs sich zurückbildet.

Brustkrebs ist die vorherrschende Todesursache für Frauen zwischen 35 und 54 Jahren in den Vereinigten Staaten. Bei Frauen über 55 steht Krebs an zweiter Stelle hinter Herzkrankheiten.

Kann ich Krebs mit dem Einkaufskorb verhindern?

Ohne jeglichen Zweifel können wir, wenn wir uns bewußt ernähren, Brustkrebs vorbeugen. Die Analyse von 156 Studien über einen Zusammenhang zwischen Ernährung und Krebs erbrachte außergewöhnlich übereinstimmende Beweise dafür, daß bestimmte Nahrungsmittel unsere Zellen, insbesondere die in Brust, Gebärmutter, Ovarien und Prostata, aktiv vor krebsartigen Veränderungen schützen.[64] Obwohl uns nichts und niemand Freiheit von Krebs garantieren kann, sind sie doch unverzichtbare Elemente einer krebsabgewandten Lebensweise.

Der *United States National Research Council* gibt an, daß 35 bis 70 Prozent aller US-amerikanischen Todesfälle Krebs als Ursache haben und 60 Prozent der Krebserkrankungen bei Frauen einen Zusammenhang mit der Ernährung aufweisen.

Obst, Gemüse, Vollkorngetreide und Bohnen enthalten Phytochemikalien, die der Initiierung von Krebs auf direktem und indirektem Weg aktiv entgegenwirken. Zum Beispiel neutralisieren sie karzinogene Verbindungen. Sie fangen und neutralisieren freie Radikale. Sie schützen die DNS vor umweltbedingten Schäden. Sie verhüten die Aktivierung tumorbildender Substanzen. Sie nähren krebshemmende Enzyme im Darm und stärken jene Zellen unseres Immunsystems, die Krebszellen aufspüren und eliminieren.[65]

Wenn Krebs schon zu wachsen begonnen hat, können Phytochemikalien den Prozeß, der für das Wachstum und die Ausbreitung des Tumors notwendig ist, unterbrechen. Die chemischen Wirkstoffe verschiedener Pflanzen blockieren die Metastasenbildung, indem sie das Wachstum der Blutgefäße zum Tumor hin kontrollieren. Manche Pflanzenwirkstoffe können sogar eine DNS-Schädigung rückgängig und geschwulsterzeugende Substanzen unschädlich machen.[66]

Doch hier liegt auch der Hase im Pfeffer: Das alles funktioniert nicht so gut, wenn deine Nahrung nicht aus organischem Anbau stammt.[67] Ein Apfel pro Tag kann Brustkrebs vielleicht sogar fördern, wenn der Apfelbaum stark mit Pestiziden besprüht worden ist. Der Verzehr krebshemmender Nahrungsmittel als Grundpfeiler deiner Ernährung wird deine Chance auf ein langes Leben auch dann verbessern, wenn diese Nahrungsmittel nicht durchweg organisch angebaut wurden; doch deine

Wahl von natürlich angebauten oder erzeugten Lebensmitteln wird sich außerdem noch durch die Sicherheit bezahlt machen, daß du nicht nur in deine eigene, sondern auch in die Gesundheit der zukünftigen Generationen investierst.

Krebshemmende Lebensmittel

Die im folgenden aufgeführten krebshemmenden Lebensmittel sind wundervoll vorbeugende Arzneien für alle Frauen, die ihre Brust lieben und behalten wollen. Gleichzeitig überzeugen sie in ihrer Funktion als Zusatzmedizin für alle, die mit dem Krebs tanzen. (Siehe auch das Glossar der krebshemmenden Phytochemikalien auf Seite 78.)

Algen (Alaria, Lamanaria, Nereocystis)
Braune Algen, wie Wakame, Riementang und Kombu, sind überaus reich an krebsvorbeugenden Bestandteilen: Antioxidanzien, Carotin, Selen und vor allem Alginsäure, die Schwermetalle, radioaktive Isotope sowie verschiedene Chemikalien absorbiert und auf unschädliche Weise aus dem Körper ausschwemmt. (Tierversuche ergaben, daß die Brustkrebsrate bei Ratten, die Algen gefressen hatten, bevor sie krebserregenden Chemikalien ausgesetzt wurden, um 30 Prozent niedriger lag.)[68] Algen in der täglichen Nahrung schützen die Schilddrüse, stärken unser Lymph- und Immunsystem und verhindern die Initiierung von Krebs. Diejenigen

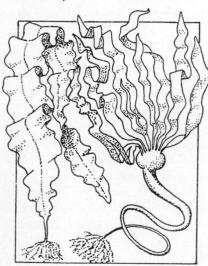

Frauen, die mit dem Krebs tanzen, nutzen Algen wegen ihrer tumorhemmenden Fähigkeit und weil sie Rezidive verhindern können. (Im obengenannten Versuch wirkte die kontinuierliche Aufnahme von Algen auf die von Krebs befallenen Ratten »wie ein chemotherapeutisches Mittel« und verlangsamte bei 95 Prozent von ihnen das Fortschreiten des Krebses.)

Algen sind ein wichtiger Bestandteil meiner krebsvorbeugenden Lebensweise und eine wichtige Begleitmedizin für Frauen, die eine Chemo- oder Strahlentherapie machen. Während einer solchen Behandlung oder nach einer Mammographie sind 60 Gramm getrocknete Algen täglich die therapeutische Dosis.

Ananas (Ananas comosus)

Frische, getrocknete oder Ananas in Dosen sind reich an Proteaseinhibitoren und Säuren (einschließlich Zitronen-, Fol-, Apfel- und Chlorogensäure). Das Verdauungsenzym Bromelin, das in der unreifen Frucht konzentriert ist, bricht den Glykoprotein-Schild auf, den ein Tumor zum eigenen Schutz benötigt, und beugt Rezidiven vor. Bromelin verringert auch die Prostaglandinproduktion. Mehr über Prostaglandine siehe unter: Essentielle Fettsäuren, Seite 81.

Apfel (Malus communis)

Chlorogen- und Kaffeesäure, in Äpfeln reichlich vorhanden, halten die Krebsbildung auf und wirken antirezidiv. Mit rohen und gekochten Äpfeln, frischgepreßtem Apfelsaft und naturbelassenem Apfelessig kommst du besonders angenehm in den Genuß der krebshemmenden Vorteile von Äpfeln.

Aprikosen und Aprikosenkerne (Armeniaca vulgaris)

Aprikosen, besonders getrocknete, sind hervorragende Spender des krebshemmenden Carotins. Bittere Aprikosen- (und Pfirsich-)kerne enthalten die ausgezeichnete krebshemmende Verbindung Amygdalin, die sich in Blausäure (und Glukose und Benzaldehyd) aufspaltet. Daher werden die Kerne von der *US-Food and Drug Administration* (FDA) als giftig eingestuft. Dennoch sind Aprikosenkerne in vielen asiatischen Läden erhältlich. Richtmaß für die tägliche Dosierung ist ein Aprikosen- oder Pfirsichkern auf neun Pfund Körpergewicht. Irgendwo habe ich gelesen, eine Dosis sei »ein bißchen weniger als das, was bei dir Übelkeit hervorruft«. Manche Menschen dörren die Kerne 20 Minuten lang bei 150° C im Backofen (in einer gut belüfteten Küche), um das Zyanitgas (Hitze hat keine Wirkung auf Blausäure) zu vertreiben, aber vielleicht ist das unsinnig (siehe Seite 192).

Blattgemüse

Dunkles Blattgemüse wie Senf, Löwenzahn, Nesseln, Grünkohl, Fuchsschwanz und Weißer Gänsefuß ist reich an krebshemmenden Stoffen: Carotin, Chlorophyll, Antioxidanzien, Folsäure, Flavonoiden und – wenn es frisch ist und nur leicht gewaschen wurde – Vitamin C. Es vergeht kaum ein Tag, an dem ich nicht mindestens eine Tasse Blattgemüse esse, kurz gedünstet oder als Rohkost, gewürzt mit einem guten Schuß meiner hausgemachten, kalziumreichen Kräuteressige. Alle Blattgemüse sind eine hervorragend ergänzende Medizin während der Strahlentherapie. Meinen Konsum an gekochten Rüben, gekochtem Spinat und Mangold habe ich eingeschränkt, denn von diesen Gemüsen geht eine Behinderung der Kalziumumwandlung aus.

Blumenkohl (Brassica oleracea)
Siehe Kohlgewächse.

Bohnen (Phaseolus vulgaris)
Getrocknete (nicht grüne) Bohnen sind vorzügliche Verbündete für Frauen, die sich Sorgen über Krebs machen. Trockenbohnen enthalten krebshemmende Enzyme, die der Entstehung und dem erneuten Auftreten von Brustkrebs vorbeugen. Sie stimulieren die Produktion von Genistein, Proteaseinhibitoren, Lignan, Phytosterinen und Fettsäuren. Täglich eine Tasse (250 ml) gekochte Bohnen oder Bohnen aus der Dose ist ideal.
Weiche die Bohnen über Nacht ein, um Blähungen zu vermeiden, und gieße das Einweichwasser ab, bevor du sie kochst. Siehe Sojabohnen.

Brennessel (Urtica dioica)
Die Brennessel ist eine meiner Lieblingspflanzen bei der Krebsprophylaxe. Keine Pflanze ist so reich an Carotin, Chlorophyll, Folsäure und Selen wie sie. Die Brennessel ist eine mächtige Verbündete für Frauen, die sich einer Chemotherapie unterziehen; sie schützt das Blut vor den durch die Chemotherapie hervorgerufenen Mutationen (die zu Leukämie führen können). Siehe Stärkende Kräuterauszüge.

Brokkoli (Brassica oleracea)
Brokkoli ist nicht nur ein ausgezeichneter Spender krebshemmender Substanzen wie Chlorophyll, Carotin, Proteaseinhibitoren, Lutein, Indol, Glucosinolat und Dithiolthion, sondern blockiert die Initiierung von Krebs auch außerordentlich wirksam. Brokkoli ist dir ein mächtiger Verbündeter, wenn du dich einer Strahlentherapie unterziehst. Siehe Kohlgewächse.

Brunnenkresse (Nasturtium officinale)
Brunnenkresse ist besonders reich an krebshemmenden Verbindungen wie Chlorophyll, Antioxidanzien, Gallussäure, Folsäure und Glucosino-

lat. Regelmäßiger Verzehr von Brunnenkresse regt Haarwuchs und Appetit an, wirkt blutbildend und stärkt das Immunsystem. Diese Eigenschaften empfehlen Brunnenkresse als Lebensmittel mit großer Heilkraft für all jene, die sich einer Chemo- oder Strahlentherapie unterziehen. In Tierversuchen konnte Krebs durch die Injektion von Brunnenkresse-Extrakt zum Stillstand gebracht werden.

Chinakohl (Brassica chinensis)
Siehe Kohlgewächse.

Echter Sellerie/Selleriesamen (Apium graveolens)
In großen Mengen – roh oder gekocht – wirkt Sellerie leicht krebshemmend. Er ist sehr empfehlenswert für Frauen mit Brustkrebs, vor allem während einer Chemotherapie, denn er ist reich an Antioxidanzien, Folsäure und Mineralsalzen; außerdem stärkt Sellerie die Leber, steigert die Salzsäureproduktion im Magen, schützt die Lunge vor Infektionen, verbessert den Zellstoffwechsel, regt zur Bildung roter Blutkörperchen an und stärkt die Nebennieren. Selleriesamen haben einen höheren Gehalt an krebshemmenden Phytochemikalien, besonders an Polyacetylen und Phthalsäure.

Entsaften
Es gibt ein reichhaltiges Angebot an Literatur über die Vorteile des Entsaftens von frischem Obst und Gemüse. Wenn auch nicht gesundheitsschädigend, so ist ein frischer Saft doch nicht nahrhafter als etwa ein Milchshake mit Zutaten aus organischem Anbau. Wenige Behauptungen im Zusammenhang mit Säften beruhen auf Tatsachen. Unser Organismus kann Säfte nicht so leicht verdauen wie gekochte Nahrung. Die maschinelle Mechanik eines Entsafters vermag Zellwände nicht entscheidend aufzubrechen. (Max Gerson, der die Verwendung von Frischsaft als Teil der Krebsbehandlung befürwortet, beklagt, daß kein Entsafter gut funktioniere, und benutzt statt dessen eine Gemüsereibe und eine Presse.) Frischer Saft hat den Nachteil, nicht vorverdaut zu sein, und die Enzyme in Frischsaft sind keine wesentliche Hilfe bei der Verdauung. Es ist schwieriger – nicht leichter –, krebshemmende Nährstoffe und Phytochemikalien aus Saft aufzunehmen. Obst-, Gemüse- und Pflanzenfasern, die die Aufnahme verbessern, indem sie das Durchgangstempo verlangsamen, fallen beim Entsaften weg, mit der Folge, daß die Flüssigkeit sich zu schnell durch den Darm bewegt, um absorbiert werden zu können. Um mich optimal zu ernähren, esse ich einiges roh (bei heißem Wetter mehr),

das meiste jedoch gedünstet, ab und an gönne ich mir allerdings ein Glas Möhrensaft.

Fasten

Ich faste nicht. Ich glaube, es ist für meine Gesundheit besser zu essen, wenn mein Körper danach verlangt. Obst, Gemüse, Joghurt und Vollwertchips zu naschen hilft dir, Krebs vorzubeugen; Fasten tut dies nicht. Max Gerson, Autor vieler Bücher über eine Behandlung von Krebs mit Mitteln der Naturheilkunde, ist der Meinung, daß sich der Zustand von Krebskranken, die fasten, »extrem verschlechtert«.[69] Helmut Keller, ebenfalls auf die natürliche Behandlung von Krebs spezialisiert, stimmt ihm zu: Die meisten Fastenkuren führen zu Fehlernährung, und Fehlernährung führt einzig und allein zu einer Zunahme von Tumoren.

Feigen (Ficus carica)

Feigen, schon in der Bibel als Krebsheilmittel erwähnt, enthalten die krebshemmende Phytochemikalie Benzaldehyd. In Japan werden Packungen und Injektionen mit Feigendestillat bei Krebserkrankungen stationär eingesetzt.

Frische Lebensmittel

Frische Lebensmittel, also solche, die nicht gelagert, transportiert, eingefroren, getrocknet, vorgekocht oder konserviert wurden, sind die beste Quelle für das krebshemmende Vitamin C. Vitamin C zerfällt leicht, wenn es Licht, Feuchtigkeit, Luft, Hitze oder Wasser ausgesetzt ist oder eingefroren wird, deshalb gilt: je frischer die Nahrung, desto mehr Vitamin C enthält sie.[70]

Eine nicht ausreichende Zufuhr von Vitamin C ist bewiesenermaßen ein Risikofaktor für duktale in-situ-Karzinome, lobuläre in-situ-Karzinome und für Dysplasie des Gebärmutterhalses.

Schon wenn du nur zwei Kräuterblätter pro Tag ißt, und zwar sofort nach dem Pflücken der Blätter, nimmst du eine große Menge Vitamin C auf, stärkst dein Immunsystem und unterstützt die Krebsvorbeugung. Ascorbinsäure, ob als Bestandteil eines Nahrungsmittels oder als Vitamin C pur, kann deinen normalen Vitamin-C-Haushalt stören. Siehe Vitamine.

Gelbe Kohlrübe (Brassica napus)

Siehe Kohlgewächse.

Gemeiner Löwenzahn (Taraxacum officinale)
Siehe Blattgemüse und Materia Medica.

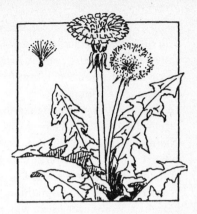

Getreidegras

Das Grün der meisten Getreidepflanzen, wie zum Beispiel Weizen, Roggen, Gerste und Reis, ist nicht nur genießbar, sondern sehr nahrhaft und zudem krebsvorbeugend.[71] Ann Wigmore ist es zu verdanken, daß Weizengras als Heilmittel bekannt wurde (sieben bis zehn Tage keimen lassen und dann frisch entsaften); voll ausgereiftes Getreidegras – wie Haferstroh – ist jedoch noch wirkungsvoller. Krebshemmende Verbindungen wie Chlorophyll, Folsäure, Antioxidanzien, Carotin, Mineralstoffe und essentielle Aminosäuren sind, kurz bevor sie sich aufspalten, also etwa 200 Tage nach der Aussaat, in den Halmen am reichhaltigsten vorhanden. Wenn du selbst nichts anpflanzt (aber du solltest es tun, wenn du einen Garten oder Balkon hast, es ist wirklich ganz leicht), kannst du in der Kräuterabteilung deines Naturkostladens Haferstroh und Getreideheu kaufen. Siehe auch Gerste, Hafer und Weizen.

Gewürzkräuter

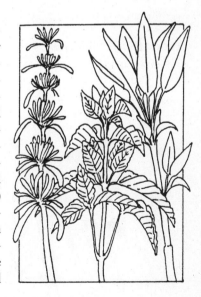

Selbst Kräuter, die du nur zum Würzen verwendest, können dir bei der Krebsvorbeugung helfen. Alle Pflanzen aus der Familie der Lippenblütengewächse, Minze, Rosmarin, Thymian, Basilikum, Oregano, Lavendel und Salbei, sind hervorragende Quellen für krebshemmende Antioxidanzien, Säuren, Polyphenol, phenolisches Diterpen, Flavonoide und Phytosterine. Gelbwurz (Kurkuma) enthält das wirksame Flavonoid Curcumin sowie Carotin, Antioxidanzien und Phytosterine. Viele weit verbreitete Gewürzkräuter sind wirksame krebshemmende Mittel, zum Beispiel

Muskatnuß, Gewürznelken, Kümmel, Cayennepfeffer, Kreuzkümmel, Selleriesamen, Koriander und das in der asiatischen Küche viel genutzte Zitronengras, Galanga sowie Betelnüsse. Sie emulgieren krebserregende Chemikalien, ob aus der Umwelt oder körpereigene, und schwemmen sie aus dem Organismus.

Gewürze wie Ingwer entfalten ihre Wirksamkeit als Tonikum, wenn sie regelmäßig und in kleinen Mengen eingenommen werden. Japanische Wissenschaftler stellten fest, daß Ingwer krebserregende Mutationen äußerst wirkungsvoll blockiert. Die Ingwerwurzel wirkt antioxidativ und enthält Gingerol sowie Carotin. Durch Ingwer wird die körpereigene Produktion von Glutathion-S-Transferase erhöht und damit unsere Fähigkeit, Krebserregern zu widerstehen bzw. sie zu eliminieren.

Grünkohl (Brassica oleracea)

Grünkohl ist besonders reich an Chlorophyll, Indol und Carotin, vor allem verfügt er über das außerordentlich krebshemmende Carotin Lutein. Grünkohl steht mit an der Spitze der krebsvorbeugenden Gemüse. Siehe Kohlgewächse; siehe Blattgemüse.

Gurken (Cucumis sativus)

Gartengurken enthalten sowohl eine tumorhemmende Verbindung mit dem Namen Cucurbitacin als auch Proteaseinhibitoren. Die Wurzeln der Gelappten Stachelgurke (Echinocystis lobata) sollen eine hohe Dosis an Zytotoxinen enthalten.

Hafer/Haferstroh (Avena sativa)

Hafersamen sind reich an Proteaseinhibitoren. Haferstroh ist reich an Carotin und Folsäure. Beide liefern Antioxidanzien und Chlorogensäure.

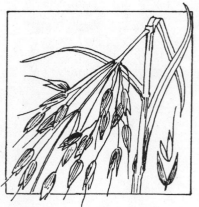

Hafergetreide- und Haferstroh-Auszüge sind wichtige Bestandteile einer streßlindernden, krebsvorbeugenden Ernährung. Der regelmäßige Verzehr von Hafer kann zur Steigerung der Libido beitragen, Hormone und Schilddrüse im Gleichgewicht halten, die Nebennieren schützen und die Blutgefäße stärken. Jede Frau schätzt eine Tasse des wohlschmeckenden Haferaufgusses, besonders Frauen, die sich Sorgen über mögliche Knoten in der Brust machen oder sich gerade einer Chemotherapie unterzogen haben. Auch zum Zeitpunkt der Menopause wird er gerne getrunken.

Ingwer (Zingiber officinale)
Der regelmäßige Genuß von Ingwer, selbst in sehr kleinen Mengen, ist erstaunlich wirksam bei der Vorbeugung von Brustkrebs. Ingwer enthält viele krebshemmende Pflanzenwirkstoffe, einschließlich Antioxidanzien und Carotin. Siehe Gewürzkräuter; siehe Materia Medica.

Joghurt
Ein Liter Joghurt pro Woche hilft mir, Krebs vorzubeugen. Joghurt stärkt mein Immunsystem und verspricht mir ein gesundes, langes Leben. Gegorene Milch – bekannt als Joghurt oder Kefir – ist der tägliche Trunk der gesündesten Menschen der Welt, wo immer sie auch leben. Milch von Ziegen und Kühen (und Schafen und Yaks), die auf pestizid- und herbizidfreien Wiesen Kräuter und Gras weiden, ist eines der besten Lebensmittel. Und wenn Milch mit nützlichen Bakterienkulturen versetzt wird, verdoppeln sich ihre gesundheitsfördernden und krebsvorbeugenden Qualitäten (und die Kalziummenge erhöht sich).

Die in Joghurt und Milch vorhandenen hilfreichen Prostaglandine und Fettsäuren deaktivieren die Prostaglandinarten, die Krebs initiieren. Antikörper im Joghurt schwächen die krebserregenden Wirkungen viraler und bakterieller Infektionen. Besonders bei Menschen mit einem hohen Krebsrisiko wird Joghurt empfohlen, denn er blockiert hervorragend jene Zellveränderungen, die die Karzinogenese initiieren. Mehrere Studien haben gezeigt, daß das Brustkrebsrisiko proportional zur Menge des verzehrten Joghurts abnimmt.[72] Ein Liter Joghurt pro Woche schützt deine Vagina und Blase zudem vor Infektionen und verbessert deine Verdauung.

Wer behauptet, Milch sei nicht gesund, schüttet das Kind mit dem Bade aus. Hormone, Antibiotika und chlorierte Kohlenwasserstoffe – in der Milch industriell gehaltener Kühe – sind gesundheitsschädigend, nicht aber Milch an sich. Auch Milchfett ist kein Problem, solange es nicht Träger unerwünschter Hormone und chlorierter Kohlenwasserstoffe ist. Tatsächlich reduziert die Linolsäure, eine zweifach ungesättigte essentielle Fettsäure, die man nur in tierischen Fetten (einschließlich Milch und Käse) findet, das Brustkrebsrisiko um 50 Prozent, wenn Linolsäure schon vor Beginn der Pubertät in ausreichender Menge aufgenommen wird.

Wenn du Milchzucker nicht verträgst oder von Milch Magenschmerzen bekommst, wird es dich freuen zu erfahren, daß hausgemachter Joghurt, dessen Kultur 24 Stunden vor der Kühlung angelegt worden ist, keinen Milchzucker enthält.

Kartoffeln (Solanum tuberosum)

Kartoffeln (lecker und preiswert) sind reich an Antioxidanzien und Proteaseinhibitoren. Letztere können krebsverursachende Krankheitserreger sogar besser aufhalten als die Proteaseinhibitoren der Sojabohne – einst als die grimmigsten Feinde der Krankheitserreger bekannt. Kartoffeln stärken das Immunsystem. Sie sind außerdem reich an Chlorogensäure, einem Polyphenol, das der Initiierung von Krebs vorbeugt.

Praktisch jedes Mitglied der Familie der Nachtschattengewächse kann als Heilmittel gegen Krebs betrachtet werden, sogar die giftigen Arten, siehe Seite 326. Die Zeitschrift *Organic Gardening* berichtet, daß der Vitamin-C-Gehalt von Kartoffeln sich noch wesentlich erhöhen läßt, wenn sie vor dem Kochen eine Weile in kaltem Wasser liegen.

Kichererbsen (Cicer arietinum)

Kichererbsen enthalten Asparagin und sind eine der reichhaltigsten uns bekannten Quellen für Proteaseinhibitoren.

Knoblauch (Allium sativum)

Der Knoblauch, König aller krebshemmenden und krebsvorbeugenden Lebensmittel, wirkt der Entstehung, Ausbreitung und dem erneuten Ausbruch vieler Krebsarten entgegen.[73] Ungewöhnlich reich an Selen und Germanium, krebshemmenden Elementen, enthält er eine Fülle von Antioxidanzien, Isoflavonen und Allylsulfiden.

Klinische Tests haben bewiesen, daß Knoblauch das Wachstum von Brustkrebszellen hemmt. Das *National Cancer Institute* erkennt ihn als vorbeugendes Mittel gegen Krebs an. Russische MedizinerInnen verwenden frischen Knoblauchsaft zur Behandlung Krebskranker. Im Tierversuch konnte Knoblauch Brustkrebs bei Mäusen heilen. Am besten verhindert Knoblauch Krebs, wenn er zusammen mit den Krebserregern eingenommen wird. Seine Wirksamkeit ist abhängig von der Dosierung.

Knoblauch ist besonders während der Chemotherapie ein hervorragendes Heilmittel. Klinische Studien belegen, daß Knoblauch besser imstande ist, die Leber, das Herz und die Blutgefäße zu schützen als Vitamin-E-Kapseln.

Knoblauch, roh gegessen, ist weitaus wirksamer als gekochter oder solcher in Form von Dragees. Schon eine halbe Knoblauchzehe pro Tag stärkt das Immunsystem und erhöht Anzahl wie Potenz der natürlichen Killerzellen. Wenn du täglich eine ganze Knoblauchzwiebel verzehrst, stärkst du diese Zellen um 140 bis 160 Prozent über Normal. Fällt es dir schwer, dir das Essen von rohem Knoblauch vorzustellen? Versuche Knoblauchtoast nach ländlicher Art, Seite 345.

»Auf Korsika gibt es Dörfer, in denen man noch nie etwas von Krebs gehört hat. Dort sind die Menschen in der Hauptsache SelbstversorgerInnen, sie essen viel Knoblauch und Ziegenkäse, und sie verwenden keine chemischen Düngemittel.« Maurice Messegue, Kräuterheilkundiger.[74]

Kohlgewächse (Brassica species)
Brokkoli, Chinakohl, Rosenkohl, Weißkohl, Blumenkohl, Rettich, Meerrettich, Grünkohl, Senfblätter, Radieschen, Gelbe Kohlrübe, Hirtentäschel und Stoppelrübe.

Pflanzen aus der Familie der Kohlgewächse enthalten mehr krebshemmende Verbindungen als jedes andere Lebensmittel. Täglich eine oder mehrere Mahlzeiten aus dieser schmackhaften Gruppe sind das Fundament deiner krebshemmenden Ernährung. Ihre Fähigkeit, zur Stärkung des Immunsystems beizutragen und Entstehung wie Wachstum von Krebs zu verhindern, hat ihren Grund in einer Vielzahl von Bestandteilen. Siehe Weißkohl.

Je öfter und je mehr Kohlgewächse du ißt, desto geringer ist dein Risiko, Krebs zu entwickeln. Iß häufiger eine kleine Menge als gelegentlich große Mengen, das bietet dir einen besseren Schutz. Optimal ist es, wenn du bei einer Mahlzeit rohen, vergorenen und gekochten Kohl zu dir nimmst. Roher Kohl unterdrückt die Schilddrüsentätigkeit ein bißchen, während gekochter oder vergorener Kohl wenig Einfluß auf die Schilddrüse nehmen.

Kräuter
Siehe Blattgemüse; siehe Stärkende Kräuterauszüge; siehe Gewürzkräuter. Siehe auch Pflanzen, die krebserregend sein können, Seite 325.

Küchenzwiebel (Allium cepa)
Wie ihre Schwester, die Knoblauchzwiebel, kann die Küchenzwiebel Zellveränderungen vorbeugen wie auch rückgängig machen. Sie ist reich an Selen und Allylsulfiden. In Laborversuchen stellte sich heraus, daß Zwiebelextrakt das Wuchern von einigen Krebszellen verhindert und andere vollständig vernichtet.

Lebensmittel aus organischem Landbau

Verschiedene Untersuchungen während der letzten fünf Jahre ergaben, daß organisch angebaute Lebensmittel reicher an Mineralstoffen sind (bis zu 400 Prozent mehr Selen) wie auch weniger Schwermetalle und karzinogene Verbindungen aufweisen als konventionell angebaute.

Seit Anfang der fünfziger Jahre (als in den Vereinigten Staaten die ersten Nahrungsmittel aus organischem Anbau auf den Markt kamen) haben alle Krebsspezialisten, die über den Tellerrand der Schulmedizin hinausblicken, den Wert organisch angebauter Lebensmittel betont. René Caisse, welche Essiac, der krebshemmenden Kräuterrezeptur zum Durchbruch verhalf, sagt: »Unterstützt [alle], die Nahrungsmittel auf chemiefreien Böden anbauen.« Und der Erfinder der krebshemmenden Gerson-Diät meint einfach: »Nahrungsmittel aus organischem Anbau könnten die Antwort auf unser Krebsproblem sein.«

Die Entscheidung für solche Lebensmittel hält uns als auch unseren Planeten gesund. Der organische Landbau kommt ohne chemischen Düngemittel, die Brustkrebs fördern, aus.[75] Hier geht es vielmehr darum, den Boden auf natürliche Weise zu nutzen und anzureichern und somit sicherzustellen, daß auch die kommenden Generationen noch fruchtbares Land vorfinden und bewirtschaften können.

Leinsamen (Linum usitatissimum)

Leinsamen, grob gemahlen, ist eine köstliche Ergänzung zu Brot, Pfannkuchen und Muffins. Er enthält das krebshemmende Lignan und Säuren, wie zum Beispiel Gallussäure, Ferulasäure, Chlorogensäure und Cumarinsäure. Sie scheinen östrogenhemmend und besonders wirksam gegen Brustkrebs zu sein.[76] Siehe Speiseöle und Fette.

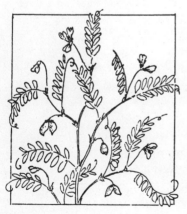

Linsen (Lens culinaris)

Linsen gehören mit zu den ältesten Kulturpflanzen. Außerordentlich reich an Proteaseinhibitoren, Genistein und Lignan, haben sich alle Arten von Linsen als fähig erwiesen, krebsartige Zellveränderungen rückgängig zu machen und den Zellen bei der Wiederherstellung beschädigter DNS behilflich zu sein.[77] Sehr empfehlenswert für Frauen mit einem hohen Brustkrebsrisiko und für alle, die Rezidiven vorbeugen möchten.

Mais (Zea mays)
Einer weltweit angelegten Studie zufolge gibt es eine enge Verbindung zwischen einer niedrigen Brustkrebstodesrate und einem hohen Konsum von frischem oder getrocknetem Mais (oder Bohnen bzw. Reis). Mais reduziert das Brustkrebsrisiko, indem er die Ausschüttung der Schilddrüsenhormone beeinflußt und Proteaseinhibitoren liefert. Siehe Speiseöle und Fette.

Mandeln (Prunus dulcis)
»Iß täglich drei Mandeln«, so lautete die erste Empfehlung zur Vorbeugung vor Krebs, die mir zu Ohren kam. Lange Zeit glaubte man, daß ihre Wirkung auf ihrer Verwandtschaft mit Aprikosenkernen (eine Quelle für Amygdalin) beruhte.[78] Heute wissen wir, daß es ihre Phytochemikalien sind – Proteaseinhibitoren, Phytinsäure, Genistein, Lignan und Benzaldehyd –, die krebshemmend wirken. Siehe Nüsse; siehe Aprikosen.

Meerrettich (Amoracia rusticana)
Diese Pflanze aus der Familie der Kohlgewächse mit ihrer scharfen Wurzel enthält viele krebshemmende Pflanzensäuren: Kieselsäure, phosphorhaltige Säure, Schwefelsäure und Salzsäure. Siehe Kohlgewächse.

Möhren (Daucus carota)
Möhren (Karotten) gehören auf jeden Speisezettel zur Vorbeugung und Heilung von Krebs. Besonders wirksam sind Möhren bei Brust- und Lungenkrebs. Sie stellen eine der besten Quellen für die Antioxidanzien Carotin, Carotinoid und Chlorogensäure dar. Möhren enthalten auch Asparagin, ein nierenaktives Alkaloid, das sich in Spargel und Kermesbeerenwurzeln findet. Der Verzehr von Möhren hilft, das Gewebe vor Strahlen zu schützen. Eine Packung aus geraspelten rohen Möhren heilt entzündetes Brustgewebe und ist ein altes Hausmittel gegen Tumore und Abszesse in der Brust. Möhrensuppe lindert durch Chemotherapie hervorgerufene Wundschmerzen in der Mundhöhle.

Nüsse und Samen
Nüsse (besonders Mandeln, Walnüsse und Pekanüsse) und Samen (zum Beispiel Sonnenblumen-, Sesam-, Lein- und Amaranthsamen) aus organischem Anbau haben sich als exzellente Präventivmittel gegen Krebs erwiesen. Alle Nüsse und Samen sind reich an Proteaseinhibitoren, essentiellen Fettsäuren und Antioxidanzien. Ranzige Nüsse (geröstete Nüsse oder solche, die ohne Schale oder als Bruch verkauft werden)

können krebserregend sein. Siehe Mandeln; siehe Leinsamen; siehe Speiseöle und Fette; siehe Sonnenblumenkerne.

Orangenschale (Citrus species)

Alle Zitrusfrüchte (Orangen, Zitronen, Pampelmusen, Limonen, Pomeranzen und Mandarinen) sind reich an Antioxidanzien, Flavonoiden, Cumarin, Triterpenoiden und Limonen. Das, was wir in der Regel wegwerfen – die Schale –, ist der heilkräftigste Teil, jedoch nur, wenn es sich um Früchte aus organischem Anbau handelt. Pomeranzenschalen genießen schon lange einen besonderen Ruf als Präventivmittel gegen Krebs und als Krebsheilkur. Siehe Materia Medica.

Petersilie (Petroselinum crispum)

Wirf eine Handvoll Petersilie in deinen Salat, und schon hast du viel dafür getan, um die Bildung und das Wachstum von Krebszellen in deiner Brust zu verhindern. Petersilie ist leicht zu ziehen, sogar auf dem Fensterbrett. Petersilie hat einen unglaublich hohen Gehalt an Carotin, Folsäure, Chlorophyll und Vitamin C. Außerdem enthält sie antiseptisch, krebshemmend und antioxidativ wirkende ätherische Öle, einschließlich Terpen und Pinen, und Phytosterine, die Rezidive verhindern.

Eine Petersilienpackung lindert durch Mammographie, Operation, Entzündung oder Schwellung hervorgerufene wunde Stellen an der Brust. Frischer Petersiliensaft hingegen ist nicht gut für die Nieren; ihn vermeide ich.

Portulak (Portulaca oleracea)

Dieses verbreitete Gartenkraut wirkt außerordentlich antioxidativ und ist reich an Folsäure, Carotin, omega-3-Fettsäuren und Glutathion. Im Sommer verwende ich es gern in meinen Salaten, für das Winterhalbjahr lege ich es in Essig ein.

Radieschen/Rettich (Raphanus sativus)

Radieschen und Rettich sind außergewöhnlich krebshemmende Gemüse. Sie enthalten viel Vitamin C und D, Proteaseinhibitoren und andere Phytochemikalien der Kohlgewächse. In China wird Rettich zur Steigerung der Lebenserwartung unheilbar Kranker stationär verabreicht. Siehe Kohlgewächse.

Reis (Oryza sativa)

Wie alle Körner ist Reis reich an Proteaseinhibitoren. Die Kulturen, in denen Reis Hauptbestandteil der Nahrung ist, weisen weltweit die niedrigsten Brustkrebsraten auf. Naturreis ist das wichtigste krebshemmende Nahrungsmittel der MakrobiotikerInnen, und Reis in jeglicher Form – Basmatireis, wilder, kurz- und langkörniger Reis – ist eines der wichtigsten Körner in meiner krebsvorbeugenden Ernährung.

Rhabarber (Rheum rhaponticum)
Die Stangen des Gartenrhabarbers hemmen Krebs genauso wirkungsvoll wie seine mehr gepriesenen Wurzeln. Zudem sind die Stangen weitaus schmackhafter. Eingekochte Rhabarberstangen enthalten Carotin, Flavone, Antioxidanzien, sowie Rheum und Emodine, zwei Pflanzenwirkstoffe, die Wachstum und Ausbreitung von Tumoren reduzieren können. Willst du ein besonders gesundes Rhabarberkompott, dann verzichte auf weißen Zucker und süße statt dessen mit ungeschwefelten Rosinen aus organischem Anbau, Feigen und ein wenig Ahornsirup.

Rispenhirse (Panicum milliaceum)
Dieses wohlschmeckende Samenkorn ist die wichtigste Körnerfrucht für viele AfrikanerInnen. Hirse ist reich an Proteaseinhibitoren, Lignan, Amygdalin und Carotin.

Roggen (Secale cereale)
Noch ein Korn; eine weitere Quelle krebshemmender Proteaseinhibitoren.

Rosenkohl (Brassia oleracea)
(Ja, Rosenkohl trägt denselben botanischen Namen wie Brokkoli, Blumenkohl und Grünkohl.)
Dieser Miniaturkohl gibt dir Proteaseinhibitoren, Glucosinolat und Lutein. Siehe Kohlgewächse.

Rüben/Rote Bete (Beta rubra)
Im Laborversuch vermag ein Extrakt aus Rote Bete Krebszellen abzutöten. Roh geraspelte Rüben sind gut für die Leber und stärken dein Immunsystem. Siehe Blattgemüse.

Saatgerste/Gerstengras (Hordeum vulgare)
Wie alle Samen ist Gerste eine gute Quelle für Proteaseinhibitoren und Lignan. Gerstengras, das auch in Tablettenform angeboten wird, ist reich an Carotin und Chlorophyll. Siehe Getreidegras.

Sojabohnen (Soja hispida)

Sojabohnen und fermentierte Sojaprodukte, besonders Tamari, Miso, Tempeh, sind außergewöhnlich reich an Pflanzenwirkstoffen, die der Initiierung, der Ausbreitung und dem Wiederaufflackern von Krebs entgegenwirken: Phytinsäure, Phytosterine, Phenolsäure, Lezithin, essentielle Fettsäuren, Antioxidanzien, Proteaseinhibitoren, Saponine, Isoflavone und Antikoagulanzien.[79] Täglich eine halbe Tasse Tofu (Sojaquark), Tempeh oder Miso oder eine Tasse Sojamilch kann dein Brustkrebsrisiko mindern.[80] Soja schützt die Zellen auch vor krebserregenden Strahlen und Chemikalien (aus der Umwelt ebenso wie medizinisch indizierte Gifte). Nach der Belastung durch Röntgenstrahlen bekamen nicht mit Soja gefütterte Ratten doppelt so oft Brustkrebs wie mit Soja gefütterte. Tamari, das man im Tierversuch dem Mäusefutter beifügte, reduzierte die Krebsrate dieser Mäuse entsprechend der zugefütterten Menge. Siehe Bohnen.

Sonnenblumenkerne (Helianthus annuus)

Sonnenblumenkerne können Entstehung und erneutes Auftreten von Brustkrebs hemmen. Statt eines Vitamin-E-Zusatzpräparates esse ich Sonnenblumenkerne; sie schmecken gut und sind reich an krebshemmenden Antioxidanzien und Genistein. Siehe Nüsse.

Speiseöle und Fette

Hast du gehört, daß Brustkrebs mit dem Konsum von Fett zusammenhängen soll? Verwendest du deshalb weniger Speiseöl?[81] Ich nicht. Es gibt zwar einen Zusammenhang, doch nicht den, von dem wir immer wieder hören. Entscheidend ist, was für ein Fett du ißt, nicht so sehr, wieviel. Ranzige und gehärtete Fette erhöhen das Krebsrisiko, selbst in kleinen Mengen.

Ich persönlich verwende Olivenöl. Frisches Olivenöl aus organischem Anbau ist ein krebshemmendes Nahrungsmittel, wenn du es in deiner Küche großzügig verwendest.[82]

Einen sehr engen Zusammenhang zwischen Fett und Brustkrebs gibt es allerdings, wenn die Ernährung einen hohen Gehalt an Linolsäure aufweist, der wichtigsten Fettsäure in Distel-, Mais-, Soja- und Sonnenblumenöl. Obwohl in der Werbung als gesund angepriesen, sind diese Öle instabil und werden innerhalb kürzester Zeit ranzig. Und ranziges Öl ist karzinogen. Olivenöl wird nicht ranzig.

Ölhaltige Samen (Körner, Bohnen und Nüsse) werden durch das antioxidativ wirkende Vitamin E davor geschützt, ranzig zu werden. Sind sie erst einmal aufgebrochen, verlieren sie (und ihre Öle) durch Sauerstoff,

Hitze und Licht an Vitamin E. Wenn das Vitamin E verschwunden ist – in der Regel innerhalb von 36 Stunden –, beginnt das Öl zu oxidieren, das heißt, es wird ranzig.

Öle, die in Weißglasflaschen angeboten werden, sind ranzig. Kaufe dein Öl in Dosen oder dunklen Flaschen! Öl, das mehrfach zum Braten verwendet wird, ist sehr ranzig. Das in gerösteten Nüssen und Kernen enthaltene Öl ist ranzig (sofern sie nicht sofort nach dem Rösten gegessen werden). Die Mehrzahl der in Industrieländern konsumierten Fette sind ranzig oder gehärtet bzw. beides und damit karzinogen.

Zu den krebshemmenden Ölen gehören die folgenden:
- Rapsöl (Brassica napus) nehme ich, wenn ich kein Olivenöl bekommen kann. Rapsöl wird aus den Samen einer zur Familie der Kohlgewächse gehörenden Pflanze gewonnen. Es ist in der Regel frisch und selten teuer, selbst dann nicht, wenn es aus organischem Anbau stammt.
- Leinöl (Linum usitatissimum) ist außerordentlich reich an essentiellen Fettsäuren und Antioxidanzien. Es wirkt brustkrebshemmend[83] und hat sich als tumorhemmend, fungizid und antiviral wirkend erwiesen (solange es nicht erhitzt wird). Ich kaufe nur absolut frisches Leinöl (in einer dunklen Flasche mit Datum der Abfüllung) und bewahre es im Tiefkühlfach oder im Kühlschrank auf. Ranziges Leinöl kann Erbrechen hervorrufen und wie ein Abführmittel wirken. Der Preis von Leinöl setzt seiner Verwendung leider Grenzen.
- Olivenöl (Olea europaea) von guter Qualität (Extra Virgine, aus erster Pressung oder normal) ist ein wichtiger Bestandteil meiner krebsvorbeugenden Ernährung, und ich verwende es – wie gesagt – großzügig. Es ist außergewöhnlich reich an Antioxidanzien und hilft den Zellen, sich vor Beschädigungen durch freie Radikale zu schützen, und vor allem bleiben die Antioxidanzien bis zum Verzehr intakt. Nachdem jüngste Forschungsergebnisse keinen statistisch signifikanten Unterschied feststellen konnten zwischen der Metastasenbildung bei Frauen mit fettarmer Ernährung und bei Frauen, die viel Olivenöl essen, werden Frauen, die mit Brustkrebs tanzen, vielleicht nur noch Olivenöl verwenden wollen.
- Sesamöl (Sesamum indicum), frisches Tahin (eine aus Sesamsamen und Öl hergestellte Paste) und Sesamsamen sind reich an Antioxidanzien, Lignan und Phenol, die die Krebsbildung hemmen.

Spinat (Spinacea oleracea)
Spinat enthält Proteaseinhibitoren, Chlorophyll, Folsäure, ungewöhnlich große Mengen an Lutein und dreimal mehr Carotin als die gleiche

Menge Möhren. Wer viel Spinat ißt, hat eine große Chance, nicht an Gebärmutter- oder Gebärmutterschleimhautkrebs zu erkranken.

Sprossen

Es erstaunt dich wahrscheinlich, daß ich keine Sprossen esse. Ich esse lieber Pflanzen, die in der Erde gewachsen sind; sie sind energetisch besser geerdet und viel reicher an mineralischen Nährstoffen. Vor allem aber möchte ich die Ansammlung natürlicher karzinogener Chemikalien vermeiden, die dadurch produziert werden, daß sich die Pflanze beim Keimen zu schützen versucht.

Squash

siehe Wintersquash

Stärkende Kräuterauszüge

Eine einzige Tasse eines stärkenden Kräuterauszuges ist meine tägliche Vorsichtsmaßnahme gegen Krebs, mein Tonikum für ein langes Leben und meine Schönheitskur. Kräutertees sind angenehm, doch sie bieten nicht die krebshemmenden Verbindungen und den Mineralstoffreichtum, den du bei Kräuterauszügen erhältst. (Wie du solche Kräuterauszüge selbst herstellst, findest du auf Seite 328.) Ich verwende lieber nur ein Kraut statt einer Mischung; so kann ich den individuellen Kräutergeschmack und die einzigartige Wirkung der jeweiligen Pflanze genießen. Stärkende Kräuterauszüge, die für ihre krebshemmende – vielleicht sogar krebsheilende – Wirkung bekannt sind, kannst du dir zusammenstellen aus den Blättern des Gemeinen Beinwell, aus Brennesselblättern, Veilchenblättern, Wurzeln der Großen Klette, Wiesenkleeblüten/-spitzen und Haferstroh. Sie helfen dir auch, die Nebenwirkungen der Chemo- wie der Strahlentherapie zu mildern. Stärkende Kräuterauszüge enthalten Antioxidanzien, Phytosterine, Chlorophyll, Carotin und Säuren. Zu einzelnen Kräutern siehe Materia Medica.

Stoppelrübe (Brassica rapa)

Du kannst sowohl die Knolle als auch das Grün verwenden, und somit bietet diese Rübe eine doppelte Dosis an krebshemmenden Verbindungen. Tatsächlich ist es sogar eine vierfache Dosis, denn Rüben enthalten doppelt soviel Glucosinolat wie Rosenkohl oder Brunnenkresse. Siehe Kohlgewächse.

Süßkartoffeln (Ipomoea batatas)

Süßkartoffeln (nicht verwandt mit Kartoffeln) verfügen über krebshemmendes Carotin, Carotinoid und Phytosterine. Sie stehen in dem Ruf, das Krebsrisiko zu mindern, und sind besonders gute Verbündete für Frauen, die chemischen Giften aus der Umwelt ausgesetzt sind oder Rezidiven vorbeugen möchten.

Tee (Camellia sinensis)

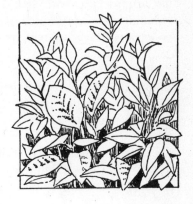

Tee, ganz gewöhnlicher schwarzer oder grüner Tee, in normalen Mengen getrunken, hemmt die Initiierung, Förderung und das Wachstum von Brustkrebs (und von acht weiteren Krebsarten, einschließlich Lungen- und Leberkrebs).[84] Jede Tasse Tee enthält mutations- und krebshemmende Gerbsäuren (grüner hat doppelt so viel Gerbsäure wie schwarzer Tee) und oxidations- und damit krebshemmende Polyphenole (besonders das Epigallokatechingallat). Grüner Tee zeigt von allen bislang getesteten Pflanzen die stärkste mutationshemmende Wirkung. Tierversuche mit krebsgefährdeten Mäusen haben gezeigt, daß er massive Tumore vollständig unterdrückt. Russische, indische und japanische Studien untermauern den Ruf von Tee, Schutz gegen Strahlenbelastung zu bieten, allerdings nur, wenn er täglich und mindestens eine Woche vor der Belastung getrunken wird. Denke daran, daß Tee Thein enthält, dies kann bei manchen Frauen die Empfindlichkeit und zuweilen knotige Beschaffenheit der Brust verschlimmern.

Tomaten (Lycopersicum esculentum)

Wie die Kartoffeln gehören Tomaten der Familie der Nachtschattengewächse an, die lange Zeit eher mit Hexerei als mit Medizin in Zusammenhang gebracht wurde. Tomaten sind – wie immer sie das auch anstellen – eine ausgezeichnete krebshemmende Nahrung, reich an Antioxidanzien, Chlorogensäuren, Flavonoiden, Cumarin, Carotin, Lycopin und Carotinoiden. Ein reichlicher Verzehr von Tomaten führt zu einem verminderten Krebsrisiko. Frauen über 65, die selten Tomaten aßen, waren doppelt so gefährdet, Brust- (und anderen) Krebs zu bekommen, wie jene, die regelmäßig Tomaten aßen.

Trauben/Rosinen (Vinis vinifera)
Die Heilkraft der Reben hat mich immer fasziniert, weil ich einen schier unwiderstehlichen Heißhunger auf Trauben bekomme, wann immer ich krank bin. Eine reine Traubendiät soll die Rückbildung von Primärtumoren fördern und Rezidiven vorbeugen. Trauben liefern eine Fülle krebshemmender Spurenmineralien, Selen, Antioxidanzien und Säuren, wie zum Beispiel Ellagsäure. Getrocknete Trauben (Rosinen) sind reich an Gerbsäure und Kaffeesäure. Sie wirken antimutagen und beugen besonders effektiv allen Brustkrebsarten vor, die mit dem Alter auftreten.

Walderdbeeren (Fragaria vesca)
Eine an 1.271 älteren Amerikanern durchgeführte Untersuchung kam zu folgendem Ergebnis: je häufiger Erdbeeren auf dem Speiseplan standen, desto mehr sank für die Testpersonen die Wahrscheinlichkeit, an Krebs zu erkranken. Tatsächlich konnte bei keinem anderen Lebensmittel ein so direkter Zusammenhang zwischen Konsum und Risikominderung nachgewiesen werden wie bei Erdbeeren. Sie verfügen in reicher Menge über Antioxidanzien, Chlorogensäure, Folsäure, Ellagsäure und Polyphenol.

Weißer Gänsefuß (Chenopodium album, C. quinoa)
Ebenso wie Fuchsschwanz ist der Gänsefuß als Kulturpflanze sowohl eine Körnerfrucht als auch ein verbreitetes Gartenkraut. Der Verzehr der Blätter (reich an Carotin, Folsäure und Antioxidanzien) und/oder der Samen (reich an Proteaseinhibitoren) kann einer Krebserkrankung vorbeugen. Im Sommer esse ich das Grün roh oder gegart und friere zusätzlich etwas ein. Im Herbst ernte und trockne ich die ganze Pflanze, Blätter und Samen. Bei vielen Rezepten (etwa bei Schokoladenkuchen, Maisbrot, Pfannkuchen) ersetze ich bis zu 20 Prozent des Mehls durch gemahlene Samen und Blätter des Weißen Gänsefusses. Ungemahlen füge ich sie Suppen, Bohnengerichten und Tomatensaucen zu.

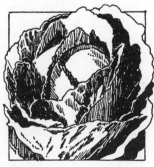

Weißkohl (Brassica oleracea)
Seit über 4.000 Jahren Stütze jedes Gartens und bewährte Arznei, teilt sich Weißkohl gemeinsam mit Brokkoli und Blumenkohl die Ehre der besten krebshemmenden Nahrung. Da Weißkohl sich zu Dutzenden von köstlichen Gerichten verarbeiten läßt, übertrifft er jedoch Brokkoli und Blumenkohl bei weitem (siehe Seite 342). Weiß-

kohl entwickelt die größte Heilkraft und ist am leichtesten verdaulich, wenn er vergoren (zu Sauerkraut) oder gekocht (jedoch nicht verkocht) wird. Weißkohl enthält Chlorophyll, Dithiolthione, Flavonoide, Indol, Isothiozyanat, Polyphenol, Kaffeesäure, Ferulasäure, Folsäure, Antioxidanzien, Carotin und Lutein. Auch bei äußerlicher Anwendung ist er dir ein guter Verbündeter (siehe Seite 151).

Weizen/Weizengras (Triticum vulgare)

Frischgemahlenes Vollkornweizenmehl (nicht weißes Mehl oder Weißmehlprodukte) ist reich an krebshemmendem Lignan, Diferulasäure und Proteaseinhibitoren. Weizengras enthält reichlich Chlorophyll, Folsäure und Antioxidanzien. Siehe Getreidegras; siehe Öl.

Wildpilze und exotische Pilze

Exotische wie Wildpilze stärken nachweislich das Immunsystem, deaktivieren Viren, beugen der Initiierung und Förderung vieler Krebsarten vor, verlangsamen das Tumorwachstum und erhöhen somit insgesamt die Lebenserwartung.[85] Zu diesen Pilzen gehören zum Beispiel der Bovist (Calvatia species), der Glänzende Lackporling (Ganoderma lucidum), der Austernseitling (Pleurotus ostreatus), der Shiitake-Pilz (Lentinus edodes), der Schwarzstreifige Scheidling (Volvariella volvacea), der Klapperschlamm (Grifola frondosa), der Eichhase (Polyporus umbellatus), der Polyporacea (Poria cocos), der Schillerporling (Inonotus obliquus), der Samtfuß-Rübling (Flammulina velutipes) und der Zitterling (Tremellae fructiformis).

Wild wachsende und exotische Pilze sind reich an Selen, Antioxidanzien, Lignan und als Adapter fungierenden Verbindungen. Um Krebs vorzubeugen, esse ich einmal im Monat ein Pilzgericht. Diejenigen, die mit dem Krebs tanzen, können reichlicher und öfter Pilze zu sich nehmen. Das Sammeln von Pilzen ist jedoch nicht ungefährlich, denn auch Pilze, die gut riechen und wunderbar schmecken, können tödlich sein. Um deiner Sicherheit willen solltest du Pilze lieber im Naturkostladen kaufen oder deine Ausbeute mit einer Fachfrau oder anhand von mindestens drei Fachbüchern überprüfen. Das tue ich noch nach 30 Jahren Pilzerfahrung. Für Zubereitung und Verwendung von Wildpilzen siehe die Seiten 120–122.

Wintersquash, auch Bischofsmütze oder Tellerzucchini genannt (Cucurbita maxima)

Kürbis, Graunuß, Hubbard, Eichel, Delicata und Turban schmecken süß, haben viel Fruchtfleisch und eine harte Schale und sind außergewöhnlich reich an Carotin und Antioxidanzien.

Wurzeln der Großen Klette (Arctium lappa)

Ob sie nun als krebshemmende Nahrung oder als krebshemmendes Heilkraut verwendet wird, die Große Klette übertrifft sich selbst. Reich an Benzaldehyd, Phytosterinen, Glykosiden und Eisessig, kann die Große Klette Krebs vorbeugen, der durch chemische Gifte oder Strahlenbelastung (aus der Umwelt oder im Rahmen einer Strahlentherapie) initiiert wird, beugt in-situ-Karzinomen der Brust und des Gebärmutterhalses vor und wirkt antirezidiv. Die Große Klette, die in arabischen und asiatischen Lebensmittelgeschäften unter dem Namen gobo angeboten wird, ist in der Mehrzahl der amerikanischen Küchen eher eine Ausnahme, doch ihr süßer, gehaltvoller Geschmack paßt gut zu allen Gerichten, bei denen du auch Karotten verwenden würdest. Siehe Materia Medica.

Zurückgekrümmter **Fuchsschwanz** oder **Amaranth**
(Amaranthus retroflexus und andere Arten)

Alle wilden und kultivierten Arten des Fuchsschwanz geben uns eine doppelte Krebsschutzdosis – im Grün wie auch in den Körnern. Sein Grün ist ein hervorragender Spender von Antioxidanzien, Folsäure, Carotin, Kalzium und anderen lebenswichtigen Mineralstoffen. Amaranthsamen haben einen hohen Proteingehalt und sind reich an Lignan und Proteaseinhibitoren.

Krebshemmende Pflanzenwirkstoffe

Hunderttausende verschiedenster Inhaltsstoffe in Pflanzen, einschließlich der Nährstoffe, sind unter dem Sammelbegriff Phytochemikalien bekannt. Ich beschreibe einen Pflanzenwirkstoff nach dem anderen; positiv wirken können Pflanzenwirkstoffe jedoch nur aufgrund ihrer Synergie-Effekte. Die Einnahme eines einzelnen Pflanzenwirkstoffes kann das Krebsrisiko erhöhen.

Es ist möglich, Mega-Dosen an Nährstoffen aufzunehmen, ohne zu Tabletten zu greifen. Ein Brennesselaufguß von 227 g/250 ml enthält zum Beispiel 1.000 mg Kalzium und 5.000 I.E. Carotin. Eine Tasse Veilchenaufguß liefert 6.000 I.E. Carotin, eine Portion (100 g) Löwenzahnblätter 60.000 I.E. Carotin.

Nachfolgend genannte Pflanzenwirkstoffe und Nährstoffe können die Initiierung, die Entwicklung und das Wachstum von Brustkrebs verhindern und rückgängig machen.[86]

Allylsulfide (zum Beispiel S-Allylzystein, Dialkylsulfide) erhöhen die Produktion von Glutathion-S-Transferase, das die Ausscheidung von Karzinogenen verbessert und die Bildung von Tumorzellen verlangsamt. Allylsulfide werden durch Hitze zerstört.
Beste Spender: Knoblauch, Zwiebeln, Lauch.

Antikoagulanzien sind Hemmstoffe der Blutgerinnung und dafür bekannt, das Schlaganfallrisiko zu reduzieren. Es spricht einiges dafür, daß die vermehrte Aufnahme von Antikoagulanzien dazu beitragen kann, die Initiierung und das Wiederauftreten von Krebstumoren zu verhindern.
Beste Spender: Sojaprodukte, Weidenrinde (Salix species), Wiesenkleeblüten, Blätter des Wohlriechenden Waldmeisters (Asperula odorata), Weißdornwein und Labkraut. (Aspirin und Waran sind Antikoagulanzien.)

Antioxidanzien vernichten freie Radikale und verhindern somit die Phase der Krebsinitiierung. Capsanthin (die Scharfstoffe im Pfeffer) gehört zu den besonders wirksamen Antioxidanzien, wie auch Selen, Germanium, die Vitamine A, C und E, Carotin und die Diterpenoide in Minze, zum Beispiel in Rosmarin.
Beste Spender: Frische Lebensmittel und Vollwertkost, möglichst unverarbeitet.

Benzaldehyd, das traditionelle HeilerInnen in Japan und NaturheilkundlerInnen in Nordamerika in der Form von Glukonat verwenden, um das Tumorwachstum zu verlangsamen.[87] Du kannst es in jedem größeren Lebensmittelladen in Form von Mandelextrakt kaufen (er enthält etwa 700 Milligramm Benzaldehyd pro 28,35 Gramm). Die in Japan verwendete Dosis entspricht 21,26 Gramm Mandelextrakt. Der Extrakt wird mit einem Glas Saft verdünnt, welches wiederum in vier Teile aufgeteilt wird. Alle sechs Stunden wird ein Viertel davon eingenommen. Benzaldehyd wird von der *US-Food and Drug Administration* (FDA) als unbedenklich eingestuft, doch es kann tödlich wirken, wenn mehr als 1.417 Gramm auf einmal eingenommen werden. Es ist eine Form des Amygdalins.
Beste Spender: Mandeln, Aprikosen- und Pfirsichkerne, Feigen, Wurzeln der Großen Klette.

Carotin und **Carotinoide** umfassen eine große Gruppe antioxidativ wirkender Pflanzenwirkstoffe. Bislang wurden über 800 verschiedene Carotine entdeckt, einschließlich Lycopin, Lutein, Zeaxanthin und dem bekannten beta-Carotin. Carotin blockiert die Initiierung und Entwicklung von Krebs, indem es freie Radikale bindet, die DNS vor einer Schädigung durch Strahlen oder Chemikalien schützt und die Produktion von krebshemmenden Enzymen im Darmtrakt anregt. Ebenso regt Carotin die Produktion von Interleukin, Lymphozyten sowie vieler Arten von T-Zellen (zum Beispiel Helferzellen und natürliche Killerzellen) an; außerdem verbessert Carotin den Zellaustausch.

Wer carotinreiche Kost zu sich nimmt (schon eine halbe Tasse gedünsteter Möhren pro Tag reichen aus), hat ein siebenfach geringeres Krebsrisiko. Laut einer Untersuchung mit Testpersonen über 65 Jahren hatten diejenigen, welche die geringste Menge Carotin zu sich nahmen, ein um 300 Prozent höheres Krebsrisiko als jene, die die größte Menge konsumierten. Einer anderen Untersuchung zufolge wiesen Blutproben, die Frauen zehn bis 15 Jahre vor ihrer Brustkrebserkrankung entnommen worden waren, bedeutend niedrigere Carotin- und Vitamin-E-Werte auf als Blutproben von Frauen, die krebsfrei blieben.

Beste Spender: Löwenzahnblätter, Veilchenblätter, Nesseln, dunkles Blattgemüse, Möhren, Süßkartoffeln, Wintersquash, Kürbis, Cantalupe, Wassermelone, rosa Pampelmuse, Papaya und Aprikosen.

Wichtig: Lebensmittel mit einem hohen Carotingehalt wirken gedünstet bis zu fünfmal mehr krebsvorbeugend, als wenn du sie roh oder als Saft konsumierst.

Chinone, Oxidationsmittel, hemmen die Aktivität von Karzinogenen und Co-Karzinogenen.
Bester Spender: Rosmarin.

Chlorophyll, der grüne Farbstoff der Pflanzen, ist eine konzentrierte Carotinquelle. Klinische Studien zeigen, daß eine chlorophyllhaltige Ernährung die Initiierung von Krebs verhindert sowie Wachstum und Metastasenbildung der meisten Krebsarten aufzuhalten vermag.
Beste Spender: Dunkles Blattgemüse, stärkende Kräuterauszüge, Getreidegras.

Cumarin ist ein gerinnungshemmender Riechstoff zahlreicher Pflanzen, der die Produktion krebshemmender Enzyme anregt.
Beste Spender: Tomaten, Zitrusgewächse.

Dithiolthion wirkt krebsvorbeugend, indem es die Produktion von krebshemmenden Enzymen, die die Schädigung der Zell-DNS verhindern, aktiviert.
Beste Spender: Brokkoli, Kohlgewächse.

Essentielle Fettsäuren (zum Beispiel omega-3 und omega-6) kann der menschliche Organismus nicht selbst produzieren. Bei einer lignanreichen Ernährung werden die meisten Fettsäuren im Darm gebildet, nicht aber essentielle Fettsäuren; diese müssen wir uns durch die Nahrung zuführen. Blut, das reich an essentiellen Fettsäuren ist, enthält nur geringe Mengen Prostaglandin. Fehlen diese Säuren vollständig, wird das Blut mit störenden Prostaglandinen überschwemmt, die das Tumorwachstum fördern können. Verschiedene Studien weisen auf den Zusammenhang zwischen niedrigem Prostaglandinspiegel und einer niedrigen Brustkrebsrate hin. Bezeichnenderweise finden sich im Blut und in den Tumoren von an Brustkrebs Erkrankten hohe Werte bestimmter Prostaglandine.[88] Klinische Studien über Speiseöle aus Kräutersamen, die essentielle Fettsäuren enthielten, zeigten deren Fähigkeit, Brustkrebs zu verhindern bzw. seine Entwicklung zu bremsen, wenn er erst einmal ausgebrochen war. Ich nehme keine essentiellen Fettsäuren in Kapselform zu mir. Sie könnten ranzig sein und dann mehr schaden als nutzen.
Beste Spender: Portulak, Leinsamen, Walnüsse und Wildfisch aus kalten Gewässern (zum Beispiel Hering, Sardinen, Makrele, Heilbutt, Thunfisch und Lachs. Zuchtfisch – nahezu jeder Lachs und alle Forellen, die in Restaurants auf den Tisch kommen – haben gar keine oder kaum Fettsäuren). Ebenfalls ausgezeichnete Spender essentieller Fettsäuren sind Samen oder Öl aus Borretsch (Borago officinalis), Nachtkerze (Oenothera biennis) und Hanf (Cannabis sativa oder sativa indica).

Flavonoide (zum Beispiel Katechin, Cumarin, Querzitrin, Morin, Rutin, Kampherol und Silymarin) oder Bioflavonoide bilden eine sehr große Gruppe von Antioxidanzien (wissenschaftlich erfaßt sind schon über 4.000), die krebsfördernde Hormone daran hindern, sich an Zellen anzuhängen. Sie verhindern auch die Produktion von Enzymen, die zur Metastasenbildung gebraucht werden. Flavonoide wirken krebshemmend, entzündungshemmend, als Bakteriostatikum und stärken das Immunsystem. Und sie schützen Leber und Herz.
Beste Spender: Zitrusgewächse, Beeren, Yamswurzel, Soja, dunkles Blattgemüse, Gewürzkräuter, Mariendistelsamen, Brokkoli, Kohlgewächse, Squash, Möhren.

Folsäure ist ein entscheidender Wirkstoff zur Aufspaltung der Proteine und wichtig für Wachstum und Erneuerung aller Zellen. Wenn der Folsäuregehalt im Blut niedrig ist, werden geschwulsterzeugende Substanzen leichter aktiviert; ist er dagegen hoch, haben die Krebszellen Schwierigkeiten mit der Reproduktion.
Beste Spender: Blattgemüse, Vollkorn.

Genistein hemmt die Initiierung des östrogenempfindlichen Krebses der Brust, der Ovarien und des Gebärmutterhalses. Es stoppt die Metastasenbildung bereits bestehender Tumore, indem es die Fähigkeit der Tumore, neue Kapillargefäße zu bilden, blockiert.
Beste Spender: Linsen, Samen, Bohnen, Erbsen. Siehe Isoflavone.

Germanium ist eine zu den Antioxidanzien gehörende Reglersubstanz, die den Organismus unterstützt, seine Reaktion auf Krebs zu verändern. Germanium stärkt das Immunsystem und fördert die Produktion von Interferonen und natürlichen Killerzellen.
Beste Spender: Ginseng, Knoblauch, Beinwellblätter, Wildpilze, Aloe.

Glutathion, ein antioxidativ wirkendes Enzym, ist ein Schlüsselwirkstoff gegen Krebs.
Beste Spender: Portulak, roher Spinat, Petersilie.

Glykoside (zum Beispiel Saponine, Phytosterine und Isoflavonoide) sind im Pflanzenreich weit verbreitete Stoffe, die durch Hydrolyse in einen Zucker und einen Nicht-Zucker, das Aglykon, gespalten werden können. Glykoside sind immunstärkend, krebsvorbeugend und fungieren als Adapter.
Beste Spender: Wurzeln, wie zum Beispiel Süßkartoffeln, Yamswurzeln, Wurzeln der Großen Klette, Löwenzahnwurzel, Sibirischer Ginseng.

Indol (zum Beispiel Indol-3-Karbinol) beschleunigt die Produktion von Enzymen, die krebserregende Östrogene und östrogenimitierende Substanzen deaktivieren. Im Tierversuch senkte Indol die Brustkrebsrate bei Mäusen um 450 Prozent.
Bester Spender: Kohlgewächse.

Isoflavone oder **Isoflavonoide** (zum Beispiel Genistein) sind Phytosterine mit ausgezeichneter östrogenhemmender Wirkung. Isoflavone hemmen die Bildung geschwulsterzeugender Substanzen, indem sie ein

entscheidendes Enzym zerstören. In klinischen Tests konnte nachgewiesen werden, daß sie initiierte Krebszellen dazu veranlassen, sich in normale Zellen umzuwandeln.[89] Frauen, deren Nahrung (und Urin) reich an Isoflavonen ist, haben die niedrigste Brustkrebsrate: Japanerinnen scheiden 117mal mehr Isoflavon aus als amerikanische Frauen.
Beste Spender: Getrocknete Bohnen, Sojaprodukte, Wiesenklee, Salbei, Knoblauch, Fenchel, Süßholzwurzel.

Isothiozyanate entfalten ihre Wirksamkeit besonders im Brustgewebe, wo sie die Produktion bestimmter Enzyme unterstützen, die die DNS vor Beschädigungen schützen, und eine Reihe von Karzinogenen inaktiv machen.
Beste Spender: Grünkohl, Radieschen, Meerrettich, Rettich, Rosenkohl, Kohlgewächse.

Katechine sind antioxidativ wirkendes Tannin (Gerbsäure) und schützen vor der Initiierung von Krebs.
Beste Spender: Grüner Tee, Beeren.

Lezithin macht fettlösliche Chemikalien, wie chlorierte Kohlenwasserstoffe, wasserlöslich und beschleunigt ihre Ausscheidung; damit hilft Lezithin, der Entstehung und auch der Entwicklung von Krebs vorzubeugen.
Beste Spender: Eigelb, Leinsamen, naturbelassenes Sojaöl. (Ich verwende kein Lezithin in Pulverform; sein Extrakt wird mit Hilfe von chemischen Lösungsmitteln hergestellt.)

Lignan wirkt antioxidativ, krebshemmend, gegen Bakterien, Pilze und Viren und zugleich insektenvernichtend.[90] Es stoppt alle Phasen einer Karzinogenese, blockiert die Aktivität der krebsfördernden Prostaglandine. Darüber hinaus wird es von Dickdarmbakterien in östrogenhemmende Substanzen umgewandelt, die das altersbedingte Brustkrebsrisiko reduzieren und Rezidiven vorbeugen. Frauen mit Brustkrebs nach der Menopause haben durchweg niedrige Lignanwerte im Urin.
Beste Spender: Samen, Körner, Walnüsse und Bohnen. Leinsamen enthalten 800 mcg (1.000 mcg entsprechen 1 mg) Lignan pro Gramm, Roggen 6 mcg/g; Buchweizen, Hirse, Soja und Hafer 2 mcg/g; Gerste, Mais und Weizen 1 mcg/g.

Limonen, D-Limonen und Limonoide sind Öle, die die Produktion von Verdauungsenzymen fördern, die Karzinogene (und vielleicht sogar Krebszellen) aufspalten und aus dem Organismus ausleiten.
Beste Quellen: Orangen- und Zitronenschalen von Früchten aus organischem Anbau.

Lycopin ist ein antioxidativ wirkendes Carotinoid, das besonders wirksam vor der Initiierung von Krebs schützt.
Beste Spender: Tomate, rosa Pampelmuse, Wassermelone.

Monoterpen gehört zur Gruppe der Antioxidanzien. Es wirkt sanft und wird zur Produktion krebshemmender Enzyme benötigt.
Beste Spender: Obst, Gemüse, Minze, Basilikum, Gewürzkräuter.

Phytansäure, eine mehrfach verzweigte, gesättigte Fettsäure, ist ein phosphorähnlicher Wirkstoff auf Pflanzenbasis. Sie verhindert die Bildung krebsfördernder freier Radikale im Darm und hemmt das Tumorwachstum einer ganzen Reihe von Krebsarten.
Beste Spender: Weizen, Vollkorn, Obst, Gemüse und Bohnen.

Phytosterine sind pflanzliche Hormone, die manchmal (irrtümlicherweise) in einem Atemzug mit menschlichen Hormonen genannt werden. Ich habe in der Literatur zwar Hinweise gefunden, die Frauen mit Brustkrebs oder hohem Brustkrebsrisiko von der Einnahme pflanzlicher Hormone abraten. Ich bin jedoch anderer Ansicht. Phytosterine können die krebsfördernden Wirkungen unserer eigenen Hormone blockieren, indem sie sich als erste an die Rezeptoren binden. Sie verhindern die Initiierung und das Wiederaufflackern von Krebs. Phytosterine nähren und stärken unser Immunsystem und bereiten die Produktion des krebshemmenden Vitamin D vor.
Beste Spender: Bohnen, Vollkorn, genießbare Wurzeln mit Heilkraft (zum Beispiel Löwenzahn, Große Klette, Yamswurzel, Möhren, Pastinake, Petersilie), Wiesenkleeblüten und Salbei.

Polyphenole wie Polyacetylen gibt es in nahezu allen Pflanzen; sie sind sehr farbige und schmackhafte Antioxidanzien. Sie wirken gegen Viren, Bakterien und Krebs und werden in Verbindung mit Flavonoiden aktiv. Manche, wie zum Beispiel Phenolsäure, schützen die DNS vor Beschädigungen.
Beste Spender: Frische Lebensmittel, Sojaprodukte, Rotwein, grüner und schwarzer Tee, Möhren, Petersilie, Sellerie.

Proteaseinhibitoren blockieren die Tätigkeit krebsfördernder Enzyme und damit die Aktivierung und die Ausbildung geschwulsterzeugender Substanzen sowie Entwicklung und Wachstum von Brustkrebs. Proteaseinhibitoren schützen Zellen vor Strahlenschäden und verhindern die Bildung freier Radikale. Proteaseinhibitoren können sogar krebsartige Veränderungen der DNS rückgängig machen und Zellschädigungen aufgrund von Strahlenbelastung heilen. Das Beste von allem ist, daß ihre Wirkung auch anhält, wenn du vergessen solltest, regelmäßig Proteaseinhibitoren zu dir zu nehmen, denn sie bleiben monatelang im Organismus aktiv. Große Hitzeeinwirkung zerstört Proteaseinhibitoren.

Beste Spender: Getrocknete Bohnen, vor allem Sojabohnenprodukte, soweit sie nicht Temperaturen über dem Siedepunkt ausgesetzt werden (also kein Schnellkochtopf!), Nüsse, ungekochter Mais, grüne Tomate.

Säuren (zum Beispiel Alginsäure in Algen, Eisessig in der Großen Klette, Diferulasäure in Vollkornweizen und Gallus-, Kaffee-, Ferula-, Chlorogen- und Ellagsäure in Obst) beugen der Initiierung von Krebs vor, indem sie die DNS schützen. Zudem hemmen sie die Bildung karzinogener Stoffwechselnebenprodukte während des Verdauungsvorgangs und emulgieren einige karzinogene Stoffe, indem sie deren Wasserlöslichkeit erhöhen und damit ihre Ausscheidung erleichtern. Siehe Phytinsäure.

Saponine sind Antioxidanzien, die krebsauslösenden Zellmutationen besonders wirksam vorbeugen. Sie hemmen die Entstehung krebsfördernder Enzyme, spalten Dioxin auf und verhindern das Wiederentstehen von Krebszellen.

Beste Spender: Vogel-Sternmiere, Bohnen, Sojaprodukte.

Selen ist ein krebshemmendes Spurenelement. Die Krebsrate fällt, wenn der Nahrung Selen beigefügt wird. Selen bringt alle Phasen der Karzinogenese zum Stillstand. Es hält die Initiierung auf, indem es die Anpassungsfähigkeit an das zellulare und humorale Niveau erhöht, die DNS vor Störungen durch chemische Karzinogene schützt und die durch Viren verursachte Geschwulstbildung stoppt. Selen arbeitet wie alle Antioxidanzien, es nährt Enzyme, stärkt das Immunsystem und hemmt so die Entwicklung von Krebs. Nachgewiesen wurde, daß es das Wachstum bereits vorhandener Tumore schwächt. Lebensmittel aus organischem Landbau enthalten weitaus mehr Selen als solche, die unter Verwendung chemischer Düngemittel angebaut wurden.

Beste Spender: Knoblauch, Zwiebeln, Blattgemüse, Körner, Pilze, Paranüsse.

Tannin, ein Gerbsäuregemisch (zum Beispiel Katechin), ist eine pflanzliche Verbindung, die ein Zusammenziehen der Zellen verursacht, was sinnvoll beim Gerben von Leder, bei der Heilung von Brandwunden und bei der Krebsprophylaxe ist. Tannin verhindert Mutationen und wirkt dem Krebswachstum in allen Stadien entgegen.

Beste Spender: grüner und schwarzer Tee, stärkende Kräuterauszüge, Eichenblätter und Eicheln. Vorsicht: Übermäßig hohe Mengen von Tannin in der Nahrung (täglich etwa 30 Tassen schwarzer Tee und das über Jahre hinweg) können Krebs verursachen.

Terpene und **Triterpenoide** hemmen Hormone, die Brustkrebs fördern. Beste Spender: Zitrusgewächse, Süßholzwurzel.

»Die Entwicklung von Krebs ist ein vielstufiges, längerfristiges Ereignis. Eine Störung irgendwo in dieser Kette kann seinen tödlichen Marsch verzögern oder zum Stillstand bringen.«
Jean Carper, *Food Pharmacy*, 1988

Vitamin-, Spurenelement- und Mineralstoffquellen

Amygdalin
Obstkerne, Mandeln, Hirse, Gräser, Wurzeln. Siehe Benzaldehyd, Seite 79.

Bor (ein Spurenelement)
Blattgemüse aus organischem Anbau, Nesseln, Löwenzahn, Ampfer.

Chrom
Pilze, Nüsse, Leber, Mangold, Vollkornweizen, Haferstroh, Nesseln, Wiesenklee, Algen, Echinacea.

Eisen
Melasse, Blattgemüse, Leber, Zartbitterschokolade, Pilze, Vollkorn, Kartoffeln, Algen, Große Klette, Mariendistelsamen, Löwenzahn, Ampfer, Echinacea, Wegerich, Nesseln, Süßholz, Minze.

Folsäure (ein B-Vitamin)
Siehe Seite 82.

Jod
Algen, Meeresfrüchte, Pilze, Mangold, Petersilie, Sellerie.

Kalium
Obst, Gemüse, Salbei, Algen, Minze, Wiesenklee, Nessel, Wegerichblätter oder -samen.

Kalzium
Joghurt, Blattgemüse, Algen, getrocknete Bohnen, Nesseln, Minze, Salbei, Ampfer, Wiesenklee, Haferstroh, Wegerichblätter, Löwenzahn.

Kupfer
Algen, Blattgemüse, Zartbitterschokolade, Vollkorn, getrocknete Bohnen, Nüsse, Helmkraut, Salbei, Schachtelhalm, Vogel-Sternmiere.

Magnesium
Algen, Blattgemüse, Joghurt, Vollkorn, Nüsse, Haferstroh, Süßholz, Nesseln, Große Klette, Salbei, Wiesenklee, Ampfer, Löwenzahn, Petersilie, Kartoffelschalen.

Mangan
Algen, Blattgemüse, Mariendistelsamen, Ampfer, Ginseng, Echinacea, Nessel, Löwenzahn.

Schwefel
Eier, Joghurt, Knoblauch, Kohlsorten, Nesseln, Wegerich.

Selen
Algen, organischer Knoblauch, Pilze, Leber, Meeresfrüchte, Mariendistelsamen, Ginseng, Echinacea, Ampfer.

Vitamin A
Wird mit Hilfe von Carotin produziert, siehe Seite 79.

Vitamin-B-Komplex
Vollkorn, Blattgemüse, getrocknete Bohnen, Algen, Wiesenklee, Petersilie.

Vitamin B6
Kartoffelschalen, Brokkoli, getrocknete Bohnen, Linsen, Fleisch, Fisch.

Vitamin C
Frisches Obst und Gemüse, Kiefernnadeln, Löwenzahnblätter, Wiesenklee, Petersilie, Wegerichblätter, Paprika.

Vitamin D
Sonnenlicht, Butter, Eigelb, fetter Fisch, Leber.

Vitamin E

Kaltgepreßtes Speiseöl, frischgemahlenes Vollkorn, Nesseln, Algen, Löwenzahn, Nüsse, Blattgemüse, Sonnenblumenkerne.

Vitamin K

Nesseln, Luzerne, Riementang, grüner Tee.

Zink

Kürbiskerne, Salbei, Echinacea, Nesseln, Algen, Mariendistel.

Altehrwürdige Brüste

»Tief in dir schlummert dein Urbedürfnis nach der Brust, ob du dir dessen bewußt bist oder nicht. Es ist ein Teil von dir. Es wurde mit dir geboren. Es ist seit Millionen von Jahren in dir.

Als du in die Luftwelt tauchtest, kam mit dir auch der Hunger. Und mit dem Hunger die Erlösung von Hunger, dir bereits wohl bekannt. Als du geboren wurdest, besaßest du noch die Fähigkeit, zu ihr zu finden, über Berührung, Geruch, Wärme, Süße. Du hattest – und du hast ihn noch – deinen inneren, aus alter Zeit stammenden Schlüssel: die Brust zu finden. Suche die Brust und trink davon. Diese Botschaft singt in dir, in jeder von uns, vom ersten bis zum letzten Atemzug. Suche sie, Quelle deiner Nahrung, Quelle deiner Zufriedenheit. Und sie drängt dich: Suche die Brust, die deinen Hunger stillt, an der du eins bist mit der Mutter, mit ihrem Herzschlag, im Einklang mit Brust/Herz/Mutter/Universum.

Brust bedeutet Glück. Brust bedeutet Erleuchtung. Die Brust steht als Sinnbild für unser innerstes Streben. An ihrer Brust hält die Madonna das Kind. Ka'aba (Hajar-e-aswad), der heilige Berg Mekkas, heißt: der Mutter Mildtätige Brust.

Brust ist Nahrung ist Leben ist Sonne ist rund und warm und voll. Zeichne mit zwei Strichen eine Brust. Es ist das Symbol für die Sonne, Spenderin allen Lebens. Das Leben ist heilig, also ist die Brust heilig, also ist die Frau heilig, geheiligt, als Ganzheit. Immer und überall ist die weibliche Brust angebetet worden.

Hat dir jemals jemand gesagt, daß deine Brüste heilig sind und du die Energie des Lebens in ihnen trägst? Oder daß deine Brüste ein Quell der Kraft sind? Hat dir jemals jemand die Erlaubnis gegeben, deine Brüste zu lieben, sie zu berühren, sie anzubeten? Hat dich schon jemand ermutigt, deine Brüste und die aller Frauen zu ehren, als das Leben selbst, als die Stütze des Lebens?

Hast du an der Brust deiner Mutter trinken dürfen? Hast du jemals von deinen Brüsten Nahrung erhalten, jemals Nahrung gegeben? Hast du an Mutter Erdes Brust getrunken? Hast du von den wilden Quellen der Erde gekostet? Von noch verwurzelten Pflanzen gegessen? Frische warme Milch in deinen Mund fließen lassen? Hast du deinen Mund an die Quelle gehalten und Erfüllung erfahren, sogar Ekstase?

Haben deine Brüste eine Geschichte? Wenn du sie fragst, werden sie zu dir sprechen. Erinnerst du die Zeit, als sie zu knospen begannen? Welche Gefühle brachtest du ihnen entgegen? Warst du aufgeregt? Voller Erwartung? Peinlich berührt? Verlegen? Wütend? Zärtlich?

Erinnerst du dich daran, wie du beim Laufen zum ersten Mal spürtest, wie sie sich bewegen? Oder sie zum ersten Mal schweben fühltest, beim Schwimmen im Wasser? Als du unter der Dusche zum ersten Mal sahst, wie das Wasser im Bogen um deine Brüste rann und über deinen Brustwarzen einen Wasserfall formte?

Wir sind die Alten GroßMütter, und unsere Brüste sind sehr alt. Vielleicht findest du sie häßlich. Sieh, wie sie sich zur Erde neigen, voller Sehnsucht, mit jedem vergehenden Jahr ein Stück tiefer. Wir lächeln, denn wir wissen, daß unsere Brüste eine unverwüstliche Kraft besitzen, sie sind biegsam, geschmeidig, leicht und nicht zu zähmen. Ob die Launen der Mode sagen, unsere Brüste müßten groß oder klein seien, spitz oder flach, mit Dekolleté oder ohne, gepolstert oder gebunden, betont oder verborgen, interessiert uns nicht. Unsere Brüste fallen frei, unberührt von gerade gängigen Vorstellungen. Ihre Kraft ist die Kraft des Lebens.

Die Kraft unserer Brüste ist die Kraft jeder Frau. So wie unsere Brüste Leben bedeuten, so bedeutet die Brust einer jeden Frau Leben. Auch du, EnkelTochter: Deiner Brüste Kraft ist die Kraft des Lebens. Deine Brüste sind heilig.«

Wir nehmen uns unserer Brüste selbst an

Selbstmassage der Brust

Selbstmassage ist einfach.
Selbstmassage ist angenehm.
Selbstmassage hilft, Krebs vorzubeugen und ihn zu entdecken.
Selbstmassage hält die Haut der Brust geschmeidig.
Selbstmassage verleiht dem Brustgewebe Spannkraft.
Selbstmassage ist ein Weg, mit deiner Brust vertraut zu werden.
Selbstmassage ist ein Stück Weisheit der Frauen.
Selbstmassage ist sicher.
Selbstmassage kostet nichts.

Nicht wenige Frauen sagten mir, daß sie ihre Brust nicht selbst untersuchten, auch wenn ihnen klar sei, daß sie es eigentlich tun sollten. Niemand möchte Krebs suchen und schon gar nicht finden! Man hat uns beigebracht, Gefahren aus dem Weg zu gehen. Nach Krebs zu suchen klingt so, als wollten wir Ärger. Unser Körper wird von dem, was wir denken, beeinflußt. Wie kann es dann eine sichere Sache sein, jeden Monat Zeit für eine Brustuntersuchung aufzuwenden, wenn uns doch dabei immer die Sorge begleitet, wir könnten einen Knoten entdecken? Und doch: Auch wenn wir es nicht tun, fühlen wir uns schuldig.

Und was sollen wir denn überhaupt fühlen, wenn wir unsere Brüste berühren? Sie fühlen sich an, als seien sie voller Knoten! Die meisten von uns wissen nicht, wie sie ihre Brüste berühren oder untersuchen müssen oder was sie tun sollen, wenn sie etwas wirklich Verdächtiges ertasten. Schuldgefühle und unser Verwirrtsein machen alles noch komplizierter.

Brust-Selbstmassage gibt dir die Chance, diese Spannung zu lösen und mit dir selbst in Verbindung zu treten. Beruhigende und pflegende Selbstmassage läßt dich auf angenehme und entspannende Weise deine Brüste kennenlernen. Sie nimmt dir die Angst, Krebs zu entdecken, und ist gleichzeitig ein hervorragendes Frühwarnsystem, solltest du tatsächlich Krebs bekommen. Regelmäßige und liebevolle Berührung unserer Brüste läßt uns normale Brustveränderungen ohne Angst erkennen und gibt uns Zeit, auf krankhafte Veränderungen wohlüberlegt zu reagieren. Die Selbstmassage der Brust gibt uns eine Zeit der Ruhe und Konzentration, die der Weisen Heilerin in uns (siehe Seite 116) ermöglicht, uns vor bedeutsamen Veränderungen zu warnen.

Ölauszüge (keine ätherischen Öle) sind eine wichtige Zutat zur Selbstmassage der Brust. Wenn Kräuter in Öl ziehen, werden aktive Pflanzenwirkstoffe freigesetzt und können in das Brustgewebe einmassiert werden – wo sie unterstützend dazu beitragen können, krankhafte Zellveränderungen, wie zum Beispiel Hyperplasie, Atypie, Präkanzerose und in-situ-Karzinome, rückgängig zu machen. Es geht schnell und macht Spaß, Ölauszüge aus Kräutern selbst herzustellen (siehe Seite 331). Du kannst sie aber auch fertig kaufen. Wenn du nichts von alledem zur Hand hast, vertraue reinem Olivenöl.

Wenn du bereits Techniken zur Selbstuntersuchung kennst, dann laß deine Fingerspitzen dieses Wissen während der Selbstmassage nutzen. Ist alles ganz neu für dich, laß dir ein paar Monate Zeit, mit Hilfe der Selbstmassage etwas über deine Brust zu lernen, bevor du sie selbst untersuchst. Sie ergänzen sich gegenseitig: Laß deine Freude an der Massage in die Untersuchung einfließen, und laß die Ernsthaftigkeit der Untersuchung deine Massage durchdringen.

Veränderungen der Bruststruktur

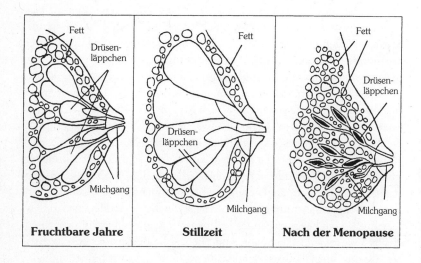

Fett
Drüsen-läppchen
Milchgang
Fruchtbare Jahre

Fett
Drüsen-läppchen
Milchgang
Stillzeit

Fett
Drüsen-läppchen
Milchgang
Nach der Menopause

Wann ist der beste Zeitpunkt?

Jetzt. Irgendwann. Immer. Sicher, im Verlauf eines Monats ist deine Brust nicht immer in gleicher Weise knotig. Doch eine Selbstmassage der Brust kannst du machen, wann immer du möchtest, auch wenn du dich knotig fühlst. Vielleicht ist deine Menses die beste Zeit dafür, dir gegenüber aufmerksam zu sein und eine Selbstmassage zu versuchen, weil du in dieser Zeit das Alleinsein brauchst. Du könntest sie jede Woche machen und dabei lernen, wie sich deine Brust während der Zyklus- und der Mondphase verändert, aber wahrscheinlich wirst du einmal im Monat dazu kommen. Ich massiere mich gerne bei Neumond.

Wie massiere ich meine Brust selbst?

Zuerst fertige oder besorge dir einige Kräuterölauszüge oder Kräutersalben. Du wirst verschiedene haben wollen, denn jedes Öl und jede Salbe hat ihre ganz eigenen Vorzüge.

Nun schaffe dir einen bequemen, ungestörten Ort, wo du dich zurücklehnen kannst: ein warmes Bad oder stützende Kissen in deinem Bett. (Schütze Wäsche und Kleidung vor Fettflecken.) Richte dich dort ein, mit nackter Brust und den Kräuterauszügen in Reichweite.

Schließe die Augen. Lege deine Hände auf dein Herz, und summe. Nimm deine Brüste in deine offenen Hände, und beginn zu summen. Stell dir vor, wie Energie aus deinen Brustwarzen strömt. Laß es zu, daß Herz und Brust sich öffnen und fließen, während du summst.

Öffne die Augen. Gib etwas Kräuteröl oder Kräutersalbe in deine Handflächen. Reibe die Hände kräftig, bis sie sich warm anfühlen. Lege eine Hand an jede Seite einer Brust und summe.

Lege deine Finger neben oder unter deine Brust, so daß deine Daumen sich berühren und so hoch wie möglich auf dem Brustkorb liegen. (Wenn deine Brüste sehr groß sind, laß die rechte Brust in der rechten Handfläche ruhen, und massiere mit dem linken Daumen, indem du in der Achselhöhle beginnst und zur Mitte des Brustkorbs wanderst.) Laß deine Daumen zur Brustwarze gleiten, und nimm dabei das Brustgewebe in deine Finger und Handflächen. Ziehe deine Daumen wieder in Richtung Schlüsselbein, doch ein bißchen weiter voneinander entfernt, drücke und gleite hinunter.

Fahre so fort, bis deine Daumen so weit wie möglich auseinanderliegen (in der Mitte deines Brustkorbs und deiner Achselhöhle). Wiederhole diesen Vorgang, und erhöhe allmählich den Druck, aber nur solange es sich gut anfühlt für dich.

Vorsicht: Es besteht eine (geringfügige) Gefahr, daß Brustkrebs sich durch kräftige Massage, rauhes Vorgehen oder starken Druck ausbreitet.

Gib noch mehr Öl oder Salbe in deine Handflächen, und reibe sie wieder gegeneinander. Halte deine Brust wie zuvor, die Daumen nach oben und einander berührend. Summe! Wiederhole die vorstehenden Schritte, aber unterteile die Streichbewegung: Statt eines langen, langsamen, glatten Striches mache mit deinen Daumen viele kurze, sich überlappende Striche, die allmählich den Brustkorb hinunter führen. Probiere verschiedene Druckstärken aus.

Hebe den Arm an der Seite der Brust, die du massierst, und lege die Hand hinter dich oder auf deinen Kopf. Wenn sich deine Brust nach außen neigt, stopfe ein Kissen unter diese Schulter, oder neige dich nach vorn. Bedecke deine Brust mit der freien Hand und summe.

Tauche deine Finger in das Öl oder die Salbe, und presse – in der Achselhöhle beginnend – die Fingerkuppen der ersten zwei oder drei Finger mit soviel Kraft hinunter, daß sie die Haut festhalten, und beschreibe kleine Kreise. Laß die Finger nicht über die Haut gleiten. Während du weiterhin kleine Kreise machst (mit soviel Druck, daß du die darunterliegende Struktur spüren kannst), verfolgst du eine imaginäre Spur von der Achselhöhle ausgehend immer rund um die Brust, wobei die Kreise immer kleiner werden, bis du die Brustwarze erreicht hast. (Wenn es schwierig oder nicht möglich für dich ist, deine Fingerkuppen zu benutzen, nimm die Handfläche.) Bedecke deine Brust mit der Hand und summe.

Lege die gekrümmten Finger in deine Achselhöhle, und ergreife sanft den Wulst des lymphreichen Gewebes und der Muskeln, die sich von der Schulter bis in die Brust ziehen. Bewege diesen Wulst mehrmals hoch und runter, indem du leicht drückst, lange, gleitende Striche, kleine Spiralen oder deine eigenen Bewegungen ausführst.

Wenn du deine Brust berührst, stell dir vor, daß von deinen Fingerspitzen leuchtend rote, heilende Funken ausstrahlen, die deine Brüste umschließen und nähren. Laß deine Fingerkuppen tief in deine Brust einsinken. Laß den Balsam des Öls oder der Salbe jeden dir je zugefügten Schmerz lindern. Laß die übermäßig aktive Energie sich beruhigen durch den Rhythmus deiner spiralförmig kreisenden Finger.

Gib mehr Öl oder Salbe auf die Fingerkuppen und streiche in großen gleitenden Kreisen von der Mitte deines Brustkorbs bis unter deine Brust, in die Achselhöhle hoch und wieder über die Brust und um sie herum, wieder und wieder, in einem immer gleichbleibenden Rhythmus.

Nachdem du deine Brust massiert hast, schließe die Augen, und entspanne dich. Summe! Rufe die Weise Heilerin in dir, während du summst.

Massiere deine andere Brust und beginne dabei von vorn: Lege deine Hände auf dein Herz. Summe! Lege deine Brüste in deine offenen Hände. Summe! (Bemerkst du einen Unterschied zwischen der schon massierten und der noch nicht massierten Brust?) Reibe deine eingeölten Hände kräftig aneinander. Halte jede Seite der Brust, und summe. Strecke die Daumen aus, und massiere wie zuvor. Beende die Massage, indem du deine Augen schließt, dich tief entspannst und dich der Weisen Heilerin in dir zuwendest und ihr zuhörst.

Nimm dir nach der Selbstmassage einen Augenblick Zeit, deine Erfahrung festzuhalten. Es wird dir helfen, schneller zu erkennen, was für dich normal ist. Um festzuhalten, was du gefühlt hast, kannst du eine Zeichnung deiner Brüste anfertigen. Nimm Farben! Schreibe jede Botschaft, die du von deinen Brüsten oder von der Weisen Heilerin in dir erhalten hast, nieder. Wenn du magst, erfinde eine kleine Melodie, die du während der Massage summst. Der Grundton bei der Selbstmassage heißt Freude.

Tausendundein Kräuteröl

Die Verwendung von Kräuterölen ist eine leichte und angenehme Art, deine Brust gesund zu erhalten, Zysten vorzubeugen bzw. zu ihrer Rückbildung beizutragen, lästige Knoten aufzulösen und kranke Zellen zu heilen. Die Haut deiner Brust ist zart und sehr aufnahmefähig; das Gewebe enthält eine Menge Fett, das Kräuterölauszüge leicht aufnimmt. Die heilende und krebsvorbeugende Wirkung der Kräuter entwickelt sich besonders gut in Olivenöl, ein einfaches, wirksames Produkt zur Gesunderhaltung deiner Brust.

Füge zu jedem beliebigen Kräuteröl Bienenwachs hinzu, und du hast eine Salbe. Bienenwachs wirkt antiseptisch, macht die Haut geschmeidig und führt ihr Feuchtigkeit zu. Diese heilenden Eigenschaften des Bienenwachses verstärken die Heilfunktion der Kräuter und lassen sie noch tiefer einwirken.

Ob du einfach die Gesundheit deiner Brust erhalten möchtest oder ob bei dir Krebs diagnostiziert wurde: Kräuterölauszüge und Kräutersalben sind deine Verbündeten: lindernd, garantiert unschädlich und verläßlich. (Wie du selbst Kräuteröle und Salben herstellen kannst, erfährst du auf Seite 331.)

Ätherische Öle

Ätherische Öle sind konzentrierte Öle, die aus verschiedensten aromatischen Pflanzen (vor allem Lippenblütengewächse, Korbblütler und Doldengewächse) durch Dampfdestillation oder chemisch gewonnen werden. Sie können sowohl normale als auch kranke Zellen abtöten und zu ernsthaften Störungen der Leber- und Nierenfunktion führen. Ätherische Öle unterscheiden sich sehr von Ölauszügen. Einen Ölauszug gewinnst du, indem du frische Pflanzen in Speiseöl ziehen läßt. Ätherische Öle kannst du nicht selbst herstellen. Ätherische Öle können Vergiftungen hervorrufen, ein Ölauszug kann das nicht. Ein ätherisches Öl kann sehr kostspielig sein, der Preis reicht bis zu 400 Mark für 30 Gramm; Ölauszüge kosten im allgemeinen unter 15 Mark für 30 Gramm. Ätherische Öle können empfindliche Haut irritieren; Ölauszüge tun das selten. Ätherische Öle werden in kleinen Mengen verwandt, Ölauszüge dagegen großzügig.

Vorsicht: Prüfe deine Hautreaktion, bevor du ätherische Öle verwendest. Gib einen Tropfen Öl auf die Innenseite deines Arms. Wenn die Haut sich innerhalb der nächsten 12 Stunden rötet oder fleckig wird, juckt oder brennt, solltest du sehr vorsichtig mit ätherischen Ölen umgehen und sie auf keinen Fall zur Pflege deiner Brust benutzen. Das Nackenfell meiner Katze fiel aus, nachdem ich sie mit drei Tropfen (erfolgreich) von Flöhen befreite!

Ätherische Öle aus Zitrusgewächsen, Rosmarin, Lavendel, Majoran, Wacholder oder Muskatellersalbei – verdünne zehn Tropfen in 30 ml Olivenöl – verwendest du, um deine Brust besser zu durchbluten und zu erwärmen, um dein Immunsystem zu aktivieren und die insgesamt heilende Wirkung ihres Aromas zu nutzen.

Ampferwurzelöl (Rumex crispus, R. obtusifolia)

Dieses dunkelgelbe bzw. orange- oder sienafarbene Öl ist ein klassisches Mittel gegen harte Schwellungen, Tumore, Wucherungen und schorfigen Ausschlag. Es läßt Gewebe geschmeidig werden und hilft dem Organismus, Knoten aufzulösen. In Salbenform ist die Ampferwurzel eine hervorragende Verbündete für alle, die mit Hautgeschwüren (durch Wundliegen), Verbrennungen durch eine Strahlentherapie oder durch Chemotherapie verursachte Mundwunden kämpfen. Ampfer hat sogar schon besorgniserregende Absonderungen der Brustwarzen beseitigen können. Ampferöl empfiehlt sich nicht zum Dauergebrauch, für gelegentliche, aber intensive Anwendungen habe ich es jedoch immer parat.

Beinwellwurzelöl (Symphytum officinale)
Beinwellwurzelöl/-salbe ist ein Heilmittel speziell für Brustentzündungen. Es eignet sich besonders für die Selbstmassage der Brust.

Der Ölauszug aus dem Stock der Beinwellwurzel (am besten) oder aus Beinwellblättern ist das erstaunlichste Heilmittel, das ich je benutzt habe. Sowohl Beinwellöl als auch Beinwellsalbe stärken das Gewebe und verleihen ihm Spannkraft und Elastizität. Vor und nach einer Operation gibt es nichts besseres als Beinwell. Immer wieder habe ich erlebt, wie tiefe oder alte Wunden, hartnäckige Wunden oder Eiterbeulen ohne oder mit wenig Vernarbung schnell heilten, wenn sie mit Beinwell behandelt worden waren.

Falls du Schauergeschichten über Beinwell gehört oder vielleicht gelesen hast, du solltest nur die Blätter verwenden, macht dir dieses Heilmittel vielleicht Angst. In seltenen Fällen kann die innere Anwendung großer Mengen Beinwellwurzel über einen sehr langen Zeitraum Leberschäden (nicht jedoch Krebs) verursachen. Die äußerliche Anwendung jedoch – auch über längere Zeit – ist niemals in Zusammenhang mit einem Leberschaden oder irgendeiner anderen Schädigung gebracht worden.

Gundermann (Glechoma hederacea). Siehe Salbeiwurzel.

Große Klette (Arctium lappa)
Eines der besten Heilmittel der Welt ist das Öl aus den Samen der Großen Klette. Es pflegt die Kopfhaut und läßt das Haar dichter werden und wieder wachsen. Du mußt keinen Haarwuchs auf deiner Brust befürchten, es hält einfach in wunderbarer Weise dein Brustgewebe gesund. Dieses Öl kräftigt die Zellen und hilft schnell bei kleinen Blutergüssen, die durch eine Aspirationsbiopsie, eine Brustoperation, Injektionen im Rahmen einer Chemotherapie oder andere medizinische Anwendungen verursacht wurden. Reagierst du mit Ausschlag an deiner Brusthaut (OP-Verbände oder Drain oder aus psychischen Gründen), bietet Öl aus Samen der Großen Klette schnelle Hilfe.

Immergrünöle
Wunderbar duftende Ölauszüge können aus den Nadeln aller Arten von Immergrün hergestellt werden (siehe Seite 332). Sie eignen sich hervorragend zur regelmäßigen Selbstmassage der Brust, besonders wenn du es mit schmerzenden oder knotigen Brüsten zu tun hast. Immergrün, auch das Grün der Eibe, enthält klinisch getestete Wirkstoffe, die Krebszellen abtöten. In dieser Hinsicht am wirkungsvollsten sind der Abendländische

Lebensbaum (Thuja occidentalis) und die Virginische Zeder (Juniperus virginia). Im Prinzip enthält jedoch jedes Immergrün antiseptisch wirkende Öle gegen Pilze, Viren und Krebs. Ich nehme einen Ölauszug aus Weymouths-Kiefer (Pinus strobus); sie ist in meiner Gegend am weitesten verbreitet. Meine FreundInnen verwenden Fichte, Virginische Zeder und Hemlocktanne.

Immergrünölauszüge wirken im allgemeinen nicht hautreizend (einige Frauen berichten von einer Empfindlichkeit gegenüber Fichtennadelöl), doch können ätherische Öle aus Immergrün Hautausschlag hervorrufen. Die Behandlung vereiterter Karzinome mit dem ätherischen Öl des Kajeputbaums (Melaleuca species) führte zur Rückbildung einzelner Karzinome. Ich rate dir dringend, vor einer solchen Verwendung von Kajeput- oder irgendeinem anderen ätherischen Öl – die gefährlich ist und schmerzhaft sein kann – Rat einzuholen.

Johanniskraut-Blütenöl (Hypericum perforatum)

Das zinnoberrote Öl aus den Blüten oder den blühenden Dolden des Johanniskrauts ist mild genug, um es zur regelmäßigen Brustpflege zu verwenden, und doch bewirkt es einfach Unglaubliches, denn es regeneriert Haut und Nerven der Brust. Ein unentbehrliches Heilmittel für alle Frauen. Ich nehme es nicht nur zur Brustmassage, sondern würde es auch bevorzugen, um den postoperativen Heilungsprozeß von Achselhöhle und Brustbereich zu unterstützen, Hautschäden nach Bestrahlung zu behandeln und Nerven- wie Muskelschmerzen zu lindern. Seine Wirkkraft ist gegen Viren gerichtet und dringt durch die Haut bis zu den Nervenenden, verhindert und kontrolliert eine Vielzahl von Hautproblemen, einschließlich ansteckender Nosokomialinfektionen (im Krankenhaus zugezogene Infektionen).

Meiner Ansicht nach ist Johanniskrautöl außerordentlich nützlich nach operativer Entfernung axillarer Lymphknoten. Regelmäßiges Auftragen von Johanniskrautöl stellt das Empfindungsvermögen wieder her, fördert die Zirkulation der Lymphflüssigkeit, hilft Lymphödemen vorzubeugen und bietet sofort und langanhaltend Schmerzlinderung.

Frauen, die vor und nach einer Strahlentherapie Johanniskrautöl verwenden, berichten, ihre Haut bleibe selbst nach Dutzenden von Behandlungen gesund und elastisch. Außer vor Verbrennungen durch Strahlen schützt dieses Öl auch vor Sonnenbrand. Es ist der einzige Sonnenschutz, den ich für meine Haut, die viel der Sonne ausgesetzt ist, verwende. Bereits entstandenen Sonnenbrand heilt es übrigens ebenso gut.

Von unschätzbarem Wert ist das Öl bei Ischias, Bein- und Fußkrämpfen, Rücken- und Nackenschmerzen, Arthritis, Schleimbeutelentzündung sowie jedem anderen Schmerz. Habe ich ganz akut einen Muskelkrampf, verwende ich es äußerlich im Abstand von zehn bis fünfzehn Minuten (gleichzeitig schlucke ich je 25 Tropfen Tinktur). Bei länger anhaltendem Schmerz verwende ich Öl und Tinktur so oft wie nötig, manchmal zehnmal am Tag.

Auch zur Schmerzlinderung und zur Förderung einer raschen Heilung von Nerven und Haut, etwa bei Gürtelrose, Fieberbläschen, Mund- und Analfissuren, Herpes genitalis und Windpocken ist Johanniskrautöl mein liebstes Heilmittel. Stündliches Auftragen des Öls, plus gleichzeitiger Einnahme von 25 Tropfen der Tinktur, ist während des akuten Anfangsstadiums nicht zuviel. Klingen die Symptome ab, schränke ich den Gebrauch dementsprechend ein. In langwierigen Fällen nehme ich Öl und Tinktur viermal pro Tag.

Wenn du Johanniskrautöl während einer Chemotherapie für die Kopfhaut benutzt, unterstützt es das schnelle Nachwachsen von gesundem Haar.

Siehe Materia Medica, um weitere Informationen über diesen wundervollen grünen Helfer zu erhalten.

Kermesbeerenwurzelöl (Phytolacca americana)

Dieses merkwürdig aussehende Kraut mit seinen hängenden schwarzen Beeren, das sich in einem Großteil des östlichen Nordamerika überall am Straßenrand und in Gärten türmt, ist die Kermesbeere – eine uralte Verbündete der Weisen Frauen, wenn sie Brustknoten und Brustkrebs behandeln. Ertaste ich einen verdächtigen Knoten, werde ich sofort nach Kermesbeerenwurzelöl greifen. Es nimmt den Blutandrang, lindert Schwellungen und löst Wucherungen in der Brust buchstäblich auf.

Jethro Kloss, Autor des Kräuterklassikers *Back to Eden*, benutzt Packungen aus frisch geraspelter Kermesbeerenwurzel, um Brustkrebs wegzubrennen. Vorsicht: Frische Kermesbeere direkt auf der Haut schädigt krebsbefallenes wie auch gesundes Gewebe.

Ein Ölauszug ist ebenso wirksam und viel unschädlicher. Verteile eine großzügige Menge Öl auf einem Knoten, bedecke alles mit einem Flanelltuch, und lege anschließend eine Wärmflasche (kein Heizkissen) darüber. Laß dies so lange liegen, wie es dir angenehm ist. Du kannst dies mindestens zweimal pro Tag wiederholen.

Als regelmäßige Prophylaxe ist Kermesbeerenwurzelöl zu kräftig. Vorsicht: Kermesbeerenöl kann bei empfindlicher Haut zu Ausschlag, seine innere Anwendung zu ernsthaften Darmstörungen führen.

Statt Kermesbeerenwurzelöl kannst du auch Kermesbeerenwurzel-tinktur verwenden. Ihre Eigenschaften sind ähnlich, doch wird das Öl besser aufgenommen und ist unter Umständen sogar erheblich wirksamer.

Löwenzahnöl (Taraxacum officinale)

Löwenzahn hat eine besondere Beziehung zur Brust. Regelmäßiger Gebrauch von Löwenzahnblütenöl hilft dem Brustgewebe, tief zu entspannen, und erleichtert das Loslassen angestauter Gefühle. Wenn du das goldleuchtende Löwenzahnblütenöl regelmäßig auf deinen gesamten Brustbereich aufträgst, kann es neben deinem Immunsystem auch dein Selbstwertgefühl stärken.

Löwenzahnöl ist einfach herzustellen und hervorragend geeignet für regelmäßige Selbstmassagen der Brust.

Löwenzahnwurzelöl kann, allein oder zusammen mit Löwenzahnöl, verstopfte Milchdrüsen oder kleinere Infektionen heilen und Zysten in der Brust verkleinern.

Olivenöl (Olea europea)

Olivenöl, das aus den Früchten (Oliven) und den Samen (Kernen) dieses prächtigen, langlebigen Baumes gewonnen wird, ist weder ein Ölauszug noch ein ätherisches Öl. Es ist mein Lieblingsöl zum Essen, Kochen und Basis all meiner Kräuterauszüge. Native oder extra native Öle sind zum Kochen hervorragend, haben jedoch einen starken Eigengeschmack, der in einem Ölauszug oder einer Salbe zu vorherrschend wird. Basis meiner Ölauszüge ist das preiswertere (und weniger aromatische) Tresteröl. Es wird aus dem Bodensatz der Olivenpressung gewonnen. Gleichgültig, welche Ausführung du wählst: das Olivenöl wird auch bei dir seinen altehrwürdigen guten Ruf bestätigen, Haut und Haarboden heilen und pflegen zu können.

Ringelblumenöl (Calendula officinalis)

Dieses Öl ist ein altbewährtes und sehr geschätztes Hausmittel gegen Brustkrebs. Gleichzeitig ist es mild genug, um regelmäßig angewandt werden zu können. Die Ringelblume hält nicht nur das Brustgewebe gesund, sondern zeichnet sich auch dadurch aus, daß sie Verwachsungen und Vernarbungen des Gewebes, ja, sogar der Wucherung von Narben vorbeugt und sie – bitte etwas Geduld – zurückbildet.

Wulst- oder Wuchernarben sind hervortretende, harte Narben mit unregelmäßigen Kanten. Wulstnarben können schmerzen, besonders solche infolge einer Brustoperation. Wulstnarben bilden sich durch ein übermäßiges Wachstum des Narbengewebes aufgrund einer Verletzung oder eines Schnitts. Verwachsungen sind Streifen vernarbten Gewebes: Hautinnenflächen, die eigentlich frei gleiten können sollten, haften aneinander. Adhäsionen treten häufig nach Unterleibsoperationen auf, sie können sich aber auch nach Brustoperationen bilden.

Um die größtmögliche Wirksamkeit zu erzielen, laß schwach getrocknete Ringelblumenblüten in Schweinefett (von Tieren aus organischem Landbau) ziehen. Das Tierfett vermag tiefer in das Gewebe einzuziehen als pflanzliche Öle und löst Knoten rasch auf.

Das goldfarbene Ringelblumenöl verleiht stumpfer Haut neues Leben und ist für die Selbstmassage der Brust besonders zu empfehlen.

Rizinusöl (Ricinus communis)
Das kommerziell hergestellte Öl (kein Ölauszug) aus den Samen dieser hochgiftigen Pflanze war jenes Mittel, das der Wunderheiler Edgar Cayce am häufigsten für die Auflösung von Knoten und Wucherungen empfahl. (Das Öl enthält kein Gift, wirkt aber, wenn es eingenommen wird, als starkes Abführmittel.) Die klassische Anwendung ist eine heiße Rizinusölkompresse, die du herstellst, indem du ein in Rizi-

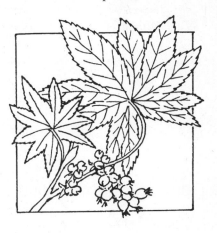

nusöl getränktes Flanelltuch im Ofen durch und durch erhitzt. Dann legst du diese heiße Kompresse auf und deckst mit Folie und/oder Handtüchern ab, damit sich die Hitze möglichst lange hält. Im Extremfall kannst du ununterbrochen Kompressen auflegen, Tag und Nacht. Bei kleinen Knoten trägst du auf Raumtemperatur erwärmtes Rizinusöl morgens und abends (vor dem Schlafengehen) auf und deckst es mit einem (oder zwei) normalen Heftpflaster(n) vollständig ab.

Salbeiwurzelöl (Salvia lyrata)
Diese ungewöhnliche Pflanze enthält Ursolsäure und ist ein Hausmittel gegen Krebs. Die Wurzeln des bekannteren Gundermann (Glechoma hederacea) wirken ähnlich. Mehrmals am Tag etwas Öl oder Salbe von einer der beiden Pflanzen soll Zysten und kranke Brustzellen, einschließlich unbestimmter Läsionen und Hyperplasie, beseitigen.

Schafgarbenblütenöl (Achillea millefolium)

Ein Ölauszug aus Schafgarbenblüten und -blättern ergibt ein grün funkelndes Öl, das den Flüssigkeitsfluß in den Brüsten fördert und antibakteriell wirkt. Einige Frauen berichten, der stete Gebrauch des Öls verhindere das Wachstum neuer Blutgefäße, die Karzinome zum Wachsen brauchen. Schafgarbe ist wunderbar bei geschwollenen, empfindlichen Brüsten und Brustwarzen. Da sie leichte Hautreizungen verursachen kann, verwende ich sie allerdings nur, wenn ich sie wirklich brauche.

Schafgarbe ist bekannt für eine fast übernatürliche Kraft und heilende Energie. Das Aroma des Öls soll dem Herzen Kraft und den Verwundbaren Stärke geben. Schlafe mit Schafgarbe, und du wirst von der Zukunft träumen.

Wegerichblätteröl (Plantago lanceolata, P. major)

Mit ihrer leuchtenden Farbe und ihrem zuverlässigen Ruf in der Brustkrebsprophylaxe sind Wegerichöl und Wegerichsalbe weitere Favoriten für die Brustmassage. Regelmäßig aufgetragen (mindestens zehnmal täglich) erwies sich das smaragdgrüne Öl als sehr erfolgreich, denn es führte zur Rückbildung von in-situ-Krebszellen in der Brust. Du kannst es sehr einfach selbst herstellen (der Geruch des fertigen Öls erinnert mich ein wenig an Salami). Wegerichsalbe ist mein bevorzugtes Erste-Hilfe-Mittel, wenn ich gestochen wurde, wenn es mich irgendwie juckt, ich mir einen Muskel gezerrt habe, mir einen Dorn oder Splitter herausziehen oder eine Entzündung behandeln möchte.

Wiesenkleeblütenöl (Trifolium pratense)

Ein Ölauszug aus Wiesenkleeblüten macht die Haut erstaunlich weich. Er löst Knoten auf, bekämpft Krebs und hilft dem Lymphsystem, abgestorbene Zellen abzubauen. In Kombination mit der inneren Anwendung eines Auszugs aus Wiesenkleeblüten hast du eine noch bessere Chance, kranke Zellen zu beseitigen und Rezidiven vorzubeugen. Wiesenkleeblütenöl ist mild genug für eine regelmäßige Selbstmassage der Brust.

Kermesbeerenöl Plus (für 60 ml)

von Donnie Yance
30 ml Kermesbeerenwurzelöl (Phytolacca americana)
2 Teelöffel/10ml Bergwohlverleihblütenöl (Arnica montana)
2 Teelöffel/10ml Misteltinktur (Viscum album)
1 Teelöffel/5ml Vitamin-E-Öl
1 Teelöffel/5ml Tüpfeljohanniskraut (Hypericum perforatum)

Diese Mischung verhindert bei äußerlicher Anwendung Schädigungen durch freie Radikale, Zellmutationen und Lokalrezidive. Seine Wundheilkraft ist nützlich nach Lumpektomie oder einer anderen Brustoperation. Trage diese Mischung zweimal am Tag auf. Anschließend legst du – an drei Tagen der Woche – eine Packung auf, für die du Leinsamen, Wurzeln des Echten Eibisch, Rinde der Roten Ulme und Griechischen Schabziegerklee mahlst und mit Wasser zu einer breiigen Masse verarbeitest.

Wie untersuche ich meine Brust?

Für jede Frau, die sich um die Gesundheit ihrer Brust sorgt, ist die monatliche Selbstuntersuchung eine große Selbsthilfe. Du kannst sie an deine Brustselbstmassage anschließen. Oder du eignest dir erst die Technik der Selbstuntersuchung an und beginnst dann mit der Selbstmassage. Beide Techniken wirken gut und ergänzen sich hervorragend, da sie uns dazu anhalten, unsere Aufmerksamkeit auf unsere Brust zu konzentrieren.

Brustkrebs verursacht deutliche Veränderungen im Brustgewebe. Diese Veränderungen kannst du leichter erkennen, wenn du deiner Brust ebensoviel Aufmerksamkeit schenkst wie deinem Gesicht. Zusammen mit Reisen zu der Weisen Heilerin in uns (die uns vor mikroskopisch kleinen Zellveränderungen warnen kann, bevor sie sicht- oder spürbar werden) kann die Selbstuntersuchung uns helfen, Krebs schon sehr früh zu entdecken. So wird uns Zeit gegeben, diese Veränderungen mit Hilfe nicht-invasiver, natürlicher Heilmittel rückgängig zu machen.

Frauen, die ihre Selbstuntersuchung konsequent und aufmerksam durchführen, können sogar Karzinome von nur 3 mm Größe finden, die andernfalls unentdeckt bleiben könnten. Ein Drittel aller bei Frauen gefundenen Karzinome in der Brust konnte nicht auf einer Mammographie abgebildet werden. Dies gilt besonders für jüngere Frauen: das noch dichtere Brustgewebe verbirgt kleine Knoten vor den Röntgenaugen – nicht aber vor dem Ertasten. Das regelmäßige Abtasten deiner Brüste ist wichtig für deine Brustgesundheit, ob du dich für regelmäßige Screening-Mammographien entscheidest oder nicht. Mammographie kann deine eigenen Kenntnisse über deine Brust nicht ersetzen, ob du sie durch Selbstmassage, Selbstuntersuchung oder eine Kombination von beidem erlangst.

Welche Fragen stelle ich, wenn ich meine Brust selbst untersuche?

- Hat meine Brust die gleiche Form und Größe wie vergangenen Monat? Ja.
- Weichen die Rundungen meiner Brust von ihrem normalen Aussehen ab? Nein.
- Unterscheidet sich eine Brust in unüblicher Weise von der anderen? Nein.
- Liegt eine Brust ungewöhnlich höher oder tiefer als die andere? Nein.
- Gibt es neue Unebenheiten, Vertiefungen, Grübchen oder Fältchen? Nein.
- Sehen meine Brustwarzen gleich aus? Ja.
- Gibt es eine plötzlich aufgetretene und deutliche Einziehung oder Schwellung einer Brustwarze? Nein.
- Hat sich die Neigung meiner Brustwarzen verändert? Nein.
- Sind Risse, wunde Stellen, Absonderungen oder schuppige Haut auf meinen Brustwarzen zu sehen? Nein.
- Gibt es in meiner Kleidung oder im BH Anzeichen für Flüssigkeits-absonderungen der Brustwarzen? Nein.
- Sind Haut und Farbe meiner Brust wie immer? Ja.
- Sind die Poren vergrößert, ist die Haut gespannt oder glänzend? Nein.
- Sind meine Brüste röter, haben sie mehr Adern oder fühlen sie sich heißer als sonst an? Nein.
- Spüre ich Bereiche, die ungewöhnlich derb, dick oder angespannt sind? Nein.
- Fühlt sich eine Brust schwer, dicht oder seltsam an? Nein.

Bevor du in der Lage bist, Veränderungen in deiner Brust bemerken zu können, mußt du wissen, wie deine Brust aussieht und wie sie sich anfühlt; die Selbstuntersuchung der Brust hilft uns dabei. Begreife die Selbstuntersuchung deiner Brust als Mittel zu ihrem Kennenlernen statt zum Entdecken von Krebs.

Positionen für die Selbstuntersuchung der Brust

In den Positionen 1 bis 6 betrachtest du deine Brust im Spiegel, stehst zunächst still und drehst dich dann langsam von einer Seite zur anderen. Licht von der Seite ist besser als Licht von oben. Beziehe die Fragen der Checkliste von Seite 68 mit ein, wenn du die verschiedenen Positionen einnimmst.

Position 1. Betrachte dich
Stell dich vor einen Spiegel, und laß die Arme sinken.
Ich sehe mich selbst, eine schöne Göttin.

Position 2. Betrachte dich
Hebe beide Arme über deinen Kopf.
Ich heiße die heilenden Strahlen des Himmels
willkommen.

Position 3. Betrachte dich
Falte die Hände, und senke sie hinter
deinem Kopf; drücke deine Ellbogen
kräftig zurück.
Ich öffne mein Herz und meine Lungen.

Position 4. Betrachte dich
Drücke deine Handflächen vor deiner Stirn kräftig gegeneinander.
Mein Körper ist stark und gesund.

Position 5. Betrachte dich
Beuge dich, bis deine Brustwarzen nach unten zeigen. Du kannst deine
Hände auf die Knie oder die Wand stützen.
Meine Brüste empfangen die heilenden Strahlen der Großen Mutter, der Erde.

Position 6. Betrachte dich
Lege die Hände auf deine Hüften (die Finger zeigen nach unten), und
drücke kräftig nach unten.
Ich bin eine Frau, die Quelle des Lebens, und gestalte mein eigenes Leben.

Position 7. Ertaste
Lehne dich im Badewasser oder auf einem Bett zurück, oder stelle dich
unter die Dusche. Hebe deinen rechten Arm, und lege deine Hand hinter
deinen Kopf. Untersuche nach dem Muster einer Spirale, einer Uhr oder
von Reihen und in drei Druckstärken (siehe Seite 106) deine rechte Brust
gründlich mit deiner linken Hand. Wechsle die Seiten; berühre die linke
Brust mit deinen rechten Fingerkuppen.

Position 8a. Ertaste
Leg dich hin und entspanne. Schiebe ein Kissen unter deine rechte Schulter. Hebe deinen rechten Arm, und leg ihn unter deinen Kopf. Beuge die

Knie, und rolle leicht nach links, bis deine rechte Brustwarze nach oben zeigt. Ertaste die äußere Hälfte deiner rechten Brust, und zeichne dabei die Form einer Apfelsinenscheibe oder von Reihen nach. Mache mit 8b weiter, bevor du die Seiten wechselst.

Position 8b.
Laß deine Hand fest an ihrem Platz, laß dich auf den Rücken rollen, und untersuche die innere Hälfte deiner Brust in der gleichen Weise. Wiederhole 8a und 8b für die linke Brust.

Muster zur Selbstuntersuchung der Brust

Eine gute Selbstuntersuchung umfaßt jeden Teil der Brust. Die folgenden Muster helfen dir, vom Schlüsselbein bis unter die Brust, von der Brustkorbmitte bis in die Achselhöhle alles gründlich abzutasten.

● Spirale
Beginne bei deiner Brustwarze. Streiche spiralförmig in kleinen Kreisen nach außen.

● Uhr
Stelle dir eine Uhr mit deiner Brustwarze als Mittelpunkt vor. Beginne bei Mittag, hoch oben auf deinem Brustkorb. Bewege deine Finger in mindestens sechs kleinen, sich überlappenden Kreisen zu drei Uhr (in deiner Achselhöhle), dann zu sechs Uhr (unter deiner Brust), dann zu neun Uhr (in der Mitte deines Brustkorbs). Nachdem du einen Uhrkreis vollendet hast, zeichne kleinere Kreise innerhalb der vorangegangenen bis zur letzten winzigen Uhr um deine Brustwarze herum.

● Reihen
Stell dir gleichmäßige Reihen vor, wie bei Gestricktem, Reihen einer Obstplantage, eine Borte oder Perlen. Beschreibe entlang dieser Reihen kleine Kreise, die nach oben und nach unten, rückwärts und vorwärts führen.

● Orangenscheiben
Beschreibe an zwölf oder mehr Linien entlang kleine Kreise (so viele wie du brauchst, um deine Brust vollständig zu bedecken), die strahlenförmig von deiner Brustwarze ausgehen.

Muß ich wirklich all diese Positionen einnehmen?

Bei der Selbstuntersuchung der Brust geht es darum, so viel Brustgewebe wie möglich zu betrachten und abzutasten – nicht nur das, was wir normalerweise als unsere Brust bezeichnen. Dein Brustgewebe reicht vom Schlüsselbein bis über die Hautfalte unter deinem Busen und von der Mitte des Brustkorbs bis zur Mitte von Seitenfront und Achselhöhle. Indem du verschiedene Positionen einnimmst und die verschiedenen Brustmuskeln anspannst, kannst du deine unterschiedlichen Brustbereiche beleuchten.

Wann ist die beste Zeit für meine Selbstuntersuchung?

Wann immer es dir paßt. Deine Brust ist möglicherweise etwa eine Woche nach Menstruationsbeginn weniger empfindlich und knotig, doch du kannst sie zu jeder Zeit untersuchen. Falls du deine Menopause schon erreicht hast, möchtest du deine Brust vielleicht bei Neumond untersuchen. Untersuchst du deine Brust zu einem regelmäßig wiederkehrenden Zeitpunkt, hilft dies, dich daran zu erinnern, führst du die Untersuchung deiner Brust je nach Laune durch, hilfst du dir beim Kennenlernen deines Brustgewebes und all seiner Veränderungen. Da die Bruststruktur sich unser Leben lang monatlich verändert (siehe Abbildung Seite 92), ist es günstig, wenn du deine Brust zu verschiedenen Zeitpunkten abtastest.

Hilfe! Ich vergesse immer wieder, meine Brust zu untersuchen.

Tu es jeden Tag. Eine schnelle morgendliche Überprüfung der Brust dauert etwa so lange wie Haarebürsten, und wenn du es jeden Tag tust, fällt es dir leichter, daran zu denken. Überprüfe jeden Tag eine andere Stelle deiner Brust. Kontrolliere einmal pro Woche gründlich: Position 7 unter der Dusche, Positionen 1 bis 6 nach dem Abtrocknen. Mache mehrmals pro Jahr eine Selbstmassage der Brust, und besuche die Weise Heilerin in dir. Wenn du all dies tust, kannst du auf monatliche Untersuchungen verzichten.

Wie oft ist eine Vorsorge erforderlich?

Die meisten ÄrztInnen verwenden kaum zwei Minuten – und das nur einmal im Jahr – auf die Untersuchung deiner Brust. Wenn du deine Brust nur einmal im Jahr, doch dafür 20 Minuten lang untersuchst, hast du eine um 1.000 Prozent bessere Vorsorge, als wenn du dich auf professionelle Aufmerksamkeit verläßt.

Wenn du einem statistisch hohen Brustkrebsrisiko unterliegst, werden 15 Minuten pro Monat alle Positionen abdecken. Ist dein Brustkrebsrisiko normal, kannst du die Untersuchung auf zehn Minuten verkürzen, indem du in einem Monat Position 7 und im nächsten Monat Position 8 ausläßt. Bei einem niedrigen Brustkrebsrisiko können fünf Minuten pro Monat (Positionen 1 bis 7) plus einer Massage pro Jahr ausreichen.

Gibt es eine besondere Weise, meine Brust abzutasten?

Halte die ersten zwei oder drei Finger einer Hand geschlossen. Lege die Fingerkuppen (nicht Fingerspitzen) auf die dieser Hand gegenüberliegende Brust (die linke Hand untersucht die rechte Brust, dann die rechte Hand die linke). Drücke sie sachte gegen den Brustkorb, beschreibe einen kleinen Kreis, und bewege mit deinen Fingern die Haut der Brust.

Drück dann ein bißchen fester, und beschreibe einen weiteren kleinen Kreis. Anschließend drücke sehr fest (doch tu dir nicht weh), und mache einen dritten Kreis.

Bewege deine Finger nach dem von dir gewählten Muster einen Fingerbreit weiter, und beschreibe weitere drei Kreise unterschiedlicher Druckstärke. Wiederhole dieses Muster (siehe Seite 106) mit leichtem, mittlerem und festem Druck.

Kann ich meine Finger nicht einfach um meine Brust gleiten lassen?

Brustknoten sind beweglich, wie Klumpen in einem Pudding. Gleitest du mit deinen Fingern nur über die Haut, können eventuell vorhandene Knoten zur Seite rutschen, so daß du sie nicht spüren wirst. Um einen Knoten fühlen zu können, mußt du ihn zwischen der Brustwand und deinen Fingerkuppen in die Falle locken. Oder fange ihn zwischen beiden Händen, wenn deine Brüste groß sind: Lege eine Brust auf deine Handfläche und drücke sie mit sanftem, festem Druck mittels deiner anderen Hand hinunter.

Kein Zupacken. Kein Pressen. Kreisen, kreisen, kreisen; kreisen, kreisen, kreisen; kreisen, kreisen, kreisen. Seife, Öl, Lotion und Puder sind gut, doch halte deine Finger fest auf der Haut, während du die Kreise beschreibst – kein Glitschen und Rutschen.

Wenn es weich und nachgiebig ist, ist es Fett. Je älter du bist, desto mehr Fett wirst du fühlen. Fett ist ein normaler Bestandteil des Brustgewebes.

Fühlt es sich wie klumpige Creme oder grobkörniger Hüttenkäse an, handelt es sich um knotiges Drüsengewebe. Je älter du bist, desto weniger wirst du davon finden. Knotiges Drüsengewebe ist – wie nicht-knotiges Drüsengewebe – ein normaler Bestandteil des Brustgewebes.

Fühlt es sich zerfurcht, gerippt, faserig, knochig und groß an, sind es deine Rippen (und das Bindegewebe sowie die Muskeln um und zwischen deinen Rippen). Je dünner du bist, desto mehr wirst du davon fühlen. Zerfurchte, gerippte, faserige, knochige Rippen sind normal.

Fühlt es sich dick und gelartig an, handelt es sich um eine Verdickung. Auch sie ist ein normaler Bestandteil des Brustgewebes. Verdickungen befinden sich häufig in einem Halbkreis unter der Brust (wie ein eingebauter BH) und im oberen, äußeren Brustkorb nahe der Achselhöhlen.

Ist es wie eine gleichmäßig geformte Erbse, ein Kieselstein oder eine Murmel, handelt es sich sehr wahrscheinlich um eine Zyste. Ein glatter Knoten, den du plötzlich in deiner Brust ertastest, ist eher eine Zyste als ein Karzinom, muß aber eingehend beobachtet werden. Schrumpft er im Laufe der Zeit (oder schwillt er an und schrumpft dann) oder bleibt er gleich, ist es wahrscheinlich eine harmlose Zyste, besonders dann, wenn du unter 50 Jahre alt bist. Wenn er nur größer wird oder du das Gefühl hast, es könnte sich um ein Karzinom handeln, suche Hilfe. (Und lies: Hilfe! Da ist ein Knoten in meiner Brust.)

Fühlt es sich hart und dicht an, wie ein trockenes Reiskorn, eine ungekochte Linse, ein hartes Käsestückchen, kann es ein Karzinom sein. Gibt es etwas Spiegelbildliches in der anderen Brust? Wenn ja, ist dies wahrscheinlich normal für dich. Wenn nein, suche Hilfe. Diese Art von Knoten kann normales Brustgewebe sein, muß aber nicht.

Ertastest du einen empfindlichen, rundlichen Knoten in deiner Achselhöhle, so ist es wahrscheinlich ein geschwollener Lymphknoten. Lymphknoten sind normales Gewebe; geschwollen deuten sie aber eine Verletzung, eine Infektion oder möglicherweise Krebs im angrenzenden Arm, in der Lunge oder der Brust an. Sind meine Drüsen geschwollen, helfe ich meinem Immunsystem, indem ich bis zu einem Monat lang zehn Tropfen Labkrauttinktur ein- oder zweimal täglich einnehme. Sind meine Lymphknoten geschwollen und druckempfindlich, nehme ich statt dessen mindestens eine Woche lang täglich ein bis vier Tropfen Kermesbeerenwurzeltinktur. (Weitere Informationen in der Materia

Medica.) Bleiben deine Lymphknoten länger als einen Monat angeschwollen, suche Hilfe.

Ich bin so ungeschickt, ich weiß nicht, was ich tue.

Laß die Selbstuntersuchung deiner Brust eine Weile ruhen. Lerne die
Selbstmassage. Nimm die Selbstuntersuchung der Brust erst in ein paar
Monaten wieder auf. Es dauert seine Zeit, bis du deine Brüste kennen-
lernst. Laß dir diese Zeit. Betaste dich, ohne zu urteilen. Betaste, weil du
mit deiner Brust und ihrer Kraft vertraut sein möchtest. Liebe deine
Brust. Summe!

*»90 Prozent der Knoten – und ich spreche von Knoten, die sich letzten Endes
als Karzinom herausstellen – werden von den Frauen selbst entdeckt ...«*
Pat Kelley, Aktivistin in Sachen Brustkrebs, 1993

Wir weben unserem Immunsystem ein Netz

»Liebe EnkelTochter, wir hören deinen Wunsch nach Gesundheit: Dein Wunsch macht uns hörbar, dein Bedürfnis macht uns sichtbar. Wir sind die Alten, älter, als du dir vorstellen kannst, und weise hinsichtlich Gesundheit und Heilung. Obwohl du uns als deine Schutzengel oder Ratgebende betrachten magst, ist es doch gleichgültig, welche Gestalt du uns verleihst. Wir nennen uns selbst die GroßMütter. Wir sind die Weisheit im Stein und im Wasser, in der Luft und im Feuer und in dir. Wir hören dich und wir antworten:

Du wünschst dir ein kraftvolles Immunsystem, stark genug, um den Stürmen und Belastungen deines Lebens zu trotzen, um dich vor Krebs zu bewahren, voller Leben und unverwüstlich. Um dein Immunsystem stärken zu können, ist es klug, es gut zu kennen. Und um es kennenzulernen, müssen wir in sein Reich eintreten. Wir werden dich dorthin bringen, meine Liebe, doch zunächst müssen wir dich warnen: Kraftvolle Immunstärke ist tief, dunkel und schneidend; streng, sicher und bestimmend. Bist du bereit, in diese Dunkelheit einzutauchen? An die Grenze zu stoßen?

Nur wenige sind es. Die meisten ziehen das Helle und das Sanfte vor, sie fürchten die Dunkelheit und meiden Klippen. Doch ist die Dunkelheit ebenso ein Quell der Kraft wie das Licht. Manche Aspekte unseres Immunsystems werden nur in Dunkelheit geboren. Und obwohl es sicherer scheinen mag, gezackte Klippen zu meiden, muß deine Immunstärke so scharf wie eine Glasscherbe sein. Wir laden dich ein, die Dunkelheit zu ehren, deine ungeraden Ecken und Kanten zu pflegen, das anzunehmen, was unbearbeitet und roh, ursprünglich und wild ist. Dies unterstützt dein Immunsystem in einer Weise, wie Sanftheit und Cleverness es nie vermögen.

Wir sehen, du bist bereit. Betritt nun mit uns den dunklen Untergrund deines eigenen Seins. Lerne die symbolische Königin des Netzes kennen, das eigentliche Zentrum deiner Unverletzlichkeit. Durch sie winden sich die Impulse eines jeden Nervs, jeden Gefühls, jeder Schwingung von Leben, die in dir schlägt. Wie eine Spinne registriert sie den Klang jeden Insektes, sie ist wachsam gegenüber dem speziellen Summen jener Fliegen, die du Krebszellen nennst. Sie horcht und sie handelt. Und sie sendet ihre Botschaften zu den lebendigen Fäden deines Immunsystems. Wie die Spinne eine Fliege fängt, so umstricken ihre Fäden krebsbefallene Zellen und wickeln sie ein für ein späteres Festmahl.

Die Krebs-Fliegen sehen ihrem Schicksal entgegen, dem Schicksal allen Lebens, weiterem Leben Nahrung zu sein. Ist alles mit dir in Ordnung, entstehen jedes Mal, wenn eine Krebs-Fliege gefangen wird, spezielle Zellen. Geführt vom Summen der Fliegen und deinem Immunnetz, finden diese Zellen die gefangenen Krebs-Fliegen und verspeisen sie mit großem Appetit.

Doch diese Festpäckchen, solche gefangenen Krebs-Fliegen, können wie Zombies aus deinen Alpträumen erwachen, wenn sie nicht rechtzeitig verspeist werden. Wie lebende Tote können sie erwachen, um zu gebären und sich von den Teilen deiner selbst, die du zu pflegen versäumt hast, die in dir verrotten, zu ernähren.

Du bittest um bessere Immunstärke, und wir, deine Alten GroßMütter, bieten dir dies: Aasvögel, Aasgeier, die sich ernähren, indem sie dein vergammelndes Fleisch sauber picken und nichts für die Larven übriglassen.

Wir bieten dir das althergebrachte Bild von Ma, Mutter Vernichterin, sie, die das Messer hält. Ma, die alles pflegt und erhält, was du bist. Ma, die alles zum Tode verurteilt, was nicht du bist. Wie kannst du ihre Arbeit unterstützen? Ehre die Aasgeier in dir. Folge der heiligen Spirale der Spinne vom Zentrum bis zu deinen Grenzen. Gehe durch deine verlassenen Teile und pflege sie. Zusammen werden wir, liebe EnkelTochter, ein kraftvolles Immunsystem aufbauen.«

Ein starkes Immunsystem

Kann ein starkes Immunsystem Krebs verhindern? Vermag ein starkes Immunsystem dafür zu sorgen, daß Krebs sich zurückbildet? Kann es die Wiederkehr von Krebs, der behandelt wurde, verhindern? Oder Karzinome davon abhalten, Metastasen zu bilden?

Die Schulmedizin konzentriert sich selten auf das Immunsystem als Mittel zur Vorbeugung oder Heilung von Krebs. Tatsächlich drängt sie Frauen dazu, Krebs mit Techniken zu entdecken und zu behandeln, die dafür bekannt sind, das Immunsystem zu unterdrücken.

Der Aufbau eines starken Immunsystems kann uns helfen, ein Leben ohne Krebs zu führen, und ist wichtig für eine Behandlung, ob allein oder als ergänzende Medizin. Besonders wichtig ist die Stärkung des Immunsystems bei Krebsarten, die durch Viren hervorgerufen werden. (Der Epstein-Barr-Virus wird zum Beispiel mit Brustkrebs in Verbindung gebracht.)[91] Der Aufbau eines starken Immunsystems sorgt bei relativ geringem Kraftaufwand für langanhaltenden Nutzen.

Um Krebs vorzubeugen, wende ich regelmäßig die das Immunsystem stärkenden Techniken der Schritte 0, 2 und 3 an. Frauen, die mit den Grauzonen einer Krebsdiagnose zu tun haben (wie zum Beispiel in-situ-Karzinomen, mehrdeutigen Befunden, stark voneinander abweichenden pathologischen Befunden, unbestimmten Mikrokalkablagerungen und gering differenzierten Zellen), sollten auch Schritt 4 mit einbeziehen. Ich halte die Schritte 4, 5 und 6 besonders für Frauen geeignet, die mit Krebs tanzen, mit einer akuten Infektion zu tun haben oder chronische Immunprobleme ausheilen.

Schritt 0: Tue nichts!
- Meditiere über die große Leere; denke nichts, sieh nichts.
- Lösche die Zeit für mindestens einen Tag aus (zwei Wochen sind natürlich besser). Wie? Lege deine Uhr ab. Verstecke alle Uhren, oder kopple sie vom Netz ab. Schalte alle Radio- und Fernsehgeräte ab. Geh ins Bett, wann du willst. Iß, wenn du hungrig bist. Wach auf, wenn du dich danach fühlst.

Schritt 1: Sammle Informationen!

★ Lies *The Body Victorious* von Lennart Nilsson, vor allem die Seiten 91–109 und 127–130, auf denen du krebsverzehrenden Makrophagen, T-Lymphozyten und Monozyten direkt gegenübertrittst.[92]

● Es heißt, unser Immunsystem bestehe aus großen Teilen (Mandeln, Polypen, Thymusdrüse, Milz, Lymphgefäßen und Lymphknoten) sowie spezialisierten Zellen, die von diesen Teilen produziert werden (weiße Blutkörperchen, Mastzellen und mitwirkende Seren, wie etwa Interferone).

★ Doch Candance Pert, Gastprofessorin für Neurologie an der *Rutgers University* und Entdeckerin der Lustrezeptoren im menschlichen Hirn, hat bewiesen, daß jede Zelle des Körpers aufgrund eines »psychosomatischen Kommunikationsnetzes« am Immunsystem teilhat.[93] Das Immunsystem ist ein komplexes Netzwerk chemischer, elektrischer und hormoneller Signale. Ein Schwingungsnetzwerk, auf das Emotionen wie auch Bakterien Einfluß haben, das sowohl von Gedanken als auch von Medikamenten, die mit den sie umgebenden Vibrationen mitschwingen, beeinflußt wird.

Schritt 2: Sammle Energie!

● Dein Immunsystem reagiert sehr sensibel auf Energiebotschaften, ob es sich dabei nun um die offensichtlichen wie Düfte, Farben, Musik, Rhythmen, Bewegung, Symbole und Gebete handelt oder um die subtileren wie Atmung, Absicht und Umgebung. Die klassischen Schwingungsheiltechniken – wie zum Beispiel Schamanenreisen, religiöse Festzüge, Heilzeremonien, Sandzeichnungen und persönliche Rituale – aktivieren mehrere Schwingungsbotschaften gleichzeitig und erhöhen damit wesentlich deren Wirksamkeit.

● Besuche gemeinsam mit der Weisen Heilerin in dir dein Immunsystem (Seite 116).

★ Lache! Singe! Schreie! Tobe! Ja, das stärkt dein Immunsystem. Der alte griechische Heiltempel beherbergte immer auch Clowns und Theater. Lache, bis du weinst. Singe, bis jede andere es auch tut. Laß einen Wutanfall kommen. Eine permanente latente Niedergeschlagenheit, schwelender Ärger, dem du selten oder nie Ausdruck verleihst, jahrzehntelang versteckte Bitterkeit und Rache oder eisige Ruhe, die noch lange nach der Verletzung anhält, vermögen dein Immunsystem zu schwächen. In unschädlicher Weise diesen Gefühlen Ausdruck zu verleihen ist ein kraftvolles Mittel, dein Immunsystem zu stärken und einer Karzinogenese entgegenzuwirken.

• Bachblüten, homöopathische Heilmittel, Kristallelixiere, Chakrameditation oder andere Heilweisen zur Stärkung des Immunsystems sind nicht so befremdlich, wie sie sich vielleicht anhören. Mache dich mit ihren wissenschaftlichen Grundlagen vertraut, sieh nach in *Vibrational Medicine* von Richard Gerber.[94]

★ Ich verwende die Farbe Orange, um mein Immunsystem zu stärken. Ich stelle mir Orange vor, ich esse orangefarbene Lebensmittel, ich kann sogar bildlich empfinden, wie pfirsichfarben die Luft getönt ist, und atme sie ein. In meinem Nabelchakra sammle ich orangefarbene Energie. Ich konzentriere das Orange in meinem Nabel: dem Mal der Trennung von meiner Mutter, der Göttin, der Seligkeit, eins mit dem Ganzen zu sein. Der Nabel ist das Symbol für das Zentrum meines Immunsystems, das mich umfangen hält und mich vom Ganzen trennt, bis mit meinem Tod der Zeitpunkt gekommen ist, wieder mit dem Ganzen zu verschmelzen. Von meinem Bauchnabel aus lasse ich die orangefarbene Lebenskraft der Immunstärke durch meinen Körper kreisen, bringe sie zu meinen Brüsten und jedem anderen Ort. Ich male mir aus, wie jede Zelle meines Immunsystems vor Orange bebt. Von Orange erfüllt, atme ich mit einem tiefen Seufzer aus. Mehr über Chakratherapie findest du in *Pranic Healing* von Choa Kok Sui.[95]

• Ein starkes Immunsystem braucht Licht wie Dunkelheit. Melatonin, ein Hormon, das zum Schutz vor Krebs beiträgt, wird nur in der Dunkelheit produziert, während zur Produktion anderer wichtiger Verbindungen des Immunsystems das volle Sonnenlicht benötigt wird. Um ein starkes Immunsystem auszubilden, solltest du nachts in einem vollständig abgedunkelten Raum schlafen; am Tage hingegen mindestens 15 Minuten ohne Brille oder Kontaktlinsen im Freien verbringen.

★ Höre dem zu, was du sagst – laut oder nur zu dir selbst –, dein Körper und dein Immunsystem hören dir zu.[96] Ob du es Affirmation, positives Denken, Gebet oder Mantra nennst, liebevolles Sprechen mit dir selbst ist eine tägliche Übung, mit deren Hilfe du dir ein starkes Immunsystem aufbaust. Eine der wildesten alten Frauen, die ich kenne, die Heilerin Margo Geiger, eine hochgeschätzte Mentorin, lehrte mich nicht nur, gute Gedanken zu haben, sondern auch das Immunsystem belastende Sätze wie: »Das bringt mich um« oder »Ich würde sterben für ...« anders zu denken: »Laß uns dafür leben!«

Der Duft von nur einem Tropfen puren ätherischen Rosmarin-, Lavendel-, Kajeput- oder Zitronenpelargonienöls soll das Immunsystem stärken.[97] Bitte keine synthetischen Öle, sie schwächen dein Immunsystem.

Die Reise zu der Weisen Heilerin in mir

Bitte jemanden, dir die folgenden Passagen vorzulesen, oder sprich sie auf Tonband, und spiel es für dich ab. Such dir eine Zeit und einen Platz, an dem du für eine halbe Stunde allein bist, weit weg von den Forderungen deiner Familie, der Arbeit, des Telefons. Löse beengende Kleidung; hake deinen BH auf (besser noch: ziehe ihn aus); zieh die Schuhe aus, setze deine Brille ab, oder nimm deine Kontaktlinsen heraus. Leg dich bequem auf den Rücken, und packe ein Kissen unter deine Knie. Schließe die Augen, und atme aus.

Atme aus, und entspanne dich. Atme aus, bis du leer bist. Atme jeden Gedanken aus. Atme jede Spannung aus. Atme langsam und gleichmäßig, als würdest du schwingen oder schaukeln, mit großen Flügeln schlagen oder in einem kleinen Boot auf ruhigem Wasser sein. Überlasse dich dem leichten Rhythmus dieser Bewegung. Laß dies sanfte Ein- und Ausatmen dich halten. Gib dich diesem Gefühl hin, von deinem eigenen Atem bewegt zu werden, ohne dich anzustrengen, durch einen Rhythmus und eine Kraft, die weitaus größer sind als du.

Während du atmest und zu deinem eigenen Rhythmus findest, richte deine Aufmerksamkeit auf dein Herz. Gab es eine Zeit, in der sich dein Herz nach etwas sehnte? Fühle es wieder, dieses Sehnen, Wünschen, Schmerzen, Öffnen, Brauchen. Die Zeit des Sehnens ist schwer. Dieses Mal gibt es eine Antwort auf deinen Wunsch. Dieses Mal antwortet dir die Weise Heilerin in dir.

Du kannst die Weise Heilerin in dir in jeder denkbaren Gestalt wahrnehmen: weiblich, männlich, als Tier, Pflanze, Stein, Außerirdische, Insekt, als Kosmos. Vielleicht weißt du, daß die Weise Heilerin in dir anwesend ist und mit dir kommuniziert; vielleicht siehst oder hörst du etwas.

Stelle dich der Weisen Heilerin in dir vor, und biete ihr ein kleines Geschenk an, vielleicht etwas, das du in deiner Tasche hast, vielleicht dein Lächeln oder eine Umarmung. Du kannst der Weisen Heilerin in dir Fragen stellen: Wie heißt du? Welches Geschenk würde dir gefallen, wenn ich dich das nächste Mal besuche? Schenke ich dir genug Aufmerksamkeit? Hast du Klagen oder vielleicht ein Lob über unsere Beziehung? Hast du Kommentare zu der Art und Weise, wie ich mit mir selbst umgehe?

Bitte die Weise Heilerin in dir, dich auf eine Reise zu deiner Brust und zu den in der Nähe liegenden Lymphknoten mitzunehmen. Du wirst dich sehr klein machen müssen, um in die Gänge und Lobuli des Brustgewebes hineinzupassen und durch die Lymphgefäße gleiten zu können. Gehe zuerst zum gesunden Brustgewebe. Sei aufmerksam für das, was du empfindest, was du siehst, hörst oder fühlst. Laß die innere Heilerin wissen, daß wirkliche Gesundheit das ist, was du für jeden Teil deines Körpers und für jeden Aspekt deines Lebens wünschst.

Bitte die Weise Heilerin in dir, dich auf jede von Krebs befallene oder kranke Zelle in deiner Brust oder in deinem Körper aufmerksam zu machen. Bitte sie, sorgfältig nach kranken oder mutierten Zellen Ausschau zu halten und dich sofort zu benachrichtigen, falls eine Zelle zu wuchern beginnt. Wie kann die Weise Heilerin in dir dich warnen? Findet gemeinsam einen Weg, miteinander zu kommunizieren.

Wenn deine Weise Heilerin in dir dich auf krebsbefallene oder präkanzeröse Zellen hinweist, bitte sie um Hilfe bei deren Veränderung. Du kannst in diese Zellen hineingehen und mit Hilfe deiner inneren Heilerin einen Aktionsplan erstellen. Was muß verändert werden? Wie? Brauchst du weitere Hilfe? Welcher Art und von wem? Was mußt du tun, um diese Veränderungen in Gang setzen zu können, um sie aufrechtzuerhalten? Wie kannst du sicher sein, daß die kranken Zellen wieder zu gesunden Zellen werden? Wie mußt du sie überwachen?

Bitte deine Weise Heilerin in dir, dich zu den Zellen in deinem Körper zu führen, die besonders gesund und fröhlich sind. Genieße ihre Lebenskraft. Wenn du willst, bitte um eine Reise zu jenen Bereichen deines Körpers, die am meisten von deiner Aufmerksamkeit profitieren würden, und bitte um Hilfe, diesen Teilen deiner selbst genau das zu geben, was sie brauchen.

Bleibe so lange du willst bei deiner Weisen Heilerin in dir. Du wirst wissen, wann es Zeit ist zu gehen.

Nun spüre, wie du dich von deiner Weisen Heilerin in dir entfernst, sei dir gleichzeitig dessen bewußt, daß du immer zu dir zurückkehren kannst. Spüre deinen gesamten Körper fortgehen, die rechte Seite und die linke Seite. Fühle, wie deine Arme und Beine sich rhythmisch bewegen, wie sie fortgehen, doch miteinander verbunden bleiben. Deine Füße drücken beim Gehen auf den Boden. Laß den Rhythmus deines Gehens dich allmählich zu voller Größe zurückführen und genau zu dem Platz zurückbringen, an dem du dich gerade befindest. Öffne deine Augen, strecke dich, und setze dich auf; du fühlst dich erfrischt und leicht.

Nimm dir die Zeit, deine Reise in Bildern oder in Worten festzuhalten.

Schritt 3: Nähre und stärke dich!

● Im Immunsystem wird vieles nach Bedarf entwickelt. Spezielle Zellen, die Krebszellen, Bakterien und Viren vernichten, werden gebildet, wenn sie gebraucht werden. Ist das Immunsystem reichhaltig mit Nährstoffen versorgt, bringt es diese spezialisierten Zellen im Überfluß hervor: Interferone, Makrophagen, tumorunterdrückende Zellen, natürliche Killerzellen und T-Zellen. Fehlen Nährstoffe, versagt das Immunsystem und macht uns für viele Krankheiten, einschließlich Krebs, anfällig.

Die entscheidenden Nährstoffe zum Aufbau deines starken Immunsystems sind Selen, Germanium, Spurenelemente und die Antioxidanzien Vitamin A, C und E. Vorsicht: Synthetische Zusatzpräparate dieser Nährstoffe können Krebs hervorrufen oder fördern. Siehe Vitamin-, Spurenelement- und Mineralstoffquellen, Seite 86, mit Hinweisen auf unschädliche Quellen.

● Wie behindert eine Mangelernährung das Funktionsvermögen des Immunsystems? Die Anzahl tumorunterdrückender Zellen und T-Helfer-Zellen verringert sich, die Aktivität und Zahl der tumorverspeisenden T-Zellen sinkt, die Produktion der Interferone wird verlangsamt, es gibt weniger Immunglobuline, und es entsteht ein Mangel an gesunden roten und weißen Blutkörperchen.[98]

★ Mangold, Möhren, Knoblauch, grüner Tee, Wildpilze, Algen und dunkles Blattgemüse sind die besten Nahrungsmittel zur Pflege und Stärkung deines Immunsystems. Schnelle Ergebnisse erzielst du mit Miso-Suppe mit Algen, Knoblauch, Blattgemüse und Wildpilzen zu Mittag und Immun à-go-go-Suppe (Seite 344) oder Pfannengerührtem fürs Leben (Seite 343) zum Abendbrot, über mehrere Wochen genossen.

★ Meine Lieblingskräuter zur Pflege meines Immunsystems sind Brennessel, Tragant, Amerikanischer Ginseng, Sibirischer Ginseng und Wildpilze.

● **Brennessel** – Brennesselauszug, getrocknete Blätter oder Brühe, die beim Kochen der frischen, zarten Spitzen entsteht – ist ein Mittel, mit dem ich mein Immunsystem stärke, meine Energie steigere und meine Nebennieren regeneriere und schütze. Wer während einer schweren Krankheit (einschließlich Krebs und AIDS) Brennesseln verwendet hat, wird in meine Lobeshymne einstimmen. Siehe Materia Medica.

● **Tragantwurzel** soll eines der unschädlichsten Gewächse zur Stärkung des Immunsystems sein und wird oft über längere Zeiträume hinweg täglich eingenommen. Neben seiner immunstärkenden Wirkung ist Tragant äußerst hilfreich bei ernsthafter Immunschwäche. Klinische Studien haben gezeigt, daß Tragantauszüge sehr wirksam zur Verbesserung und Wiederherstellung der Funktionstätigkeit der T-Zellen, zur Verbesserung des Knochenmarks und zur Vermehrung der Interferonreaktionen beitragen. In China wird Krebskranken Tragant zur Stärkung ihres Immunsystems und zum Schutz vor Schäden infolge Chemo- oder Strahlentherapie stationär verabreicht.[99] Siehe Materia Medica.

★ Eines der meistuntersuchten Kräuter, die **Ginsengwurzel** (Panax quinquefolius oder Panax ginseng), ist ein ausgezeichneter Verbündeter eines stark belasteten Immunsystems.[100] Ginseng regt die Produktion von Interferonen, Phagozyten, Antikörpern und T-Killer-Zellen an.[101] Er steigert die Energie, auch die der Antioxidanzien, läßt Tumore kleiner werden und verschwinden, schützt die Nebennierenrinde und hat während einer Strahlen- oder chemischen Belastung eine stark antikarzinogene Wirkung. Das macht Ginseng zu einer hervorragenden ergänzenden Medizin für alle, die sich einer

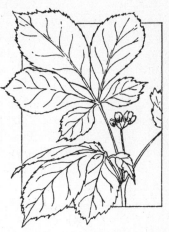

aggressiven schulmedizinischen Behandlung unterziehen. Ich persönlich benutze Ginseng, um körperlich bedingte Belastungen wie Schlafmangel, Reisestrapazen und extreme Temperaturschwankungen auszugleichen.

Du fragst dich sicher, was du aus der verwirrenden Vielzahl von Sorten und Präparaten kaufen sollst. Ich bevorzuge Amerikanischen Ginseng. Normalerweise verwende ich eine Tinktur, die aus frischen zehnjährigen Wurzeln hergestellt wird (5 bis 100 Tropfen täglich). Du kannst aber auch ganze getrocknete Wurzeln, wenn sie von guter Qualität sind, verwenden (1 bis 9 Gramm Ginseng vier Stunden lang in ein bis zwei Tassen Wasser kochen). Pulver, Kapseln und Tee aus Ginseng haben in der Regel eine so geringe Qualität, daß sie keine oder nur geringe Wirkung zeigen. Solange du Ginseng wirklich benötigst, kannst du nicht zuviel von ihm einnehmen. Wenn dein Körper ihn nicht braucht, kann er ein unangenehmes, kribbeliges, rasendes Gefühl hervorrufen.

★ **Sibirischer Ginseng** (Eleutherococcus) ist das Kraut, das allgemein als das effektivste Immuntonikum mit der Fähigkeit zur Adaptation (der Milderung von Streßfolgen) betrachtet wird. Er ist so unschädlich wie preiswert. Sibirischer Ginseng hilft deinem Immunsystem, auf Zellschädigungen, die durch Bestrahlung oder Luft- und Wasserverschmutzung hervorgerufen wurden, zu reagieren. Gleichzeitig hilft er Streß abbauen, der durch permanenten Lärm, Überarbeitung und Kummer hervorgerufen wurde.[102] Siehe Materia Medica.

★ **Wildpilze** waren meine erste Liebe. Lange bevor Grünpflanzen mich faszinierten, ging ich schon in den Catskills in die Pilze – mehr oder weniger auf dem Bauch kriechend. Pilze sind sehr wichtige Regeneratoren, denn sie vermögen den Reichtum jahrhundertelang gespeicherter Mineralien aus längst abgestorbenen Bäumen herauszulösen. Wir nähren unser Immunsystem mit diesen konzentrierten Mineralstoffen wie auch mit einer Fülle anderer krebshemmender Verbindungen, wenn wir Wildpilze oder exotische Pilze essen. Wenn die Zeit der Pilze gekommen ist, bereite ich mir häufig Wildpilzgerichte und trockne oder friere das ein, was ich nicht sofort essen kann. Gehe bitte immer auf Nummer Sicher: Iß keinen dir unbekannten Pilz! Kontrolliere vor dem Verzehr jeden Wildpilz dreimal. Exotische Pilze kannst du in Kapseln, in manchen Läden aber auch frisch kaufen. Im folgenden will ich dir aufzeigen, was Labor- und klinische Studien über die Adaptationsfähigkeit und immunstärkenden Wirkungen von Pilzen sagen:

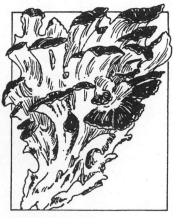

● **Klapperschlamm** (Grifolia frondosa), der tanzende Pilz – ob frisch, als Tinktur oder in Tablettenform –, verhinderte im Tierversuch wirksamer als jeder andere getestete Pilz, einschließlich Shiitake, das Tumorwachstum. Wichtig zu wissen ist, daß er bei oraler Einnahme hochwirksam ist. Shiitake wiederum ist wirksamer, wenn es intravenös injiziert wird. Wenn du Klapperschlamm kaufst, achte darauf, daß du den fleischigen Körper bekommst. Das häufig angebotene Pilzgeflecht (lies das Etikett) ist weniger wirksam.

● Eines der meistgeschätzten Tonika in der orientalischen Medizin wird aus dem **Glänzenden Lackporling** (Ganoderma lucidum) gewonnen. Jeder Ganoderma ist adaptionsfähig, belebend und regenerierend – besonders für die Leber. Die tägliche Einnahme während einer Strahlentherapie reduziert die Schädigung normaler Zellen. Selbst gelegentlicher Gebrauch stärkt das Immunsystem und verringert das Krebsrisiko. In klinischen Untersuchungen erhöhte der Lackporling die Produktion von T-Zellen und Interferon-a, brachte Tumore zum Schrumpfen und Verschwinden und erhöhte die Lebensqualität unheilbar Kranker. Glänzender Lackporling soll ausgezeichnet mit Shiitake zusammenwirken; ihre Wirkungen ergänzen und verstärken sich wechselseitig.

Wie nimmst du den Glänzenden Lackporling zu dir? Er wird häufiger in Tablettenform oder als Tinktur statt frisch oder als ganzer Pilz verkauft. Nachdem ich einen Glänzenden Lackporling sechs Stunden lang mit magerem Ergebnis gekocht hatte, verstand ich auch, warum. Der Lackporling ist ein zäher Pilz. Er enthält so wenig Wasser, daß er frisch wie getrocknet dasselbe Gewicht hat. Nach der klassischen Zubereitungsmethode werden 30 Gramm des Ganoderma in eine dichtverschlossene Kasserolle gegeben und in etwa einem halben Liter Wasser 24 Stunden lang leicht gekocht. Der hierbei entstehende Sud wird während der nächsten 24 Stunden schlückchenweise getrunken. Das langsame Kochen von Ganoderma ist heutzutage einfacher; ein irdener Topf verhindert das Anbrennen. Die übliche Dosis der Tinktur (ganze Pilze in Alkohol) beträgt 20 bis 40 Tropfen dreimal täglich.

● **Shiitake** (Lentinus edodes) sorgt für ein starkes Immunsystem und unterdrückt unmittelbar eine durch Chemikalien oder Viren hervorgerufene Geschwulstbildung. Regelmäßiger Verzehr von Shiitake steigert die Vitamin-D-Produktion und -Verwertung (wichtig bei der Krebsprophylaxe) und erhöht die Produktion von krebsbekämpfendem Interferon-a (IFN-a). Shiitake wirkt zudem entzündungshemmend. In Japan werden mit intravenös verabreichtem Shiitake-Extrakt gute Ergebnisse bei Menschen mit fortgeschrittenem Brustkrebs erzielt: Der Allgemeinzustand verbesserte sich, die Lebenserwartung wurde verlängert. Nebenwirkungen treten selbst bei hoher Dosierung nur selten auf.

Wie bereitest du Shiitake zu? Ich kaufe sie frisch, schneide die Hüte in Scheiben, brate sie in wenig Olivenöl an, gebe Knoblauchscheibchen und einen Schuß Wasser hinzu und dünste sie etwa 15 Minuten lang. Getrocknete Shiitake schmecken ganz ausgezeichnet in Suppe. Die Stiele sind hart und gummiartig. Sie werden beim Kochen nicht weich, doch wirf sie nicht weg. Versuche folgendes: Lege die Shiitakestiele in ein kleines Gefäß, fülle es mit Apfelweinessig auf, schließe es mit einem Plastikdeckel dicht ab, und warte sechs bis acht Wochen. Das Paradies duftet und schmeckt wie Shiitakeessig, da bin ich mir ganz sicher. Salat verleiht er einen sensationell guten Geschmack, er hat einen sehr hohen Anteil an Mineralstoffen und wirkt zudem krebshemmend. Ich esse Shiitake ein- bis zweimal im Monat, um meine guten Abwehrkräfte zu erhalten. Täglich ein Eßlöffel Essig oder mehrmals pro Woche gedünstete Shiitake als Beilage zu einer Mahlzeit sind keine zu hohe Dosis, um Nebenwirkungen einer Chemotherapie vorzubeugen. Die Anweisung zu ihrer Zubereitung gilt übrigens in gleicher Weise für den Samtfuß-Rübling.

- **Eichhase,** auch Ästiger Büschelporling (Polyporus umbellatus), wird seit Jahrtausenden als Mittel für langes Leben und Vitalität gepriesen. Auf einem Fruchtkörper hat er eine Vielzahl von kleinen Speisepilzen, der knollenartige Strunk wird pharmazeutisch genutzt. In vitro (im Reagenzglas) vermehrte Eichhase lediglich IFN-a, doch in vivo (im wirklichen Leben) scheint er beeindruckend hilfreich, wie aus China berichtet wird. Verwende ihn wie den Glänzenden Lackporling.
- **Schillerporling** (Inonotus obliquus) gedeiht auf Weißbirken. In Rußland wird er häufig als Immunstärkungsmittel, Präventivmittel gegen Krebs und als Hilfsmittel für jene verwendet, die mit dem Krebs, besonders mit Melanomen, tanzen. (Der häufigste Pilz auf Birken in den Wäldern meiner Umgebung ist Ganoderma applamatum.) Bereite und verwende den Schillerporling wie den Glänzenden Lackporling.
- **Der Bovist** (Calvatia species) ist ein weitverbreiteter Wildpilz mit hervorragenden krebshemmenden Eigenschaften.

Kräuter für mein Immunsystem

- Weiße Blutkörperchen werden in der Thymusdrüse und im Knochenmark produziert. Sie entstehen in vielen verschiedenen Formen (zum Beispiel T-Helfer-Zellen, T-Killer-Zellen und B-Zellen), doch alle vernichten Krebszellen und Viren.
Du kannst die Produktion deiner weißen Blutkörperchen erhöhen mit: Tragant, Echinacea, Sibirischem Ginseng, Ginseng, Glänzendem Lackporling, Wildpilzen, Süßholz und Hydrastis.

- Makrophagen leben in den Lymphknoten, in der Leber und der Milz, wo sie Bakterien, Mikroorganismen und Zelltrümmer eliminieren und das Immunsystem vor Schaden bewahren.
Die Aktivität der Makrophagen wird verbessert durch: Echinacea, Sibirischen Ginseng, Ginseng und Süßholz.

- Interferone binden sich an verschiedene Rezeptoren auf der Zielzelle und initiieren die Produktion antiviraler Proteine.
Die Struktur und Wirkung der Interferone wird verbessert durch: Tragant, Echinacea, Süßholz und Wasserdost (Eupatorium perfoliatum), Glänzenden Lackporling, Shiitake und Eichhase.

● **Echinacea** ist in den Vereinigten Staaten schlichtweg *das* Tonikum für das Immunsystem und gegen Krebs. Es aktiviert die Produktion von weißen Blutkörperchen, Interferonen, Leukozyten, T-Zellen und B-Lymphozyten und wirkt antibakteriell und antiviral. Echinacea ist meine Lieblingsarznei, wenn eine Infektion naht. Anders als pharmazeutische Antibiotika oder homöopathische Mittel gegen Bakterien (wie Hydrastis), die zwar Infektionen bekämpfen, doch gleichzeitig die Funktionstätigkeit des Immunsystems schwächen, stärkt und nährt Echinacea das Immunsystem. Siehe Materia Medica.

★ **Usnea**, eine weitverbreitete Flechte, enthält in besonders reichem Maße die starke, antibiotische und tumorhemmende Usninsäure (auch Flechtensäure) sowie immunstärkende Mineralstoffe. Ich verwende Usnea barbata (Gemeine Bartflechte), andere Flechten zeigen jedoch ähnlich immunverbessernde und stärkende Eigenschaften. Nebenwirkungen der Usneatinktur sind nicht bekannt.

Ihre Fähigkeit, das Immunsystem wiederzubeleben, beeindruckt mich ungeheuer. Ich will eine wunderbare Heilungsgeschichte erzählen, bei der Usnea die Hauptrolle zukam: Eine Hüftprothese geriet in eine Schieflage, eine Infektion spielte der betroffenen Person übel mit und war resistent gegen Antibiotika. Sollte man noch einmal operieren oder warten, so aber vielleicht den Verlust eines Beines riskieren? 30 Tropfen Usneatinktur, alle zwei Stunden verabreicht, wandten die Infektion in weniger als einem Tag ab! Genauso schnell half die Tinktur bei mir, als ich von einer sehr heftigen, schmerzhaften und Schwindelanfälle auslösenden Sinusitis geplagt wurde. Im Nordwesten der Pazifikregion, im Norden Kanadas und in ganz Neuseeland habe ich Usnea auf den Zweigen von Obst- und Nadelbäumen gefunden. Ich lasse frische oder getrocknete Usnea – es macht keinen Unterschied – in hochprozentigem Wodka in einer braunen Glasflasche ziehen, bis sie orangefarben geworden ist (die Farbe meiner Immunkraft). Cascade Anderson-Geller, eine amerikanische Heilerin, intensiviert die kräftigenden und stärkenden Eigenschaften von Usnea, indem sie die Flechte vor der Zubereitung als Tinktur kurz in Wasser kocht.

★ Bewegung ist ein ausgezeichnetes Mittel zur Stärkung des Immunsystems. Klinische Untersuchungen haben gezeigt, daß ein enger Zusammenhang zwischen regelmäßiger Bewegung und erhöhter Immunstärke und Widerstandkraft gegen Krebs besteht. Die Betonung liegt allerdings auf »regelmäßig«. Es ist besser, jede Woche viermal eineinhalb Kilometer spazierenzugehen als einmal im Monat 25 Kilometer zu joggen.

Schritt 4: Stimulieren/Sedieren

★ Kermesbeerenwurzel versetzt das Immunsystem in rege Funktionstätigkeit, besonders den Lymphefluß des Brustgewebes. Sie ist besonders geeignet für Frauen mit Brustinfektionen, schmerzenden Lymphdrüsen in der Achselhöhle, Brustkrebs oder Lungenproblemen. Siehe Materia Medica.

Frauen mit hartnäckigen, schmerzhaften Brustknoten berichten von guten Ergebnissen, nachdem sie drei Monate lang täglich 5 bis 10 Tropfen Kermesbeerenwurzeltinktur eingenommen hatten. Manchmal nehmen diejenigen, die mit dem Krebs tanzen, über einen Zeitraum von bis zu einem Jahr 30 Tropfen täglich. Nimm einen Tropfen täglich, und erhöhe die Dosis alle zwei bis drei Tage um einen Tropfen, bis sich eine Wirkung einstellt.

Vorsicht: Es kann sein, daß du dich benommen und abwesend fühlst, wenn du Kermesbeere nimmst, besonders bei höheren Dosen. Beginne die ersten Male mit der Einnahme nach dem Abendessen und bleib zu Hause, um deine Reaktion beurteilen zu können. Eine hohe Dosierung und ein Zeitraum von mehr als drei Monaten können deine Nieren belasten.

● In klinischen Studien konnte nachgewiesen werden, daß Kummer und Streß Anzahl und Tätigkeit der T-Zellen und der natürlichen Killerzellen herabsetzt, die Immunantwort verlangsamt und das Krebsrisiko steigert.[103] Begegne dem mit Ginseng oder Echter-Herzgespann-Tinktur (10 bis 20 Tropfen), und schließe dich einer Selbsthilfegruppe an.

★ Schwingungen vermögen die Thymusdrüse und das Immunsystem zu stärken. Du kannst deine Thymusdrüse sehr einfach in Schwingung versetzen, wenn du 300mal am Tag auf deinen Brustkorb (zwischen den Brüsten) klopfst. Du kannst auch Harfe oder Schlagzeug spielen oder tanzen.

★ Süßholzwurzel (Glycyrrhiza glabra) ist das weltweit bekömmlichste und zugleich meistgenutzte Stimulans für das Immunsystem. Besonders wirksam hemmt die Süßholzwurzel Herpesviren, Wachstum und Ausbreitung der von Viren verursachten Krebsarten. Süßholztinktur (25 bis 75 Tropfen pro Tag) oder Süßholztee (kein Aufguß) unterstützt die Produktion von Antikörpern, wirkt entzündungshemmend und schützt den Nebennierenkortex. Vorsicht: Hohe Dosierungen über einen langen Zeitraum erhöhen den Blutdruck und stören den Elektrolythaushalt.

● Intensive Hitze regt das Immunsystem an. Dich vier- bis sechsmal im Jahr richtig zu erhitzen ist wichtig für die Ausbildung einer guten Immunstärke. Wie? In der Sauna, im Dampfbad, mit einem Epsomer-Bittersalz-Bad (so heiß wie möglich, während Schafgarben- oder Salbeiaufguß getrunken wird) oder in einer indianischen Schwitzhütte (so heiß wie möglich, während Schafgarbe und Salbei verbrannt werden). Intensive Kälte (übertreibe dies bitte nicht) regt dein Immunsystem ebenfalls an.

● Chronische Infektionen sind eine ernsthafte Strapaze für das Immunsystem. Sei sehr vorsichtig, wenn eine Infektion sich hinzieht: Probiere für das Zahnfleisch eine Spülung aus 1 bis 5 Tropfen Myrrhe (Commiphora myrrha) in etwas Wasser. Verwende Kondome oder andere Latexschutzmittel, um dich vor Infektionen in Vagina oder Gebärmutter zu schützen. Behandle Infektionen mit Echinacea; versuche bei einer langwierigen Sinusitis eine Nasendusche aus Salzwasser (siehe Seite 270).

Schritt 5a: Nimm Zusatzpräparate!

● Selen hilft beim Aufbau eines gesunden Immunsystems und blockiert auch die Initiierung und Wucherung von Krebszellen. Wenn du mit dem Krebs tanzt, nimm täglich bis zu 1.000 mcg (1 mg) Selenmethionin oder 1 bis 5 mg Natriumselenit (das sind extrem hohe Mengen), um die Immunfunktion anzuregen. Vorsicht: Überdosierungen sind möglich. Siehe Seite 193. Kräuterquellen für Selen: organischer Knoblauch, Tragant.

● Zink ist ein weiterer wichtiger Nährstoff für das Immunsystem. Ohne ihn fehlt es den weißen Blutkörperchen an Energie, bei Zinkmangel nehmen die T-Zellen ab, und die Thymusaktivität wird gesenkt. Aber wie bei jeder guten Sache kann auch die Einnahme von Zink übertrieben werden. Ein Zuviel an Zink unterdrückt das Immunsystem. Kräuterquellen für Zink: Echinacea, Nesseln, Algen.

● Der Vitamin-B-Komplex, insbesondere B6 (Pyridoxin), ist für die Gesundheit des Immunsystems entscheidend. Ein Mangel an Vitamin B6 setzt die Tätigkeit der Thymusdrüse herab. Die Zusatzdosierung beträgt im Regelfall 100 mg täglich. Pyridoxinreiche Lebensmittel sind Brokkoli, Pflaumen und Linsen.

★ Carotin oder Provitamin A kräftigt und aktiviert das Immunsystem. Die täglichen Dosierungen beginnen bei 20.000 I.E. (die Menge, die sich in einer Portion Löwenzahnblättern oder zwei großen Möhren befindet), doch du kannst auch die zehnfache Menge konsumieren, ohne mit Nebenwirkungen rechnen zu müssen. Carotin unterstützt die Produktion von Interferonen, T-Killer-Zellen und T-Helfer-Zellen (ihre Anzahl kann sich innerhalb einer Woche um 30 Prozent erhöhen). Carotin ist besonders wichtig für die Gesundheit der Thymusdrüse – der Meisterdrüse des Immunsystems. Und es wird in hohen Mengen gebraucht, wenn das Immunsystem mit sich selbst kommuniziert. Achtung: Hohe Dosen von Vitamin A können trockene Lippen, trockene Nägel, Haarausfall und Leberprobleme verursachen.

Schritt 5b: Nimm Medikamente!

● Jedes Medikament unterdrückt das Immunsystem, zumindest zeitweise. Das gilt für Coffein und Nikotin ebenso wie für Steroide, die meisten verschreibungspflichtigen Medikamente, Chemotherapeutika, Sedativa und Stimulanzien.

● Antibiotika sind Lebensretter, wenn es darum geht, einer starken Infektionen entgegenzuwirken, doch ihr häufiger Gebrauch (und die übermäßige Aufnahme durch den Verzehr tierischer Produkte) schwächt das Immunsystem.

● Das Medikament Ibuprofen, das als Hilfsmittel zur Zählung weißer Blutkörperchen eingesetzt wird, hat eine ernsthafte Schwächung des Immunsystems zur Folge.

Schritt 6: Öffnen und Eindringen

● Jede Operation und die damit einhergehende Anästhesie unterdrücken das Immunsystem für mindestens sieben bis zehn Tage.

● Eine Strahlentherapie kann das Immunsystem auch nach Abschluß der Behandlung manchmal noch monatelang unterdrücken.

● Ein außergewöhnliches Mittel zur Stärkung des Immunsystems ist es, mit Hilfe von bewußtseinsverändernden Pflanzen die gewohnten Muster des Verstandes und des Körpers aufzubrechen und durch behutsam geplante Zeremonien zu neuen Überzeugungen und Funktionsmustern zu gelangen. Wegen der regen Interaktion zwischen dem Immunsystem und den im Gehirn gebildeten Stoffen gewinnen psychoaktive Pflanzen einen großen Einfluß auf das Immunsystem. Die Aufnahme solcher sogenannter Powerpflanzen (zum Beispiel Psilocybinpilze, Peyotekaktus, Ayahuasca, Marihuana) unter fachlicher Anleitung eines Schamanen oder einer weisen Frau kann massive Veränderungen in der Funktionstätigkeit des Immunsystems hervorrufen, die das ebenfalls durch die Pflanzen aufgenommene Potential an Immunsuppressiva mehr als wettmachen.[104]

Mammographie – wem nützt sie?

Über keinen Aspekt im Rahmen der Auseinandersetzung mit Brustkrebs ist bislang so viel publiziert worden wie über die Screening-Mammographie. In den Medien werden Frauen immer wieder dazu aufgerufen, ihrer Angst vor Brustkrebs mit einer jährlichen Mammographie zu begegnen. Uns wird sogar gesagt, dies sei ein Weg, gut für uns zu sorgen.

Die Screening-Mammographie schützt nicht vor Brustkrebs. Eine Mammographie ist eine Röntgenaufnahme, und Röntgenstrahlen verursachen Krebs. Die Medienkampagne für eine regelmäßige Screening-Mammographie wird von eben jenen finanziert, die von der weitverbreiteten Akzeptanz und Anwendung von Mammographien profitieren – den Herstellern der Apparate und Röntgenfilme. Wessen Gesundheit nutzt diese Technologie wirklich? Der Gesundheit von uns Frauen? Oder der Gesundheit der Unternehmen?

Solltest du dich einer Screening-Mammographie unterziehen? In welchem Alter? Wie oft? Die Wissenschaft hat diese Fragen bislang nicht eindeutig beantworten können.[105] Ich bin der Überzeugung, daß meine krebsabgewandte Lebensweise (siehe Seite 20) mein Risiko, an Krebs zu sterben, auf eine Weise verringert, wie es regelmäßige Mammographien nicht können. Ich pflege meine Brust mit Kräuterölauszügen, ich berühre sie regelmäßig und liebevoll, ich ernähre mich von Produkten aus organischem Landbau, und ich bewege mich – und ich verzichte auf eine regelmäßige Screening-Mammographie. Du kannst selbstverständlich ganz in der Tradition der Weisen Frauen verfahren. Hauptsache ist, deinen Brüsten Aufmerksamkeit zu schenken.

Jede Mammographie ist eine Röntgenaufnahme.

Um Brustgewebe zu erkennen, werden bei einer Mammographie Röntgenstrahlen eingesetzt. Röntgenstrahlen sind als Verursacher von DNS-Beschädigungen in Brustzellen bekannt.

Eine Diagnose-Mammographie wird durchgeführt, wenn eine Frau oder ihre ÄrztIn einen Knoten fühlt und ihn sehen will. Statt dessen kann auch eine Ultraschalluntersuchung – eine nichtradioaktive Überprüfung – durchgeführt werden. Die meisten diagnostischen Mammographien bestehen nicht nur aus einer, sondern aus einer Serie von Röntgenaufnahmen.

Eine Screening-Mammographie wird bei einer gesunden Frau durchgeführt, um festzustellen, ob nicht doch Anzeichen für Krebs vorhanden sind, wie etwa ein Schatten oder Mikrokalkablagerungen. Eine Screening-Mammographie besteht nicht aus einer einzigen Röntgenaufnahme, sondern ist eine Serie von Aufnahmen, für gewöhnlich zwei pro Brust, also insgesamt vier.

Mammographien sind ungenau.

Mammographien mit geringer Strahlenbelastung sind unschädlicher, aber weniger Strahlung bedeutet gleichzeitig ein unschärferes Bild. Standardröntgenaufnahmen erzeugen ein leicht zu interpretierendes Bild, doch die Strahlenbelastung ist sehr hoch; deshalb werden sie für Brustaufnahmen kaum noch eingesetzt. Eine Xerographie kommt mit der Hälfte der Strahlung aus, ist aber um so schwerer zu lesen. Bei der Filmscreen-Mammographie, der neuesten Untersuchungsmethode mit sehr geringer Strahlenbelastung, entsteht ein noch schwerer zu deutendes Bild. Mehr als zehn Prozent aller Screening-Mammographien, die 1992 an einem medizinischen Zentrum gemacht wurden, waren nicht interpretationsfähig und mußten wiederholt werden.[106]

Eine Untersuchung aus dem Jahr 1994 zeigt große Abweichungen in der Präzision, mit der Mammographien gedeutet werden. Es liegt auf der Hand, daß FachärztInnen oder medizinisch-technische AssistentInnen, die regelmäßig Screening-Mammgraphien auswerten, professioneller vorgehen als solche, die selten damit zu tun haben; in vielen Krankenhäusern ist die Arbeitsbelastung heute jedoch so hoch, daß Ungenauigkeiten auf Zeitmangel und nicht auf mangelnde Erfahrung zurückzuführen sind.

Ungefähr acht von zehn der sogenannten positiven Mammographiebefunde sind »falsch-positiv«, das heißt, die im Anschluß durchgeführte Biopsie bestätigt den Krebsbefund nicht. Und gar die Hälfte aller (10 bis 15 Prozent an einem hervorragenden Gerät diagnostizierten) sogenannten negativen Mammographiebefunde sind »falsch-negativ«.[107]

Unterzögen sich alle nordamerikanischen Frauen im Alter von 40 bis 50 Jahren jährlich einer Mammographie, würden – neuesten Zahlen zufolge – 40 von 100 Brustkrebsfällen nicht erkannt werden.[108] Wenn bei allen Frauen über 50 Jahren eine Mammographie durchgeführt würde, blieben 13 von 100 Brustkrebsfällen unerkannt. Bei Frauen unter 45 Jahren ist die Hälfte aller Karzinome auf einer Mammographie nicht sichtbar.[109] Besonders aggressive Brustkrebsarten, wie schnell wachsende Tumore bei Frauen vor der Menopause, werden von Screening-Mammographien oft nicht abgebildet.

Mammographien sagen nichts darüber aus, ob du Krebs hast.

Weder die Diagnose- noch die Screening-Mammographie deckt Krebs auf. Eine Mammographie kann Bereiche dichten Brustgewebes zeigen. Diese Bereiche können ein Karzinom sein, mit Krebs zusammenhängen oder auch normales Gewebe sein – die Mammographie sagt darüber nichts aus.[110] Die einzige medizinisch anerkannte Diagnose führt über die Biopsie. Bei mehr als 30 Prozent der Biopsien, die aufgrund einer verdächtigen Screening-Mammographie vorgenommen wurden, konnte kein Krebs festgestellt werden.

Eine Mammographie ersetzt nicht die Selbstuntersuchung der Brust.

In den meisten Fällen entdecken Frauen ihren Brustkrebs selbst. (90 Prozent, so eine englische Studie [wobei berücksichtigt werden muß, daß in Großbritannien keine routinemäßigen Mammographien durchgeführt werden; Anm. des Verlags].[111])

Monatliche Selbstuntersuchungen (oder Selbstmassagen) der Brust gewährleisten eine gefahrlose und zugleich vergnügliche Früherkennung, und das auch noch zu niedrigeren Kosten als jährliche Screening-Mammographien.

Die meisten Brustkarzinome (80 Prozent) wachsen langsam und brauchen zwischen 42 und 300 Tagen, um auf das Doppelte ihrer Größe anzuwachsen. Diese Karzinome könnten acht bis 16 Monate, bevor sie ertastbar wären, durch eine jährliche Mammographie festgestellt werden, doch diese »Früherkennung« trägt wenig zur Verlängerung der ohnehin schon hohen Lebenserwartung von Frauen mit langsam wachsendem, nicht metastasierendem Brustkrebs bei.

Echte Sorgenkinder sind die 20 Prozent rasch wachsender Brustkrebsarten. Sie vermögen ihre Größe innerhalb von 21 Tagen zu verdoppeln. Ein Krebs dieser aggressiven Sorte ist mit Hilfe der monatlichen Selbstuntersuchung der Brust sehr viel besser zu entdecken als mit der jährlichen Mammographie. Ein Karzinom, das sich in nur 21 Tagen verdoppelt, ist frühestens sechs Wochen vor seiner Ertastbarkeit auf einer Mammographie sichtbar.

Wenn du wenigstens sechsmal im Jahr deine Brust massierst oder untersuchst, kannst du schon etwas gegen rasch wachsende Knoten unternehmen. Wenn du dich ausschließlich auf Mammographien verläßt, könnte ein Karzinom in deiner Brust unter Umständen monatelang unentdeckt wachsen.

In den Vereinigten Staaten wurde bei einer kürzlich vorgenommenen Auswertung von 60.000 Brustkrebsdiagnosen festgestellt, daß 67 Prozent der Fälle von den Frauen selbst oder von ihren ÄrztInnen entdeckt worden waren – mehr als 50 Prozent waren nicht auf einer Mammographie erkennbar –, doch nur 33 Prozent durch eine Mammographie. Dies mag so klingen, als sei doch eine beträchtliche Anzahl von Karzinomen mit Hilfe der Mammographie gefunden worden, doch in der Mehrzahl handelte es sich um in-situ-Karzinome, eine Krebsart, die sich zu einem invasiven Karzinom weiterentwickeln kann – es aber häufig nicht tut.

Screening-Mammographien erhöhen bei gebärfähigen Frauen das Risiko, an Brustkrebs zu sterben.

Eine kanadische Studie[112] an 90.000 Frauen zeigte bei Frauen zwischen 40 und 49 Jahren, die sich einer jährlichen Mammographie unterzogen hatten, einen 36 bis 52prozentigen Anstieg der Todesfälle durch Brustkrebs.[113] Eine schwedische Untersuchung[114], an der ebenfalls Tausende von Frauen teilnahmen, kam zu dem Ergebnis, daß Frauen unter 55 Jahren, die routinemäßig eine Mammographie hatten machen lassen, um 29 Prozent häufiger an Krebs starben als die anderen. Untersuchungen mit Frauen zwischen 50 und 59 Jahren ergaben hingegen, daß es bezüglich der Brustkrebs-Sterblichkeitsrate keinen Unterschied machte, ob sich die Frauen einer Routine-Mammographie unterzogen hatten oder nicht.

Kritiker dieser Untersuchungsergebnisse wenden ein, hochmoderne Mammographiegeräte hätten niedrigere Strahlungswerte. Das täuscht jedoch darüber hinweg, daß eine Mammographie an sich gefährlich ist. SchulmedizinerInnen legen mir immer wieder nahe, doch bitte über den Schaden hinwegzusehen, den Mammographien Frauen zufügen, und versprechen eine Zukunft, in der die Geräte besser kalibriert und sicherer sein werden. Doch was ist mit dem Schaden, der angerichtet wurde und immer noch wird?

Die Mammographie ist kein sicherer Weg, Brustkrebs zu erkennen, und wird es nie sein. Obwohl die Mammographie nach der Menopause ungefährlicher ist als vorher, bleibt immer ein Risiko.

Warum ich keine Basis-Mammographie habe machen lassen.

Die Vorstellung, eine Basis-Mammographie sei eine Norm, auf die immer wieder Bezug genommen werden könne, ist irreführend. Brustgewebe verändert sich im Zusammenhang mit Menstruation, Ovulation,

Schwangerschaft, Stillzeit und Menopause kontinuierlich. Die Wissenschaft, eine konstante, gerade Linie, trifft auf die Frau, eine sich ewig wandelnde Spirale. Und jüngeres Brustgewebe ist ganz besonders empfänglich für Strahlung. Nach J. W. Gofman, einer medizinischen Kapazität auf dem Gebiet der Strahlenrisiken, erhöht sich das Brustkrebsrisiko, das bei einer 35jährigen Frau normalerweise bei eins zu 1.500 liegt, auf eins zu 660, wenn sie sich der Strahlung einer Basis-Mammographie aussetzt. Das *National Women's Health Network* fordert die Abschaffung von Basismammographien.[115]

Hast du schon eine Basis-Mammographie machen lassen und bist jetzt beunruhigt, koche dir eine Suppe aus Linsen (um zerstörte DNS wiederherzustellen), Seetang (um die radioaktiven Isotope zu beseitigen) und Möhren (immunstärkend). Würze sie mit Miso und Tamari, um die Ausbreitung der Krebszellen aufzuhalten, und gib Thymian, Rosmarin und Knoblauch hinzu, das stärkt das Immunsystem noch besser. Atme ein, entspanne dich, mach dir keine Sorgen.

Auszug aus einem Bericht der Ärztin Rosalie Bertell über das Mammographie-Programm von Ontario

Dieses im Mai 1989 begonnene Programm sieht die Kontrolle von 300.000 Frauen im Alter von 50 bis 64 Jahren und bis zu ihrem 70. Lebensjahr im Zweijahresrhythmus per Filmscreen-Mammographien mit niedriger Strahlenbelastung vor.

»Um noch einmal auf meine Prognose zurückzukommen: Das Mammographie-Programm wird etwa 15 bis 40 Brustkrebsarten auslösen, von denen sieben bis 18 tödlich sein werden. Bei den meisten Frauen wird es zu dieser Diagnose erst kommen, wenn sie älter als 70 Jahre sind und nicht mehr an diesem Programm teilnehmen. Schätzungsweise 163 Frauen werden sich aufgrund dieses Programms nicht notwendigen Brustoperationen unterzogen haben, und ungefähr zehntausend werden aufgrund falsch-positiver Mammographie-Diagnosen wiederholt kontrolliert werden. Acht bis neun Frauen werden aufgrund der Früherkennung entscheidend von diesem Programm profitieren. Etwa 300 Frauen könnten aufgrund des erzieherischen und bewußtseinsschaffenden Aspekts des Screeningprogramms indirekten Nutzen aus ihm ziehen.«[116]

Mammographien sind nicht sicher.

Professor Anthony Miller vom *Toronto National Cancer Institute* ist der Meinung, daß Krebszellen aufgrund des Drucks der Mammographieplatten in die Blutbahn gepreßt werden könnten.[117] Screening-Mammographien sind auch in anderer Hinsicht unsicher: Sie setzen empfindliches Brustgewebe der Strahlung aus und erhöhen das Risiko, daß du dich einer Biopsie unterziehen mußt und wegen eines in-situ-Karzinoms übertherapiert wirst.

Strahlungsrisiken

WissenschaftlerInnen sind sich einig, daß es keine sichere Strahlendosis gibt. Die in einer Zelle des Brustgewebes befindliche DNS wird von sehr geringen Strahlendosen noch leichter geschädigt als Schilddrüsengewebe oder Knochenmark; tatsächlich stehen Brustzellen in der Rangfolge ihrer Sensibilität gegenüber Strahlung an zweiter Stelle nach fötalem Gewebe. Und je jünger Brustzellen sind, desto eher wird ihre DNS durch Strahlung geschädigt. Als weiteres Risiko kommt hinzu, daß ein Prozent der amerikanischen Frauen ein schwer zu entdeckendes Onkogen haben, das erst durch Strahlung aktiviert wird; eine einzige Mammographie erhöht das Brustkrebsrisiko dieser Frauen um das Vier- bis Sechsfache.[118]

Die übliche Strahlendosis während einer solchen Röntgenaufnahme reicht beim allerbesten Gerät von 0,25 bis 1 rad; das heißt 1 bis 4 rad pro Screening-Mammographie (zwei Aufnahmen je Brust). Laut Samuel Epstein von der *University of Chicago's School of Public Health* kann die Dosis unter Umständen jedoch zehnmal höher sein. Sister Rosalie Bertell – eine der weltweit anerkanntesten Autoritäten auf dem Gebiet der Strahlenrisiken – nimmt an, daß 1 rad Strahlung das Brustkrebsrisiko um ein Prozent erhöht und etwa einem Jahr natürlichen Alterns gleichkommt.[119]

Läßt eine Frau im Alter von 55 bis 75 Jahren jährlich eine Mammographie durchführen, setzt sie sich einem Strahlungsminimum von 20 rad aus. Zum Vergleich: Frauen, die die Atombombe in Hiroshima oder Nagasaki überlebt haben, erhielten 35 rad. Obwohl eine hohe Strahlendosis mehr Schaden anrichten kann als viele kleine, ist der kumulative Schaden durch Strahlung eine nicht zu vernachlässigende Größe. Viele Frauen, die in den dreißiger und vierziger Jahren unseres Jahrhunderts geboren wurden, haben durch die Strahlenbelastung der Nukleartests in den fünfziger Jahren schon ein erhebliches Maß an Radioaktivität in ihrem Brustgewebe absorbiert. (Siehe Seite 43.)

Die *American Cancer Society* vertritt den Standpunkt, das Strahlungsrisiko einer Screening-Mammographie sei nicht größer als das der natürlichen Strahlungexposition. Dem ist nicht so. Die Strahlungsbelastung durch eine einzige Röntgenaufnahme der Brust beträgt das 11,9fache der jährlichen Dosis, die vom gesamten Organismus absorbiert wird – so Diana Hunt, ehemalige Verkaufschefin eines Röntgengeräteherstellers, Ärztin und seit 20 Jahren Leitungsmitglied der Röntgenabteilung an der *University of California*.[120] (Siehe zum Vergleich die Liste der Belastungsrisiken beim Skifahren in Denver, Fliegen sowie anderen Aktivitäten auf Seite 42.)

Eine im *Journal of the National Cancer Institute* vom 20. Oktober 1993 veröffentlichte Untersuchung stellte einen statistisch signifikanten Anstieg von bösartigem Brustkrebs als Folge einer Strahlentherapie bei verschiedenen gutartigen Brusttumoren fest, selbst bei Frauen, die zur Zeit ihrer Erstbehandlung älter als 40 Jahre waren.

Behandlungsrisiken

Immer wenn du eine Screening-Mammographie machen läßt, erhöhst du dein Risiko, wegen Brustkrebs übertherapiert zu werden. Acht von zehn Gewebepartikel, die aufgrund einer Screening-Mammographie entdeckt werden, sind unbedenklich; falls jedoch etwas auf deiner Aufnahme entdeckt wird, wird man dich zu einer Biopsie drängen.

Screening-Mammographien führen zu Übertherapie.

Viele sogenannte Karzinome, die durch Mammographien gefunden wurden, sind in-situ-Karzinome. Mindestens 75 Prozent bleiben nicht-invasiv und können, falls dies gewünscht wird, jederzeit operativ entfernt oder aber einfach in Ruhe gelassen werden. Von den 25 Prozent, die tatsächlich invasiv werden, ist die Zahl derer, die metastasieren, recht niedrig (und nicht metastasierender Brustkrebs führt selten zum Tod).

Die frühzeitige Entdeckung von winzigen in-situ-Tumoren hat häufig schulmedizinische Behandlungsmethoden zur Folge; sie verlängern das Leben nicht und führen zu einer Immunsuppression, rufen ernstzunehmende Reaktionen auf Medikamente hervor, ja können sogar zum Tod führen. Selbstverständlich kann eine Früherkennung auch zu ganzheitlichen, lebensverbessernden Behandlungsmethoden beitragen.

Screening-Mammographien erhöhen deine Chancen auf ein längeres Über-
leben oder Heilung nicht.

Früherkennung von Brustkrebs durch Mammographie bedeutet eine
höhere Heilungsrate und größere Überlebenschance. Tatsächlich erhöht
sich die Anzahl der geheilten Frauen jedoch nicht, auch ihr Leben verlängert sich nicht. Wie kommt das zustande? Es ist ein Taschenspielertrick
mit Ziffern.

»Überleben« im statistischen Sinn heißt, fünf Jahre nach der Brustkrebsdiagnose am Leben zu sein. Die Definition von »Heilung« ist: fünf
Jahre nach der Diagnose beschwerdefrei. Eine Frau, die später als fünf
Jahre nach ihrer Diagnose an Brustkrebs stirbt, kann in der Statistik ohne
weiteres unter geheilt aufgeführt sein.

Eine Frau mit einem langsam wachsenden, metastasierenden Brustkrebs lebt im Durchschnitt ab Krankheitsbeginn noch 15 Jahre.[121] Eine
Mammographie vermag einen langsam wachsenden Brustkrebs zu entdecken, wenn er etwa acht Jahre alt ist (15 – 8 = 7 weitere Lebensjahre).
Stirbt diese Frau sieben Jahre nach ihrer Diagnose, wird sie in der Statistik
als geheilt geführt, weil sie länger als fünf Jahre gelebt hat.

Der gleiche langsam wachsende, metastasierende Brustkrebs ist schon
11 bis 12 Jahre vorhanden, bevor er von einer Frau bemerkt wird, die
weder regelmäßig selbst ihre Brust untersucht noch Mammographien
durchführen läßt. Frauen, die ihre Brust regelmäßig selbst untersuchen
oder massieren, bemerken einen langsam wachsenden Krebs gewöhnlich
neun Jahre nach seiner Entstehung; er hat dann gerade die doppelte
Größe von dem erreicht, was eine Mammographie sichtbar machen
kann.[122] Diese Frau lebt also genau so lange wie jene Frau, deren Krebs
mit Hilfe einer Screening-Mammographie erkannt würde; erstere gilt
jedoch nicht als nicht geheilt, da sie keine weiteren fünf Jahre lebt (15 – 11
= 4 Jahre).

Die Heilung ist also rein statistisch. Es gibt nach Beginn der Krebserkrankung keinen Unterschied in der Lebenserwartung, keinen Unterschied in der Lebensdauer an sich, lediglich in der Anzahl der Jahre, die
nach der Diagnose gelebt werden.

Mammographien finden Krebs nicht, bevor er Metastasen entwickelt.

Ein Brustkrebskarzinom beginnt in der Regel nicht zu metastasieren,
bevor es nicht wenigstens eine Million Zellen enthält. Ein durchschnittli-
ches Karzinom – eines, das sich alle 100 Tage verdoppelt – braucht sechs

Jahre, um so groß zu werden.[123] Einige sehr langsam wachsende Brustkrebsarten brauchen zwanzig Jahre, um eine Million Zellen zu bilden. Eine sehr schnelle Art kann das in einem Jahr schaffen. Doch auch eine Million Zellen sind immer noch nicht größer als der Punkt am Ende dieses Satzes. Und die sind weder durch Abtasten noch durch Mammographie aufzuspüren – dies geschieht höchstens durch Intuition. Ich kenne Frauen, die ihren Krebs in dieser winzigen Größe »fühlten«, aber niemanden davon überzeugen konnten, daß sie Krebs hatten, da die medizinischen Diagnosegeräte, wenn auch technisch fortgeschritten, nicht so sensibel waren wie die innere Weisheit.

Zu dem Zeitpunkt, zu dem ein Karzinom groß genug ist, um auf einer Mammographie erkannt zu werden, ist es gewöhnlich acht Jahre alt, besteht aus 500 Millionen Zellen und ist ungefähr einen halben Zentimeter groß.[124] Es ist groß genug, um, falls es das überhaupt tut, schon ein Jahr oder länger Metastasen gebildet zu haben. (Einige Brustkrebsarten bilden nie Metastasen, gleichgültig wie groß sie werden.)

Erklärung der FreundInnen von Elenore Pred (1934–1991)

Mitbegründerin der *Breast Cancer Action*

»Da Elenore ihre erste Brustkrebsdiagnose um mehr als zehn Jahre überlebt hat, ging sie in die Statistik als geheilt ein. Es ist Elenores Anliegen, daß wir uns von der Illusion verabschieden, Krebsfrüherkennung sei gleichbedeutend mit Heilung. Eine Überlebensrate von fünf Jahren bedeutet nichts weiter als eben das, jedoch ganz bestimmt keine Heilung. Macht der irreführenden Information ein Ende. Für dich, Elenore, lassen wir ihnen keine Ruhe.«

Sind Mammographien nicht lebensrettend für Frauen nach der Menopause?

Einige Studien weisen eine um ein Drittel reduzierte Brustkrebssterblichkeitsrate bei Frauen über 55 Jahren, wenn sie sich einer jährlichen Mammographie unterzogen, nach. Laut Peter Skrabrenek, einem Kritiker des Reihen-Screening, bedeutet das jedoch nicht, daß das Risiko in bezug auf die einzelne Frau um ein Drittel verringert sei. Darüber hinaus wurden den Teilnehmerinnen regelmäßige Tastuntersuchungen zuteil, was – schon für sich und ohne ein weiteres Risiko – die Sterblichkeitsrate bei Brustkrebs herabsetzt. Die große Mehrzahl der Brustkrebsarten bei älteren Frauen sind langsam wachsend, nicht metastasierend und nicht lebensbedrohend, gleichgültig, wann sie entdeckt werden.

Jährliche Mammographien kosten die Gesellschaft sehr viel und belasten zudem die Umwelt.

Das *Southern Medical Journal* berichtet, daß der Kosten-Nutzen-Faktor von Mammographien (definiert als die Summe, die aufgewandt wird, damit eine Person ein weiteres Jahr leben kann) bei Frauen unter 55 Jahren 82.000 Dollar beträgt.[125] Einer jüngsten Studie zufolge kostet die Entdeckung eines einzigen Brustkarzinoms mit Hilfe der Mammographie 195.000 Dollar.

Charles Wright vom *Vancouver General Hospital* schätzt die Kosten der Rettung eines Lebens durch Reihen-Mammographien auf 1,25 Millionen kanadische Dollar.

Die Röntgenindustrie hätte Bruttoeinnahmen von einer Milliarde Dollar, wenn bei allen Frauen zwischen 40 und 49 Jahren jährlich und serienmäßig eine Mammographie vorgenommen würde. Weniger als zehn Prozent aller Brustkrebsarten kommen bei Frauen dieser Altersgruppe vor.

Entscheide ich mich für eine Screening-Mammographie, trage ich damit zu der Flut des schwachradioaktiven Abfalls, der die Krankenhäuser verläßt, bei. Verstärkt nicht meine Mammographie aufgrund der damit erhöhten Strahlenbelastung der Umwelt das Risiko meiner Tochter, Brustkrebs zu bekommen? Wie hoch sind dann die tatsächlichen Kosten meiner Entscheidung?

Gibt es eine weniger risikoreiche Möglichkeit, Mammographien durchführen zu lassen?

Die amerikanische Universität für Geburtshilfe und Gynäkologie sowie die nationalen Gesundheitsprogramme Englands, Italiens, Schwedens und der Niederlande empfehlen, die Screening-Mammographie erst nach der Menopause und nicht häufiger als alle zwei Jahre durchzuführen. Mehrere Studien belegen, daß jährlich durchgeführte Mammographien keine Vorteile bringen. Eine nur alle zwei oder drei Jahre durchgeführte Untersuchung verändert die Sterblichkeitsrate nicht, hat eine geringere Strahlenbelastung für die einzelne Frau und die Gesellschaft als Ganzes und das zu erheblich geringeren Kosten.

Mammographien lenken uns von der Notwendigkeit gesellschaftlichen Engagements für echte Vorsorge ab.

Viele der von Screening-Mammographien gefundenen Krebsarten sind in-situ-Karzinome. Bei Frauen mit in-situ-Karzinomen sind diese selten die Todesursache. Mit oder ohne Früherkennung und Behandlung überleben 93 Prozent der betroffenen Frauen mehr als fünf Jahre. Werden in-situ-Karzinome mit Hilfe einer Mammographie gefunden, behandelt und zu der Statistik hinzugefügt, verbessern sich die Brustkrebsheilungsraten und die Lebensdauer – statistisch. Kein Wunder also, daß die Mammographie gelobt wird. Ihr ist das gelungen, woran jahrzehntelange Forschungen über Brustkrebs gescheitert sind: den Anschein zu erwecken, es gäbe einen Fortschritt bei der Bekämpfung von Brustkrebs. Doch das Auffinden und Behandeln einer immer größer werdenden Anzahl von Brustkrebsfällen ist nicht wirklich ein Fortschritt: ein Engagement für den Abbau chemischer und radioaktiver Emissionen hingegen schon.

Gibt es andere Möglichkeiten, Brustkrebs im Frühstadium zu erkennen?

Zusätzlich zu ärztlicher Untersuchung und Selbstmassage der Brust sind Thermographie und Ultraschall sichere Untersuchungsmethoden für Frauen, die Mammographien vermeiden wollen. Die Thermographie ist ein bildgebendes Verfahren, das die Wärmestrahlung von Körpern sichtbar macht. Die Temperaturunterschiede kommen durch unterschiedliche Gefäßdurchblutung zustande. Ultraschall läßt Schallwellen vom Brustgewebe reflektieren, um ihre Dichte zu messen (Krebsgewebe ist dichter als das es umgebende Gewebe). Andere Techniken zur Darstellung von Brustgewebe, wie zum Beispiel digitale Mammographie und Szintigraphie, arbeiten mit Radionukleiden (vor allem sogenannten Gammastrahlern) und stellen per se keine sichere Methode dar.[126]

Mammographien fördern nicht die Gesundheit der Brust.

Selbstmassage, Selbstuntersuchung der Brust und eine Änderung der Lebensweise tun dies.

Mammographie – meine Optionen

- Entscheide dich für höchste Qualität, selbst, wenn dies eine lange Reise bedeuten sollte.
- Gehe zu SpezialistInnen, vorzugsweise solchen, die mindestens 20 Mammographien pro Tag machen.
- Bestehe auf Fachkräften, die auf Mammographien spezialisiert sind. (Die Aufnahme und das Lesen von Mammographien sind Aufgaben, die ein intensives Training und viel Übung erfordern.)
- Frage nach dem Alter der Geräte. Moderne Geräte setzen dich einer geringeren Strahlenbelastung aus. Ein speziell für Mammographien bestimmtes Gerät ist am besten.
- Erkundige dich, wie oft die Geräte gewartet werden. Wann wurde das Gerät geeicht?
- Reichere dein Blut während der Woche vor der Mammographie mit Carotin an, um deine DNS vor Strahlenschäden zu schützen.
- Stelle dich darauf ein, daß es dir während des Aufnahmevorgangs kalt und unbequem sein wird, aber sage Bescheid, wenn dir etwas weh tut.
- Je mehr das Brustgewebe zusammengedrückt wird, desto klarer wird die Aufnahme. Doch der Druck kann Krebszellen verteilen, falls welche vorhanden sind.
- Sind deine Brüste druckempfindlich, sage den Termin ab. Während der fruchtbaren Jahre sollte der Termin für eine Mammographie sieben bis zehn Tage nach dem Einsetzen der Periode liegen.
- Benutze kein Antitranspirant, es enthält Aluminium und kann den Bildaufnahmeprozeß stören. Die meisten handelsüblichen Antitranspirants, aber auch Kristalldeos enthalten Aluminium.
- Wenn du eine zweite fachliche Meinung einholen möchtest, brauchst du die Röntgenbilder im Original, keine Kopien.
- Laß dir vor der Mammographie eine schriftliche Einverständniserklärung deiner ÄrztIn über die Aushändigung der Röntgenbilder geben. Der staatliche Gesundheitsdienst der Vereinigten Staaten rät Frauen, auf einer schriftlichen Auswertung der Mammographie zu bestehen.
- Angesichts des hohen Prozentsatzes von »irrtümlich normalen« Mammographien vertraue deiner Intuition, wenn du glaubst, daß du Krebs hast.
- Entferne mit Hilfe der Wurzeln der Großen Klette, von Algen oder Miso die radioaktiven Isotope aus deinem Körper.

Flußdiagramm: Optionen bei Knoten

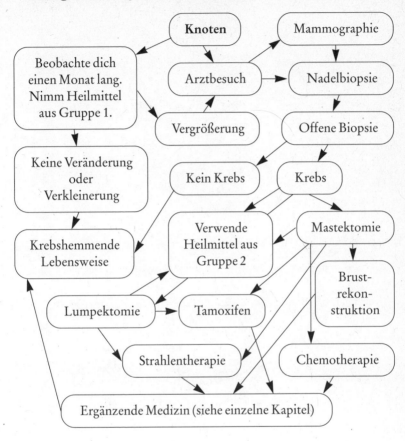

Heilmittel-Gruppe 1 – Krebshemmende Lebensweise plus:

- Täglicher Kräuterauszug aus Veilchen, Wiesenklee, Wurzeln der Großen Klette oder Brennesseln
- Ingwer-, Kohl- oder Kartoffelkompressen zwei bis 15mal pro Woche
- Tägliche Tinktur aus Labkraut, Sibirischem Ginseng oder Echinacea
- Tägliches Einölen mit Kräuterölauszügen

Heilmittel-Gruppe 2 – Alles aus Gruppe 1 plus:

- Erhöhe die Anzahl der Packungen und die Dosierung der Tinkturen; Nimm Kermesbeere, Rundblättrigen Sonnentau, Misteln oder Tabebuia hinzu
- Berate dich mit erfahrenen HeilerInnen

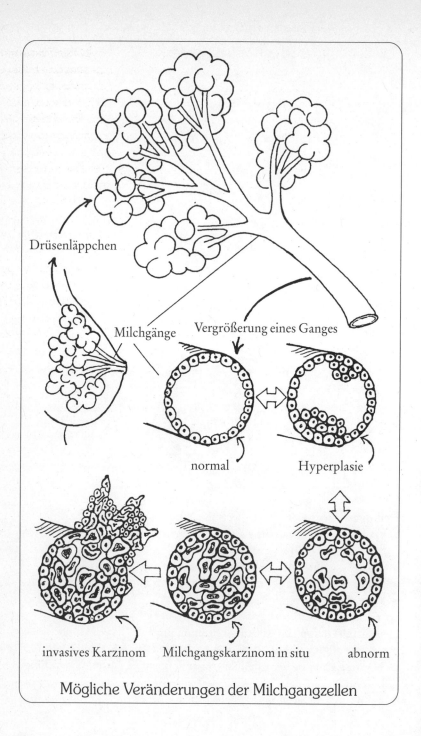

Drüsenläppchen

Milchgänge

Vergrößerung eines Ganges

normal

Hyperplasie

invasives Karzinom

Milchgangskarzinom in situ

abnorm

Mögliche Veränderungen der Milchgangzellen

In Angst ist Kraft

Da ist ein Knoten in meiner Brust, und ich habe Angst. Ich habe Angst, es könnte Krebs sein. Ich habe Angst, meine Brust zu verlieren. Ich habe Angst, daß ich sterben muß. Ich habe Angst davor, aufgeschnitten zu werden, Angst vor der Art, wie andere Menschen mit mir umgehen werden, wenn sie wissen, daß ich Krebs habe, Angst vor kaltschnäuzigen ÄrztInnen und rabiaten Behandlungsmethoden und Angst vor Schmerzen. Ich weiß nicht, was ich tun soll. Vielleicht sollte ich alles einfach ignorieren. Vielleicht bilde ich es mir auch nur ein. Aber ich kann den Knoten nicht ignorieren; ich denke die ganze Zeit daran. Ich ertappe mich, wie ich ihn dauernd berühre. Ich habe Angst.

»Wir fühlen deine Angst, EnkelTochter. Angst kann dich lähmen, wie plötzliches Licht ein wildes Tier, sie kann dich unsicher machen, welchen Weg du nehmen sollst. Angst kann dich dazu bewegen, die Augen zu schließen und zu hoffen, daß niemals etwas Schlechtes eintreten wird. Angst kann dich quälen und deine Aufmerksamkeit von der Fürsorge für deine Brust, von der Liebe zu deinem Körper ablenken.

Doch Angst kann dich auch motivieren. Angst kann dir Kraft verleihen, dich bewegen, dich anstacheln. Versuche nicht, deine Angst zu unterdrücken oder zu leugnen, sie wegzustecken oder auszulöschen. Nutze deine Angst. Sie ist voller Kraft. Nutze deine Angst als Energie für die Reise, die du nun beginnst. Nutze sie als Verbündete für dein Bewußtsein. Laß deine Angst dich nähren, nicht lähmen.

Laß die aus der Angst erwachsende Energie langsam entstehen, ohne sie zu bewerten. Koste deine Angst aus; laß nicht zu, daß sie dich verschlingt. Nutze die Vitalität deiner Angst für dein Immunsystem. Laß dir von ihr eine Kraft verleihen, die du flexibel einsetzen kannst.

Nimm die Angst als deinen Boten, als Fenster zu deiner Seele. Laß die Angst dafür sorgen, daß du für dich selbst sorgst, dir Unterstützung suchst, deine Möglichkeiten erforschst. Laß Angst dich herausfordern, deine eigene Definition von Gesundheit zu finden und deine eigenen Heilweisen zu definieren. Nimm dich deiner Angst an, und du wirst dich deiner Gesundheit / Ganzheitlichkeit / Heiligkeit annehmen.

Sieh in deine Augen, EnkelTochter. Du bist Teil unseres Geschlechtes. Du bist nicht allein mit deinem Knoten und deiner Angst. Wir sind in dir, wir Alten, die Weisheit der erdverbundenen Frauen. Sieh uns in dir, dann wirst du uns außerhalb von dir finden. Wir sind hier, so real, wie du es zuläßt, und halten dich – jetzt und für immer – in unseren liebenden und heilenden Händen.«

Hilfe! Ein Knoten in meiner Brust!

Kaum ein Ereignis im Leben einer Frau ist so beunruhigend wie die Entdeckung eines verdächtigen Knotens in der Brust. Selbst wenn du dir ziemlich sicher bist, daß er gutartig ist, nagt die Sorge an dir, bis du eine SpezialistIn aufgesucht oder so lange mit dem Knoten gelebt hast, daß er ein Teil von dir geworden ist, oder bis du ihn mit dem Etikett »nicht ich« versehen und eindringlich gebeten hast zu verschwinden. Bis er benannt und bekannt, angesprochen und beachtet wird, bleibt er ein lauernder Begleiter, stört die nächtlichen Träume und drängt sich in jeden deiner Tage.

Viele von uns gehen so schnell wie möglich zu Arzt oder Ärztin. Diese sind meist darauf geschult, bis zum Beweis des Gegenteils von der Bösartigkeit des Knotens auszugehen, und werden dich – oft mit angsteinjagendem Vokabular – drängen, invasiven Röntgenstrahlen und Biopsien zuzustimmen, die beide nicht ausreichen, um Krebs definitiv auszuschließen.

Da Krebstests mit einem negativen Ergebnis verdächtig bleiben, kann dich ein negatives wie ein positives Testergebnis tiefer in das konventionelle Labyrinth hineinziehen – zum nächsten und wieder nächsten (zunehmend invasiver werdenden) Verfahren. Natürlich gibt es auch unendlich viele Geschichten über ÄrztInnen, die sagen: »Es ist nichts. Machen Sie sich keine Sorgen.« Und dann – nachdem du versucht hast, dich nicht zu lange zu sorgen – stellt sich doch heraus, daß du Krebs hast.

Obwohl der Knoten in deiner Brust (oder der Schatten auf dem Röntgenbild) wahrscheinlich gutartig ist, mußt du nun anfangen, darüber nachzudenken, was du tun willst, wenn es Krebs ist. Manche Anregungen in diesem Kapitel mögen Frauen, die nur einen Knoten haben, zu hart oder zu intensiv erscheinen, doch ist es leider nur allzu simpel, in alarmierender Geschwindigkeit von der Sorge über einen Knoten zu einer größeren Brustoperation zu gelangen. Blättere zurück auf Seite 139 (Flußdiagramm: Optionen bei Knoten), wenn du dir deinen Weg durch das Labyrinth der Möglichkeiten bahnst, durch all das, was dir begegnen wird, wenn du mehr über den Knoten und seine Behandlung zu lernen versuchst.

Für dich selbst sorgen muß nicht heißen, sofort zur ÄrztIn zu rennen. Du kannst eine Zeitlang mit den Schritten 0, 1, 2 und 3 arbeiten. Es wird deiner Gesundheit guttun, gleichgültig, ob sich der Knoten nun als gut- oder bösartig herausstellt. Und falls es Krebs sein sollte: Je eher du mit diesen Schritten beginnst, desto wirksamer sind sie.

Was für ein Knoten ist das?

● Fibroadenom (Fibrom, Adenom oder Adenofibrom): Gutartig. Im allgemeinen von gleichmäßiger Form, rund oder oval. Derb-elastische Konsistenz. Selten schmerzhaft. Läßt sich ungehindert bewegen. Häufiger bei jungen Frauen als bei Frauen nach der Menopause.

● Zyste (große Zysten, mit bloßem Auge nicht erkennbare Zysten, Fibrozysten): Gutartig. Kann (selten) ein Karzinom verbergen. Im allgemeinen von gleichmäßiger Form, rund oder oval. Matschige bis ziemlich feste Konsistenz. Häufig schmerzhaft. Läßt sich ungehindert bewegen. Kann (buchstäblich) über Nacht entstehen und schnell die Größe verändern – schrumpfen oder wachsen, beeinflußt von deinem Menstruationszyklus, deinen Gefühlen und deiner Ernährung. Weit verbreitet bei Frauen vor der Menopause; selten nach der Menopause, außer bei Frauen, die Hormone nehmen. Zysten erhöhen das Brustkrebsrisiko nicht. Nach manchen Studien weisen Frauen, die Knoten und Fibrozysten in ihrer Brust haben, während ihrer fruchtbaren Jahre eine etwas geringere Brustkrebsneigung auf als der Durchschnitt.[127]

● Lipom (Fettgewebeneubildung): Gutartig. Normalerweise von ungleichmäßiger Form. Weiche oder feste Konsistenz. In der Regel schmerzlos. Fixiert, nicht beweglich. Durch eine Verletzung der Brust hervorgerufen, können Lipome sich unter Umständen erst nach Jahren zeigen. Sie treten bei Frauen jeden Alters auf.

● Mikroverkalkungen: Gutartig, aber unter Umständen ein Zeichen für Krebs. (Siehe Seite 146.) Verkalkungen kannst du fühlen; Mikroverkalkungen werden durch Mammographien nachgewiesen. Diese Ablagerungen, die bei Frauen jeden Alters auftreten, sammeln sich um abgestorbene und abnorme Zellen. Bei älteren Frauen verursachen auch gutartige Veränderungen der Brust, wie zum Beispiel sklerosierende Adenose, Verkalkungen.

● Krebsartige Masse (Karzinom oder Läsion): Bösartig. Fast immer von ungleichmäßiger Form. Ziemlich feste Konsistenz: wie ein ungekochtes Reiskorn oder ein Stückchen Draht. Ein Krebsgeschwulst verursacht selten Schmerzen, kann aber. Fixiert, sind nur mitsamt dem darunterliegenden Gewebe zu bewegen. Ein Krebsgeschwulst kann schnell oder langsam wachsen, schrumpft aber selten von selbst. Brustkrebs ist bei Frauen nach der Menopause verbreiteter und weniger invasiv.

Schritt 0: Tue nichts!

● Denk daran, daß »tue nichts« nicht »ignoriere den Knoten« meint. Es bedeutet: Finde den Ruhepunkt in dir, bevor du zu handeln beginnst. Sitze ruhig und in dir ruhend. Mit einer stabilen Mitte wirst du von deiner Angst nicht hin- und hergeworfen oder, noch zermürbender, von der Angst der anderen. Viele Frauen haben den Eindruck, ihre Knoten ängstigten andere mehr als sie selbst.

● Gesundheit/Ganzheitlichkeit/Heiligkeit ist sichtbarer im Dunkeln, lauter in der Stille, greifbarer mit offenen Händen. Die Große Leere offenbart dir vielleicht deine eigene Wahrheit, deinen eigenen Weg, deinen nächsten Schritt.

★ Tu eine Weile lang nichts für andere. Hör auf, dich um andere zu kümmern. Hör auf, ja zu anderen zu sagen, und sag ja zu dir selbst.

● Laß dich im Wasser treiben, oder lege dich auf den Rücken, in Dunkelheit, in Stille, in ausreichend warmem Wasser, daß deine Brüste bedeckt sind, schwerelos und frei sein können. Atme.

Schritt 1: Sammle Informationen!

● Die meisten Brustknoten sind harmlos.[128]

● Die meisten Frauen haben während der fruchtbaren Jahre einen oder mehrere gutartige Knoten in der Brust.

● Ist dein Knoten frei beweglich oder fixiert? Leg einen Finger auf dein Augenlid, und bewege es um den Augapfel herum; es ist frei beweglich. Leg deinen Finger ganz vorne auf die Nasenspitze, und versuche, die Haut zu bewegen; sie ist fixiert. Frei bewegliche Knoten sind fast immer gutartig, fixierte meist krebsartig.

● Sollte dir jemand erzählen, du hättest eine fibrozystische Brustkrankheit, sag der betreffenden Person, sie solle noch einmal nachdenken. Einigen ÄrztInnen und den meisten Weisen Frauen zufolge existiert keine solche Krankheit.[129] Versicherungsleistungen für eine Brustkrebsbehandlung können aufgrund einer »zuvor aufgetretenen Krankheit« abgelehnt werden, wenn dies in den Krankenunterlagen erscheint; so ist die Sachlage zumindest in den Vereinigten Staaten, obwohl Frauen mit Fibrozysten in der Brust nachweislich keinem erhöhten Brustkrebsrisiko unterliegen.

● Wenn deine Knoten und Zysten gutartig, jedoch schmerzhaft sind, können dir viele der in den Schritten 0, 1, 2, 3 und 4 genannten Mittel helfen.

Auf meiner Mammographie zeigen sich Veränderungen

Eine Mammographie kann sogenannte verdächtige Schatten und Kalkablagerungen in der Brust aufdecken und lokalisieren, Krebs diagnostizieren kann sie nicht. Die Schulmedizin diagnostiziert Krebs ausschließlich mittels Biopsie. Neun von zehn Biopsien, die aufgrund von Kalkablagerungen durchgeführt wurden, ergaben keinen Krebsbefund; in den restlichen zehn Prozent ist der diagnostizierte Krebs fast immer im Stadium 0, also in situ.

Schatten – Dichtes Gewebe zeigt sich als Schatten auf dem Röntgenfilm.

- Ist der Schatten rund, mit glatten, gleichmäßigen Rändern, handelt es sich meistens um eine Zyste oder ein Fibroadenom.
- Ist der Schatten sternförmig, gezackt oder strahlenförmig, handelt es sich entweder um Krebs, eine Fettnekrose oder um strahlenförmige Vernarbungen (letztere sind gutartig).

Kalkablagerungen und Mikrokalkablagerungen – Winzige Ablagerungen von Kalzium (manche fein wie Staub) werden unter Röntgenstrahlen sichtbar.

- Abnorme und abgestorbene Zellen, einschließlich Narbengewebe und abgestorbene Krebszellen, ziehen Kalzium an.
- Große, wenige und weit verstreute runde Kalkablagerungen deuten auf Gutartigkeit.
- Kleine, zahlreiche Verkalkungen in beiden Brüsten deuten auf Gutartigkeit hin.
- Kleine und zahlreiche, in Gruppen auftretende, asymmetrisch geformte (sternförmig, verzweigt, tränenförmig) und nur in einer Brust auftretende Kalkablagerungen deuten auf Krebs hin.
- Unbestimmte Kalkablagerungen (keine der zuvor genannten) können zwei bis sechs Monate später mit Hilfe eines Vergrößerungsgerätes, einer Biopsie oder einer weiteren Mammographie untersucht werden, um festzustellen, ob die Verkalkungen[130] gleich geblieben sind (wahrscheinlich gutartig) oder sich verändert haben (wahrscheinlicher bei Krebs). Je nach Fachkenntnis der die Aufnahmen interpretierenden Fachkraft bedeutet »unbestimmt« in ein bis 20 Prozent der Fälle Krebs.

Die meisten ÄrztInnen haben mehr Angst vor Krebs als du, und sie ängstigen sich auch vor einem Prozeß.[131] »Untersuche jeden Brustknoten auf Krebs, gleichgültig, wie viele Biopsien und Mammographien erforderlich sind«, das ist die Norm. Vergiß nicht, dies sind invasive Verfahren, sie bergen eine Verletzungsgefahr in sich bis hin zum Tod.

In der Arztpraxis mußt du nichts unterschreiben und niemandem zustimmen. Du kannst nach Hause gehen und jede Behandlungsart emotional und sachlich in Ruhe durchdenken. Aber sei gewarnt – ich habe schon viele unschöne Geschichten über ÄrztInnen gehört, die, fest entschlossen, hier und jetzt eine Biopsie durchzuführen, ihren Patientinnen den nahen Tod an die Wand malten. Andererseits berichtete mir eine Ärztin, daß die Klinik, mit der sie zusammenarbeitete, eine von ihr angeordnete Brustsonographie nur bei gleichzeitiger Anordnung einer Mammographie durchzuführen bereit war. Als sie diese Praxis in Frage stellte, drohte man ihr mit dem Ende der Zusammenarbeit.

Nimm eine Freundin mit, wenn du eine SchulmedizinerIn nach ihrer Meinung zu deinem Knoten fragst. Nimm auch – nicht statt dessen – ein Aufnahmegerät mit. Eine zur Konfrontation bereite Freundin, die zudem beharrlich sein kann, ist jetzt von unschätzbarem Wert für dich. Es mag dir übertrieben vorkommen, wenn es sich um einen wahrscheinlich gutartigen Knoten handelt. Und dennoch: Viele Frauen berichteten mir, sie seien gegen ihren Wunsch in eine Untersuchungsmaschinerie hineingetrieben worden, weil sie niemand gehabt hätten, die oder der ihnen das Rückgrat gestärkt hätte. Einige mußten sehr bestimmt auf den Tests beharren, die sie zu machen wünschten.

Wenn eine ÄrztIn dich unter Druck setzt, vereinbare einen Termin für das von ihr oder ihm vorgeschlagene invasive Verfahren in ein oder zwei Wochen. Das läßt dir genug Zeit, alles zu durchdenken und eventuell zu revidieren. Und abzusagen, wenn du willst.

★ Einen Überblick über die Wahlmöglichkeiten gibt Seite 138.

★ Der menschliche Drang nach der Entdeckung des Inneren hat uns dazu gebracht, Röntgenstrahlen, Computertomographien, Magnetresonanztomographien und andere technologische Augen zu entwickeln. Wir glauben, Maschinen seien im Gegensatz zu Menschen unvoreingenommen und deshalb vertrauenswürdig. Maschinen erstellen aber keine Diagnosen. Es ist immer ein Mensch, der die Mammographie studiert; dito bei dem bioptischen Material. Da ich glaube, daß es sich bei Krebs um eine Botschaft der wilden Seite in uns handelt, halte ich es für wichtig, jemandes Hilfe für die Deutung dieser Seite in uns zu erbitten. Hole dir Rat bei einer Person, die in einer anderen als der westlichen Diagnostik sehr erfahren ist, beispielsweise bei einem Schamanen, einer Frau mit spiritueller Wahrnehmungsfähigkeit oder jemand, der die traditionelle chinesische Medizin praktiziert. ÄrztInnen oder HeilerInnen, die mit dem Pulsfühlen, einem grundlegenden Merkmal der chinesischen Medizin, arbeiten, behaupten, sie könnten unterscheiden, ob es sich bei einer Masse um ein Karzinom handele oder nicht und ob das Karzinom Metastasen gebildet habe oder nicht.

• Brauchst du eine Biopsie? Wie schnell muß das sein? Es gibt keinen Anhaltspunkt für eine Verkürzung deines Lebens, wenn du zwei Monate mit der Biopsie deines Knoten wartest, selbst wenn er krebsartig ist; es sei denn, es handelt sich um einen Tumor mit raschem destruierenden Wachstum.[132] Wenn der Knoten ununterbrochen wächst oder dein Gefühl dir sagt, daß Zeit ein entscheidender Faktor für dich ist, dann vereinbare jetzt einen Termin. Wenn nicht, nutze die Mittel der Schritte 2 und 3, und beobachte den Knoten über einen oder zwei Monate. Verändert sich der Knoten mit deinem Monatszyklus, brauchst du dir nach zwei Monaten keine Sorgen mehr zu machen, bleibe jedoch in ständiger Verbindung mit deinen Brüsten.[133]

★ Eine Anti-malignin-Antigen-Blutprobe (AMAS-Bluttest)[134] ist eine Möglichkeit, einen Knoten oder einen verdächtigen Mammographiefund ohne eine Biopsie zu untersuchen. Dieser Test mißt die Menge des Antimalignins (Antikörper gegen ein Antigen namens Malignin, das produziert wird, wenn normale Zellen malignen Veränderungen unterzogen werden). Gesunde Menschen produzieren sehr wenig Anti-malignin, Krebskranke hingegen zeigen einen deutlichen Anstieg. Die Erkennungsrate (Sensitivität) liegt bei 95 Prozent.

• Eine weitere nichtinvasive Möglichkeit zur Unterscheidung maligner und benigner Veränderungen der Brust ist die biophysikalische Brustuntersuchung. Dieser Test ist in der Lage, winzige elektrische Unterschiede zwischen normal und abnorm aufzudecken. Der *Medical Tribune* zufolge identifizierten biophysikalische Untersuchungen 178 von 182 Karzinomen (bei 98 Prozent Sensitivität) mit einer Spezifität von 86 Prozent.[135]

Schritt 2: Sammle Energie!

★ Zieh deinen BH aus. Das ist keine feministische Marotte. Das Tragen eines BH über mehr als zwölf Stunden am Tag oder das Tragen eines BH, der Striemen oder Druckstellen auf der Haut hinterläßt, erhöht die Anzahl der Knoten in deiner Brust und die Wahrscheinlichkeit, daß sie zu einem malignen Tumor werden. Viele Frauen bestätigten, daß mit der Ausweitung BH-freier Zeitspannen eine Abnahme der Knoten bei ihnen einherging.

● Wenn du einen Knoten in deiner Brust hast, ist darüber reden ein wichtiges Mittel, Energie zu sammeln. Sprich mit anderen Frauen, sprich mit deiner oder deinem Geliebten, sprich mit dir selbst, sprich mit dem Knoten, sprich einfach. In diesem Moment ist Schweigen kein Gold.

Brustmeditation

Mach es dir bequem in einem warmen, ungestörten Raum vor einem großen Spiegel. Entblöße deine Brüste. Schau in den Spiegel. Erzähl deinen Brüsten etwas wie: »Ich liebe euch. Ihr seid genau so, wie ihr sein sollt. Ich sehe eure Vollkommenheit. Ich weiß um eure Schönheit. Ich ehre eure Kraft.« Sag es mit deinen eigenen Worten. Wiederhole dich, sooft du magst. Wenn du fertig bist, schließe die Augen. Hebe langsam die Hände, und lege die offenen Handflächen unter deine Brüste. Sprich: »Meine Brüste sind gesund. Meine Brüste sind voller Kraft.« Öffne die Augen, sieh in den Spiegel, und sage: »Meine Brüste sind meine Stärke. Meine Stärke nährt mich und andere.« Schließe die Augen, und lege deine Hände zurück in den Schoß. Sitze vollkommen ruhig da und atme, während du dir etwa eine Minute lang vorstellst, wie sich rötlich-leuchtende Wolken in deinen Brüsten spiralförmig auf deine Brustwarzen zu bewegen. Atme weiter, und lasse eine Minute lang diese rotsprühende Energie sich bewegen, in Spiralen, ausgehend von den Brustwarzen. Mal dir dann eine Minute lang aus, wie diese Energie, während du atmest, von Brust zu Brust Achten beschreibt. Zum Schluß stell dir vor, wie du deine Hände in pulsierende rötliche Energie tauchst. Fühle, wie die Energie deine Arme hinaufließt, durch deine Achselhöhlen und aus deinen Brustwarzen hinaus. Öffne die Augen, lächle dein Spiegelbild an, und beende die Meditation.

★ Ein Besuch bei der Weisen Heilerin in dir (Seite 116) und eine ruhige Zeit der Brustmeditation (siehe oben) sind Reisen in das Innere, die dir entscheiden helfen, was ihr, du und dein Knoten, zu eurer Gesundheit braucht.

● Was würden deine Brüste sagen, wenn sie sprechen könnten? Sind sie ärgerlich? Traurig? Verlegen? Verwirrt? Ängstlich? Erhalten sie genug Aufmerksamkeit und Pflege? Fühlen sie sich zurückgesetzt? Mögen sie dich? Magst du sie? Fühlst du dich gut mit ihnen? Schreib die Antworten auf.

● Brüste sind das Symbol für Liebe, Sex, Nahrung und das ursprüngliche Überlebensbedürfnis. Was symbolisiert der Knoten in deiner Brust?

Den unerfüllten Wunsch, zu lieben oder geliebt zu werden? Eingeschränkte sexuelle Ausdrucksmöglichkeiten? Den verdrängten Wunsch
zu nähren (dich selbst oder andere)? Überlebensangst?

● Homöopathische Mittel zur Verkleinerung und Auflösung von Knoten in der Brust sind Phytolacca, Conium und Hypericum (bitte nicht alle
gleichzeitig). Auch das Homöopathikum Silicea C30 ist empfehlenswert.

★ Achte auf deine Intuition. Frauen entdecken nicht nur die meisten
Brustknoten selbst – »Meine Hand fuhr unbewußt darüber, als ich
duschte.« »Ich lag mit einem Buch im Bett, als mir plötzlich auffiel, daß
meine Finger über einen Knoten in meiner Brust rieben.« »Ich habe
nichts gesucht, meine Hand berührte plötzlich diesen harten kleinen
Knoten.« –, fast alle Frauen haben auch einen stark ausgeprägten Sinn für
die Bös- oder Gutartigkeit des Knotens (oder die in der Mammographie
sichtbaren Mikroverkalkungen).

Deiner Angst vor Krebs kannst du nicht vertrauen; deinem Gespür für
Krebs schon. Manche Frauen wissen, daß sie Krebs haben, hören von
ihrem Arzt aber das Gegenteil. Andere befürchten, daß sie Krebs haben,
und lassen viel zu viele Behandlungen durch Ärzte zu, die Krebs noch
mehr fürchten als sie selbst. Wenn du weißt, daß du Brustkrebs hast, dann
hole dir, was du brauchst, und zwar sofort, ohne Rücksicht auf das, was
Tests oder Experten sagen.[136] Einer der wichtigsten Aspekte der Heilung
ist der, jemanden zu finden, der dir zuhört, glaubt und sich deiner Probleme annimmt. Denk daran, daß du genauso recht haben kannst wie ein
Test. Steh zu dir selbst, wenn du dich sicher fühlst, dir Zeit zu lassen oder
unkonventionelle Methoden anzuwenden.

Aus meiner Brustwarze kommt Flüssigkeit

● Flüssigkeit aus deiner Brustwarze, ob selbständig oder auf leichten Druck
austretend, kann ein Zeichen für Krebs sein, wenn:
die Absonderung eine Spur von Blut aufweist;
der Bereich um die Brustwarze schuppig ist und juckt.
Zeigt sich bei dir eins dieser Anzeichen für Krebs, nimm Hilfe in Anspruch.

● Eine Absonderung aus deiner Brustwarze ist kein Zeichen für Krebs, wenn
sie klar, strohfarben oder milchig ist und du stillst oder schwanger bist,
dich inmitten der Menopause befindest, Hormone nimmst oder mehr als
vier Tassen Kaffee pro Tag trinkst.

Wenn du weißt, daß du Brustkrebs hast, möchtest du vielleicht sofort zu den Schritten 5 und 6 hasten. Haste nicht. Bleibe ruhig. Nimm dir zuerst Zeit, Mittel aus den Schritten 0, 2, 3 und 4 auszuwählen und einzusetzen. Nutze auch alle gleichzeitig; siehe Seite 23.

Schritt 3: Nähre und stärke dich!
Kombiniere äußerlich und innerlich anwendbare Heilmittel miteinander, um das beste Ergebnis zu erzielen.

Schritt 3: Mittel zur Nährung und Stärkung – äußerlich anzuwenden
★ Packungen machen Schmutz und sind zeitintensiv, haben aber eine Kraft, die tief eindringen, gutartige Knoten und Kalkablagerungen auflösen sowie die Förderung und das Wachstum maligner Knoten aufhalten kann. Kohl-, Beinwell-, Löwenzahn-, Kermesbeeren- und Veilchenpackungen sind die absoluten Favoriten. Wie du sie herstellst, erfährst du auf Seite 334. Zu Warnungen und Anwendungen siehe Materia Medica.

Kohlpackungen sind ein altes Hausmittel bei knotigen Brüsten, die weh tun.[137] Lege ein heißes Blatt (koche oder bügle es) auf deine Brust und lege dich fünfzehn Minuten hin oder laß es über Nacht auf deiner Brust. Halte das Blatt durch ein enges Hemd an seinem Platz. Wenn du magst, trage unter dem Kohlblatt Rizinusöl auf.

Veilchenblätterpackungen beruhigen und lösen Problemzonen in den Brüsten auf. Ich halte sie für besonders gut bei in-situ-Karzinomen. Eine Anwendungsmöglichkeit: Stell einen Liter Veilchenblätterauszug her (Seite 328). Wärme die Blätter und die Hälfte des Aufgusses auf. Gieße alles durch ein Sieb. Trink die Flüssigkeit, lege die nassen, warmen Blätter auf deine Brust, und lasse sie dort, wenn möglich, viele Stunden lang. Eine andere Anwendungsmöglichkeit: Pflücke frische Veilchenblätter, und kaue sie, bis sie klebrig werden. Lege diese klebrige Blättermasse direkt auf deine Brust, und laß sie trocknen.

● Packungsähnliche Umschläge mit Tüchern, die du zuvor in Kräuteröl- auszügen oder Kräutersalben getränkt hast, sind bewährte Hausmittel zur Auflösung von Knoten und Zysten.

HeilerInnen schwärmen von der Fähigkeit des Rizinusöls, besorgnis- erregende Knoten aufzulösen, das Brustgewebe zu nähren und Schmer- zen in der Brust zu lindern. Nach den ersten zwei oder drei Anwendun- gen von Rizinusölkompressen (siehe Seite 101) schrumpfen viele Knoten deutlich. Wenn du ab und an Ingwer statt Rizinusöl verwendest (siehe Seite 340), erhöht das die Wirkung.

Hildegard von Bingen (1098–1179), eine Kräuterheilkundige und Heilige, erhitzte den aus frischen Veilchen gepreßten Saft mit einem Drittel (seines Gewichts) Olivenöl und dem gleichen Teil Ziegenbockfett zu einer Salbe gegen Zysten, Knoten, präkanzeröse Wucherungen, entzündete Muskeln und Kopfschmerzen.[138]

Kieferbalsam hat ebenfalls eine lange Tradition in der Auflösung aller Arten unwillkommener Wucherungen in den Brüsten. Die Auswahl reicht von einfachen, hausgemachten Ölen aus heimischen Kiefern, wie zum Beispiel Immergrünöl für die Brustmassage (Seite 332), bis hin zu komplizierten Balsamen aus Harz und Terpentin, wie zum Beispiel Gelbem Balsam (Seite 337) und Schwarzer Salbe (Seite 339).

Öle aus Löwenzahnblüten und Kermesbeerenwurzeln sind ebenfalls seit alters her gepriesene Mittel, die bei einer Vielzahl von Knoten in der Brust sofortige Linderung bewirken. Weitere Informationen zu diesen Ölen findest du auf den Seiten 99 und 100.

● Eine Packung, die Knoten auflöst, kannst du herstellen, indem du ein Tuch mit einer Kräutertinktur tränkst und es auf den Bereich, unter dem sich der Knoten befindet, auflegst. Ein Rezept für eine solche Tinktur – Knotenliniment, vor einem Jahrhundert erfolgreich gegen Knoten in der Brust angewandt – findest du auf Seite 340.

● Eine weitere Möglichkeit, Knoten schrumpfen zu lassen, wunde Stellen oder Blutandrang zu lindern und die Zirkulation der Lymphflüssigkeit zu verbessern: Massiere die zarte Stelle unter der Fußsohle, dort wo deine Zehen beginnen, jeweils zehn Sekunden pro Zeh (länger ist besser) mit festem Druck.

● Yoga kann die Brüste stärken und die Zirkulation in Richtung Brustbereich verbessern, besonders, wenn du deine Aufmerksamkeit und Energie auf sie konzentrierst. Versuch es mit dem Bogen, dem Kamel oder der Kobra.

Schritt 3: Mittel zur Nährung und Stärkung – innerlich anzuwenden
★ Zur Nährung der Brust und Auflösung von Knoten nehme ich als Kräuterauszug – bis zu einem Liter pro Tag – von einem meiner Lieblingskräuter:
Wiesenklee: Die kontinuierliche Einnahme des Auszugs aus Blüten macht Knoten weich, kehrt Vorstadien von Krebs wieder um und ist sogar dafür bekannt, Zellen maligner Tumore wieder gesunden zu lassen. Wie Soja bewahrt Wiesenklee die Brustzellen vor der Aufnahme krebserregender Östrogene.
Nesseln: Ein Auszug aus diesem sogenannten Unkraut aktiviert die Blutzirkulation, den Fluß der Lymphe und der Energieströme im Brust-

bereich, hilft dem Gewebe beim Ausschwemmen überschüssiger Flüssigkeit und stärkt dein Immunsystem. Auch bei Angstzuständen oder Kraftlosigkeit helfen Nesseln.

Veilchen: Diese weitverbreitete Gartenpflanze besitzt ein Blatt, das aus einem Aufguß einen beruhigenden, knotenauflösenden Trunk macht. Sollte der Knoten ein Karzinom sein, vermag das Veilchen sein Wachstum zu verlangsamen oder aufzuhalten, während du in Ruhe über die Optionen einer weiteren Behandlung nachdenkst.

● Kräuter zur Lymphaktivierung – wie Labkraut, Ringelblume und Große Klette – unterstützen die Auflösung von Knoten. In der Regel werden sie als Tinktur eingesetzt. (Tinkturherstellung siehe die Seiten 329–330.)

Labkraut: Eine Dosis von täglich 20 Tropfen ist in der Regel ausreichend, um Zysten und andere benigne Knoten schrumpfen zu lassen. Das funktioniert manchmal innerhalb weniger Tage. Du kannst Labkraut jedoch ohne Bedenken länger verwenden. Große Mengen Labkraut können das Blut verdünnen und vielleicht die Menses verstärken.

Ringelblume: Die orangefarbenen Blüten dieser anspruchslosen Pflanze werden von der kräuterheilkundigen Ärztin Amanda McQuade-Crawford und von Jeanine Parvati Baker, Leiterin des *Hygeia College of Healing*, als besonders wirksame Verbündete für Frauen mit fibrozystischen Knoten gerühmt. Die übliche Dosis beträgt dreimal täglich 5 bis 20 Tropfen der Tinktur. Für noch bessere Ergebnisse solltest du zusätzlich zweimal täglich Ringelblumenölauszug oder Ringelblumensalbe oder Packungen aus frischen Blüten verwenden.

Große Klette: Die Wurzeln der Großen Klette sind so unschädlich, daß sie über Jahre täglich angewendet werden können. Sie stehen im Ruf, zur Lymphaktivierung beizutragen und sogar maligne Zellentartungen rückgängig zu machen. Sie sind eine kraftvolle Verbündete für Frauen mit unspezifischen Kalkablagerungen und in-situ-Karzinomen. Die Dosis beträgt drei- bis achtmal täglich 30 Tropfen der frischen Wurzeltinktur (oder pro Tag eine Tasse oder mehr des Aufgusses).

★ Achte auf die Leber, wenn die Brüste knotig sind. Löwenzahnwurzel ist der beste Freund der Leber und speziell geeignet bei Zysten, Knoten, Wucherungen und kranken Zellen in der Brust. Innerlich nimmst du bis zu viermal täglich 20 bis 30 Tropfen frische Wurzeltinktur. Äußerlich: frischgeriebene Wurzel oder 15 bis 25 Tropfen Tinktur oder erwärmtes Blütenöl werden auf einem sauberen Tuch zweimal täglich aufgelegt.

★ Algen als Hauptmahlzeit und Algen als Snacks. Ost und West sind sich einig, daß Algen Knoten allmählich verschwinden lassen und die Entwicklung initiierter Krebszellen aufhalten. Bei der reichlichen und leckeren Auswahl an Algen ist es kein Problem, sie regelmäßig zu essen.

● Ältere Frauen, deren Knoten in den Brüsten sehr empfindlich auf Hormone reagieren, und Frauen in der Menopause, deren Knoten auf einen schwankenden Hormonspiegel zurückzuführen sein könnten, bestätigen die wunderbare Wirkung von Kräutern wie Himbeere (Rubus idaeus), Keuschlamm-Strauch (Vitex agnus-castus), Echtem Herzgespann und Süßholz. Sie haben einen guten Einfluß auf den Hormonhaushalt. Bei Bedarf täglich eine Tasse des Auszuges aus getrockneten Himbeerblättern oder mehr, 60 bis 90 Tropfen Tinktur aus den Beeren des Keuschlamm-Strauches, 25 bis 50 Tropfen Tinktur aus Echtem Herzgespann oder eine Tasse Süßholzwurzeltee.

★ Ein sehr altes und immer noch aktuelles Heilmittel aus China bei Zysten in der Brust oder in den Ovarien: Blühende Spitzen der Vogel-Sternmiere (Stellaria media), Echtes Herzgespann (Leonurus cardiaca) und Gemeiner Beifuß (Artemisia vulgaris) zu gleichen Teilen. Bei Bedarf zehn Tropfen dieser Tinktur dreimal täglich. Diese Kombination war für viele Frauen sehr erfolgreich, doch sie wirkt langsam, und bei manchen Zysten dauert es sechs bis zehn Monate, bis sie vollständig aufgelöst sind.

● Donnie Yance, Spezialist in der Behandlung von Brustkrebs mit Kräutern, ist besonders angetan von Blutwurz. Die von ihm empfohlene Dosis ist 80 Tropfen der Tinktur oder eine Tasse Tee täglich. Der Kräuterspezialist John Lust meint, Blutwurz muntere auf.

● Es ist jederzeit sinnvoll, dein Immunsystem zu nähren und zu stärken, besonders aber, wenn du einen Knoten in der Brust hast. Hilfe hierzu findest du im Kapitel: Ein starkes Immunsystem.

Schritt 4: Stimulieren/Sedieren
Kombiniere äußerlich mit innerlich anzuwendenden Heilmitteln; so erzielst du das beste Ergebnis.

Schritt 4: Mittel zur Stimulation/Sedierung – äußerlich anzuwenden
★ Viele Frauen erzielten gute Ergebnisse, indem sie mehrere Wochen lang morgens und abends Kermesbeerenöl in die Knoten einmassierten.

Die Kräuterheilkundige Rosemary Gladstar, Gründerin der *California School of Herbal Studies*, favorisiert eine Kermesbeerenpackung auf der Basis von 15 Tropfen Tinktur. Sie legt den angefeuchteten Teil eines Baumwolltuchs direkt auf den Knoten, wickelt diesen Bereich fest mit dem Tuch ein und läßt dies über Nacht wirken. Dies wiederholt sie drei Wochen lang in fünf von sieben Nächten und setzt eine Woche aus, bevor sie damit fortfährt.

★ Ingwerkompressen werden bei Brustknoten von vielen HeilerInnen und Frauen erfolgreich angewandt. (Anleitung Seite 340.) Frauen, die mit vielen Arten von Knoten in der Brust zu tun hatten, erzählten mir, daß Ingwerkompressen gutartige Masse schnell reduzieren, krebsartiges Gewebe manchmal aber reizen. (Wenn deine Haut gereizt reagiert, bedeutet das jedoch nicht, daß du Krebs hast.)

● In Polynesien und Japan lassen traditionelle HeilerInnen der Ingwerkompresse eine Albi-(Taro)packung aus frischgeriebenen Tarowurzeln oder Taropuder, mit Wasser zu einer Masse wie Erdnußbutter vermischt, folgen. Europäische HeilerInnen verwenden Leinsamen, in Nordamerika sind es geriebene Kartoffeln, gleichermaßen zubereitet. Eine mir bekannte Frau löste ihre postmenopausalen Knoten mit Hilfe von Ingwer, Albi und Akupunktur in drei Monaten auf. Abends vor dem Schlafengehen legte sie 15 Minuten lang Ingwerkompressen auf, rieb anschließend Albipaste gründlich über und um den Knoten herum, wickelte ein Tuch lose um Brust und Oberkörper und legte sich schlafen. Jeden Morgen wiederholte sie die Ingwerkompresse (immer mit demselben Ingwer). Anschließend rieb sie die betroffenen Stellen mit frischer Albipaste ein, die sie den ganzen Tag aufgetragen ließ.

Frischen Taro findest du in manchen asiatischen Lebensmittelgeschäften.

★ Lehmpackungen sind ein klassisches Heilmittel gegen Knoten in der Brust. Reiner weißer oder grauer Ton reizt die Haut weniger als der derzeit in Mode gekommene bunte Ton und ist zudem preisgünstiger. Viele HeilerInnen verwenden Bentonitton. Frage in Töpfereien wie in Gesundheitsläden und Apotheken, ob sie dir Ton verkaufen. Ich kaufe nie feuchten Lehm; er könnte Schimmel enthalten, der die Haut entzündet.

Ich mische eine Handvoll Tonpuder mit ausreichend Wasser zu einer Paste, dickflüssig wie Mayonnaise, und trage sie dünn, aber großzügig auf. Wenn der Ton langsam trocknet, fällt er ab oder kann abgebürstet werden.

Manche Frauen fügen noch einige Tropfen eines ätherischen Öls (siehe nächste Seite) oder eines Kräuterölauszuges, etwa aus Kermesbeere oder Ringelblume, zum Ton hinzu.

Mit Lehmpackungen hatte ich ein aufsehenerregendes Erlebnis: Eine meiner Ziegen, sie war trächtig und sollte demnächst werfen, hatte plötzlich einen sehr geschwollenen und knotigen Euter. Als ich sie molk, entdeckte ich, daß ihr Euter zu drei Vierteln mit Blut und Eiter gefüllt war. Im Haus dünstete ich ein paar Kohlblätter und füllte ein Tropf-fläschchen mit Kermesbeeren- und Echinaceawurzel-Tinktur (10 Trop-fen Kermesbeere auf jeweils 50 Tropfen Echinacea). Wieder in der Scheune, gab ich ihr 100 Tropfen (4 ml) der Tinkturen (und alle zwei Stunden während der nächsten zwei Tage) und verpackte ihren Euter in den heißen Kohlblättern (viermal täglich).

Nach einem Monat, wobei ich meine Behandlung und meine Auf-merksamkeit (wir waren mittlerweile bei einer Packung und 50 Tropfen Mixtinktur pro Tag), allmählich verringerte, erklärte ich sie für geheilt. Innerhalb einer Woche kam die Infektion zurück, schlimmer noch als zuvor: Vier vereiterte Knoten direkt unter ihrem Euter. Während der nächsten sieben Tage probierte ich jede Salbe aus meinem Schrank auf ihrem Euter aus, aber keine von ihnen schien wirklich gegen die Infektion und den Blutandrang zu helfen. Selbst der Zauber von Bag Balm, eines bewährten gelben Balsams, versagte.

Ein Heiler, der zu uns kam, verordnete ihrem Euter eine Lehm-packung. Innerhalb der ersten paar Tage (bei drei Packungen pro Tag und Tinktur im Abstand von drei Stunden) veränderten die Knoten ihren Charakter und begannen zu schrumpfen, der Euter heilte, und sie war definitiv auf dem Weg der Besserung. Wir führten diese erfolgreiche Behandlung noch drei Wochen lang weiter, reduzierten allmählich ihren Umfang und achteten darauf, daß sie viel Riementang, aber auch viel Zuwendung bekam. (P.S. Sie war doch nicht trächtig!)

Die Schweizer Kräuterheilkundige Rina Nissim meint: »Lehm wirkt Wunder, kann Brustschmerzen aber anfänglich verschlimmern.«

● Reines ätherisches Öl aus Orangenschalen (Citrus reticulata) oder Lavendel (Lavendula vera) soll Brustknoten auflösen und die Reproduk-tion kranker Zellen aufhalten. Manche Frau verdünnt 20 bis 50 Tropfen von einem der beiden Öle in 30 ml Olivenöl und trägt es einige Monate lang morgens und abends auf. Ätherische Öle aus Pelargonie (Pelargo-nium species) und Römischer Hundskamille (Anthemis nobilis) tun ebenfalls gute Dienste: Täglich werden je 5 Tropfen oder 10 Tropfen von einem der beiden Öle mit einem großen Eßlöffel Olivenöl verdünnt und aufgetragen. (Vorsicht: Ätherische Öle können die Haut reizen; siehe Seite 96.)

● Reagiert dein Knoten nicht auf einfache Heilmittel, könntest du das sogenannte kraftvolle Packungspuder ausprobieren (Rezept Seite 339).

● Regelmäßiger Kontakt mit Aluminiumsalzen (in handelsüblichen Antitranspirants, aber auch in sogenannten natürlichen Kristalldeos) kann zu Knoten in der Brust beitragen, besonders wenn du das Deo nach dem Rasieren deiner Achselhöhlen aufträgst. Du meinst, das mache nicht viel aus? Frauen, die eine Mammographie machen lassen, werden angewiesen, kein Antitranspirant am selben Tag zu benutzen, weil es die Aufnahme des Brustbildes stört. Probiere statt dessen, die Achselhöhlen mit Kräuteressig zu besprühen.

Schritt 4: Mittel zur Stimulation/Sedierung – innerlich anzuwenden
★ Isla Burgess, Gründerin der *Waikato School of Herbal Studies* in Neuseeland, verläßt sich bei der Knotenauflösung auf Kermesbeerenwurzel-Tinktur, die lymphaktivierend wirkt. Sie meint, die besten Ergebnisse seien zu erzielen, wenn die Dosis täglich um 1 bis 2 Tropfen erhöht wird, bis eine Reaktion erfolgt (Hitzegefühl, Schmerz, Prickeln oder Übelkeit). Diese Tinktur nimmt sie eine Woche lang zu sich, zusätzlich macht sie Ingwerkompressen oder Packungen aus Kohlblättern.
● Die Vermeidung von Methylxanthin – vorhanden in Kaffee (auch in coffeinfreiem Kaffee), Cola und Cola-Light, Schokolade, schwarzem wie grünem Tee und Medikamenten wie Ibuprofen, Paracetamol, extra starkem Excedrin, Oxymetazolin und Phenylpropanolamin – könnte auch gutartige Knoten zum Verschwinden bringen und das Wachstum kranker Zellen verlangsamen.
Sechs Wochen Abstinenz reichen, um eine drastische Verbesserung herbeizuführen, wenn du empfindlich auf Methylxanthin reagierst. Es ist einen Versuch wert, obwohl manche Frauen meinen, es mache keinen großen Unterschied. Nimm zur Linderung von durch Kaffee-Entzug verursachten Kopfschmerz 5 bis 20 Tropfen Helmkraut-Tinktur. Klee-Minze-Aufguß als morgendliches Getränk hilft, die Darmtätigkeit in Gang zu bringen.
● Es gibt ausgezeichnete chinesische Kräuterrezepturen gegen Knoten in der Brust; manche können gegen Krebs in einem sehr frühen Stadium wirken. Hüte dich jedoch vor fertig abgepackten, in Läden angebotenen Kräuterheilmitteln aus China; sie könnten Medikamente und Schwermetalle enthalten. Suche lieber eine ÄrztIn auf, die in der traditionellen chinesischen Medizin bewandert ist, und bitte um ein Kräuterrezept, nach dem du zu Hause eine Mischung brauen kannst.

Schritt 5a: Nimm Zusatzpräparate!
★ Die tägliche Einnahme von ein bis zwei Eßlöffeln oder vier bis acht Kapseln Leinöl (reich an omega-3-Fettsäuren) oder Borretsch, Schwarzer Johannisbeere, Hanf oder Öl aus den Samen der Gemeinen

Nachtkerze (reich an gamma-Linolsäure) kann Brustknoten verkleinern, besonders solche, die durch ein hormonelles Ungleichgewicht verursacht worden sind. Klinische Studien bestätigen, daß dies ein wirksames Mittel gegen Brustkrebs in allen Stadien ist.[139]

● Jod, als wasserhaltiges Jod über Jahre täglich eingenommen, eignet sich besonders gut zur Beseitigung von Zysten und zur Auflösung inneren Narbengewebes in der Brust, zur Linderung von Überempfindlichkeit der Brust und zur Verringerung des Krebsrisikos. Kaliumiodit und Riementang sind weniger wirksam. Die Tagesration ist ziemlich hoch, 5 bis 20 mg. Nebenwirkungen können in Form von Halsschmerzen und geschwollenen Lymphdrüsen am Hals auftreten. Jod ist ebenso wirksam wie Danazol (siehe Schritt 5b), viel preiswerter und weitaus unschädlicher.

● Vitamin E, vor dem Schlafengehen eingenommen (800 I.E. ist in diesem Fall die übliche Dosis), hat manchen Frauen bei der Auflösung von Knoten geholfen. Vorsicht: bei Diabetes, hohem Blutdruck, rheumatischem Herzleiden, Sehstörungen oder wenn Digitalis oder Antikoagulanzien eingenommen werden, müssen vor dem Gebrauch von Vitamin-E-Zusatzpräparaten erfahrene HeilerInnen konsultiert werden. Diese Präparate könnten einige Krebsarten fördern. Du kannst deinen Vitamin-E-Haushalt aber auch ohne Zusatzpräparat verbessern: iß Sonnenblumenkerne, mahle dein eigenes Mehl, und verwende kaltgepreßtes Öl.

● Frauen, die Knoten in der Brust hatten, berichteten auch von der Einnahme von Kalzium-, Selen-, Vitamin-A-, Vitamin-C- und Vitamin-B-Komplex-Zusatzpräparaten – besonders B6. (Vitaminquellen in Lebensmitteln findest du ab Seite 86 aufgelistet.)

Schritt 5b: Nimm Medikamente!
● Manche Medikamente können Knoten in der Brust verursachen: Digitalis-Derivate, Tagamet (Cimetidin), Propaphenin (Chlorpromazin) und Medikamente gegen Bluthochdruck, einschließlich Beta-Blocker.[140] Östrogenpräparate können empfindliche, angespannte, schmerzhafte und knötchenartige Brüste verursachen.

● Zusätzliche Schilddrüsenhormone sollen Zysten schrumpfen lassen und Brustschmerzen beseitigen.

● Progesteroncremes (zum Beispiel Progesteron) auf Basis der Yamswurzel können während der fruchtbaren Jahre Brustknoten weicher machen und auflösen, sollten jedoch von Frauen vor und nach der Menopause gemieden werden, weil das Brustkrebsrisiko in diesem Alter mit der Progesteronbelastung steigt.

• Harntreibende Medikamente werden Frauen mit Knoten in der Brust manchmal verschrieben, doch deren hormonähnliche Wirkungen können die knotige Beschaffenheit der Brust und Schmerzen verstärken.

• Danazol wird in den Vereinigten Staaten bei Frauen mit mehreren schmerzhaften Zysten in der Brust verordnet. Aber es kostet mindestens 200 Dollar pro Monat, verliert seine Wirkung sofort nach dem Absetzen, kann Akne, Gewichtszunahme, ein Tieferwerden der Stimme, Haarwuchs im Gesicht und Menstruationsstörungen verursachen.

• Pravidel (Bromocriptin) wird gelegentlich bei sehr knotiger Brust verschrieben. Nebenwirkungen: Anfälle, Schlaganfall mit Todesfolge, Herzinfarkt sowie krankhafte Veränderungen der Psyche.

• Bei einer Biopsie kannst du Art und Menge (einschließlich der Menge 0) von Sedativa und Betäubungsmitteln auswählen. (Siehe Schritt 6.) Atemtechniken oder das Hören von Meditationsmusik können bei einer Nadelbiopsie anstelle immununterdrückender Medikamente eingesetzt werden. Sogar eine offene Biopsie kann mit Hilfe lokaler Betäubung und Tiefenentspannung durchgeführt werden. Wenn du dir über die Risiken der Narkose Gedanken machst, besprich dies mit deiner ÄrztIn. Vielleicht mußt du auf auf deinen Wünschen bestehen oder dir eine andere ChirurgIn oder AnästhesistIn suchen. Siehe »Was für eine Narkose?«, Seite 162.

Die Rote Liste[141] ist ein Nachschlagewerk, das ÄrztInnen zu Rate ziehen, wenn sie sich über Gefahren und Nebenwirkungen von Medikamenten, auch auf dem Gebiet der Anästhesie, informieren wollen. Frage FreundInnen (oder FreundInnen von FreundInnen), die eine Operation hinter sich haben, was ihnen bei einer Vollnarkose gefiel und was nicht. Erkläre der AnästhesistIn, was du willst – vor der Betäubung. Ist es zum Beispiel wichtig für dich, daß du keine Schmerzen beim Aufwachen hast? Kein Übelkeitsgefühl? Daß du dich erinnern kannst, was mit dir geschehen ist? In der Lage bist, klar zu denken?

• Wahrscheinlich bekommst du vor einer offenen Biopsie ein Beruhigungsmittel. Du kannst es ablehnen (es führt zur Immunsuppression). Wenn du vor der Operation eine Woche lang täglich eine Tasse eines Auszuges aus Haferstroh trinkst oder zehn Tropfen einer Tinktur von Echtem Herzgespann nimmst – und zusätzlich 10 bis 20 Tropfen Helmkraut so kurz vor dem Eingriff, wie es zugelassen ist –, bist du nicht nur ruhig, auch dein Immunsystem wird gestärkt, und du hast nach der Operation weniger Schmerzen.

Schritt 6: Öffnen und Eindringen

Eine Biopsie ist die einzige wissenschaftlich akzeptierte Möglichkeit, um zu bestimmen, ob ein Knoten kanzerös ist. Einer neueren deutschen Studie zufolge verkürzt eine Biopsie, die maligne Gewebsmasse punktiert oder schneidet, allerdings die Überlebenszeit.[142] Gewebsentfernende Biopsien schneiden nicht in die Masse hinein; Nadelbiopsien (Feinnadel-, Stanz-, stereotaktische Biopsie) tun dies jedoch. Es gibt noch weitere Probleme im Zusammenhang mit Biopsien; prüfe vor einem Eingriff gründlich deine Optionen.[143] Auf den Seiten 163–164 findest du weitere Informationen über die Möglichkeiten einer Biopsie.

1994 unterzogen sich in den Vereinigten Staaten eine Million Frauen einer Biopsie. Bei 175.000 von ihnen wurde ein Karzinom diagnostiziert. Da immer mehr Frauen eine Mammographie machen lassen, werden auch zunehmend mehr Biopsien durchgeführt, denn im Gegensatz zu ertastbaren Knoten hinterlassen Schatten auf einer Mammographie eine weite Grauzone zwischen sehr verdächtigen (sternförmige Kalkablagerungen korrelieren in fast der Hälfte der Fälle mit Krebs)[144] und eindeutig gutartigen Funden. Dies veranlaßt MedizinerInnen dazu, Biopsien sowohl »zur Sicherheit des Patienten« als auch »aus Angst vor einem Prozeß, falls ein Karzinom übersehen werden sollte«, durchzuführen.[145]

Lerne soviel wie möglich über deinen Knoten, bevor du eine Biopsie machen läßt. Nimm dir die Zeit, eine zweite oder sogar eine dritte ÄrztIn zu konsultieren.[146] Wenn du zu dem Ergebnis kommst, mit der Biopsie noch warten zu wollen, setze dir einen bestimmten Termin in der Zukunft, an dem du diese Möglichkeit erneut überdenken willst. In der Zwischenzeit lies die ersten drei Kapitel des zweiten Teils dieses Buches. Die Wahl, die du triffst, kann gewaltige Auswirkungen auf dein zukünftiges Leben und deine Gesundheit haben.

Frauen, die mit ihrer eigenen Brust vertraut sind, können Knoten und Veränderungen feststellen, die auf einer Mammographie nicht erkennbar sind. Bedeutet dir die Durchführung einer Biopsie viel, laß sie dir von niemandem ausreden.

Seit Hunderten von Jahren werden tropische Heilmittel verwendet, um verdächtige Knoten aus den Brüsten zu »brennen«. Dieses Verfahren ist so invasiv wie eine Operation, hat aber einige Vorteile. Siehe den Abschnitt: Statt einer Operation, Seite 224.

Wenn du oder deine ÄrztIn einen Knoten ertastet, könnte eine Diagnose-Mammographie angeordnet werden. Zeigt diese Auffälligkeiten, würde eine Biopsie angeraten. Aber es gibt so viele falsch-negative Mammographieberichte (die Mammographie zeigt keinen Befund, doch bei der Biopsie wird Krebs festgestellt), daß du wahrscheinlich mit Dringlichkeit gebeten wirst, in eine Biopsie einzuwilligen, ohne Rücksicht darauf, was die Mammographie sagt. Wenn du dir sicher bist, daß du eine Biopsie wünschst, kannst du die Diagnose-Mammographie ablehnen (es kann gut sein, daß du auf deinem Recht bestehen mußt). Erkundige dich auch, ob weniger invasive Mittel – wie Sonographie oder Thermographie – zur Verfügung stehen. (Transillumination, Computertomographie und Kernspintomographien haben sich als wertlos für die Bestimmung der Natur eines Brustknotens erwiesen.)

Bevor du dich einer Knotenbiopsie unterziehst, könntest du eine hochauflösende digitale Ultraschalluntersuchung des verdächtigen Bereiches in Betracht ziehen. Mit einer 99prozentigen Spezifitätsrate (nur fünf von vierhundert Gewebeproben, die bei Ultraschalluntersuchungen für gutartig erachtet wurden, stellten sich bei einer Biopsie als kanzerös heraus) läßt dir eine Aufnahme mit negativem Ergebnis sechs Monate Zeit (dann ist es Zeit für eine erneute Überprüfung) für die Arbeit mit den weniger invasiven Heilmethoden der Schritte 0, 1, 2, 3, 4 und 5a.

Ist der Knoten in deiner Brust kanzerös und ziehst du eine Lumpektomie einer Mastektomie vor, mache dies deiner ÄrztIn und der ChirurgIn klar, und zwar, bevor du dich einer offenen Biopsie unterziehst. Wenn die Masse bösartig erscheint, könnte ein großer Teil des Gewebes um den Knoten herum entfernt werden, und dir bliebe ein weiterer Eingriff erspart.

Wenn du dich für eine Biopsie entscheidest, kläre im voraus mit deiner ÄrztIn, welche Tests mit deinem Brustgewebe durchgeführt werden. Siehe Seite 174.

Zur Vermeidung von Infektionen bei einer offenen Biopsie siehe Seite 216.

Was für eine Narkose?

Örtliche Betäubung

Vorteile: Relativ sicher.

Weniger belastend für das Immunsystem.

Wirkung läßt schnell nach (normalerweise nach ein bis zwei Stunden).

Preiswerter.

Risiken: Die ChirurgIn muß schnell arbeiten.

Die ChirurgIn könnte sich unbehaglich fühlen, wenn die Patientin während der Operation bei Bewußtsein ist.

Unpraktisch für große Flächen, bei denen sorgfältig genäht werden muß.

Alternativen: Tiefenentspannung, kontrollierte Atmung und Selbsthypnose können dich ebenso wirksam vom Schmerzempfinden befreien wie eine örtliche Betäubung – und gleichzeitig die Funktionstätigkeit deines Immunsystems verbessern. Ich praktiziere diese Techniken mittlerweile so erfolgreich, daß ich beim Zahnarzt keine Betäubung mehr benötige. (Das ist härter für den Zahnarzt als für mich: Er hat gelernt, daß nur eine Spritze betäuben kann.) Wenn du diese Fähigkeiten hast, sprich mit deiner ChirurgIn darüber. Ist es für euch beide akzeptabel, daß du vielleicht während der Operation um ein schmerzstillendes Mittel bittest, falls du dich für eine dieser Alternativen entscheiden solltest?

Vollnarkose

Vorteile: Die Operation könnte angenehmer sein.

Wirkung läßt langsam nach; ist schmerzstillender.

Du wirst weniger von bewußten Erinnerungen traumatisiert werden.

Ermöglicht ausgedehnte Operationen.

Risiken: Ein Todesfall auf 5.000 bis 10.000 Fälle.

Unterdrückt das Immunsystem.

Verstärkt Asthma, Lungen- und Herzprobleme.

Verursacht Erschöpfungszustände bis zu fünf Tage danach.

Kann dem Fötus schaden, wenn du schwanger bist.

Alternativen: Klassisches Anwendungsgebiet der Akupunktur. Wenn du dich einer Operation unterziehen willst, schütze dein Immunsystem und bleibe medikamentenfrei, suche eine ChirurgIn, die bereit ist, mit einer in Akupunktur erfahrenen Fachkraft und einer AnästhesistIn zusammenzuarbeiten.

Was ist eine Nadelbiopsie?

In einer Nadelbiopsie (oder Aspiration) entnimmt eine Hohlnadel unter Anwendung spezieller Instrumente Zellen oder Gewebe von einem Knoten. Das Infektionsrisiko ist gering. Die Biopsie kann in der Arztpraxis mit oder ohne örtliche Betäubung durchgeführt werden. Sie ist preiswerter und sicherer als eine offene Biopsie, ihre Resultate sind jedoch nicht so zuverlässig.

● Eine Feinnadelbiopsie untersucht feste oder mit Flüssigkeit gefüllte Knoten, die ertastet oder durch Mammographie entdeckt wurden. Fällt der Knoten während der Biopsie in sich zusammen, handelt es sich um eine Zyste. Bleibt er bestehen, wird die entnommene Probe untersucht. Positive Befunde (zehn Prozent der Proben wiesen Krebszellen auf) sind in der Regel korrekt, die Fehlerquote liegt bei nur 0 bis 1,5 Prozent. Zwischen einem Sechstel und einem Drittel aller Proben sagen nichts aus; sie enthalten nicht genügend Zellen, um bestimmen zu können, ob Krebs vorliegt oder nicht. Doch daraufhin vorgenommene offene Biopsien finden in nur zwei Prozent der Fälle Krebs.
Eine Feinnadelbiopsie entnimmt eine so geringe Anzahl von Zellen, daß immer damit zu rechnen ist, daß ein kleines Karzinom übersehen wird. Deshalb folgt auf einen negativen Befund (keine Krebszellen entdeckt) normalerweise eine weitere Biopsie. Diese stößt in drei bis sechzehn Prozent der Fälle auf Krebs. Du könntest zum Beispiel mit einer Stanzbiopsie beginnen; nach einer ergebnislosen Biopsie kannst du auch entscheiden, dich für mehrere Monate einer nicht-invasiven Behandlung zu unterziehen, bevor du weitere Tests folgen läßt.
● Bei der Stanzbiopsie (Tru-Cut- oder Trokarbiopsie) wird ein kleines Stück des Knotens entfernt, jedoch groß genug, um aussagekräftig zu sein. Wird es von professioneller Hand untersucht, gibt es keinen falschen positiven Befund. Eine hohe Fehlerquote besteht bei negativen Befunden (zehn Prozent der Folgebiopsien diagnostizieren Krebs), also wird eine Frau, deren Befund negativ ist, zu einer weiteren Biopsie gedrängt. Verglichen mit einer Feinnadelbiopsie ist das Verfahren der Stanzbiopsie invasiver, schmerzhafter, es gibt ein höheres Infektionsrisiko, und es kann eine Narbe im Brustgewebe zurückbleiben, die es zukünftig erschwert, Knoten zu entdecken.
● Bei einer stereotaktischen Biopsie wird mittels dreidimensionaler Röntgenstrahlen oder des Impulsechoverfahrens der Sonographie die Einführung der Nadel gesteuert.

Was ist eine offene Biopsie?

Eine offene Biopsie ist eine Operation, eine kleinere zwar, aber dennoch eine Operation. Sie wird im Krankenhaus unter Vollnarkose oder örtlicher Betäubung durchgeführt. Das Infektionsrisiko ist sechs- bis achtmal höher als bei einer Nadelbiopsie.

● Frauen mit nicht ertastbaren Massen (wie Kalkablagerungen auf einer Mammographie) könnten eine Schlingenbiopsie vornehmen lassen. Hochdosierte Röntgenstrahlen kontrollieren eine gebogene Schlinge, während sie in die Brust eingeführt und nahe der verdächtigen Masse plaziert wird, die dann operativ entfernt wird. Innere Narben sind häufig; das Infektionsrisiko ist hoch. Diese Art der offenen Biopsie wird heute von der computergesteuerten stereotaktischen Nadelbiopsie abgelöst; es kommt zwar zu weniger Narben, die Belastung mit hohen Dosen von Röntgenstrahlen bleibt aber gleich. Schütze dich vor der Strahlung: iß Möhren, Miso und Algen.

90 Prozent der Biopsien, die sich mit der näheren Untersuchung verdächtiger Mikroverkalkungen beschäftigen, finden keinen Krebs. Da jedoch das gewonnene bioptische Material auch bei dieser Methode klein ist, können weder die Schlingenbiopsie noch die stereotaktische Biopsie Krebs vollständig ausschließen. Eine Alternative zu wiederholten Biopsien ist die nicht-invasive Behandlung.

● Ertastbare Massen (die du fühlen kannst) können mit Hilfe einer Exzisionsbiopsie vollständig oder mittels Inzisionsbiopsie teilweise entfernt werden. Wird die Masse mit einem rundumlaufenden Rand normalen Gewebes entfernt (weiträumige Exzisionsbiopsie), erübrigt sich dadurch unter Umständen eine weitere Operation, sogar bei malignem Knoten. Das bioptische Material wird seziert und untersucht. Eine uneingeschränkte Diagnose ist nicht immer möglich – Zellen können unklar sein –, doch gelten offene Biopsien im allgemeinen als zuverlässig, solange die Probe groß genug und fixiert (nicht gefroren) ist.

ChirurgInnen versuchen normalerweise, eine Inzisionsbiopsie zu vermeiden: Einen Tumor zu verletzen kann zur Streuung von Krebszellen führen. Ist ein Tumor groß oder ungünstig plaziert, wird vor der Möglichkeit eines operativen Eingriffs mit Hilfe einer Chemotherapie, Strahlentherapie oder alternativen Behandlung versucht, ihn schrumpfen zu lassen.

● Anstelle einer Operation tragen Frauen Kräuter oder Mineralstoffe mit Ätzwirkung auf, um die Knoten auszubrennen; siehe Seite 224.

TEIL ZWEI

Für Frauen,
die mit dem Krebs tanzen

Was ist Brustkrebs?

Brustkrebs ist ein unkontrolliertes Wachstum abnormer Brustzellen.

Was veranlaßt Zellen, sich krankhaft zu verändern und sich heftig zu vermehren? Es sind Beschädigungen der DNS, des Gehirns der Zelle, die Mutationen und die Aktivierung geschwulsterzeugender Substanzen anregen. In der Regel reicht eine Mutation nicht aus; die meisten Zellen müssen mehrere Mutationen durchlaufen, bevor sie kanzerös werden. (Manchmal müssen die Mutationen in einer bestimmten Reihenfolge stattfinden, um ein Karzinom zu erzeugen, manchmal reicht eine zufällige Folge.) Was verursacht eine Beschädigung der DNS? Strahlenbelastung, freie Radikale, ein genetischer Defekt, elektromagnetische Felder, chemische Gifte, Medikamente, Viren und Stoffwechselbelastungen.

Verletzungen der DNS initiieren alle Arten von Krebs.

Wenn Mutationen sich häufen und geschwulsterzeugende Substanzen aktivieren, hat die Initiierung in der Zelle stattgefunden. Sie ist abnorm, aber nicht kanzerös. Solchermaßen initiierte Zellen werden in der medizinischen Fachsprache als Atypie, Dysplasie oder Hyperplasie diagnostiziert.

Beschädigte Zellen sind für sich genommen nicht lebensbedrohend. Um eine Gefahr darzustellen, müssen die abnormen Zellen Unterstützung finden. Promotoren bringen Nährstoffe zu den Zellen, damit sie sich reproduzieren können (einer der stärksten Promotoren für Brustkrebs ist Östrogen). Obwohl sich auf diese Weise geförderte Zellen so tarnen können, daß sie vom Immunsystem nicht erkannt werden, werden die meisten von ihnen entdeckt und gefressen oder vom Körper so verkapselt, daß sie keinen Schaden anrichten können. Eine solche Zelle wird in-situ-Karzinom genannt.

Christiane Northrup zufolge werden in-situ-Krebszellen oft in der Brust von Frauen gefunden, die aus anderen Gründen als an Krebs sterben. Und nach Susan Love, einer Brustkrebsspezialistin, sind in-situ-Zellen ohne invasive Behandlungsmethoden umkehrbar und sollten nicht als Karzinome betrachtet werden.

Die Karzinogenese: Initiierung, Latenzzeit, Wachstum.

Geförderte Brustzellen, gleichgültig, wie viele es von ihnen gibt, werden nicht als invasiv klassifiziert, solange sie sich nicht von ihrem Ursprungsort aus auf das umliegende Gewebe ausbreiten. Das geschieht erst in der Wachstumsphase. Treten geförderte Zellen in die Wachstumsphase ein, beginnen sie mit der Bildung eines Tumors und der Heranziehung von Blutgefäßen für ihren enormen Nährstoffbedarf. (Ein Tumor kann so schnell wachsen, daß Zellen in seinem Kern an Nahrungsmangel sterben.) Die Diagnose lautet nun infiltrierendes oder invasives Karzinom.

Die Karzinogenese kann zum Stillstand gebracht oder rückgängig gemacht werden.

Wenn die Masse abnormer, sich schnell vermehrender Zellen ein Netz von Blutgefäßen gebildet hat, können sich einzelne Zellen vom Tumor trennen und in andere Teile des Körpers wandern. Da die Brust nicht lebenswichtig ist, ist ein Karzinom, das in der Brust bleibt, nicht lebensbedrohlich. Wenn aber Brustkrebszellen in die Leber, die Lungen, das Knochenmark oder das Gehirn wandern und dort weiterwachsen, können sie lebensnotwendige Vorgänge beeinträchtigen. Der Körper versucht, die Metastasierung unter Kontrolle zu halten, indem er Brustkrebszellen in Lymphknoten gefangenhält und Zellen des Immunsystems aussendet, um wandernde Krebszellen zu vernichten. Wenn Krebszellen in den Achsellymphknoten gefunden werden, lautet die Diagnose aggressives oder metastasierendes Karzinom.

90 Prozent der Krebstodesfälle sind auf Metastasenbildung zurückzuführen.

Nicht jede, deren Zell-DNS beschädigt ist, bekommt Krebs. Warum nicht? Jede Zelle hat die Fähigkeit, sich selbst zu regenerieren oder stillzulegen, wenn sie mutiert oder beschädigt ist. Eine gesunde Lebensweise und gute Lebensmittel, wie zum Beispiel Linsen, beheben Beschädigungen der DNS ebenfalls.

Spezialisierte Immunzellen vernichten potentielle Karzinome.

Das Auf und Ab des Lebens läßt so viele mutierte, abnorme, initiierte Zellen (sogar in einem gesunden Menschen) entstehen, daß das Immunsystem einen konstanten Strom spezialisierter Zellen bildet, die jene ausfindig machen und konsumieren. Solange das Immunsystem stark und mit Nährstoffen gut versorgt ist, können initiierte und geförderte Zellen problemlos zerstört und damit die Entstehung von Krebs unter Kontrolle gehalten werden.

Krebszellen sind unvollständig entwickelt, reproduzieren sich jedoch grenzenlos. Da sie weit über ihre normale Zeitspanne hinaus leben, scheinen sie unsterblich zu sein.

Trotzdem reicht es nicht immer aus, ein starkes Immunsystem aufzubauen. Krebszellen können das Immunsystem austricksen, und sie können sich so schnell vermehren, daß sie das Immunsystem durch ihre bloße Anzahl überwältigen. Einer der Gründe, warum Brustkrebs so schwer zu behandeln ist, ist, daß Krebszellen voller Leben stecken. Sie haben kein inneres Signal, das sie anweist, nach der Reproduktion abzusterben. Wie der Zauberlehrling entdeckt die Frau mit Brustkrebs, wie sich Krebszellen unaufhörlich in ihr vermehren. Krebszellen sind niemals ausgereift und werden niemals produktive Mitglieder ihrer Gemeinschaft. Sie nehmen einfach nur Raum ein.

Bei Brustkrebs handelt es sich nicht um eine einzige Krankheit, sondern um viele.

Da sich in der Brust verschiedene Arten von Zellen befinden (zum Beispiel in den Milchgängen und den Drüsenläppchen) und diese auf vielerlei Weise abnorm sein können, gibt es viele Arten von Brustkrebs und entsprechend viele Behandlungsmethoden. Die häufigsten der zwei Dutzend bekannten Brustkrebsarten entstehen in den Zellen der Milchgänge. (Siehe Darstellung der Milchgangzellen, Seite 140.)

Manche Brustkarzinome wachsen langsam, andere schnell. Ein langsam wachsendes verdoppelt seine Größe alle 42 bis 100 Tage oder langsamer. Ein Karzinom mit rascher Entwicklung kann sich alle 21 Tage verdoppeln. Frauen vor und in zeitlicher Nähe der Menopause neigen zu rascher wachsenden, aggressiveren Brustkrebsarten (etwa zehn bis fünfzehn Prozent aller Brustkrebsfälle).

Frauen nach der Menopause (60 bis 80 Prozent aller Brustkrebsfälle) haben normalerweise langsam wachsenden Krebs, der selten Metastasen bildet.

Die mikroskopische Untersuchung von Zellgewebe ist die einzige wissenschaftlich akzeptierte Methode, Krebs zu diagnostizieren.

Die erste Brustoperation einer Frau ist meist eine Biopsie. Wenn es einen verdächtigen Fund auf einer Mammographie oder einen ertastbaren Knoten gibt, kann Krebs nicht eher ausgeschlossen werden, bis ein Stück

Brustgewebe entnommen und durch eine PathologIn mikroskopisch untersucht worden ist. Wird Krebs diagnostiziert und eine weitere Operation vorgenommen, wird das entnommene Gewebe ebenfalls zu einer PathologIn gesandt.

Die PathologIn kann vorhandene Krebszellen erkennen und anhand verschiedener Anzeichen den Krebstyp und das Krebsstadium ermitteln. Diese Erkenntnisse werden in einem Bericht festgehalten, der die dir angebotenen Behandlungsmöglichkeiten in hohem Maße bestimmt. Pathologische Berichte sind in der Regel ebenso von Ansichten wie von Fakten geprägt, deshalb lassen viele Frauen zwei, drei oder sogar vier verschiedene PathologInnen die fragliche Probe untersuchen.

Um das Stadium des Krebses zu ermitteln (siehe Seite 173), werden von der naheliegenden Achselhöhle Lymphknoten entnommen (operativ herausgeschnitten). Das geht nicht, ohne die Nerven, die zum Arm führen, zu verletzen. Die Entfernung von Lymphknoten trägt nicht zur Behandlung oder Heilung von Brustkrebs bei; sie könnte die Fähigkeit des Körpers sogar stören, mit dem Krebs fertig zu werden. Sie kann ein Taubheitsgefühl, Schmerz, eine verschlechterte Zirkulation, Schwellungen (manchmal ernsthafte und lang andauernde) verursachen und ein lebenslanges Risiko schwerer Infektionen werden. Je mehr Lymphknoten entfernt werden, desto gravierender sind auch die Nebenwirkungen.

Keine Krebszellen in den Lymphknoten heißt nicht automatisch keine Metastasen, ein Drittel aller Frauen mit negativen Knoten hatte trotzdem metastasierenden Krebs. Ein positiver Befund gibt dir einen Hinweis auf eine Metastasenbildung und die Wahrscheinlichkeit, daß der Krebs irgendwo im Körper wächst.

Ob Krebs metastasieren wird, ist schwierig festzustellen.

Aggressiver (metastasierender) Krebs erfordert eine energischere Behandlung als invasiver (keine Metastasen bildender) Krebs. Und die Behandlung ist erfolgreicher, wenn sie beginnt, bevor sich in entscheidenden Organen Metastasen gebildet haben. Doch Mikro-Metastasen und winzige Zellklumpen sind extrem schwer zu finden. Wie also vorgehen?

Konventionelle Methoden umfassen: die Operation zur Entfernung des Primärtumors; die Strahlentherapie zur Ausschaltung jeder weiteren Krebszelle im Brustgewebe; die Chemotherapie zur Vernichtung jeder weiteren Krebszelle im Körper. Doch die Krebszellen, die überleben – und es überleben immer welche –, mutieren und werden immun gegenüber jeder weiteren Chemotherapie. Konventionelle Methoden umfassen auch den Einsatz von Hormonen wie Tamoxifen, um Rezidive und Metastasenbildung zu kontrollieren.

Alternative Behandlungsmethoden umfassen: Kräuter und Pasten mit Ätzwirkung, um den Primärtumor wegzubrennen; nährende, stärkende und anregende Behandlungen zur Bildung der Immunstärke; eine ganze Palette systemisch wirkender krebshemmender Maßnahmen, um Krebszellen in der Brust und im restlichen Körper auszulöschen; und schließlich Bewegung, gesunde Kost, nährende Kräuterauszüge, heilende Öle und phytoöstrogenhaltige Kräuter gegen Rezidive.

Ist die Überlebenschance nach einer Brustkrebsdiagnose abhängig von einer konventionellen medizinischen Behandlung? Nach einer älteren (1977), aber immer noch wichtigen Studie von Hardin B. Jones, Professor für medizinische Physik, sterben Frauen, die eine solche Behandlung ablehnen, nicht früher als Frauen, die sich ihr unterziehen.

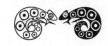

Brustkrebs ist vielerlei

Es gibt viele Arten von Brustkrebs und viele Stadien, die jede Brustkrebsart noch weiter von den anderen unterscheidet. Du kannst eine Expertin für deine individuelle Krebsart werden, weil du dich – im Gegensatz zu HeilerInnen und OnkologInnen, die alle Krebsarten studieren müssen – ausschließlich auf deinen einzigartigen Typus von Brustkrebs konzentrieren kannst.

- Im allgemeinen werden zwei Arten von Brustkrebs unterschieden: lobulärer und duktaler, doch die histologische Klassifikation kennt mehr als 30 verschiedene Arten.
- Mehr als zwei Drittel aller Brustkrebsarten sind duktal. Die meisten werden in einem frühen Stadium gefunden. Zu dieser Kategorie gehören muzinöse, papilläre und Mischformen.
- Etwa zehn Prozent aller Brustkrebsarten sind lobulär. Sie sind schwieriger zu behandeln.
- Weitere Brustkrebsarten sind seltene Arten wie der Paget-Krebs[147] und entzündliche Karzinome.
- Brustkrebs nach der Menopause ist in der Regel weniger aggressiv als Brustkrebs während der fruchtbaren Jahre.
- Hormon-positive Krebsarten sprechen besser auf konventionelle Behandlungsmethoden an als hormon-negative Krebsarten. Die meisten Brustkrebsarten nach der Menopause gehören zur erstgenannten Gruppe.
- Die Kräuter- und Hausmittel, die in diesem Buch zusammengetragen wurden, sind bei verschiedenen Arten und Stadien von Brustkrebs sowohl als Primär- wie auch als ergänzende Medizin eingesetzt worden.

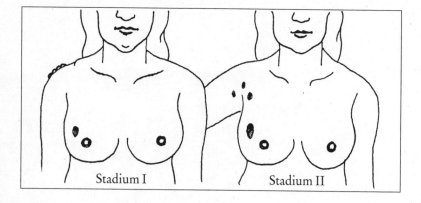

Stadium I   Stadium II

Brustkrebs wird in Tumorstadien unterteilt, bis hin zur Lebensbedrohung. Frühe Stadien sind die von 0 bis II; III und IV sind späte Stadien.

Stadium 0: in situ. Zu 95 Prozent fünf weitere Lebensjahre bei duktalem Karzinom; die meisten entwickeln sich niemals zu invasivem Krebs. Über die beste Behandlungsmethode in diesem Stadium gibt es Kontroversen.

Stadium I: Tumor von weniger als zwei Zentimetern Größe mit negativen Lymphknoten. Zu 85 Prozent fünf weitere Lebensjahre bei duktalem Karzinom. Üblicherweise wird eine Operation durchgeführt: eine Mastektomie allein oder aber eine brusterhaltende Operation mit unterstützender Strahlentherapie, Tamoxifen und/oder Chemotherapie.

Stadium II: Tumor von weniger als zwei Zentimetern Größe, doch mit positiven Lymphknoten, oder Tumor von zwei bis fünf Zentimetern Größe und negativen Knoten. Zu 65 Prozent fünf weitere Lebensjahre bei duktalem Karzinom. Im Regelfall Operation mit anschließender Chemotherapie, Tamoxifen und/oder Strahlentherapie.

Stadium IIB: Tumor von zwei bis fünf Zentimetern Größe mit positiven Lymphknoten oder Tumor von mehr als fünf Zentimetern. Zu 55 Prozent fünf weitere Lebensjahre bei Krebs in den Milchgängen. Die übliche Behandlung besteht aus einer Mastektomie plus unterstützenden Behandlungen.

Stadium III: Tumor, größer als fünf Zentimetern, mit positiven Lymphknoten. Zu 40 Prozent fünf weitere Lebensjahre bei duktalem oder lobulärem Karzinom. Aggressive operative und begleitende Behandlungsmethoden sind üblich.

Stadium IV: Krebs, der Fernmetastasen gebildet hat, oder erstmaliges Auftreten eines entzündlichen Karzinoms. Zu zehn Prozent fünf weitere Lebensjahre. Extrem aggressive Behandlungsmethoden sind die Regel.

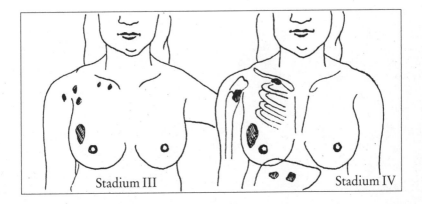

Stadium III   Stadium IV

Diagnoseverfahren

Diese Faktoren sind Indikatoren für die Aggressivität des Krebses und die Wahrscheinlichkeit der Metastasenbildung.

- Mikroskopie: Wie sehen die Zellen aus? Sind ihre Ränder glatt (gut) oder ausgefranst? Ist der Zellkern normal (gut) oder groß? Falls es eine Masse gibt: hat sie abgestorbene Zellen in ihrem Zentrum?

- Östrogen-Gestagen-Test: Gibt es Östrogen-/Progesteronrezeptoren? (Wenn ja, könnte der Krebs leichter zu behandeln sein.)

- DNS-Index: Wieviel DNS und von welcher Beschaffenheit? (Diploid ist normal, aneuploid/haploid nicht.)

- DNS-Synthesephase: Wie viele Zellen verdoppeln sich? (Je weniger, desto besser.)

- Antigen-Index: Wieviel wucherndes Antigen ist im Zellkern vorhanden? (Weniger ist besser.)

- Lymphknotenanalyse: Finden sich Krebszellen in den Achsellymph-knoten? Wie viele? Stimme der Exzision der axillären Lymphknoten nicht zu, bevor du nicht die Seiten 206–210 gelesen hast.

- Neue Diagnostikmethoden: Sehr feine, durch die Biopsie gewonnene Gewebeteile werden auf Angiogenese hin untersucht. Nach einer Studie kehrte bei allen Frauen mit 100 oder mehr neuen Blutgefäßen der Krebs nach drei Jahren zurück. Nur fünf Prozent der Frauen mit weniger als 33 neuen Gefäßen erlitten einen Rückfall. Frauen mit metastasierendem Krebs hatten kurz nach der Operation höhere Konzentrationen von Wachstumsfaktoren für Fibroblasten im Urin, Frauen ohne metastasieren-den Krebs hingegen nicht. Bei Frauen mit negativen Knoten und aneuploiden Krebszellen, die einen hohen Anteil an Kathepsin D auf-weisen, treten im Vergleich zu Frauen mit niedrigem Anteil an Kathepsin D mit doppelter Wahrscheinlichkeit Rezidive auf.

- Ernste Zeichen für metastasierenden Krebs:
  Das Karzinom ist größer als fünf Zentimeter.
  Die Haut um das Karzinom ist mit Flüssigkeit gefüllt und angeschwollen.
  Die Haut in der Nähe des Karzinoms ist gerötet und heiß.
  Das Karzinom eitert durch die Haut.
  Das Karzinom ist an der Brustwand befestigt und nicht beweglich.
  In der Achselhöhle und/oder über dem Schlüsselbein sind große geschwollene Lymphknoten.

Brustkrebssterne

»Wir sind die Alten GroßMütter, voller Weisheit und Erfahrung. Wir sehen die Brüste als kreisende Energie, Spiralen formend wie Galaxien. Wenn die Kreise langsamer werden, konzentriert sich der Äther und gerinnt. Ein fester Quark erscheint am milchigen Firmament der Brust. Ein Licht blitzt auf. Ein Rhythmus von heiß/kalt schwingt. Ein Stern erwacht. Dieser Quark intensiven Lebens ist der Stern, den du Krebs nennst. Er ist ein Stern des Lichts und des Lebens, wie alle anderen Sterne, doch seine Strahlen sind eingeschlossen. Er hat das Signal verloren, das ihm sagt, wann und wie er loslassen soll. Und so wächst und wächst er, wird dichter, heller, heißer, kälter, während er sich mehr und mehr in sich zusammenzieht, sich allein wähnt, unsterblich und ewig jung.

Dieser Krebsstern zieht feine Energielinien und Netzwerke von Blutgefäßen in sich hinein. Hormone und Fette umgeben ihn, füttern ihn, machen ihn reicher und heller, größer und fester.

Wenn du dich ausschließlich auf das Licht konzentrierst, funkelt der Krebsstern. Wenn du die Stille vernachlässigst und die Nahrung der Dunkelheit zurückweist, leuchtet der Krebsstern. Wenn du die Fülle fürchtest und zu glauben beginnst, daß es nur einen richtigen Weg gibt, brennt der Krebsstern.

Wenn du dich nur auf das Licht konzentrierst – es ehrst, es als das Endziel betrachtest, es begehrst, es verzehrst, in ihm badest, mit seinem immerwährenden Strahlen lebst, es dazu benutzt, die Dunkelheit zu verbannen und deine Ängste zu bezwingen –, dann entfaltet das allgegenwärtige Licht unter Umständen eine unaufhörliche Aktivität.

Wenn du dich auf die Dichte konzentrierst – Festigkeit, Beständigkeit und Dauerhaftigkeit verehrst, selbst die normalen Altersveränderungen fürchtest, ehrliche Verwirrtheit und persönliche Wahrheit durch korrekte Formen und Verbergen zu ersetzen suchst –, dann wird die Dichte deine Energie umschließen und dich so gut beschützen, daß nicht einmal heilende Veränderungen dich erreichen können.

Wenn du Extreme vermeidest, dich von deinen Grenzen fernhältst, deine Leidenschaft zügelst, immer höflich und bescheiden bist, dann werden deine hitzigen Gefühle unter der Oberfläche brodeln und deine tiefgefrorenen Wünsche dich, Gletschern gleich, drücken und belasten. Das Gleichgewicht wird gestört.

Die Energie legt Tempo zu, sie sitzt in der Falle, sie überhitzt, sie unterkühlt. Ein Krebsstern wird gebildet. Das Herz des Sterns beginnt zu pulsieren.

Spürst du das leise Summen? Es sind die Schwingungen des Krebssterns, während er wächst. Es ist der Klang vibrierenden Lichts, ein Lied der Sterne: zitterndes Summen konzentrierter Materie, Schwingung des Lebens, Plätschern der Hitze/Kälte-Welle, unaufhörliches Summen des Krebses.

Vor langer Zeit, in der Dunkelheit, in der Stille, gab es wenig, was die Lieder des Krebses summte. Vor langer Zeit, als Frauen sich ungebändigt bewegten, als sie Gräser sammelten und nichts als selbstverständlich betrachteten, war ihr Summen und Singen lauter als das Summen des Krebses.

Doch aus Vor-langer-Zeit wurde Heute. Ein Heute lichterfüllter Nächte. Ein Heute, das nach der Uhr gelebt wird. Ein Heute, in dem Beständigkeit und Wiederholung als Ideal gelten, in dem Gesundheit Eintönigkeit bedeutet und alles unter Kontrolle ist. Ein Heute, das denen wenig Unterstützung bietet, die das Wilde in sich pflegen, ihre Grenzen erkunden oder mit Leidenschaft leben möchten. Ein Heute, in dem Tag und Nacht elektrische Drähte vibrieren, die das Krebslied summen.

Wir sind die Alten GroßMütter. Wir sprechen für die Dunkelheit. Wir sprechen für das Chaos. Wir sprechen für den weiten Spielraum, die Kanten. Wir sind hier, um dir zu helfen, deiner leidenschaftlichen, wilden, exzentrischen Natur zuzuhören. Um dir zu helfen, deine Dunkelheit, deine Lockerheit, deine Zeitlosigkeit, deine ungeformten Kanten zu nähren. Wir können dich lehren, wie du das Lied verändern kannst, das dein Krebsstern singt. Dich lehren, wie du ihm hilfst, langsam zu verschwinden und seine Energie an die kreisende gewaltige Galaxie deiner gesunden/ganzheitlichen/heiligen Brust zurückzugeben.«

Diagnose: Krebs

»Sobald ich hörte, daß es Krebs war, fühlte ich mich, als ticke eine Zeitbombe in meiner Brust.« Sharon, 49 Jahre

Wenn die Diagnose Krebs lautet, gibt es Stimmen von außen und von innen, die dich auffordern, unverzüglich Entscheidungen zu treffen. Tu das bitte nicht. Der Rat der Frauen, die die Geschichte ihres Brustkrebses mit mir teilten, und auch der Rat vieler Fachleute ist: du hast Zeit. Natürlich müssen Entscheidungen getroffen werden, aber nicht sofort. Du hast Zeit, Informationen einzuholen. Die Ergebnisse überstürzten Handelns sind von Dauer. Reue könnte dich den Rest deines Lebens begleiten. Du hast alle Zeit, dich dir zu widmen, dir selbst und nur dir. Du hast die Zeit, den Weg deiner Gesundheit/Ganzheitlichkeit/Heiligkeit sich dir offenbaren zu lassen.

Willst du den dich kränkenden Teil deiner selbst abreißen? Denk daran, Brustkrebs kann selbst dann wiederkehren, wenn du keine Brust mehr hast. Hältst du es für das beste, wenn jemand anderes (deine ÄrztIn zum Beispiel) die Entscheidungen für dich trifft? Du hast jetzt die perfekte Gelegenheit, damit aufzuhören, immer nur Opfer zu sein, und damit zu beginnen, deine eigene Geschichte zu schreiben. Möchtest du die ganze Sache so schnell wie möglich hinter dich bringen, mit so wenig Aufhebens wie möglich, und am besten so, daß niemand etwas davon mitbekommt? Eines der Geschenke des Krebses ist es, daß er uns ermutigt, um Hilfe zu bitten und unsere Brust zu entblößen.

Mache dir selbst die Zeit zum Geschenk. Setz dir einen Termin, an dem du handeln wirst. (Ein Monat ist ein vernünftiges Maß, es sei denn, du hast eine der seltenen rasch wachsenden Brustkrebsarten.) Vor Ablauf dieses Termins solltest du keiner Behandlungsmethode der Schritte 4, 5 oder 6 zustimmen. Nutz die Zeit, um die Schritte 0, 1, 2 und 3 durchzugehen. Tue nichts. Sammle Informationen. Sammle Energie. Nähre und stärke dich. Liebe dich. Du hast es verdient.

Laß dir Zeit!

»Die meisten ÄrztInnen sind der Meinung, es sei vollkommen ungefährlich, innerhalb von drei Wochen nach einer Biopsie eine Behandlung zu beginnen, und wenn du noch etwas mehr Zeit brauchen solltest, wäre das wahrscheinlich auch in Ordnung.«
Jeanne Petrek, Krebschirurgin, 1993

»Selbst ein ein Zentimeter großer Tumor ist vermutlich schon sechs bis acht Jahre im Körper einer Frau. Deshalb bringen ein paar Wochen oder gar Monate, in denen man die chirurgischen Möglichkeiten auswertet, das Leben wohl kaum in Gefahr.«
Virginia Soffa, Aktivistin in Sachen Brustkrebs und Autorin, 1991

»Eine vierwöchige Wartezeit, in der du zu einer Entscheidung über deine OnkologIn oder ChirurgIn, über die Art der Operation und die Nachfolgebehandlung gelangst, wird deine Chancen auf eine Genesung nicht mindern.«
People's Medical Society, 1991

»Frauen müssen sich bewußt werden, daß sie sich bei vielen Brustkrebsarten gefahrlos mehrere Wochen bis hin zu einem Monat Zeit nehmen können, um über ihre Behandlung zu entscheiden.«
Patricia Kelly, Humangenetikerin am *Breast Health Center*, 1990

Schritt 0: Tue nichts!

● Entspanne dich bei Kerzenlicht in warmem, wohlriechendem Wasser. Laß dich treiben. Wenn starke Gefühle oder hartnäckige Gedanken aufkommen, bitte sie freundlich zu gehen.

● Verkrieche dich. Lösch das Licht, zieh den Telefonstecker heraus, laß dich von der Stille schlucken, schalte die Uhr aus, lebe nach deinem eigenen Rhythmus, zieh dich zurück, igel dich ein, sinke in Schlaf. Bitte eine Freundin, dir täglich Essen zu bringen und dir zu einer zuvor vereinbarten Zeit aus deiner »heiligen Höhle« zu helfen.

● »Unvorhergesehen« Überlebende zeichnet eine Gemeinsamkeit aus: die Bereitschaft, den bewußten, rationalen, kontrollierenden Geist loszulassen. Sie lassen es zu, daß ihre innere Weisheit die Vorgehensweise der

Behandlung bestimmt, und folgen dieser Entscheidung eher als dem Rat anderer, so gut informiert oder liebevoll sie auch sein mögen.

Schritt 1: Sammle Informationen!

★ Was hat die PathologIn, die deine Biopsie auswertete, gesehen? Bei mindestens 30 Brustkrebsarten ist die Diagnose kompliziert. Zeit und Aufwand lohnen sich, mehr als eine Meinung über das deiner Brust entnommene Gewebe einzuholen. Und vorzugsweise von einer Kapazität, die dir nicht von deiner ÄrztIn empfohlen wurde. Am besten jemand aus einer anderen Klinik, vielleicht sogar aus einer anderen Stadt. Manche Frauen empfehlen, die Meinungen von drei oder vier SpezialistInnen einzuholen.

● Lesen – vor allem Bücher betroffener Frauen – hilft mir, nützliche Informationen zusammenzutragen und meine eigene Heilungsreise besser zu verstehen. Ich glaube so fest an die Heilkraft, die im (Mit-)Teilen der eigenen Geschichte liegt, daß ich meine beste Freundin, eine Krebsüberlebende voller Witz und Weisheit, gebeten habe, sich mit der ihrigen an diesem Buch zu beteiligen; ihre Geschichte beginnt auf Seite 278.

★ Das Sprechen mit Überlebenden, HeilerInnen und ÄrztInnen ist ein wichtiger Weg zu deiner Informationssammlung.

● Schenke deiner Intuition Beachtung! Wenn die von dir zusammengetragenen rationalen Fakten von deiner Psyche ergänzt werden, entsteht dein persönlicher Heilungsweg – nicht notwendigerweise der »beste« Weg, nicht notwendigerweise der augenfälligste Weg oder der, den du gehen »solltest«, vielleicht nicht einmal der Weg, von dem du anfangs glaubtest, daß du ihn nehmen wolltest. Und dennoch ist dies der Weg, der zu Ganzheitlichkeit/Heiligkeit/Gesundheit führt.

Verwende Farben, um dir ein Bild von jeder Behandlungsmöglichkeit zu machen. Schreibe mit deiner nicht dominierenden Hand (der linken, wenn du Rechtshänderin bist), und verleihe den Hoffnungen und Ängsten Ausdruck, die du mit jeder Behandlung verbindest. Besuche deine Weise Heilerin in dir (siehe Seite 116). Befrage ein Orakel. Mein bevorzugtes: Ziehe zwei Tarotkarten für jede deiner Wahlmöglichkeiten: eine, die deine spontane Antwort auf die jeweilige Möglichkeit darstellt, und eine, die dein Leben in fünf Jahren zeigt, wenn du dich für diese Behandlung entschieden hast. Frage nach der Bedeutung deiner Träume. Suche eine Seherin auf, der du vertraust.

Die Diagnose lautet: Carcinoma in situ

Die Diagnose duktales Carcinoma in situ (DCIS) oder lobuläres Carcinoma in situ (LCIS) ist furchterregend und verwirrend. In der Schulmedizin herrscht keine Einigkeit bezüglich der Gefährlichkeit. Die Krebsspezialistin Susan Love betrachtet ein in-situ-Karzinom nicht als Krebs, sondern als eine Vorstufe von Krebs. Christiane Northrup machte mich auf die Tatsache aufmerksam, daß über 40 Prozent des im Rahmen von Autopsien untersuchten normalen Brustgewebes in-situ-Krebszellen aufweist. Durch den weitverbreiteten Einsatz der Mammographie werden mehr in-situ-Karzinome gefunden als jemals zuvor. Ein in-situ-Karzinom erhöht das Risiko eines späteren invasiven Brustkrebses, garantiert ihn aber nicht. Tatsächlich entwickelt sich nur ein kleiner Prozentsatz von in-situ-Krebszellen zu einem lebensbedrohlichen Krebs. Manche bleiben über Jahrzehnte stabil, und manche bilden sich ohne Behandlung zurück.

Nur fünf Prozent der Frauen mit der Diagnose LCIS werden invasiven Brustkrebs bekommen. Nach der konventionellen Behandlungsmethode werden beide Brüste entfernt (klassische radikale Mastektomie), da es wahrscheinlich ist, daß invasiver Krebs – wenn er denn auftritt – sich nicht nur in der Brust mit LCIS, sondern auch in der anderen befindet. Frauen, die diese extreme Behandlungsmethode wählen, leben nicht länger als Frauen, die sich für häufige Kontrolluntersuchungen entscheiden und diesen auch nachkommen.

Ein duktales Carcinoma in situ entwickelt sich eher zu einem invasiven Krebs. Eine sogenannte sichere Behandlungsmethode ist die modifizierte radikale Mastektomie (Entfernung der Brust sowie Ausräumung der Lymphknoten). Jedoch leben Frauen, die diese umfangreiche Operation wählen, nicht länger als Frauen, die sich für eine Lumpektomie, also eine Form der brusterhaltenden Operation mit alleiniger Exzision des suspekten Knotens sowie obligater Ausräumung der axillären Lymphknoten (mit oder ohne Nachbestrahlung) und häufige Kontrolluntersuchungen entscheiden.[148]

Ich habe viele Frauen mit der Diagnose DCIS oder LCIS getroffen oder von Frauen gehört, die sich selbst erfolgreich behandelten; von Kräutermedizin über Körperarbeit, Energiearbeit und Psychotherapie reichte ihr selbstgewähltes Behandlungsspektrum. In geringem Maße nahmen einige zusätzlich zu den Heilmitteln der Weisen Frauen konventionelle Methoden in Anspruch.

● Mach dich auf die Suche nach einer Vision; einer Vision deiner Gesundheit/Ganzheitlichkeit/Heiligkeit. In der Regel bedeutet das, drei bis fünf Tage lang ganz allein und mit minimalen Eß- und Trinkvorräten in der Natur zu verbringen. Doch alles, von einem stillen Spaziergang bei Einbruch der Dunkelheit bis zu einem zehntägigen Abenteuer in der Wildnis, kann dir helfen, dich aus der täglichen Routine herauszuholen und Raum zu schaffen für die Entstehung deines Heilungsparadigmas.

★ Definiere dein Heilungsparadigma. Gib deinem Heilungsbild einen eigenen Bildtext. Wenn du dein eigenes Drama selbst skizzierst, fällt es dir leichter, die beste Besetzung für dein Stück zusammenzustellen. Bist du eine Maschine, die instand gesetzt werden muß? Dann stelle die besten MechanikerInnen ein. Ist dein Krebs ein Todfeind? Engagiere einen kampfgestählten General und wilde Krieger. Hast du Krebs, weil du etwas falsch gemacht hast, weil du gesündigt hast? Beichte es, akzeptiere deine Strafe, und bessere dich. Bist du das Opfer einer grausamen Welt? Suche nach einer RetterIn, oder mache eine HeldIn ausfindig. Bist du eine Seele in ewiger Veränderung, wissend, daß keine Antwort immer nur richtig oder nur falsch ist? Suche die Unterstützung der Weisen Frauen in dir und außerhalb deiner selbst. Du kannst lernen, deine eigenen Maschinen instand zu setzen, deine eigene Generalin zu werden, deine Fehler zu akzeptieren und dir selbst zu vergeben, das Skript so umzuschreiben, daß du die Retterin bist; akzeptiere deine Wildheit, dein Chaos, deine Dunkelheit, und laß Krebs dein Leben verändern.

Schritt 2: Sammle Energie!

★ Die Diagnose Krebs gibt dir die Gelegenheit, dir selbst Vorrang einzuräumen. Jetzt. Um Zeit für dich zu finden, brauchst du Hilfe: Es muß gekocht werden, die Kinder wollen versorgt sein, ebenso Ältere in deinem Haushalt. Mach dich kundig. Engagiere jemanden. Nimm dir Urlaub. Die Zeit, die du dir in diesem Monat nimmst, wird dein weiteres Leben entscheidend prägen.

● Krebszellen sind nicht erwachsen. Krebszellen sind gefräßig. Krebszellen sind respektlos. Krebszellen kooperieren nicht. Krebszellen sind Imperialisten. Krebszellen sind unordentlich und chaotisch. Auf welche andere Art als durch Krebs kannst du den unreifen, gefräßigen, respektlosen, unkooperativen, imperialistischen, dreckigen, unorganisierten Teilen deiner selbst Ausdruck verleihen?

● Konzentriere dich auf das Leben. Beharre stur darauf. Sei »schwierig«. In einem Artikel des *Lancet*[149] wird von einer Studie berichtet, die 1975 mit 57 Frauen, bei denen Brustkrebs diagnostiziert worden war, begann.

Zehn Jahre später waren bei den Frauen, die mit Kampfgeist auf ihre Diagnose reagiert und sich von ihr nicht hatten einschüchtern lassen, wesentlich weniger Rezidive zu verzeichnen als bei denen, die mit Akzeptanz, Hilflosigkeit oder Hoffnungslosigkeit reagiert hatten.[150]

● Unser Immunsystem wird stark von Gefühlen beeinflußt. Verdrängte und nicht erkannte Gefühle sind bekannt dafür, daß sie die Funktionsfähigkeit des Immunsystems unterdrücken, während starke Gefühle, sogar Angst und Furcht, sie stärken können, wenn sie mit Liebe und Akzeptanz zum Ausdruck gebracht werden. (Siehe »Vom Umgang mit Gefühlen« auf den Seiten 200–202.)

★ Einer der einflußreichsten Faktoren bei der Frage, wie lange eine Frau nach der Brustkrebsdiagnose leben wird, ist (nach einem standardisierten Test) ein hoher Punktestand in puncto Freude. Dies gilt auch für Frauen mit metastasierendem Krebs: Je höher das Maß an Freude, desto länger das Leben. Gib dich der Freude hin. Kicher dich rund!

★ Erschaffe dir eine Zeremonie. Appelliere an heilende Energien, Kräfte, Geister, das Große Geheimnis, Gottheit. Spiele deine Vision der Heilung durch. Tu dies allein, oder – besser noch – lade Gäste ein, ZeugInnen, FreundInnen. Gib eine Heilungsparty. Umgib all deine Sinne mit Farben, Düften, köstlichem Essen, Musik, Trommeln, Tanzen, Singen. Mach dich zum Zentrum der Aufmerksamkeit. Sprich laut aus, was für eine Hilfe du dir bei deinem Tanz mit dem Krebs wünschst. Öffne dich dem, was dir andere anbieten. Erlaube dir, diese Hilfe zu verdienen.

● Führe Tagebuch über deine Gefühle, Träume, Erfahrungen, Beobachtungen, Kritzeleien. (In einem richtigen Buch mit einem wirklichen Füller, nicht am Computer.) Das Tagebuch hilft uns, langsamer zu werden ... langsam genug, um zu schreiben ... langsam genug, um unsere eigene Schrift lesen zu können ... langsam genug, um den Strom unserer eigenen Wahrheit aufzufangen.

● Nun ist es an der Zeit, diese Veränderung einzuleiten. Laß hinter dir, was du nicht länger brauchst. Lade dein inneres Kind zum Spiel ein. Setz dich auf einen neuen Kurs. Geh auf eine Reise mit nichts als deiner Zahnbürste. Finde einen neuen Stil. Tu das, was du wirklich mit deinem Leben tun möchtest.

● In einer Liebesbeziehung kann Krebs jener Tropfen sein, der das Faß zum Überlaufen bringt: Fast die Hälfte der Frauen, die eine Brust »verlieren«, verlieren auch einen Gefährten oder eine Gefährtin. Krebs kann aber auch große Vertrautheit schaffen, physisch und geistig, und eine Liebesbeziehung vertiefen. Nimm *How Can I Help?* von Ran Dass und Paul Gorman als Hilfe, inmitten eines lebensbedrohlichen Problems dem Weg der Vertrautheit zu folgen.[151]

★ Worte sind Macht. »Nennen Sie mich nicht Patientin«, sagte sie, »ich bin eine Klientin.« Patient kommt von *pathos*, leiden, während Klient sich von *cluere*, genannt werden oder heißen, ableitet. »Ich möchte gehört werden. Ich möchte keine Behandlung für meinen Brustkrebs, ich möchte eine Behandlung für mich. Und ich erhalte keine Behandlungen, ich wähle sie aus, und ich nehme sie mir.«

★ Visualisierung steht in dem guten Ruf, vielen krebskranken Frauen zu helfen. Die Simonton-Methode, die in *Getting Well Again* erklärt wird, verwendet heilende Bilder.

● Nicki Scully, eine mit Brustkrebs Tanzende, möchte dich auf einer Heilungsreise begleiten. Ihre beiden Hörkassetten – *Awakening the Cobra* und *The Cauldron Journey for Healing* – bieten auf der einen Seite eine mit Musik unterlegte heilende Visualisierung und auf der anderen Seite dieselbe Musik ohne Worte, so daß du deine eigene Reise kreieren kannst.[152]

● Es gibt viele homöopathische Heilmittel gegen Krebs. Spezielle Mittel für Frauen mit Brustkrebs umfassen potentiell giftige Pflanzen wie Schierling (Conium), Kermesbeere (Phytolacca) und Blutkraut (Sanguinaria), aber auch harmlose Heilmittel, wie zum Beispiel Wiesenklee (Trifolium) und Veilchen (Viola). Laß dich hinsichtlich Indikation und Dosierung von einer HomöopathIn beraten.

Chimaphila umbellata: Urtinktur aus der frischen Pflanze zum Zeitpunkt der Blüte
Conium maculatum: D6 bis D30[153]
Phytolacca americana: D6 bis D30 oder Urtinktur aus der Wurzel
Sanguinaria canadensis: Frischsaft auf Alkoholbasis
Trifolium pratense: Urtinktur aus frischen Blüten
Viola odorata: Urtinktur aus der frischen Pflanze zum Zeitpunkt der Blüte

● Trage keinen BH mehr. Rasiere dich nicht mehr unter den Armen. Verwende keine Deos auf Aluminiumbasis. Damit will ich nicht sagen, daß dies deinen Krebs kuriert, doch kannst du dein Immunsystem auf diese Weise entlasten.

Schritt 3: Nähre und stärke dich!

★ Frauen mit Brustkrebs, die sich einer Selbsthilfegruppe anschließen, leben doppelt so lange wie Frauen, die dies nicht tun. Auch eine Einzeltherapie erhöht deine Lebenserwartung.

★ Wenn sie mit Brustkrebs tanzen, mögen weise Frauen vor allem die krebshemmenden Kräuter Tragant, Große Klette, Geißblatt, Nesseln, Wiesenklee, Sibirischen Ginseng und Veilchen. Diese auserlesenen, wirkungsvollen, krebshemmenden Kräuter sind so harmlos, daß deine ganze Familie sie essen kann, doch kraftvoll genug, um es mit in-situ-Karzinomen aufzunehmen. Und sie sind eine wichtige Begleitmedizin für Frauen, die nach den Schritten 5 und 6 vorgehen. Siehe Materia Medica für weitere Informationen, einschließlich Dosierung.

★ Eine Heilung durch Nährung können wir uns schwer vorstellen, so sehr sind wir an den Gedanken gewöhnt, daß der Mensch vergiftet werden muß, wenn der Krebs getötet werden soll. Doch manchen Lebensmitteln kommt eine krebshemmende Wirkung zu, manche vermögen die Nebenwirkungen konventioneller Behandlungen zu lindern, wiederum andere können vor Rezidiven und Metastasen schützen. Siehe das Kapitel: Kann ich Krebs mit dem Einkaufskorb verhindern?

Ich meide alternative Behandlungsmethoden, die davon ausgehen, daß Reinigung die Antwort auf Krebs sei. Ich bin im Gegenteil der Meinung, daß Fasten, Darmreinigung, Leberspülung und ähnliche Entgiftungen für Frauen mit Brustkrebs gefährlich sind. Ein großer Teil der sogenannten negativen Presse über alternative Heilweisen mag auf diese Methoden, die die Vitalität schwächen und vielleicht sogar den Tod beschleunigen, zurückzuführen sein. Siehe Seite 191.

● Ratten, die mit kalziumreicher Nahrung gefüttert wurden, zeigten einen deutlichen Rückgang von Primärtumoren und Brustkrebsrezidiven. Um täglich 2.000 mg Kalzium zu mir zu nehmen, tue ich drei Dinge: Ich esse einen großen Becher Bio-Joghurt, trinke mindestens zwei Tassen eines nährenden Kräuterauszuges, zum Beispiel aus Nesseln, Beinwellblättern, Haferstroh, Veilchen oder Wiesenklee (300 mg pro Tasse), und nehme einige Löffel Heilkräuteressig, der reich an Mineralstoffen ist (300 mg pro Eßlöffel).

● Das Buch *Essentials of Chinese Medicine* empfiehlt, kalziumreiche Löwenzahnwurzeln und -blätter zu einem Saft zu verarbeiten und mit Wein verdünnt als Mittel gegen Brustkrebs zu trinken. Besonders wirksam soll es gegen in-situ-Karzinome sein.

● Die traditionelle chinesische Medizin kennt viele Rezepturen gegen Brustkrebs.[154] Im Idealfall wird eine Mischung speziell für dich erstellt. Einige der vielen nährenden Kräuter, die darin enthalten sein könnten, sind Tragant, Löwenzahn, Ginseng, Ingwer, Süßholz, Orangenschalen, Gemeine Braunelle, Algen (besonders Blasentang) und Veilchen.

● In Tierversuchen wurde nachgewiesen, daß Protein eine direkte Wirkung auf Karzinome hat. Wenn du 20 bis 25 Prozent deiner Kalorienzufuhr aus Proteinen beziehst (der Durchschnitt in den westlichen Industrieländern liegt etwa bei 25 bis 30 Prozent), werden Initiierung,

Förderung und Wachstum von Karzinomen gefördert. Liegt der Proteinanteil dagegen unter 20 Prozent oder über 50 Prozent der täglichen Kalorienzufuhr, wird das Tumorwachstum gebremst. Proteinspender sind Bohnen, Tofu, Nüsse, Samen, Körner und viele Blattgemüse, sowie Fleisch, Fisch, Eier, Käse, Joghurt und Milch. Viel Zucker und wenig Protein in der Nahrung beschleunigen das Tumorwachstum, wenig Zucker und viel Protein verlangsamen es.[155] (Frisches Obst und ungekochtes Gemüse haben viel Zucker und wenig Protein, besonders als Saft.)

● Sonnenlicht, Mondschein, Zärtlichkeit, Hoffnung, ein sicherer Platz, um weinen und toben zu können – es gibt so viele Wege, geheilt zu werden. Freundschaft, Feuerschein, Blumen, Phantasien – es gibt so viele Wege, geliebt zu werden. Reines Wasser, natürliche gesunde Lebensmittel, Massage, Gebete, frische Luft, befriedigende Arbeit und Zeit für Entspannung – es gibt so viele Wege, dich nähren zu lassen.

● Johanna Budwig, eine deutsche Heilerin mit beträchtlicher Erfahrung in der Krebshilfe, machte das Protein in Leinöl und gegorener Milch zur Grundlage ihrer Krebsbekämpfungsmethode. (Siehe Rezept »Quark mit Leinöl«, Seite 346.) Krebskranken empfiehlt sie, frische Regenbogenforellen als Quelle für EPA und DHA zu essen – Fettsäuren, die von Krebskranken nur ungenügend produziert werden und die Behandlungserfolge potenzieren. Auch frischer Wildlachs, Makrele, Sardinen, Thunfisch und Aal enthalten diese Fettsäuren. Alle anderen Fette und Öle sind ihrer Ansicht nach unbedingt zu meiden, bis der Tumor aufgelöst und die Gesundheit wiederhergestellt ist. Weiterhin vertritt sie die These, daß Vitamin- und Mineralzusätze mehr schaden als nutzen. Sie empfiehlt eine Ernährung, die zu mindestens 50 Prozent aus frischem Obst und rohem Gemüse sowie Nüssen besteht.

● Es ist lebenswichtig für dich, dein Immunsystem zu nähren, wenn die Diagnose Krebs ist. Ein starkes Immunsystem ist besser in der Lage, Rezidive und Metastasen aufzuhalten und die Heilung nach Operationen und Nachbestrahlungen zu fördern. Siehe das Kapitel: Ein starkes Immunsystem.

● Eine Therapie zur Stärkung des Immunsystems mißt ihren Erfolg anders als konventionelle Behandlungsmethoden. Bei einer erfolgreichen Immuntherapie kann das Immunsystem die krebsartige Masse mit einem Wall umgeben und Wachstum wie Metastasen verhindern, wobei jedoch die Größe des Tumors unverändert bleibt. Die Schulmedizin hingegen definiert Erfolg allein nach der Größe des Tumors und nennt jede Schrumpfung der Masse eine Remission, selbst wenn der Tumor unmittelbar nach der Behandlung wieder zu wachsen beginnt.

- Gleichgültig, wie gut du auf dich aufpassen kannst, gleichgültig, wie gut du es dir in jeder Situation gehen lassen kannst – jetzt brauchst du Hilfe und Unterstützung. Je mehr Unterstützung, desto besser. Viele Frauen erzählten mir, sie hätten das Gefühl, ihr Unterstützungsteam hätte einen ebenso großen Einfluß auf ihre Heilung wie jede Behandlung. Begleitet dich jemand zu den Terminen mit ÄrztInnen, OnkologInnen, RadiologInnen, ChirurgInnen, HeilerInnen? Gibt es jemanden, der ein ruhiger und verläßlicher Resonanzboden für dich sein möchte? Vielleicht möchtest du andere Verbündete als Familie und engste Freunde (die ihre eigenen Bedürfnisse und Meinungen haben).

Die Weise Frau fragt nicht warum

Die Weise Frau fragt: »Wie?« Sie weiß, daß »Warum« zu dem irrigen Glauben führt (und ihm entspringt), daß wir unser Leben kontrollieren könnten. »Wie« hilft uns daran zu denken, daß wir voll und ganz an unserem Leben teilhaben können, gleichgültig, wie sehr es außer Kontrolle geraten zu sein scheint. »Warum« fragt nach der Schuld. »Wie« zeigt auf die Stellen, die wir nähren müssen. Die Weise Frau fragt eher »Wie kann dies richtig sein?« statt »Warum muß das mir passieren?«

Was kann an Brustkrebs möglicherweise richtig sein? Wie kann Brustkrebs ein Verbündeter der Gesundheit/Ganzheitlichkeit/Heiligkeit sein? Das ist nicht leicht zu beantworten. Und jede von uns kann dies nur für sich selbst beantworten, niemals für eine andere. Jede von uns hat eine andere Antwort; jede von uns verkörpert auf einzigartige Art Vollkommenheit, die sich auf die ihr eigene Weise entfaltet.

Der Teil, der nach Nahrung schreit, der Teil, der sich in einem Maße ungehört fühlt, daß er zum Problem wird, ist bei jeder Frau ein anderer. Aber immer ist es ein Teil, den wir leugnen. Vielleicht ist die Verleugnung allumfassend: Wir können diesen Teil nicht sehen, nicht hören, nicht ehren oder nähren, weil er für uns nicht existiert. Oder vielleicht geschieht die Verleugnung teilweise: Wir hören und sehen ihn, denken aber, wir hätten nicht die Zeit oder den Mut oder die Unterstützung, unseren Träumen zu folgen.

Wenn ich meinen Arm auf meinem Rücken halte, beginnt schließlich meine Schulter zu schmerzen. Kein Mittel wird meinen Schmerz länger als einen kurzen Moment lindern, solange ich meinen Arm weiterhin auf meinem Rücken halte. Es mag offensichtlich sein, daß meine Schulter nicht mehr schmerzen wird, sobald ich meinen Arm zurücknehme. Aber ich kann meinen Arm dort hinten nicht sehen, und vielleicht kann ich ihn nicht einmal spüren. Und ich werde wütend, wenn irgend jemand andeutet, daß da etwas hinter meinem Rücken sei. Das ist meine Verleugnung.

Die Verleugnung ist naturgemäß schwer zu erkennen. Im folgenden wird eine Möglichkeit der Weisen Frauen beschrieben, wie man den Arm hinter dem Rücken finden kann.

Frage zunächst: »Wo ist das Problem bei meinem Problem? Wo ist das Problem dabei, Brustkrebs zu haben?« Schreibe mindestens drei Antworten auf. Beginne diese Erklärungen mit »Ich«. Lies sie dir laut vor.

Schreibe dann deine Antworten um, und beginne sie mit »Ich möchte« oder »Ich wähle«. Du wirst hierbei auf Widerstand stoßen: Es wird Erklärungen geben, die du nicht aufschreiben willst, von denen du nicht glaubst, daß du sie jemals denken würdest. Nun, genau darum geht es: mit den ungeliebten Teilen in dir Kontakt aufzunehmen, von Teilen zu hören, die du zum Schweigen gebracht hast, Teile zu befreien, die du gefangen gehalten hast. Sei milde zu dir. Sag dir: »Ich muß das nicht ernst nehmen.«

Lies jede veränderte Erklärung mindestens fünfmal laut vor. Hör dir zu, während du liest. Diese Erklärungen verleihen dem Teil deiner selbst eine Stimme, für den Brustkrebs zu haben genau richtig ist. Das bedeutet nicht, daß du dich dafür entschieden hast, Brustkrebs zu haben; es heißt aber, daß es einen Teil von dir gibt, der sich entschieden hat, durch Brustkrebs zu sprechen. Kannst du ihn hören? Was hat er dir noch zu sagen? Wie würdest du ihn beschreiben? Was hältst du von ihm? Wie kannst du ihn nähren? Wie kannst du ihn als Teil deiner selbst beanspruchen?

Manche hören den Krebs mit der Stimme des inneren Kindes sprechen, dessen Bedürfnisse lange Zeit nicht befriedigt worden sind. Ist es wild, rücksichtslos, temperamentvoll und leidenschaftlich oder sanft, geschädigt und ängstlich? Laufe mit diesem Kind in dir, gib ihm wilde Plätze; nimm es in den Arm, liebe es, höre ihm zu. Kannst du einen Weg finden, ihm zu geben, was es braucht und wünscht? Sogar dann, wenn du glaubst, es handele sich dabei um etwas Schlechtes?

Andere hören den Krebs mit der Stimme des Schattens sprechen, der verborgenen Seite, dem Teil, der uns ohne unser Wissen kontrollieren kann.

Gleichgültig, wie ungezügelt, geschädigt oder furchterregend dieser verleugnete Teil unserer selbst ist, die Aufgabe der Weisen Frau bleibt immer dieselbe: Nähre ihn. Doch wenn wir unseren Schatten nähren, werden unsere Dämonen uns dann nicht zerstören? Der Weg der Weisen Frau sagt uns: Allein die hungernden Dämonen müssen wir fürchten.

Fette, glückliche Dämonen machen kein Problem. Nähre deine Dämonen symbolisch – mit Aufmerksamkeit, mit Dialog, Visualisierung, Kunst und Zeremonie. Du verwandelst dich nicht in deine Dämonen, du akzeptierst sie als Teil deiner Ganzheit.

Unsere Probleme eröffnen uns tiefe, grenzenlose Weisheit. Sie sind unsere widerspenstigen, chaotischen, unberechenbaren Seiten: die Mutter von Allem, furchterregend, doch Wachstum und Ganzheitlichkeit bietend.

Wie auch immer die Diagnose lautet, die Weise Frau nährt das Problem, das Kind in sich, ihre Schattenseite, ihre innere Weisheit. Ich behaupte nicht, dies werde den Krebs heilen. Doch eines garantiere ich dir: Wenn du jeden Teil deiner selbst nährst, wirst du dich nicht wie ein Opfer fühlen, wenn du stirbst – ob an Brustkrebs, durch einen Blitz oder mit 150 Jahren an Altersschwäche. Du wirst dem Tod als letzte Stufe des Wachstums begegnen und ihn nicht als ein Zeichen des Versagens begreifen.

Schritt 4: Stimulieren/Sedieren

★ Kermesbeerenwurzel ist eines der stärksten krebshemmenden Heilmittel, das du ohne ärztliche Begleitung einnehmen kannst. In der Volksmedizin, in jüngeren wissenschaftlichen Studien und in der klinischen Praxis hat es einen gleichermaßen guten Ruf.

In *Back to Eden* schreibt der Kräuterheilkundige Jethro Kloss, Frauen mit Brustkrebs sei die Rückbildung von Tumoren mit Umschlägen aus frisch geraspelter Kermesbeerenwurzel gelungen. Auch einer der anerkanntesten Kräuterheilkundigen unseres Jahrhunderts, Christopher, erwähnt solche Umschläge in *School of Natural Healing*. Die Umschläge werden über vier bis sechs Wochen lang getragen und alle drei Tage gewechselt.

Die Tinktur (innerlich anzuwenden) ist als krebshemmendes Heilmittel ebenfalls sehr bekannt. Das *Journal of Economic Medical Plant Research* berichtet, daß die in der Kermesbeerenwurzel enthaltenen Proteine die weißen Blutkörperchen nähren, die Vermehrung der Lymphozyten beschleunigen und sehr viele Viren hemmen (einschließlich Polio-, Grippeviren und Herpes simplex).

Eine Frau, die ihr nicht-metastasierendes Karzinom (eine ziemlich große Masse) abwechselnd mit Umschlägen aus frisch geraspelter Kermesbeerenwurzel und frisch geraspelter Beinwellwurzel behandelte, berichtete, die Kermesbeere habe sie regelrecht zerfressen, als ob sie den Krebs herausbrenne. Danach empfand sie den Beinwell immer als sehr wohltuend. Im Spätherbst steckte sie mehrere Wurzeln in Kübel mit feuchtem Sand und stellte sie ins Haus, damit sie ihre Behandlung im Winter fortführen könne.

Zu Dosierung und Warnungen siehe Materia Medica.

Arnies Diagnose lautete metastasierender Krebs. Die Prognose: nur noch wenige Monate. Er erzählte, seine Frau sei »nicht an Krebs, sondern an den Behandlungen gestorben«, ihm mache es nichts aus zu sterben, aber »nicht auf diese Weise, zu Tode gequält«. Arnie entschied sich für Kermesbeerenwurzel (er erhöhte seine Dosis ganz allmählich auf 15 Tropfen pro Tag) und eine makrobiotische Ernährung. Die aktiven MakrobiotikerInnen in seinem Ort standen ihm unerschütterlich zur Seite und versicherten ihm immer wieder, er könne sich selbst von Krebs heilen. Ein Jahr später sprachen SchulmedizinerInnen von einer Vollremission seines Krebses. Und Arnie lebt heute noch, ganze 16 Jahre später. Obwohl die Kermesbeerenwurzel und die völlig umgestellte Ernährung sicherlich sehr wichtig waren, ist meiner Meinung nach die Unterstützung, die Arnie suchte, um die er bat und die er akzeptierte, das entscheidende Element seiner wundersamen Heilung von unheilbarem Krebs gewesen.

● Einige der krebshemmenden Kräuterrezepturen, die seit mindestens 50 Jahren erfolgreich verwendet werden, sind: Essiac, Hoxsey-Elixier, Juzentaihoto und Jason-Winters-Tee (die Rezepte beginnen auf Seite 335). Diese Mischungen können – vorsichtig – als Ergänzung zu konventionellen Behandlungsmethoden verwendet werden.

★ Ich selbst habe eine besondere Schwäche für das Hoxsey-Elixier; seit über 150 Jahren wird es von TierärztInnen verwendet und auch bei der Behandlung von Menschen sehr erfolgreich eingesetzt. Harry Hoxsey (1901–1974) widmete sein Leben den mit dem Krebs Tanzenden. Zwei US-Bundesgerichte und zahlreiche medizinische Gremien und Kommissionen haben den therapeutischen Nutzen seiner Rezepturen bestätigt. Ein Ausschuß von MedizinerInnen stellte sogar fest, seine Behandlungsmethoden seien der Operation, Strahlen- und Chemotherapie überlegen. Hoxsey behauptete, die Rezepturen seien Familiengeheimnisse, doch ist das Elixier eine Variation einer klassischen Rezeptur, als Balsam wird sie seit Jahrhunderten verwendet. Wenn du mehr über Hoxseys Anti-Krebs-Programm erfahren willst, dann lies sein Buch *You Don't Have to Die*. Die Rezepte zur Herstellung von Hoxsey-Elixier und Hoxsey-Salbe, die beide als besonders wirkungsvoll gegen Brusttumore gelten, findest du auf Seite 338.

● Können hormonreiche Kräuter (wie Süßholz und Ginseng) das Brustkrebswachstum in gleicher Weise anregen wie Ovarialhormone (Östrogene, Gestagene)? Ich habe die Beobachtung gemacht – und andere Kräuterheilkundige, die mit brustkrebskranken Frauen arbeiten, stimmen hier mit mir überein –, daß Pflanzenhormone eine krebshemmende Wirkung haben. Forschungsergebnisse belegen, daß Hormone in Sojabohnen krebsrückbildend wirken.

● Rosmarin (Rosmarinus officinalis) enthält zwei Phytochemikalien – Carnosin und Ursolsäure –, die das Tumorwachstum verlangsamen oder aufhalten können. Im Tierversuch hemmten sie das Wachstum von Brustdrüsentumoren bei Mäusen. Die Dosis beträgt zwei bis dreimal täglich 15 bis 20 Tropfen der Tinktur aus der Frischpflanze.

● Limonen, in Orangenschalen und Lavendel vorhanden, kann der *Science News* vom Mai 1993 zufolge Brustkrebs beim Menschen vorbeugen. Im Tierversuch bildeten sich mehr als die Hälfte der Brustdrüsentumore bei Mäusen zurück, nachdem ihre Nahrung mit zwei Prozent Limonen versetzt worden war, und bei praktisch keinem Versuchstier traten Rezidive auf. Die traditionelle chinesische Medizin nutzt die krebshemmenden Eigenschaften der Pomeranzenschale seit Jahrhunderten. Siehe Materia Medica.

★ Bei Krebskranken stellt sich schnell ein Ernährungsmangel ein, wenn sie nicht essen (zum Beispiel weil sie fasten), wenn sie sich sehr einseitig ernähren, etwa Veganer werden oder keine Nahrung bei sich behalten können (als Nebenwirkung der Chemotherapie oder Bestrahlung). Nach einem 24stündigen Verzicht auf feste Nahrung beginnt auch bei einer kräftigen Person der Herzmuskel zu erschlaffen, und vor Krebs schützende Leberenzyme wie das Leber-Glutathion werden um 50 Prozent verringert.[156]

Schritt 5a: Nimm Zusatzpräparate!
● Im Gegensatz zur heute gängigen Praxis vermeide ich Vitamin- und Mineralzusätze und würde sie wahrscheinlich auch dann nicht nehmen, wenn ich Krebs hätte, allenfalls für eine kurze Zeit. Viele Nährstoffe stören nachweislich die Förderung und das Wachstum von Krebs – zum Beispiel Carotine, Vitamin A, C, D und E, Amygdalin, das Coenzym Q_{10}, Folsäure, die Aminosäure Arginin, Germanium, Melatonin und Selen –, doch einige von ihnen können als künstlicher Zusatzstoff das Wachstum bösartiger Tumore vorantreiben. Carotin in Lebensmitteln beugt Krebs vor; künstliche Zusätze von beta-Carotin verstärken aber

den Lungenkrebs von Rauchern. Tokopherol-(Vitamin-E-)reiche Nahrungsmittel helfen, Krebs vorzubeugen; alpha-Tokopherol-Pillen verschlimmern ihn. Eisenhaltige Kräuter sind bemerkenswert krebshemmend, vor allem Ampfer, Löwenzahn und Wegerich; Eisenzusätze können das Krebswachstum beschleunigen.

»Alternative« Krebstherapien, die keine sind

- Kaffee-Einläufe: Es ist zu Todesfällen gekommen.
- Entgiftung: Bei Frauen, die konventionelle Behandlungsmethoden mit einer durch Möhrensaft und Vitamintabletten angereicherten streng vegetarischen Diät verbanden, war das Risiko eines vorzeitigen Todes doppelt und das Risiko der Metastasenbildung dreimal so hoch wie bei Frauen, die die gleiche konventionelle Behandlung gegen Brustkrebs ohne diese Entgiftung erhielten.[157] Diese Ergebnisse ähneln denen, die mit der Gerson- und anderen Saft-Therapien erzielt wurden.[158]
- Fasten: kann die Funktionstätigkeit der Leber, des Immunsystems, des Nervensystems, des Hormonsystems und des Herzens beeinträchtigen.
- Leberinjektionen: Es ist zu Todesfällen gekommen.
- Aufnahme von Hydrastis (Hydrastis canadensis) in großen Mengen: kann Leber und Nieren schädigen.
- Langfristige Einnahme von Zusatzpräparaten: kann Krebs fördern.

Vorsicht: Zusätze von Germanium haben in sechs Fällen zum Tod geführt und in vielen Fällen zu Nierenschäden. 1988 verbot die *US-Food and Drug Administration* (FDA) die Einfuhr von Germaniumzusätzen in die USA. Sichere Quellen siehe Seite 82.

★ Ich nehme unschädliche Megadosen an Nährstoffen höchster Qualität in Form von Kräuterauszügen, gedünstetem Blattgemüse, naturbelassenem Essig, Pilzen, Algen, Körnern und Ölen aus organischem Anbau sowie Joghurt zu mir.

★ Hans Nieper, ein Kräuterheilkundiger, der sich darauf spezialisierte, Krebskranken zu helfen, ermutigte seine Patientinnen, den Carotingehalt im Blut auf 6 bis 8 mg pro Liter oder bis zu einer Orangefärbung der Handflächen zu bringen. Die Forschung weist auf zahlreiche Möglichkeiten hin, Krebs mit Carotin zu bekämpfen. Carotin triggert Gene, die Zellen zum Reifen und Absterben veranlassen: Wenn Krebszellen

Carotin umwandeln, bilden sie Retinoidsäure und Vitamin A; die Säure fördert die Proteinproduktion, die den Zelltod initiiert. Darüber hinaus regt Carotin die Makrophagen und Lymphozyten an, vermehrt Zytokine abzusondern, die die Krebszellen vergiften. Mehr über Carotin auf den Seiten 79–80.

★ In klinischen Versuchen ließ das Coenzym Q10 (390 mg täglich) Tumore schrumpfen und bewirkte bei einigen an Brustkrebs erkrankten Frauen eine Vollremission. Diese natürlich vorkommende Substanz verbessert auch die Immunantwort.[159]

★ Frauen, die mit Krebs tanzen, nehmen häufig sehr hohe Dosen Vitamin C (Ascorbinsäure). Wenn Vitamin-C-Zusätze jedoch mit einem eisen-, kupfer- und manganreichen Zusatzpräparat kombiniert werden, erzeugen sie riesige Mengen an krebsinitiierenden freien Radikalen.[160] Vitamin C hat eine optimale Wirkung, wenn es in Form von frischem Obst und Gemüse aufgenommen wird (bitte weder in Dosen oder Flaschen noch tiefgefroren oder aus Konzentrat).

Der Nobelpreisträger Linus Pauling, der die Wirkungen von Vitamin C untersuchte, stellte fest, daß eine tägliche Dosis von 10 Gramm Ascorbinsäure die Lebensdauer unheilbar Krebskranker verlängert. Seine Ergebnisse konnten in weiteren Untersuchungen nicht bestätigt werden, doch scheint dies daran zu liegen, daß die Versuche fehlerhaft angelegt waren; so wurde etwa die Zeitdauer der Vitamin-C-Einnahme begrenzt, während Paulings Probandinnen die volle Dosis bis zu ihrem Tod erhielten. Pauling war der Meinung, daß es den Tod unheilbar Krebskranker sogar beschleunigen könne, wenn ihnen große Dosen Ascorbinsäure verabreicht würden, die Einnahme jedoch plötzlich abgesetzt werde.

Frauen, die täglich 2 bis 3 Gramm Vitamin C einnahmen, reagierten mit einer Zunahme der T-Lymphozyten-Tätigkeit, und die präkanzerösen Zellen im Gebärmutterhals (Dysplasie) erreichten wieder ihren Normalzustand.[161] Eine an Antioxidanzien, einschließlich Vitamin C, außergewöhnlich reiche Nahrung kann möglicherweise helfen, Brustkrebs im Frühstadium entgegenzuwirken.

● Amygdalin ist ein Glykosid, das in beträchtlichen Mengen in bitteren Mandeln, in den Kernen von Aprikosen, Pfirsichen, Kirschen, Beeren, Buchweizen, Hirse und einigen Erbsen und Bohnen vorkommt. Wenn Amygdalin (im Organismus oder im Laborversuch) auf beta-Glukosidasen stößt – die in vielen Krebszellen in sehr großen Mengen gefunden wurden –, wird es in Glukose, Benzaldehyd und Blausäure gespalten, doch die Krebszellen wandeln es in Zyanid um, das sie tötet. Bei 75 von 84 Mäusen, die mit Amygdalin, Vitamin A und Enzymen der Bauchspeicheldrüse gefüttert wurden, bildete sich der Krebs vollständig zurück.[162] (Bei den anderen kam es zu einer Teilremission.)

Zu Dosierungen siehe Seite 59 oder *The Physician's Handbook of Vitamin B17 Therapy*[163]. Das Krankenhaus Ernesto Contreras in San Ysidro, Kalifornien, gibt an, mehr Krebskranke mit Amygdalin behandelt zu haben als jede andere Einrichtung in der Welt. Vorsicht: Muskelschwäche, Schwindel, Durchfall, Übelkeit und Atembeschwerden können auf übermäßigen Konsum von Aprikosenkernen folgen. Kleine Kinder, die Amygdalin-Tabletten schluckten, sind daran gestorben, und 5 bis 10 bittere Mandeln sind eine tödliche Dosis für Kleinkinder.

● Melatonin (75 mg täglich) ist ein kraftvolles, krebshemmendes Hormon, das praktisch in allen Organismen, von der Alge bis zum Primaten, vorkommt. Beim Menschen wird es von der Zirbeldrüse abgesondert. Über seine antioxidativen Fähigkeiten hinaus (die die Krebsinitiierung stören und die Beschädigung durch freie Radikale verzögern) hält Melatonin das Krebswachstum auf, indem es Art und Weise der Hormonverwertung ändert. Melatonin kann Krebs im Frühstadium entgegenwirken und ist eine ergänzende Medizin. Wenn es vor und nach der Belastung durch diagnostische Röntgenstrahlen eingenommen wurde, schützte Amygdalin 70 Prozent der Zellen, die normalerweise zu Schaden gekommen wären.[164]

Die körpereigene Melatoninproduktion kannst du erhöhen, indem du mehr Zeit im Dunkeln verbringst, mehr schläfst und vielleicht täglich 125 Tropfen Keuschlamm-(Vitex)-Tinktur einnimmst. In klinischen Versuchen zeigte reines Melatonin selbst in hohen Dosen von 7.500 mg täglich keinerlei toxische Wirkung.

● Selen ist sozusagen das krebshemmende Spurenelement. Zusätze von Selenzystein, Selenmethionin (1 mg täglich) und Natriumselenit (90 mcg) können das Wachstum von Krebs verlangsamen oder aufhalten und Reziiven vorbeugen, indem sie die Krebswucherung unterdrücken. Klinische wie andere Studien bestätigen die Fähigkeit von Selen, die Krebstodesrate zu verringern, das Immunsystem zu verbessern und eine Chromosomenschädigung während der Strahlentherapie zu verhindern. (Mehr über Selen auf Seite 85.) Vorsicht: Reines Selen kann toxisch sein. Wenn es nicht zusammen mit Vitamin E aufgenommen wird (mindestens 200 I.E. täglich), kann Selen das Krebswachstum fördern. Natriumselenit, das üblichste der erhältlichen Zusätze, ist äußerst krebshemmend, kann jedoch in Dosen über 100 mcg (0,1 mg) toxisch sein.[165]

● Der Nobelpreisträger Otto Warburg fand heraus, daß Krebszellen einen anaeroben Energiezyklus nutzen, der enorme Mengen Milchsäure produziert. Oral eingenommenes Hydrazinsulfat blockiert diesen Prozeß. Die gleiche Wirkung hat auch tiefes Atmen, wenn du zum Beispiel laut und kräftig singst. Am besten singst du jeden Tag viermal zwanzig Minuten lang.

Schritt 5b: Nimm Medikamente (oder medizinische Kräuterpräparate)!
★ Die am häufigsten verwendeten und anscheinend erfolgreichsten alternativen Mittel bei invasivem Brustkrebs sind: 714X, Carnivora, Sonnentau und Mistel. Siehe auch Shiitake, Seite 121. In der Regel werden diese Mittel injiziert.
● Die Arbeit von Gaston Naessens beeindruckt mich ungemein. Seine Diagnosemethode – er stützt sich vorwiegend auf die Untersuchung des Blutes – geht weit über die Verfahren der Schulmedizin hinaus. Mit seinem Ansatz, die Krebspatientin wie auch den Krebs zu nähren, steht er eindeutig in der Tradition der Weisen Frau. Sein Heilmittel, 714X, kann zu Hause genommen werden und wird wird in die dem Karzinom nächstliegenden Lymphknoten gespritzt. Die Krebszellen werden mit Nährstoffen (insbesondere Stickstoff) versorgt, doch auf diesem Wege erhält auch das Immunsystem Zugang zu den Nährstoffen, die es für die Produktion von auf Krebsbekämpfung spezialisierte Zellen benötigt.[166] Häufig (jedoch nicht immer) verlangsamt 714X Brustkrebs im Frühstadium oder bewirkt sogar eine Remission. Es hat wenig Nebenwirkungen. (Bezugsquellen für 714X siehe Seite 203.)
● Carnivora, gewonnen aus der Venusfliegenfalle (Dionaea muscipula) ist hochwirksam gegen Krebs. Der konservierte Frischpflanzensaft reduziert das Tumorwachstum, stimuliert die T-Helfer-Zellen, steigert die Makrophagen-Tätigkeit, lindert Schmerzen und ist dennoch völlig ungiftig.[167] Eine Frau schreibt Carnivora ihre völlige Genesung von entzündlichem Brustkrebs, einer in der Regel tödlich verlaufenden Krebsart, zu. Wenn du mit einer Carnivora-Behandlung begonnen hast, solltest du sie dein Leben lang fortführen. Es heißt, Yul Brynner als auch ein ehemaliger Präsident der Vereinigten Staaten hätten Carnivora genommen. Einige HeilerInnen berichten von einer vollständigen Remission nach oraler Einnahme von Carnivora-Tinktur. (Zu Carnivora-Kuren in Deutschland siehe Seite 203.)
★ Sonnentau wird als Ersatz für Carnivora empfohlen. Die Venusfliegenfalle ist nicht nur eine seltene Wildpflanze, sondern auch schwierig zu ziehen. Sonnentau hat die gleichen krebshemmenden Eigenschaften, ist aber leicht anzubauen, unkrautähnlich wird er in einer Quelle genannt.

Noch besser: Oral genommen ist Sonnentau ebenso wirksam wie Carnivora als Injektion. Die Dosis beträgt 30 bis 90 Tropfen täglich.

● Mistel ist ein Parasit, der aussieht und sich verhält wie metastasierender Krebs, sich in ihrem Wirtsbaum ausbreitet und ihn schließlich tötet. Rudolf Steiner, der Vater der anthroposophischen Medizin war es, der Mistel zu Iscador verarbeitete. Iscador soll das Immunsystem warnen und es dazu bewegen, mit dem Krebs fertig zu werden, so sagt Steiner.

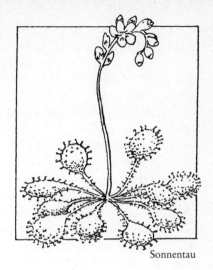

Sonnentau

Jene mehr als 30.000 Menschen, die Iscador als Injektion oder andere Mistelextrakte (Helixor und Plenosol) gespritzt haben, berichten übereinstimmend, sie seien leicht verträglich, hemmten das Tumorwachstum, ließen Tumore schrumpfen und beugten Rezidiven erfolgreich vor. (Injektionen lassen sich zu Hause ebenso leicht wie eine Insulinspritze selbst vornehmen.) Einige HeilerInnen berichten von guten Ergebnissen, wenn die Mistel-Tinktur oral eingenommen statt gespritzt wurde. Menschen mit Krebs im Spätstadium sagen, Mistel verbessere den Allgemeinzustand erheblich. Zur Dosierung siehe Materia Medica. (Bezugsquelle für Mistelpräparate siehe Seite 203.)

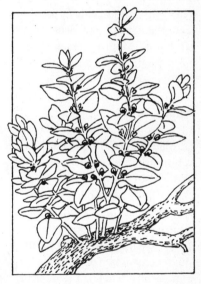

Mistel

● Impfstoffähnliche Präparate aus abgetöteten Bakterien rufen eine Immunabwehr hervor, einschließlich eines Anstiegs des Tumor-Nekrose-Faktors, der Tumore bluten und flüssig werden läßt. Solche Präparate werden derzeit an Frauen mit Mamma- und Ovarialkarzinom getestet.

● Chemotherapie wird immer mehr Frauen in einem immer früheren Stadium von Brustkrebs aufgedrängt. Wie jede Therapie zeigt sie die besten Erfolge, wenn der Tumor klein ist und sich noch keine Metastasen gebildet haben. Lies das Kapitel über Chemotherapie, bevor du dich entscheidest.

»Es gibt keinen vernünftigen Grund anzunehmen, daß Krebskranke, die gesund werden, nachdem ihr System – etwa mit einer Chemotherapie – mit Giften angegriffen wurde, nicht ebensogut Beispiele für eine Spontanremission sind; man könnte auch sagen, sie seien aufgrund ihrer Einstellung und trotz der Therapie wieder gesund geworden.«
Jeanne Achterberg, *Imagery in Healing*[168]

Schritt 6: Öffnen und Eindringen
● Die Entfernung deiner Brust ist keine Garantie für Heilung. Üblicherweise ist die erste Reaktion auf die Krebsdiagnose, sich die kränkende Brust wegschneiden lassen zu wollen. Aber der Krebs kann wiederkehren, selbst wenn beide Brüste entfernt werden. Die meisten Frauen, die sich übereilt für eine Brustamputation entscheiden, bereuen diese Entscheidung. Mehr und mehr Frauen wählen eine brusterhaltende Operation (mit und ohne Bestrahlung) und warten mit der Mastektomie.

Einige Frauen stellen fest, daß die Entfernung ihres Primärkarzinoms ihr Immunsystem entlastet und ihre Gesundheit sich rasch verbessert. Andere wiederum müssen feststellen, daß sich ihr Krebs aufgrund der Operation ausbreitet oder das Wachstum von Sekundärtumoren fördert. (Primärtumore können Substanzen absondern, die das Wachstum anderer Tumore verhindern.) Für sie bedeutet eine Mastektomie den Beginn endloser Versuche, den jeweiligen Schaden, der durch die vorhergehende Behandlung angerichtet wurde, zu beheben. Lies das Kapitel über Brustoperation, bevor du dich entscheidest.
● Bei einer Laseroperation wird ein Laserstrahl verwendet, um die Krebszellen durch Umwandlung der Lichtenergie in thermische Energie quasi verdampfen oder wegbrennen zu lassen, statt sie aus der Brust herauszuschneiden. Die Laserchirurgie verringert das Risiko, daß der Krebs durch »das Skalpell verbreitet wird«. Weitere Vorteile sind eine geringere Beschädigung von gesundem Gewebe, weniger Blutverlust, weniger Drainage nach der Operation, weniger Schmerzmittel, ein kürzerer Krankenhausaufenthalt (ein bis zwei Tage), geringerer Schaden durch Lymphdrainage und weniger Hämatome.[169]
● Eine Lymphknoten-Operation richtet mehr Schaden an als eine Brustoperation. Je mehr Knoten entfernt werden, desto schwerwiegender sind

die Nachwirkungen. Die Entfernung der Lymphknoten aus der Achselhöhle kann zu Lymphstauungen führen und macht den Arm anfällig für Schwellungen und Infektionen. Entscheide dich für den Erhalt deiner Lymphknoten, vor allem wenn die Diagnose intraduktales Karzinom lautet (die üblichste Art von Brustkrebs).[170]

● Strahlentherapie kann deine Rippen schwächen, Lungen und Herz schädigen, Farbe und Beschaffenheit deiner Haut für immer verändern und ein Taubheitsgefühl in deiner Brust bewirken. Strahlentherapie trägt wenig dazu bei, dein Leben zu verlängern. Lies das Kapitel über Strahlentherapie, bevor du dich entscheidest.

● Die von dem Schweden Björn Nordenstrom entwickelte elektrochemische Therapie wird zur Zeit an Krankenhäusern in Peking praktiziert. Durch die Haut werden Elektroden in den Tumor eingesetzt und dieser sodann drei bis vier Stunden lang ununterbrochen unter Strom gesetzt. Bei dieser Therapie wird nicht nur der Primärtumor zum Absterben gebracht, auch Rezidive und Metastasen werden in hohem Maße verringert.

● In ähnlicher Weise werden in den Tumor Elektroden eingesetzt, um das Karzinom durch Erhitzen zu zerstören. Bei einer anderen Technik sind es Mikrowellen, die die Temperatur des Krebses auf tödliche 42 Grad bringen. Es heißt, diese Techniken sollen besonders wirksam bei Brustkrebs sein.

Wo tritt Brustkrebs auf?

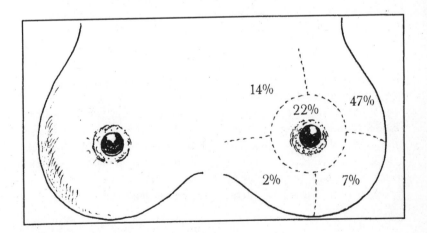

Therapie oder Übertherapierung?

Wir werden darin bestärkt, Brustkrebs als eine einzige Krankheit zu betrachten. Doch das ist nicht richtig. Brustkrebs ist ein Spektrum von Krankheiten, die von Läsionen in situ mit geringfügigem bösartigen Potential bis zu extrem aggressiven Läsionen wie entzündlichen Karzinomen reichen. Wie kann eine Frau oder ihre ÄrztIn beurteilen, wo auf diesem Spektrum ihr Krebs liegt und welche Behandlung erforderlich ist? Das ist nicht leicht. Häufig kommt es daher zu einer Übertherapierung.

Primärtumore, gleichgültig wie groß, führen selten zum Tod, metastasierende Brustkarzinome, gleichgültig wie klein, fast immer – wenn auch manchmal erst nach ziemlich langer Zeit. An Brustkrebs-Metastasen zu sterben, ohne daß ein Primärtumor gefunden werden kann, ist zwar selten, aber möglich.

Sobald die Diagnose Brustkrebs gestellt ist, beginnt das Rätselraten: Hat eine Metastasierung stattgefunden? Die Antwort scheint über Leben und Tod, über eher sanfte oder invasive Behandlungen zu entscheiden.

Da die Metastasen und nicht der Primärtumor zum Tod führen können, ist es lebensnotwendig herauszufinden, wie hoch die Wahrscheinlichkeit für eine Metastasenbildung unseres Krebses ist. Je größer die Wahrscheinlichkeit, desto vernünftiger ist es, aggressive, ja sogar lebensbedrohende Behandlungsmethoden anzuwenden. Je geringer die Wahrscheinlichkeit, desto sicherer ist es, nicht-invasive natürliche Behandlungsmethoden zu wählen.

Um die Wahrscheinlichkeit der Metastasierung leichter einschätzen zu können, wird in der Regel zunächst eine Bestimmung des Krebsstadiums vorgenommen werden. Das ist ein diagnostischer Prozeß, bei dem verschiedene Anzeichen für Brustkrebs anhand von Maßeinheiten wie Tumorgröße und Lymphknotenbefall in Gruppen klassifiziert werden. (Brustkrebszellen haben eine besondere Affinität zu Lymphknoten und werden oft gefunden, wenn diese metastasieren.)

Jedes Stadium bedeutet eine geringere oder größere Wahrscheinlichkeit der Metastasierung. Doch die sogenannte Stadieneinteilung läuft im besten Fall auf eine gute Einschätzung hinaus; es gibt keine Möglichkeit, mit Sicherheit sagen zu können, daß der Primärtumor keine Zellen ausgestreut hat. Viele prämenopausale Frauen, deren Lymphknoten keine Anzeichen für Brustkrebszellen zeigen, haben dennoch metastasierenden Brustkrebs.

Das Rätsel der Metastasierung kommt einem bösen Märchen nahe. Die Schulmedizin besitzt kein Mittel gegen Metastasen, und wir stehen vor dem Problem, daß bei dem Versuch, die wenigen Frauen, die aggressive Heilmittel brauchen, richtig zu behandeln, die Mehrheit der Frauen übertherapiert wird.

Übertherapierung von Frauen mit Mammakarzinom ist nicht neu. Vielen Frauen, bei denen man in den Jahrzehnten zwischen 1930 und 1970 Brustkrebs diagnostizierte, wurde gesagt, die beste Chance für ein langes Leben biete die klassische radikale Mastektomie: die Entfernung der gesamten Brust, des darunterliegenden Brustmuskels und die Ausräumung der interpektoralen, intraklavikulären und axillären Lymphknoten. Tatsächlich wurde jedoch mit dem Standardverfahren der radikalen Mastektomie keine größere Lebensdauer erzielt als durch modifizierte radikale Mastektomie mit nachfolgender Strahlentherapie oder durch eingeschränkte radikale Mastektomie; bei allen Behandlungsmethoden betrug die durchschnittliche Lebenserwartung 15 Jahre.

Eine radikale Mastektomie wird immer seltener durchgeführt, da Frauen nun häufiger von der Schulmedizin darin unterstützt werden, sich für eine modifizierte radikale Mastektomie oder eine Lumpektomie zu entscheiden. (Frauen, die sich für eine brusterhaltende Operation entscheiden, haben ebenfalls eine durchschnittliche Lebenserwartung von 15 Jahren.)

Doch während wir auf der einen Seite gewinnen, verlieren wir auf der anderen. Frauen, die sich für brusterhaltende Operationen entscheiden, wird gesagt, sie müßten sich zusätzlich einer Strahlen- oder Chemotherapie unterziehen. Es ist keine Seltenheit, daß ÄrztInnen sich weigern, Frauen zu behandeln, die dies ablehnen. Aber diese Therapien sind gefährlich und werden zu häufig angewendet. Ein Vergleich der Statistiken zur Lebenserwartung macht deutlich, daß Chemo- und Strahlentherapie Frauen mit Brustkrebs längst nicht in dem Maße helfen, wie es gern behauptet wird.

Ein Blick auf vergangene Jahrzehnte läßt uns feststellen, daß das Verfahren der radikalen Mastektomie Frauen geschadet hat und Metastasen und Rezidive nicht verhindern konnte. Candace Pert, die ihr Leben der Erforschung des Immunsystems gewidmet hat, prophezeit uns, wir würden einmal voll Grauen auf den Einsatz von Chemo- und Strahlentherapie zur Behandlung von Krebs zurückblicken. Behandlungsmethoden des kommenden Jahrhunderts werden ihrer Ansicht nach Krebs durch Manipulation im Gehirn produzierter Stoffe wie etwa Melatonin zu bekämpfen suchen.

Einige Frauen versuchen, mit dem Rätsel der Metastasenbildung fertigzuwerden, indem sie jedweder Behandlungsmethode zustimmen, zu der ihre ÄrztIn sie drängt, gleichgültig, ob es sich um eine alternative oder um eine SchulmedizinerIn handelt. Andere Frauen suchen HeilerInnen auf, die ihnen helfen sollen, zu Gesundheit und Ganzheitlichkeit zu finden; sie sollen sie unterstützen, indem sie weniger invasive Behandlungsmethoden anwenden und bereit sind, sich mit einer kraftvollen Persönlichkeit auseinanderzusetzen, die über die Art und Weise ihrer Behandlung selbst entscheiden möchte.

Vom Umgang mit Gefühlen

Wenn die Sprache auf Brustkrebs kommt, schießen in unserem Innern Gefühle hoch, die wir gewöhnlich nicht gern verspüren: Angst, Furcht, Schock, Wut, Schmerz, Verzweiflung, Depression, Enttäuschung und Demütigung, um nur einige zu nennen. Wie bei der Diagnose einer ungewollten Schwangerschaft, kann eine Krebsdiagnose in jeden unserer Gedanken und Träume eindringen, all unser Handeln beeinflussen und uns in jeder Ruhepause vor Augen stehen.

Ich verspüre immer noch panische Angst, wenn meine Brust berührt wird – selbst, wenn ich es bin, die sie berührt.

Mit Krebs umzugehen bedeutet, mit Gefühlen umzugehen – unseren und den Gefühlen anderer. Angesichts eines solchen scheinbaren Verrats seitens unseres Körpers, der unter ExpertInnen herrschenden Uneinigkeit hinsichtlich der besten Behandlungsmethode und der unberechenbar und mächtig hochschwappenden Gefühle kann leicht der Eindruck entstehen, daß wir die Kontrolle über uns selbst verlieren.

Ich wollte vor meiner Brust davonlaufen. Ich dachte, sie würde mich umbringen.

Ich hatte mehr Angst vor Chemotherapie als vor Krebs.

Es war mir unangenehmer, dick zu sein [von der Chemotherapie], als nur eine Brust zu haben.

Schmerz ist ein gesunder Teil des Heilungsprozesses. Vermeide Zwanghaftigkeit, also das endlose Durchdenken ein und derselben Sache, ohne zu einer Lösung zu kommen. Gestatte dir das Chaos der Trauer, es nimmt seinen Verlauf und findet dann ein Ende.

Ich mußte damit fertig werden, daß ich in meiner Persönlichkeit zutiefst erschüttert wurde.

Der Realität ins Auge zu sehen, statt sie zu leugnen, gibt mir den Mut weiterzumachen.

Wenn du dich ständig von dem Gedanken an deinen Brustkrebs verfolgt fühlst, stell dir einen großen orangefarbenen Kürbis vor. Laß diesen Kürbis dein ganzes Denken ausfüllen, bis alles orange, orange, orange ist (die Farbe vitaler Immunstärke). Spüre, wie deine Seele sich entspannt.

Fordere den Krebs heraus, aber bekämpfe ihn nicht. Löse ihn auf, vertreibe ihn, ersetze ihn, aber töte oder zerstöre ihn nicht. Denk daran, daß er ein Teil von dir ist, aus deinen Zellen entstanden ist.

Suche dir Unterstützung und Ermutigung, wie du sie brauchst, um selbständig denken, dich selbst verwirklichen, auf deinen Körper hören und auf deine Bedürfnisse reagieren zu können.

Als ich dort herauskam, war ich wieder ich selbst, weil ich wußte, daß ich eine Wahl hatte.

Eine ÄrztIn, die für dich da ist, ist eine Form von Unterstützung und bedeutet ein gigantisches Plus.

Hinter einer Krebsdiagnose lauert immer die Depression. In der Tradition der Weisen Frauen wird Depression (sogar mit Suizidgedanken) immer als das Bedürfnis verstanden, uns selbst und unser Leben radikal zu verändern.

Während der Behandlungen ging es mir gut, doch dann wurde ich sehr deprimiert. Ich wollte einfach nicht, daß die Behandlungen aufhörten.

Verstümmelung erzeugt Zorn. Ich lernte, diesen Zorn durch Humor zu ersetzen.

Bachblüten sind natürliche Heilmittel, die eine besondere Wirkung auf unsere Gefühle haben und uns helfen, mit schwierigen Emotionen leichter fertig zu werden.

Wenn du Angst verspürst – Espe.

Wenn Verzweiflung die Oberhand gewinnt – Stechginster.

Wenn dich Schuldgefühle plagen – Kiefer.

Wenn du ständig panische Angst hast – Sonnenröschen.

Bei Panik oder seelischem Schock – Stern von Bethlehem.

Bei heftigem Zorn und tiefer Bitterkeit – Weide.

Wenn dich deine Diagnose anwidert, du voller Scham bist und das Ganze geheimhalten willst – Holzapfel.

Weine mit einer Freundin oder einem Freund.

Lerne, zu dir selbst zu sagen: »Das ist absoluter Blödsinn...«, wenn sie dir erzählen, du müßtest sterben, wenn du nicht ihrem Weg folgst.

Führe Tagebuch.

Schließ dich einer Selbsthilfegruppe an.

Auch homöopathische Heilmittel können uns helfen, mit den Gefühlen fertigzuwerden, die uns bei der Diagnose Krebs überrollen.

Wenn deine Gefühle dich zu sehr überrollen – Barium carbonicum.

Wenn du dich quälst und dich einzukapseln beginnst – Cannabis sativa.

Wenn du dich wie tot fühlst – Hyoscyamus.

Wenn du hysterisch, doch zugleich zutiefst deprimiert bist – Ignatia.

Wenn du dich zutiefst ungerecht behandelt, verlassen, schikaniert fühlst – Lysin.

Wenn dir alles unwirklich erscheint, du böse, übererregbar, rastlos, überempfindlich bist – Medorrhinum.

Wenn du verzweifelt bist und so große Angst hast, daß dir alle vertrauten Dinge fremd erscheinen – Morphium.

Wenn du zwischen Angst und Wut schwankst – Datura.

Wenn du ruhelos, aufgeregt und verzweifelt bist – Veratrum album.

Meine Lieblingskräuter, um Gefühle abzuschwächen:
- Beifuß-Tinktur (je nach Bedarf 10 bis 15 Tropfen)
- Haferstroh (eine Tasse Haferstrohaufguß oder 25 Tropfen Tinktur)
- Marihuana (siehe Seite 267)

Zu weiteren Wegen der Weisen Frauen, mit Schmerz, Depression, Gedanken an Selbstmord, Wut, Weinkrämpfen, Überempfindlichkeit, Angst, Furcht und anderer emotionaler Erregung leben zu können, siehe mein Buch *Menopausal Years – The Wise Woman Way*.

Bezugsquelle für Mistelpräparate:
Lukas Klinik, Spezialklinik für Tumorpatienten
Brachmattstraße 19, CH-4144 Arlesheim, Schweiz
Tel.: 0041-(0)61-7013333
Fax: 0041-(0)61-7018217

Bezugsquellen für 714X:
C.O.S.E. Inc
5270 Mills, Rock Forest, Quebec J1N 3B6, Kanada
Tel.: 001-819-546-7883
Fax: 001-819-564-4668

Genesis West Provida
PO Box 3460, Chula Vista, CA 91902, USA
Tel.: 001-619-424-9552

Dr. Dietmar Schildwaechter
PO Box 16602, Dulles International Airport, Washington, DC 20041, USA

Carnivora-Kuren:
Dr. Helmut Keller
Am Reuthlein 2, 8675 Bad Steben
Tel.: 09288-5166
Fax: 09288-7815

Die das Messer hält

»Ich habe gehört, daß ein wildes Tier, das mit dem Bein in eine Eisenfalle geraten ist, sein eigenes Bein abbeißen wird, um seine Freiheit wiederzuerlangen. Ist Krebs so etwas wie eine Falle? Wirst du dein Bein, nein, deine Brust abbeißen, um dich aus dieser Falle zu befreien? Viele Frauen haben es getan, viele tun es immer noch, und noch viel mehr werden es tun. Es hat etwas so Definitives, Endgültiges, Absolutes, den Teil abzutrennen und wegzuwerfen, der von Krebs befallen ist. Es hat gleichermaßen etwas Primitives wie Machtvolles an sich, sich für das Messer zu entscheiden.

Ist es so etwas wie ein Opfer? Eine Brust für ein Leben? Bist du in einer Stahlklammer gefangen? Wirst du dich befreien, indem du die dich beleidigende Brust (oder beide) entfernst? Es scheint so einfach, so offensichtlich, so notwendig zu sein.

Doch bist du kein wildes Tier, EnkelTochter. Du hast Daumen: Du kannst dich aus der Falle befreien. Du hast die Fähigkeit, logisch zu denken: Du kannst die Falle öffnen. Du kannst von anderen lernen, die ihre Gefangenschaft überlebt haben; du kannst Wege erlernen, dich zu befreien.

Laß es mich dir erklären. Krebs ist nicht die Falle, zu der eure Geschichten ihn machen. Oh nein. Es gibt hier sehr wohl eine Falle, und du könntest in sie hineinlaufen, aber die Falle ist nicht der Krebs, wunderbarste EnkelTochter, die Falle ist deine Angst. Spürst du ihre Zähne? Wie sie dich schraubstockartig im Griff hat? Die Art, wie dein urwüchsiger Überlebenstrieb um sich schlägt, ohne sich darum zu kümmern, was und wen er verletzt, solange du nur am Leben bleibst? Diese Verzweiflung, dieser maßlose Wunsch zu überleben, diese adrenalin-getriebene Panik, das ist die Falle.

Und obwohl es so aussehen mag, als sei diese Falle dein eigenes Werk, deine eigene Entscheidung, will ich dir ganz klar sagen: dem ist nicht so. Krebs existiert; er hat ein Eigenleben. Ängste existieren; auch sie haben ein Eigenleben. Es sind ungebetene Gäste, deine Familie, zu der du nicht ›Nein‹ sagen kannst, sie sind gekommen, um mit dir zu feiern.

Du hast die Falle nicht geschaffen. Du warst nicht darauf aus, dir selbst eine Falle zu stellen. Diese Dinge existieren so wie du, und nun haben sich eure Wege gekreuzt.

Wirst du dich von Angst leiten lassen? Wirst du dem Weg, der vom Tod wegzuführen scheint, nur deshalb folgen, weil er dich wegführt, ohne zu schauen, wohin du gehst? Einige Gefühle sind weise, EnkelTochter, aber die Angst gehört nicht zu ihnen. Angst ist nicht sorgsam; Angst ist nicht wachsam. Beginnst du zu verstehen, wie leicht es ist, in die Falle zu tappen, die die Angst aufgestellt hat?

Es ist so leicht, in die Falle zu gehen. Noch leichter sogar, in sie hineingestoßen zu werden. Es wird nicht nur deine eigene Angst sein, die dir zuwinkt und dich von der Wahrheit wegdrängt, auch die Angst der Menschen um dich herum. Und das mit sehr beredten Stimmen. Deine Familie und deine FreundInnen wollen dich nicht verlieren. Sie wollen nicht, daß du stirbst. Sie wollen nicht, daß du dich radikal änderst. Sie haben Angst vor Krebs. Sie könnten vielleicht darauf bestehen, daß du Dinge tust, die du eigentlich nicht willst.

Und vielleicht wird dich die Angst der ÄrztInnen treiben, die das Schlimmste befürchten und nur ein Lied gelernt haben: ›Es gibt nur einen Weg, und das ist unserer, und wenn du nicht tust, was wir wollen, mußt du sterben.‹ Aber Krebs drängt dich dazu, das Leben zu wählen, dein Leben, deinen Weg, nicht ihren, gleichgültig wie gut gemeint ihre Ermahnungen und wie nachvollziehbar ihre Ängste auch sein mögen.

Bei deinem Tanz mit dem Krebs wirst du dich nicht nur einmal von den Stürmen in deinem Innern wie außerhalb von dir hin- und hergeworfen fühlen. Wir bieten dir einen ruhigen Raum, einen Ort, an dem du selbst das lieben kannst, was du wegschneiden möchtest. Wir lieben dich, EnkelTochter. Und wir bieten dir unsere Weisheit an:

Es reicht nicht, deine Brüste abzuschneiden. Du mußt auch deine Ganzheitlichkeit nähren. Es reicht nicht, deine Brust aufzugeben. Auch die Muster, die sich als Krebs manifestiert haben, mußt du aufgeben. Es reicht nicht, deine Brust als Preis für deine Angst herzugeben. Du wirst dich einem Reich öffnen müssen, das größer ist als die Angst.

Die Aufgabe, die wir dir stellen, ist sehr herausfordernd und nicht leicht. Du wirst dich selbst schärfen müssen. Du wirst aus dir selbst die Schneide machen müssen, die scharfe Schere, das Rasiermesser. Du wirst das Messer in die eigene Hand nehmen müssen und sagen: ›Ich schneide dies heraus.‹ Du wirst deine Fähigkeit anerkennen müssen, Tod zu geben, so wie du deine Fähigkeit anerkennst, Leben zu geben. Du wirst es wagen müssen, sehr scharf und tief zu schneiden, all das wegzuschneiden, was nicht du bist, nicht deine Wahrheit, nicht deine Schönheit, nicht dein Weg.«

Brustoperation?

Wirst du dich für eine Operation entscheiden? Wieviel Brustgewebe wirst du entfernen lassen? Wer wird die Operation durchführen? Wer wird nähen? Welches Anästhetikum wird eingesetzt werden? Wirst du dich für eine Brustrekonstruktion entscheiden? Wann? Jetzt oder später? Was sind die Nachwirkungen der Operation? Können sie abgemildert werden? Wie kannst du dir selbst helfen, gesund zu werden? Gibt es Alternativen zur Operation? Die Wege der Weisen Frauen können dir helfen, was für eine Entscheidung auch immer du triffst.

Ist die Operation der einzige Weg, meinem Brustkrebs beizukommen?

Der früheste uns überlieferte Bericht über eine Brustamputation (vorgenommen von dem griechischen Arzt Leonidas) stammt aus dem ersten Jahrhundert nach unserer Zeitrechnung. Bis ins zwanzigste Jahrhundert hinein blieben Operationen zur Behandlung von Krebs jedoch die Ausnahme: Die Operation war so lebensbedrohend wie der Krebs selbst.

Statt dessen kamen eine Vielzahl von Heilkräutern und Mineralstoffen zur Anwendung. Und diese Behandlungsmethoden sind heute vielleicht immer noch sicherer als eine Operation. »Wenn in den Krebs hineingeschnitten wird, breitet er sich aus und wächst«, so George Crile Jr., emeritierter Chefchirurg der *Cleveland Clinic*. »Manchmal wächst ein Sekundärtumor schneller, wenn man einen Primärtumor entfernt«, so Judah Dolkman, Professor für Chirurgie an der *Harvard Medical School*. Die Häufung von Operationen zur Behandlung von Brustkrebs ist seit über 60 Jahren als Problem belegt.[171] Obwohl die meisten SchulmedizinerInnen nach der Krebsdiagnose (oder nach einem sehr verdächtigen mammographischen Befund) auf eine sofortige Operation drängen, können die meisten Frauen unbesorgt zwei oder mehr Wochen warten, bevor sie ihren Operationstermin ansetzen.[172]

Wieviel Brustgewebe sollte ich entfernen lassen?

Bis Mitte der sechziger Jahre wurde bei allen Brustoperationen die gesamte Brust einschließlich Brustwarze und Haut entfernt. Ab diesem

Zeitpunkt etwa begannen brusterhaltende Operationen an Ansehen und Popularität zu gewinnen.

Gemäß dem amerikanischen *Breast Cancer Clinical Trial* bietet die Mastektomie bei einem Mammakarzinom im Frühstadium keinen Vorteil gegenüber der Lumpektomie mit Nachbestrahlung. Die Entscheidung für eine dieser beiden Methoden liege »allein bei der Frau, da Untersuchungen durchweg zeigen, daß die Lebenserwartung bei beiden Methoden exakt die gleiche ist.«[173] Das stimmt für Tumore bis zu einer Größe von vier Zentimetern.

Auch das amerikanische *Surgical Adjuvant Breast Project* des *National Cancer Institute* kam zu dem Ergebnis, daß Frauen, die sich für Mastektomie entscheiden, nicht länger leben als Frauen, die eine Lumpektomie mit oder ohne nachfolgende Strahlentherapie gewählt haben. In allen drei Gruppen war die Anzahl der Frauen mit einer etwa zehnjährigen Lebenserwartung gleich (70 Prozent). In der Gruppe, die sich für eine Strahlentherapie entschieden hatte, lag die Rezidivrate bei zehn Prozent gegenüber 40 Prozent bei denen, die sich dagegen entschieden hatten. Rezidive werden gewöhnlich mit Mastektomie behandelt (obwohl einige ChirurgInnen eine zweite weiträumige Exzision vornehmen). Ein einfaches Rezidiv ist nicht per se lebensbedrohlich.

Weder die klassische radikale noch die eingeschränkte radikale Mastektomie boten in einer Gruppe von 1.843 Frauen mit Brustkrebs einen Vorteil gegenüber der modifizierten radikalen Mastektomie – mit oder ohne Nachbestrahlung. Lebenserwartung, Rezidivrate und das Ausmaß erneuter Metastasenbildung waren in allen Gruppen gleich.

Einer kürzlich durchgeführten Studie zufolge haben Frauen, die eine brusterhaltende Operation wählen, nicht mehr Angst vor Rezidiven als Frauen, die sich zur Mastektomie entscheiden. Einige Frauen wählen die Mastektomie, weil sie Angst vor der Bestrahlung haben, aber wenn du möchtest, kannst du auch eine brusterhaltende Operation ohne Nachbestrahlung haben. Du kannst dich für genau die Behandlung entscheiden, die du haben möchtest, gleichgültig, was man dir empfiehlt. (Vielleicht mußt du dazu die ÄrztInnen wechseln.)

»Ob du dich bestrahlen läßt oder nicht, eine Lumpektomie durchführen oder deine Brüste entfernen läßt, deine Überlebenschance bleibt die gleiche.«
National Surgical Adjuvant Breast Project

Wie viele Lymphknoten will ich entfernen lassen?

Fast alle Frauen, denen Lymphknoten entfernt wurden – gleichgültig wie wenige es sind –, haben mit Lymphödemen zu tun. Die Schwellung kann gering (Fingerringe und Ärmel drücken oder fühlen sich eng an) und von begrenzter Dauer sein, das heißt, die Beschwerden gehen innerhalb von sechs Monaten zurück, doch etwa die Hälfte aller Frauen, die sich für eine Mastektomie plus Nachbestrahlung entscheidet – und ein Drittel derjenigen, die sich für eine Lumpektomie mit Ausräumung der Lymphdrüsen plus Nachbestrahlung entscheiden –, haben schwerere Probleme: schmerzhafte Schwellung des betroffenen Arms, Verhärtung und Verfärbung der Haut und Muskelschwäche – für den Rest ihres Lebens.

Eine Möglichkeit, Lymphödemen vorzubeugen, ist die, sich gegen die Strahlentherapie zu entscheiden. Eine weitere die, einer Lymphknotenausräumung nicht zuzustimmen. Da die Bestimmung des Brustkrebsstadiums gewöhnlich auf der mikroskopischen Untersuchung des Lymphgewebes basiert, wirst du darum kämpfen müssen, deine Lymphdrüsen zu behalten. Doch diesen Kampf kannst du leicht gewinnen, wenn du eine ÄrztIn oder ein Krankenhaus findest, die und das bereit sind, die Empfehlung zu beachten, daß Lymphknoten in Ruhe gelassen werden sollten, wenn die Diagnose intraduktales Carcinoma (fünf Zentimeter oder weniger) oder duktales Carcinoma in situ lautet.[174] Oder wenn sie der Tatsache Beachtung schenken, daß Tumorgröße, Stadieneinteilung und übermäßige Expression des onkogenen Gens c-erbB-2 und der Lamine-Rezeptoren ein exakterer Weg für die Krebseinstufung ist als die Untersuchung der Lymphknoten.[175] Der Kampf lohnt sich.

Wer wird die Operation durchführen?

Du verdienst die beste Ärztin und den besten Arzt. Du verdienst jemanden, bei dem du dich sicher und wohl fühlst. Wenn dir die am häufigsten empfohlene ChirurgIn kalt und gleichgültig erscheint oder du die Praxis der OnkologIn verärgert verläßt, dann such weiter. Krankenhäuser und Selbsthilfeeinrichtungen haben Listen von ChirurgInnen, die KrebsspezialistInnen sind. Stelle sicher, daß die ÄrztInnen, die du dir aussuchst, auch zugelassen sind.

Mit der Wahl der richtigen ChirurgIn ist aber noch längst nicht alles getan. Wenn du nicht ausdrücklich per schriftlichem Vertrag vereinbart hast, daß die gesamte Operation tatsächlich und ausschließlich von ihr durchgeführt werden soll, wirst du vielleicht von den KollegInnen,

AssistentInnen oder StudentInnen der von dir ausgewählten ChirurgIn operiert werden.

Und nimm den Wundverschluß nicht auf die leichte Schulter. Nähen ist eine andere Fertigkeit als Schneiden. Schon für eine sehr kleine Narbe solltest du zwei ChirurgInnen verpflichten: eine, die schneidet, und eine (gewöhnlich eine plastische ChirurgIn), die näht.

Ein sehr detailliert geschriebenes Buch mit anschaulichen Illustrationen über Lumpektomie und die verschiedenen Verfahren der Mastektomie ist *The Surgery Book*.[176]

Wann sollte ich mich operieren lassen?

Retrospektive Studien, mit denen versucht wird, Auswirkungen von Brustkrebsoperationen zu messen, die zu unterschiedlichen Zeitpunkten des Menstruationszyklus vorgenommen wurden, legen nahe, daß Frauen sich nicht kurz vor oder während ihrer Menses operieren lassen sollten. Eine Stichprobe von 40 Frauen ergab, daß 71 Prozent derjenigen, die zwischen dem siebten und 20. Tag ihres Menstruationszyklus operiert wurden, noch zehn Jahre später lebten, aber nur 27 Prozent der Frauen, die zu anderen Zeiten operiert wurden. Eine andere Stichprobe ergab, daß von 249 Frauen nach zehn Jahren noch 84 Prozent derjenigen am Leben waren, die ihre Operation zwischen dem 13. und 28. Tag hatten, aber nur 54 Prozent derjenigen, bei denen sie zwischen dem 3. und 12. Tag erfolgt war.

Will ich wirklich eine Rekonstruktion?

Vielleicht wird Druck auf dich ausgeübt, die Entscheidung über eine Brustrekonstruktion gleichzeitig mit der Entscheidung für die Mastektomie zu treffen. Ich habe festgestellt, daß Frauen, die sich dem widersetzten, im allgemeinen mit ihren später getroffenen Entscheidungen, gleichgültig ob für oder gegen eine Rekonstruktion, glücklicher waren. Eine sofortige Rekonstruktion kann langfristige gesundheitliche Folgen haben und den Trauerprozeß verhindern, der notwendig ist, wenn eine Brust verloren (oder weggegeben) wird.

Eine Rekonstruktion ist nicht sicher. Es gibt Frauen, die den Krebs überleben, dann aber an der Wiederherstellungsoperation sterben. Eine Rekonstruktion erfordert oftmals zahlreiche Operationen, die alle länger und schwieriger sind (für dich und die ChirurgIn) als eine radikale Mastektomie. Um deine Brüste einander anzugleichen, muß auch die gesunde Brust geschnitten und geformt werden. Willst du Brustwarzen haben, bedeutet das eine weitere Operation. Der Heilungsprozeß nach einer Rekonstruktion kann sehr schmerzhaft und langwierig sein. Eine unerwartete Nachfolgeoperation kann nötig werden, um schmerzende Narben zu behandeln, undichte Silikonkissen zu entfernen, verkapselte Silikonkissen zu lockern oder die Brüste besser aufeinander abzustimmen.

Wenn du dich für eine Rekonstruktion entscheidest, solltest du bedenken, daß Silikonimplantate (und mit Kochsalzlösung gefüllte Implantate in einer Silikonhülle) eine Funktionsstörung deines Immunsystems mit sich bringen und deshalb für Frauen, die mit Krebs tanzen, ungeeignet sind.

Vielleicht stellst du überrascht fest, daß du dir auch mit nur einer Brust oder flachbrüstig gefällst, obwohl es zugegebenermaßen eine Weile dauert, sich daran zu gewöhnen, und du womöglich kaum oder gar keine Unterstützung von außen für deine Entscheidung finden wirst.[177] Doch du mußt dich nicht zwischen einer Rekonstruktion und au naturel zu entscheiden – es gibt Prothesen. Nicht eine der Frauen, die ich kennengelernt habe, trägt ihre kommerziell hergestellte Ersatzbrust mehr als ein paar Mal pro Jahr. Einige sind der Meinung, daß sie Lymphödeme verstärken, andere empfinden sie als einfach als hinderlich und unbequem. Audre Lorde empfahl eine Einlage aus Lammwolle: weich, sexy und natürlich. Andere Frauen schwören darauf, Nylonstrümpfe in ihren BH zu stecken. Die meisten kleiden sich jedoch so, daß niemand etwas merkt.

Frauen, die eine Brust verlieren, sind Amazonen. »A« bedeutet »ohne«, und »mazon« bezieht sich auf »mamma«, das heißt Brust. Amazone bedeutet also »ohne Brust«. In Überlieferungen zu den Amazonen der Geschichte heißt es, sie hätten sich eine Brust entfernt, um ihre Fertigkeit im Bogenschießen zu verbessern. Könnte eine Brustoperation deinem Leben eine bessere Zielrichtung geben?

Soll ich mich einer prophylaktischen Mastektomie unterziehen?

Wohl kaum. Die Entfernung einer oder beider Brüste zur Verhinderung von Primär- oder Sekundärtumoren müßte sich erst gegenüber der rigorosen klinischen Überwachung mit hochwertigen Tests als überlegen erweisen.[178] Zahlreiche Studien zeigen, daß diese Vorgehensweise oft nur deshalb empfohlen oder gewählt wird, weil die Frau Angst hat oder die ChirurgIn sich vor einem Prozeß fürchtet, und nicht, weil die Operation effektiven Schutz bietet.[179]

Brustoperation und Probleme

Ob du wegen eines Primärtumors oder eines Rezidivs operiert wirst oder deine Brüste rekonstruiert werden, eine Brustoperation kann Nebenwirkungen hervorrufen. Sie reichen von Nachwirkungen der Narkose (Übelkeit, Halsschmerzen, Kopfschmerzen, Konzentrationsstörungen, Gedächtnisverlust und Müdigkeit) über Narben, Infektionen, Schmerzen und Lymphödemen unter Umständen bis zu Depressionen. Wenn du dem Weg der Weisen Frauen folgst, kannst du die meisten mit einer Brustoperation verbundenen Probleme vermeiden oder abschwächen.

Vor der Operation

★ Bei richtiger Vorbereitung kann der gesamte Krankenhausaufenthalt deiner Genesung dienen. Was wirst du vor, während und nach der Operation haben wollen? Musik- und Meditationskassetten? Homöopathisches Arnika? Gesundes Essen? Kräuterölauszüge? Schmerzstillende und infektionshemmende Mittel auf Kräuterbasis? Zink? Mach dir Gedanken über die Mittel, die dir helfen.

● Eine Vollnarkose ist leichter einzuleiten und aufrechtzuerhalten (und damit weniger gefährlich), wenn du mindestens zwei Wochen vor der Operation aufhörst zu rauchen. (Und du wirst schneller gesund, wenn du nach der Operation nicht wieder mit dem Rauchen anfängst.)

★ Wähle deine AnästhesistIn ebenso sorgfältig aus wie deine ChirurgIn. Dein Leben wird sprichwörtlich in ihren oder seinen Händen liegen. (Zu weiteren Informationen über Narkose siehe Seite 162.)

● Wenn du sehr viel Gewebe entfernen läßt, entscheide dich vorher, welche Gewebetests du durchführen lassen willst. (Siehe Seite 174.)

● Spende dein eigenes Blut, solange wie möglich vor der Operation. Damit stellst du sicher, daß du im Falle einer Bluttransfusion das passende (und, insofern das zutrifft, von Krankheitserregern freie) Blut bekommst.

● Wenn du den Eisengehalt in deinem Blut vor der Operation erhöhst, reduziert dies den Blutverlust während der Operation und schützt dich vor postoperativer Müdigkeit und Infektionen. Meine Lieblings-Eisentonika: täglich zwei oder mehr Tassen Nesselauszug oder 10 bis 25 Tropfen Ampferwurzel-Tinktur.

● Nimm einige Wochen vor und nach deiner Operation keine Vitamin-E- und C-Zusatzpräparate; sie erhöhen das Risiko des Blutverlustes während der Operation. Wenn du jedoch nach der Operation ein paar Wochen lang zu den Mahlzeiten zusätzliches Zink zu dir nimmst, kannst du den Heilungsprozeß beschleunigen.

● Von Essiac (siehe die Seiten 309 und 336) heißt es, er könne Metastasen unter Kontrolle halten. Schwester Caisse, der wir diese Rezeptur verdanken, nahm eine Woche vor und drei Monate nach ihrer Operation täglich 60 ml Essiac ein.

★ Schaffe dir eine Umgebung, die dich nährt – gleichgültig, wo du bist. Ich gebe hier einige Ratschläge von Frauen weiter, die eine Operation hinter sich haben:

»Der Aufenthalt im Krankenhaus ist so entmenschlichend. Ich weigere mich, ihre Kleidungsstücke zu tragen. Ich bringe meine eigenen mit.«

»Wenn ich im Krankenhaus bin, möchte ich, daß mir jemand selbstgekochtes Essen, natürliche Lebensmittel, Vollkornprodukte, Blattgemüse und leckere Joghurtcremes mitbringt. Essen, das mit Liebe und Fürsorge für mich zubereitet worden ist.«

»Ich war unendlich dankbar, als mir jemand vorschlug, einen kleinen Kassettenrekorder, Kopfhörer und meine Lieblingsmusik mit ins Krankenhaus zu nehmen. Ich bin sicher, daß die heilenden Klänge, die ich in mich aufnahm, viel zu meiner Genesung beitrugen.«

»Ich nehme mir meine eigenen Decken und Kissen mit.«

»Ich nehme gar nichts mit, denn ich bleibe nicht im Krankenhaus. Ich lasse alle vor der Operation nötigen Tests am Tag zuvor und ambulant durchführen. Ich sorge dafür, daß mich jemand zum Krankenhaus hinbringt und nach der Operation wieder abholt. Die meisten Krankenhäuser lassen dich (manchmal murrend) drei Stunden nach der Operation gehen, spätestens aber, sobald du den Aufwachraum verlassen kannst.«

»Ich habe Fotos all meiner FreundInnen mitgenommen und an die Wand neben meinem Bett gehängt.«

»Während meiner Operation hörte ich Opernarien; danach Meditationskassetten, um mit den Schmerzen fertig zu werden.«

Nachwirkungen der Narkose

● Der Weg der Weisen Frau kann dir helfen, den üblichen Nachwirkungen einer Vollnarkose vorzubeugen und sie zu lindern; es geht vorwiegend um Halsschmerzen, Übelkeit, Kopfschmerzen, Verstopfung, Gedächtnisverlust und Beeinträchtigung der Urteilskraft. (Was du gegen Müdigkeit tun kannst, erfährst du auf den Seiten 254 und 273.)

• Solange sich dein Darm nicht von den entspannenden Wirkungen der Narkose erholt hat, wirst du nur wenig Wasser pro Tag zu dir nehmen dürfen. Nach Carolyn Dean, Ärztin und Autorin von *Complementary Natural Prescriptions for Common Ailments*, sind homöopathische Heilmittel, die sich ohne Wasser im Mund auflösen, in dieser Situation besonders nützlich.

Um die Narkose schneller abklingen zu lassen – Phosphorus D6
Um Schock, Schmerzen und Schwellungen zu lindern – Arnika D3
Um dich schneller von der Operation zu erholen – Veratrum album D6

• Zweimal täglich ein Teelöffel Olivenöl oder mehrere Tabletten mit dem Wirkstoff der Roten Ulme bringen deinen Stuhlgang bald wieder in Ordnung.

★ Pastillen für die Zeit nach der Operation kombinieren die Heilkräfte der Roten Ulme mit der nach der Kühle des Operationssaals besonders angenehmen Wärmewirkung des Ingwer. Sie wirken verdauungsfördernd und lindern Übelkeit (die häufigste Nebenwirkung der Vollnarkose) und Halsschmerzen (infolge OP-Intubation) rasch. Diese von zahlreichen ÄrztInnen empfohlenen Pastillen lassen sich leicht zu Hause herstellen und gefahrlos im Mund auflösen – selbst wenn die Anweisung »nicht oral einnehmen« lautet. (Das Rezept ist auf Seite 336.)

• Erbrechen und Übelkeit kannst du aber auch stoppen, indem du (fest!) auf den übelkeitshemmenden Punkt in den Muskeln zwischen Daumen und Zeigefinger drückst. Versuche es an mehreren Stellen, bis du einen empfindlichen Punkt triffst: Das ist er.

• Um Kopfschmerzen zu lindern, nehme ich gewöhnlich 5 bis 15 Tropfen Helmkraut-Tinktur. Nach einer Operation können die Kopfschmerzen jedoch von deiner überlasteten Leber herrühren, die all die dir verabreichten Medikamente verarbeiten muß. In diesem Fall würde ich, wenn nötig mehrmals, 10 bis 20 Tropfen Löwenzahnwurzel-Tinktur oder Milchdistelsamen-Tinktur mit einem Teelöffel Wasser einnehmen, das wirkt leberunterstützend.

• Eine Vollnarkose kann dein Hirn vernebeln, drei bis sieben Tage lang deine Urteilsfähigkeit beeinträchtigen und dir die Erinnerung an BesucherInnen, Anweisungen oder das Geschehen um dich herum nehmen. Das kann selbst dann eintreten, wenn du dich gut fühlst. Nimm es leicht. Vermeide es wenigstens eine Woche lang, Entscheidungen zu treffen, Auto zu fahren oder andere anstrengende Aufgaben zu erledigen. Und nimm mehrmals am Tag 25 Tropfen der gedächtnisfördernden Gingko-Tinktur.

• Bei einer örtlichen Betäubung können kleine Blutgefäße kollabieren. Wenn die Betäubung nachläßt, können sie anfangen zu bluten und

Verfärbungen und Schwellungen hervorrufen. Willst du dies verhindern oder behandeln, gib ein paar Tropfen Hamamelis (aus der Apotheke) auf einen Waschlappen, und lege ihn auf den Schnitt. Um eine größere Wirkung zu erzielen, weiche den Waschlappen in einer Hamamelis- (Hamamelis virginiana) oder Eichenrinden-Tinktur ein.

Wunden, Blutergüsse und Narben – wie heilen?

Schritt 1: Sammle Informationen!
★ Der Umfang deiner Narbe hängt vor allem davon ab, wie der Schnitt geschlossen wurde. Klammern hinterlassen große Narben. Kleine subkutane Stiche lassen Narben fast unsichtbar werden. Laß die Wunde von einer plastischen ChirurgIn schließen, damit die Operationsnarben so klein wie irgend möglich werden.
● Gewöhnlich dauert es zwei bis drei Wochen, bis Schnitte heilen und Blutergüsse zurückgehen, aber zwei bis fünf Jahre, bis eine Narbe voll ausheilt und verblaßt. Wenn du regelmäßig Kräuterölauszüge von Ringelblume, Beinwell oder Johanniskraut (siehe die Seiten 95–102) aufträgst, kannst du die Narbenbildung und die Verfärbungen auf ein Minimum reduzieren.

Schritt 2: Sammle Energie!
● Zeremonien helfen uns, wichtige Veränderungen in unserem Leben, wie eine Brustoperation sie darstellt, hervorzuheben. Dies kann ein so simpler Akt wie das Anzünden einer Kerze sein oder auch etwas so Komplexes wie ein Theaterstück, das von vielen Menschen gesehen wird. Laß deiner Vorstellungskraft freien Lauf. Nimm dir die Zeit und den Raum, um deinen Verlust zu zelebrieren.
● Homöopathische Mittel können dazu beitragen, Wunden und Blutergüsse zu heilen.
Um Blutergüssen vorzubeugen und deren Heilung zu beschleunigen – Arnika extern.
Gegen tiefe Wunden an den Muskeln – Bellis perennis.
Das beste Mittel, wenn die Partie um den Schnitt kalt ist oder sich taub anfühlt – Ledum.
● Übungen zur Verbesserung der Körperwahrnehmung (Feldenkrais-Methode, Alexander- und Rosen-Techniken) und Energiearbeit (Reiki oder Muriel-Sitzungen) sind wichtige Verbündete, um Körper und Seele nach der Operation wieder ins Gleichgewicht zu bringen.

Schritt 3: Nähre und stärke dich!

● Gesunde Haut neigt weniger zur Narbenbildung und heilt schneller. Eine gute Ernährung, bei der du besonderes Gewicht auf Wintersquash, Sonnenblumenkerne, Meeresalgen, Olivenöl und Blattgemüse legst, führt dich zu einer gesunden Haut.

★ Die äußerliche Anwendung von Ringelblumenblüten, ob als Tinktur, Öl oder Salbe, bietet einen hervorragenden Wundverband; er ist antiseptisch und wirkt der Narbenbildung entgegen. Bis die Wunde sich geschlossen hat, verwende ich die Tinktur häufig. Anschließend gehe ich zum Öl über und trage es einen Monat lang ein- oder zweimal pro Tag auf. Frauen, deren Narben zur Wulstbildung neigen, berichten, Ringelblumen seien besonders wirksam und verringerten Größe und Härte der verheilten Narbe.

★ Beinwellblätter sind ein ausgezeichnetes Mittel zur Wundheilung. Ihre Heilkraft dringt tief in Muskeln, Sehnen, Bänder und Haut ein. Wie sie die Heilung beschleunigen, Hämatome verhindern bzw. auflösen und die Narbenbildung verringern, grenzt fast an Magie. Umschläge mit Beinwell führen zu einer extrem schnellen Heilung, Salben sind aber auch gut.

● Yoga und Tai Chi sind gerade nach der Operation äußerst nützlich. Sie tonisieren verletzte Muskeln, machen belastetes Bindegewebe flexibler und helfen dir, dich mit deinem veränderten Körper bewegen zu lernen.

Schritt 4: Stimulieren/Sedieren

★ Einige Frauen leiden unter intensivem Juckreiz an den Schnittstellen oder auch dort, wo die Haut durch die Brustrekonstruktion gedehnt ist. Wegerichsalbe beruhigt nicht nur die juckende Haut, sondern fördert auch eine schnelle Heilung und verringert die Narbenbildung.

● Wenn du kommerziell hergestellte Zigaretten rauchst, verläuft dein Heilungsprozeß langsamer, und du hast nach der Brustoperation mehr (und ernstere) Schwierigkeiten.

Schritt 5a: Nimm Zusatzpräparate!

★ Zink ist aufgrund seines Zusammenwirkens mit mehr als zweihundert Enzymen, die bei der Zellteilung, der Eiweißsynthese und der DNS-Reduplikation eine Rolle spielen, für die Wundheilung unabdingbar. Eine größere Operation senkt den Zinkgehalt im Blut um bis zu 60 Prozent und über mindestens acht Tage. Eine zusätzliche Dosis von 100 mg pro Tag, mit einer Mahlzeit eingenommen, gilt als unschädlich, höhere Dosen Zink können jedoch das Immunsystem schwächen. Zink findest du reichlich in Kürbiskernen, Speiserotalgen und Nesselauszügen.

★ Carotine sind für die Wundheilung enorm wichtig. Iß jetzt besonders viel Möhren, Riementang, Löwenzahngrün, und trink Veilchen- oder Nesselblätterauszüge. Eine ergänzende Dosis von täglich 10.000 bis 100.000 I.E. über drei bis vier Wochen ist gut.

● Vermeide Vitamin-E- und -C-Zusätze vor der Operation; sie verdünnen das Blut und erhöhen die Gefahr von Blutungen und Hämatomen. Um die Heilung zu beschleunigen, kannst du jedoch eine Woche nach der Operation mit ihrer Einnahme beginnen. Die übliche Tagesmenge beträgt ein bis sechs Gramm Ascorbinsäure und 200–400 I.E. Vitamin E oder sechs mal täglich eine Portion frisches, ungekochtes Obst oder Gemüse und eine halbe Tasse Sonnenblumenkerne.

● Papaya-Enzyme (fünf Tabletten dreimal täglich oder eine halbe Papaya-Frucht täglich) minimieren das Narbengewebe, wenn sie nach der Operation mehrere Wochen lang eingenommen werden.

Infektionen

● Das Infektionsrisiko steigt, wenn die Lymphknoten entfernt werden oder die Brustrekonstruktion direkt mit der Mastektomie verbunden wird.

★ Nosokomialerreger sind oft resistent gegen Antibiotika. Ich versuche, solchen Infektionen mit Hilfe von Echinacea-, Usnea- oder Johanniskraut-Tinkturen aus dem Weg zu gehen. Für eine komplikationsfreie Heilung würde ich bis zu einem Monat (wenn es nicht anders geht, nur wenige Tage) vor der Operation täglich eine vorbeugende Dosis von 10 bis 25 Tropfen von einem dieser Mittel nehmen. Nimm zur Stärkung deines Immunsystems während des Krankenhausaufenthalts die gleiche Dosis, jedoch zwei bis dreimal täglich. Erhöhe die Dosis bei einem akuten Infekt, und nimm zusätzlich 1 bis 4 Tropfen Kermesbeeren-Tinktur.

★ Fieber ist eine normale Reaktion des Körpers, um mit infektiösen Organismen fertigzuwerden (weder Bakterien noch Viren können sich bei Temperaturen über 38 Grad reproduzieren). Es ist also nur angemessen – und vielleicht sogar sehr gesund –, nach einer Operation leichtes Fieber zu haben.

● Der mit jeder Operation unvermeidbar verbundene Blutverlust trägt zur Infektionsanfälligkeit bei. Bluttransfusionen sind eine weitere Belastung für das Immunsystem. Täglich mehrere Tassen Nesselauszug oder 10 bis 25 Tropfen Ampfer-Tinktur beschleunigen die Blutbildung.

Schmerz, Taubheitsgefühl und Unbehagen

Schritt 0: Tue nichts!
- Wehre dich nicht gegen den Schmerz. Laß dich in ihn hineinfallen. Spüre ihn. Akzeptiere ihn als Teil deiner selbst. Es ist erstaunlich, wie gut diese sanfte Methode Schmerzen lindert.

Schritt 1: Sammle Informationen!
- Eine Brustoperation ist im Regelfall nicht allzu schmerzhaft, der Heilungsprozeß nach einer radikalen Mastektomie vielleicht schon. Wie auch immer du dich entschieden hast, ob ein Teil deiner Brust oder die ganze Brust entfernt wurde, das Gewebe wird traumatisiert sein, und deine Nerven werden es dich mit Sicherheit spüren lassen. Bei einigen Frauen sind die Schmerzen erträglich und schon nach wenigen Wochen ganz verschwunden. Andere haben monatelang Schmerzen, einige wenige – meistens nach einer Mastektomie – haben sogar jahrelang schmerzhafte Spannungen in ihrem Brustkorb.
- Ein Taubheitsgefühl im Unterarmgewebe ist eine übliche Nebenwirkung, wenn tiefliegende Schichten von Lymphdrüsen entfernt werden; schließlich mußten Nerven durchtrennt werden, um die Drüsen entfernen zu können (die vorsichtige Entfernung von nur einer Schicht Lymphdrüsen führt in der Regel nicht zu Taubheitsgefühl).

Schritt 2: Sammle Energie!
- ★ Homöopathisches Arnica ist ein kraftvoller Verbündeter, um postoperativen Schmerzen vorzubeugen. Homöopathisches Hypericum lindert Nervenschmerzen. Nimm vor und nach der Operation von beiden reichlich.

Schritt 3: Nähre und stärke dich!
- ★ Nervenstärkender Haferstrohauszug ist eine wunderbare Ergänzung für alle, die mit chronischen Schmerzen fertig werden müssen. Hafer und Haferstroh vermehren die isolierenden Nervenscheiden und verringern somit den Schmerz.
- ★ Tüpfeljohanniskraut-Tinktur ist nach einer Brustoperation eine deiner besten Verbündeten: sie befreit von Schmerz, lindert Muskelkrämpfe, wirkt zugleich wie ein Antidepressivum, nährt das Immunsystem, läßt vergrößerte Lymphdrüsen schrumpfen und verhindert Virus- und Bakterieninfektionen. (Sie kann auch helfen, Rezidiven vorzubeugen.) Eine Dosis von 25 bis 50 Tropfen bis zu zehnmal täglich ist ein spezielles

Heilmittel für Verletzungen, vor allem durch Operationen, die einen tiefen, pochenden oder brennenden Schmerz erzeugen. Gleichzeitig heilt Johanniskraut durchtrennte und beruhigt flatternde Nerven.

★ Nach der Operation reagierst du vielleicht sehr empfindlich auf jede Bewegung und Berührung. Einige Frauen empfinden alles, was die Brust einengt, als unerträglich. Welche grüne Verbündete kann Nervenenden heilen, Überempfindlichkeit reduzieren, Spannungen in der Achselhöhle und im oberen Brustkorb verringern und Lymphödemen vorbeugen? Wieder Johanniskraut, diesmal aber als Johanniskraut-Öl oder Johanniskraut-Salbe. Häufiges Auftragen auf den gesamten Arm, auf Schulter, Achselhöhle und Brustkorb ist besonders nützlich, um Kribbeln, Phantomschmerzen oder Stechen zu lindern.

• Nach einer Brustoperation sitzen Frauen oft auf eine charakteristische, nämlich schützende und abschirmende Weise vornüber gebeugt; diese Haltung findet sogar in der medizinischen Fachliteratur Erwähnung. Wenn du mindestens einmal in der Woche leichte Yoga- oder Tai-Chi-Dehnübungen machst, hilft das, dich daran zu erinnern, deine Schultern zurückzunehmen. Die gleichzeitige innerliche Anwendung von Tüpfeljohanniskraut wird dich vor Muskelkrämpfen bewahren, so daß du ohne Schmerzen gerade stehen kannst.

Schritt 4: Stimulieren/Sedieren

• Wenn ich Schmerzen habe, greife ich zu Helmkraut (Scutellaria lateriflora)-Tinktur. Bei leichtem Schmerz: 4 bis 10 Tropfen. Bei Schmerzen, die mich vom Einschlafen abhalten: 10 bis 25 Tropfen. Bei starken Schmerzen: 25 bis 50 Tropfen. Ich nehme die jeweilige Dosis alle fünfzehn Minuten, bis der Schmerz aufhört.

★ Hopfen (Humulus lupulus) und Baldrian (Valeriana officinalis) sind beliebte und nahrhafte Schmerzmittel. Die einschläfernde Wirkung von Hopfentee ist angenehm für flatternde Nerven und befreit von der Angst, die durch latenten Dauerschmerz ausgelöst wird. 20 Tropfen Baldrian-Tinktur, in Wasser aufgelöst, lindern Schmerz, der durch starke Muskelkrämpfe oder auch durch überwältigendes körperliches und seelisches Leiden hervorgerufen wurde.

Lymphödeme

Schritt 0: Tue nichts!
● Lymphödeme sind ein Problem, dem du schnell entgegentreten mußt. Nach einer Lymphknotenoperation bleibt der Lymphefluß instabil, was dich lange Zeit für Lymphödeme anfällig macht. Vorbeugende Maßnahmen (siehe Schritt 2 und 3) müssen direkt nach der Operation eingeleitet werden und sollten dich dein weiteres Leben immer begleiten.

Schritt 1: Sammle Informationen!
● Wer eine operative Entfernung von Lymphknoten erdulden mußte, hat zumindest kurzfristig mit leichten Lymphödemen zu tun. Durch die Entfernung der Lymphknoten wird der Lympheabfluß gestört, so daß in den Arm fließende Körperflüssigkeiten dort gestaut werden und Schwellungen hervorrufen können. Außerdem enthält die Flüssigkeit, das Lymphplasma, sehr viel Protein – Nahrung für Infektionen verursachende Bakterien – und stellt damit ein ständiges Risiko für schwere Infektionen dar.
● Symptome für ein Lymphödem sind Schwellungen, ein Gefühl von Schwere, Überempfindlichkeit der Haut, Taubheitsgefühl im betroffenen Arm, Röte, Weinkrämpfe, Juckreiz und dumpfer bis pochender Schmerz.
★ Auch die leiseste Andeutung einer Schwellung, Rötung, Härte oder Wärme in deinem Arm solltest du nicht ignorieren. Durch Flüssigkeit angeschwollenes Gewebe wird geschädigt, und es wird immer schwieriger, es zu entwässern und den Schmerz zu lindern. Je schneller du handelst, desto geringer ist die Gefahr des Auftretens schwerer Komplikationen: Nur bei der Hälfte derjenigen, die warten, bis ihre Arme um fünf Zentimeter angeschwollen sind, tritt eine deutliche Besserung ein, bei 85 Prozent derjenigen, die handeln, bevor der Arm um zweieinhalb Zentimeter angeschwollen ist, jedoch schon.[180]
● Im Frühstadium eines Lymphödems bleibt eine Vertiefung zurück, wenn du auf die Schwellung drückst. Ist ein Lymphödem erst chronisch, kann das Gewebe immer fester werden und sich ohne ständige Pflege zu lymphostatischer Elephantiasis verhärten. In Extremfällen schwillt der betroffene Arm so stark an, daß es unmöglich ist zu stehen und auch ziemlich schwierig zu sitzen oder zu liegen.
● Wer nur eingeschränkt beweglich ist oder an Diabetes, Gelenkrheumatismus, chronischen Venenentzündungen oder Gicht leidet, ist anfälliger für schwere Lymphödeme. Hast du Beschwerden dieser Art, solltest du deine Lymphknoten unbedingt behalten und vielleicht sogar eine Nachbestrahlung ablehnen.

● Lymphödeme können etwas lästig sein oder aber ein Leben lang große Probleme machen. Sie können bald nach der Operation oder erst viele Jahre später auftreten. Sie können dich auf furchtbare Weise daran erinnern, was du verloren hast. Sie können aber auch zu etwas wie einem Kriegermal werden, das dich stolz darauf macht, am Leben zu sein. Gegen Lymphödeme ist kein Heilmittel bekannt, konstante Pflege zu Hause kann das Problem jedoch deutlich verringern.[181]

Schritt 2: Sammle Energie!

★ Hochheben, hochheben. Schwerkraft läßt Flüssigkeit nach unten fließen; nutze dies, indem du deinen Arm über deinen Kopf hebst. Plane für jeden Tag Zeiten ein, in denen du deinen Arm hochstreckst. So beugst du schweren Lymphödemen vor. Je öfter, desto besser. Wenn du deinen Arm hochhebst, sobald du eine Schwellung bemerkst, erreichst du mehr als mit jedem später verwendeten Heilmittel. In Zeiten, in denen du deinen Arm nicht hochhebst, solltest du ihn ständig bewegen, seine Lage häufig ändern und ihn, besonders auf Reisen, nicht herunterbaumeln und schon gar nicht bewegungslos in deinem Schoß ruhen lassen.

● Stell dir vor, wie die Lymphe aus deinem Arm abfließt, während du ihn hochhebst: Feuchtigkeit sickert in die Erde ein und zieht von dort zu tiefen, unter der Erde fließenden Flüssen, die sie mit sich forttragen. Fließend, einen ewigen Fluß bildend.

● Trage weite Kleidung, und vermeide nach Möglichkeit alles, was dich einschnürt: enge Ringe, schwere Armreifen, BH mit Drahtgestell, Kleidungsstücke mit engen Armlöchern und vor allem schwere Handtaschen.

● Das Homöopathikum Silicea C30 hilft bei geschwollenen Lymphknoten, Hautinfektionen und kalten Extremitäten. Die Symptome, die Kieselerde behandelt, entwickeln sich oft langsam und hinterlassen in dir das Gefühl, verwirrt, müde und sehr verwundbar zu sein.

● Manuelle Lymphdrainage, eine langsame, kreisende, sanfte Form der Streichmassage in Richtung der Lymphbahnen, bei der die Haut kaum berührt wird, ist sehr effektiv bei Lymphstauungen. Sanfte, nicht-invasive Energiearbeit wie Reiki oder eine Polaritätstherapie können im Frühstadium eines Lymphödems ebenfalls sehr nützlich sein.

Schritt 3: Nähre und stärke dich!

● Übungen, mit denen du deinen Arm lockern kannst (etwa, indem du langsam mit deinen Fingern an einer Wand hochwanderst) und die helfen, Lymphödemen vorzubeugen, werden dir sicher nach deiner Operation im Krankenhaus gezeigt werden. Falls nicht, bitte um Krankengymnastik, oder beginne zwei Wochen nach der Operation mit einem Yoga-Kurs für Anfängerinnen.

★ Massage: Massiere, um Lymphödemen vorzubeugen. Regelmäßige Massagen fördern eine starke Zirkulation und machen Schwellungen sehr viel unwahrscheinlicher. Mit der Massage von Arm und Rücken kannst du schon wenige Tage nach der Operation beginnen. Sobald die Schnitte verheilt sind, kannst du auch den vorderen Brustkorb massieren. Verwende zum Massieren Kräuterölauszüge aus Ringelblumen- oder Löwenzahnblüten, das hilft, die Bildung von Narbengewebe zu verringern, und verhindert, daß Muskeln und Muskelhülle sich zusammenziehen; außerdem fördern sie einen guten Lymphefluß.

● Massage: Massiere gegen Lymphödeme. Der betroffene Arm kann zweimal täglich oder noch öfter mit einem Vibrationsgerät behandelt werden. Doch auch manuelle Massage kann vorsichtig eingesetzt werden. Die beste Technik ist ein langes, langsames Streichen mit der flachen Hand. Dabei solltest du immer nach einem bestimmten Muster vorgehen.[182] Massiere zuerst den Brustkorb und den vorderen Schulterbereich von unten nach oben. Dann den hinteren Schulterbereich von unten nach oben. Massiere dann, immer noch von unten nach oben, zuerst die Vorder- und dann die Rückseite des Oberarms, die Vorder- und die Rückseite des Unterarms und schließlich die Hand, und zwar von den Fingern zum Handgelenk hin, zuerst die Handinnenfläche und dann den Handrücken. Übe einen leichten, aber festen Druck aus. Lege deinen Armstrumpf, wenn du einen trägst, direkt nach der Massage an. Und hebe deinen Arm so lange wie möglich hoch.

★ Führe der Haut an deinem Arm viel Feuchtigkeit zu, und untersuche sie täglich. Wenn du sie zweimal am Tag reichlich mit heilenden Kräuterölen oder Kräutersalben einbalsamierst, kannst du Beschwerden schnell lindern. Kermesbeerenöl reduziert Schwellungen, Öl aus Gemeinem Beinwell stärkt die Haut, Johanniskrautöl wirkt Taubheitsgefühl und Empfindlichkeit entgegen, und Ringelblumenöl hält Infektionen in Schach. Während du dich einsalbst, solltest du die Beschaffenheit deiner Haut immer ganz genau prüfen. Trage auf jede Verletzung, jede kleinste Hautabschürfung, jede gerötete oder nässende Stelle und jeden Ausschlag Wegerich-, Schafgarben- oder Beinwellöl oder Beinwellsalbe auf.

Schritt 4: Stimulieren/Sedieren

● Ein elastischer Armstrumpf verhindert Ansammlung von Lymphflüssigkeit, während der Arm ruht. Nimm dir Zeit, einen von sehr guter

Qualität auszusuchen. Zu starker Druck wird sich negativ auswirken und deine Finger schmerzhaft anschwellen lassen. Wenn du deinen Arm vor dem Zubettgehen mit Kräuterölauszügen einstreichst, achte darauf, daß du ihn gut wäschst, bevor du morgens deinen Armstrumpf wieder anlegst. Ölrückstände könnten ihn beschädigen.

● Meide Zigaretten, Alkohol, Kaffee und Salz. So beugst du Lymphödemen vor und verringerst Schwellungen.

● Beuge Infektionen vor! Achte sehr sorgfältig auf Arm und Hand, belaste sie nicht zuviel, und schütze die Haut vor Verletzungen, Verbrennungen, Insektenstichen, Kratzern, intensiver Sonnenbestrahlung und allen Haushaltschemikalien. Je gefährdeter du bist, desto wichtiger ist es, bei der Gartenarbeit (oder immer dann, wenn du deine Hände verletzen könntest) Handschuhe zu tragen. Benutze einen Fingerhut, wenn du nähst, verwende einen elektrischen Rasierapparat, wenn du dich unter den Armen rasierst, trage nie mehr schwere Gegenstände, vermeide große Wärme, und trage beim Abwaschen Gummihandschuhe. Ganz wichtig: Laß dir an diesem Arm keine Spritze geben oder den Blutdruck messen.[183]

★ Labkraut-Tinktur (5 bis 100 Tropfen täglich) oder Kermesbeerenwurzel-Tinktur (1 bis 8 Tropfen täglich) werden mit großem Erfolg zur Vermeidung und Behandlung von Lymphödemen verwendet. Siehe Materia Medica.

● Schon vor hundert Jahren wurde Sicherts Lymphsalbe zur Behandlung von Lymphödemen verwendet. Die Mischung aus Extrakten von Fingerhut (Digitalis), Hemlocktanne (Conium maculatum), Herbstzeitlose (Colchicum autumnale), Bilsenkraut (Hyoscyamus niger) und Maiapfel (Podophyllum) wird morgens und abends gegen Schmerzen und Schwellungen aufgetragen. (Ein filtrierter Extrakt aus Schierling – Koniin – wird heute als Medizin gegen Krebsschmerzen verwendet.)

● Kompressionspumpen (oder sogenannte Lymphomaten) sind wie ein unermüdlicher, aber unsensibler Massagetherapeut, der stundenlang rhythmischen Druck ausüben kann, um die Lymphflüssigkeit wieder zum Zirkulieren zu bringen (das kann weh tun).

● Vorsicht: Heißes Wasser, Sauna, heiße Bäder und heiße Umschläge können vorhandene Lymphödeme verstärken oder, wenn du für sie anfällig bist, ihre Bildung beschleunigen.

● Vorsicht: Flugreisen scheinen Lymphödeme zu verschlimmern.

Schritt 5a: Nimm Zusatzpräparate!

● Wichtige Nährstoffe für den Lymphefluß sind Vitamin C, Vitamin A und Folsäure.

Schritt 5b: Nimm Medikamente!

● Durch Lymphödeme ausgelöste Infektionen im Arm können sehr plötzlich auftreten und heftig sein. Gefährdete Frauen halten oft sogar Antibiotika griffbereit, um eine Infektion sofort zu behandeln. Informationen zu infektionsverhütenden Kräuterverbündeten, siehe Seite 180.

● Steroide wie Cortison können angeraten sein, wenn ein Lymphödem eher durch eine Stauung als durch die Entfernung der Lymphgefäße verursacht zu sein scheint. Vorsicht: Die langfristige Einnahme von Steroiden erhöht jedoch das Risiko einer schweren Osteoporose und kann krebsfördernd sein.

● Harntreibende Mittel können Komplikationen hervorrufen, da sie überall, außer im betroffenen Arm, Flüssigkeit mobilisieren. Das kann zu schweren Störungen des Elektrolythaushalts, zu Dehydration und niedrigem Blutdruck führen. Harntreibende Mittel auf Kräuterbasis wie Nesselaufgüsse oder Löwenzahnwurzel-Tinktur entziehen dem Körper keine Mineralstoffe. Sie nähren dich und helfen, das Elektrolytgleichgewicht aufrechtzuerhalten, während sie gleichzeitig den Lympheabfluß anregen.

Schritt 6: Öffnen und Eindringen

● Einem Lymphödem auf operativem Weg beizukommen ist riskant. Der betroffene Arm heilt langsam, und im Ergebnis kann es zu einer Verstärkung des Lymphödems kommen.

Statt einer Operation

Es sind nur sehr wenige Frauen, die sich bei Brustkrebs nicht auf eine Operation einlassen. Doch es gibt sehr wohl Alternativen für dich, wenn du einen Knoten ohne Operation und Narkose entfernen willst. Sorgsam zubereitete Salben mit Kräutern, alkalischen Mineralstoffen und Pflanzen wie Großem Schöllkraut (Chelidonium majus) und Stinkmorchel (Phallus impudicus)[184] können maligne Zellen gezielt abtöten, ohne das gesunde Gewebe allzu sehr zu beeinträchtigen. Eine solche Behandlung kann jedoch sehr schmerzhaft sein und Narben hinterlassen. Gehe also mit Bedacht und Vorsicht vor. Nimm dir die Zeit, *Cancer Salves and Suppositories* von Ingrid Naiman zu lesen.[185]

● Umschläge aus Kermesbeerenwurzel sind die am häufigsten verwendeten Kräuterheilmittel, um Krebs »wegzubrennen«. Fachliteratur und Volkskunde bestätigen ihren Erfolg gleichermaßen. Die frisch geraspelte Wurzel wird jeden zweiten oder dritten Tag neu aufgetragen und der Umschlag während der gesamten Behandlungszeit von insgesamt vier bis sechs Wochen Dauer ständig getragen. Siehe Seite 334.

● Kajeputbaumöl, als Konzentrat äußerlich angewandt, soll Krebsgeschwüre besonders effektiv beseitigen.

● Brandsalben bestehen in der Regel aus einem oder mehreren ätzenden Kräutern und einem Mineral, zum Beispiel Zinkchlorid, in einer fetthaltigen Grundsubstanz. Die Salbe wird dick auf einen Verband aufgetragen, der um die krebsbefallene Stelle gewickelt und 24 Stunden dort gelassen wird, selbst dann, wenn die Stelle heiß wird und schmerzt. Diese Salben sollen kanzeröse Massen auflösen oder herausziehen. Sie können dazu führen, daß die Haut über dem Karzinom Blasen wirft oder daß sich die Haut über dem Karzinom verfärbt und beim Absterben Schorf bildet. Der Schorf muß mit Salbe feucht gehalten werden, soll sich jedoch auf natürliche Weise und von selbst ablösen können. Die Behandlung ist abgeschlossen und die Salben werden abgesetzt, sobald sich kein weiterer Schorf mehr bildet. Während der Behandlung können ein Gefühl der Schwere im Bereich des Tumors und ein fauler Geruch auftreten. Schwarze Salbe, Seite 339, ist ein klassisches Beispiel für eine Brandsalbe. Vorsicht: Der behandelte Bereich muß gut abgeschlossen bleiben.

● Manchmal wird eine zweite – beruhigende – Salbe, wie etwa Gelber Balsam, im Wechsel mit der Brandsalbe verwendet.

● In einigen Fällen wird Brustkrebs erfolgreich mit Strahlentherapie plus hoher Dosen beta-Carotin behandelt.

● Es ist wichtig, auch innerlich anzuwendende Heilmittel zu nehmen.

Das veränderte Antlitz meines Körpers – Depression

Der erste Anblick deines veränderten Körpers ist ein äußerst schmerzhaftes Erlebnis, und es ist beinahe unmöglich, dich mit Worten darauf vorzubereiten. Auf einige Frauen hat diese Veränderung eine so traumatische Wirkung, daß sie sich wochen-, monate-, jahrelang selbst nicht mehr anschauen. Andere müssen immer wieder hinschauen, bis sie verstehen, was passiert ist. Bei einigen Frauen kann der Verlust einer Brust das Gefühl der Wert- und Geschlechtslosigkeit hervorrufen.[186] Ob dir ein Teil deiner Brust, eine Brust oder beide Brüste genommen werden – es bedeutet immer Verlust und große Trauer. Selbst wenn du dich sehr erleichtert fühlst, daß deine von Krebs befallene Brust nicht mehr da ist, wirst du den Verlust betrauern.

Trauer ist ein schwieriges Gefühl. Nach einer Brustkrebsoperation kann sie mit Wut, Angst und Erleichterung gemischt sein. Es ist ganz natürlich, wütend darüber zu sein, daß du dich einer Operation unterziehen und vielleicht eine Brust opfern mußtest. Und paradoxerweise kann dich die Angst vor Krebs gerade dann erfassen, wenn du die Operation gut überstanden hast. Wenn wir unsere Trauer nicht in Farbe, Form, Klang, Bewegung oder Worten zum Ausdruck bringen, brodelt sie in uns, drückt uns nieder, macht das Leben bedeutungslos und uns depressiv.

»Fluche!« sagte sie, als ich sie nach ihrer bevorzugten Krebstherapie fragte. »Wütende Frauen kriegen keine Depressionen.« Deprimierten Frauen, die einen sicheren Raum für ihre Wut finden, geht es schon bald besser. Du brauchst nicht zu schreien, es hilft schon, wenn du über deine Wut redest.

»Werde kreativ!« Bringe deine Gefühle in Zeichnungen, Liedern, Gedichten, Quilts, Geschichten, Tänzen und mit Trommeln zum Ausdruck.

»Liebe!« das Chaos des Lebens. Gib dich der bezaubernden (und beunruhigenden) Unvorhersagbarkeit des Lebensstroms hin. Berühre das Leben. Berühre deine Gefühle. Berühre deine Narbe. Laß das Gefühl der Leere zu. Heiße das neue Fleisch willkommen. Berühre dein verändertes Ich. Laß dich berühren. Wisse, daß du ganz bist und immer warst.

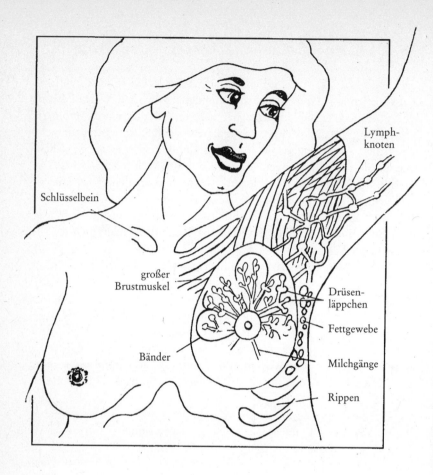

Lymph-
knoten

Schlüsselbein

großer
Brustmuskel

Drüsen-
läppchen

Fettgewebe

Bänder

Milchgänge

Rippen

Der Ruf des Tanzes

»Die Ereignisse der Karzinogenese – die Initiierung in deiner DNS, die Förderung der wilden Zellen und die Unfähigkeit deines Immunsystems, das Wachstum unter Kontrolle zu halten – diese Ereignisse haben sich vielleicht als eine Masse in deiner Brust manifestiert, EnkelTochter, aber sie haben auch die anderen Zellen in deiner Brust angegriffen. Diese glühende Intensität, dieses heiß/kalte Licht, diese Krebs genannte Wildheit ist an einer Stelle sichtbar geworden, kann jedoch auch an anderen Stellen – unsichtbar – vorhanden sein.

Deine Aufmerksamkeit richtet sich auf deinen Knoten, aber was ist, wenn es auch an anderen Stellen in deiner Brust Krebszellen gibt? Was wirst du mit ihnen tun? Welche Gefühle lösen sie bei dir aus?

Stelle dir diese Zellen vor. Statte ihnen mit uns zusammen einen Besuch ab. Sinke mit uns in deine Brust, so leise, wie das schwache Summen, das du hörst. Schau dir die Zellen an, die zu Lokalrezidiven werden könnten. Sie sind initiiert und haben sich ausgebreitet, wachsen aber noch nicht. Noch erkennen sie das größere Leben, das sie umfaßt und erhält, an. Noch singen sie in Harmonie mit dem Ganzen.

Was geschieht mit diesen Zellen, wenn du sie mit Angst fütterst? Erfahre es nun. Sieh, wie sich ihre Schwingungen verstärken. Und sieh, wie sie hoffen, dir – die du sie mit TodesAngst fütterst – zu Gefallen zu sein, indem sie versuchen, den Tod mit der grenzenlosen Lebenskraft des Krebses abzuwehren – und dich dabei töten. Womit kannst du sie sonst füttern? Warum nicht mit Liebe? Warum nicht mit Akzeptanz? Was, wenn du sie in dein Herz einschließt? Erfahre es nun.

Komm tiefer mit uns hinein an die verborgenen Orte, um Zellen zu berühren, die sich zu Rezidiven entwickeln könnten. Leihe ihnen dein Ohr. Biete dein Mitgefühl an. Setz dich hin, und lausche eine Weile.

Hab keine Angst, EnkelTochter, deine große Veränderung zu entdecken, jetzt, da du mit dem Krebs tanzt. Hat dich dein Tanz nicht zu neuen Schritten geführt? Hast du nicht begonnen, alte Heilmethoden auszuprobieren: Kräuter, Energie, Gebete, Massagen? Bist du nicht tief in dein Innerstes gedrungen, um die Heilung auszulösen? Hast du nicht auch anderen erlaubt, in dich einzudringen? Mit sanfter Berührung und einem tröstenden Wort? Mit scharfen Messern? Mit radioaktiven Strahlen? Mit Chemikalien und Medikamenten? Mit unverblümten Fragen?

Sehnst du dich nach einem ganz normalen Leben zurück? Auszuheilen ohne eine Narbe, ohne ein Spur all dessen, was passiert ist? Das wird nicht geschehen. Dein Leben darf nie wieder das sein, was es einmal war, geliebte EnkelTochter. Denn wenn du dich nach Rückkehr sehnst, forderst du einen Rückfall heraus. Wenn du den Krebs überlebt hast, wirst du es nicht wagen zurückzukehren. Denn wenn du dich selbst in den Zustand vor deiner Krebsdiagnose zurückversetzt, setzt du dich damit vielleicht in einen Zustand zurück, der den Krebs herausfordert. Rückkehr bedeutet die Leugnung von Veränderungen, und das ist die Straße zur Wiederkehr des Krebses.

Für Frauen, die bereits die Phase der Initiierung von Brustkrebs durchlaufen haben, gibt es keine Rückkehr. Wie bei der Menarche, der Geburt, der Menopause ist diese Frau für immer verändert, für immer eine andere als die, die sie vorher war. So wie deine erste Regel dich für immer verändert, eine Schwangerschaft dich für immer zeichnet und die Hitzewallungen des Klimakteriums dich verändern, so prägt und kennzeichnet dich Krebs.

Krebs bringt Angst, Trauer und Wut mit sich – und innere Ruhe. Sie tritt ein, wenn du diese schwierigen Gefühle akzeptierst. Krebs verlangt, daß du Teile von dir selbst weggibst, sogar wesentliche Teile, und bietet dir die Möglichkeit, das aufzugeben, was dich einschränkt. Du kannst endlich mit allem aufhören, was dich klein macht, und alles abschaffen, was deine Sicht von dir selbst einengt. Krebs fordert dich auf, dich selbst zu lieben, auch die häßlichen Teile, auch die Teile, die du nicht unter Kontrolle hast.

Es gibt keine Rückkehr, EnkelTochter, denn du bist nun viel, viel mehr als zuvor. Auch wenn du vielleicht eine Brust verloren hast, hast du viel gewonnen. Deine Vorstellung von dir selbst ist größer. Du paßt nicht mehr in dein altes Bild hinein. Kein Weg zurück? Laß uns vorwärts gehen. Laß uns weitermachen. Wir haben eine Zukunft zu planen.«

Wie beuge ich Brustkrebsrezidiven vor?

Ein Rückfall bedeutet sowohl das Wiederaufflackern in Gestalt eines neuen Tumors an der ursprünglichen Stelle (Lokalrezidive) als auch Metastasen. Doch zwischen beidem gibt es einen wesentlichen Unterschied: Lokalrezidive sind nicht mit einer kürzeren Lebenserwartung verknüpft, Metastasen schon.

Da jederzeit nach der Operation ein Rückfall auftreten kann, werden Frauen gedrängt, sich orthodoxen Folgetherapien zu unterziehen und auf viele Jahre sogenannte Krebsnachsorge-Untersuchungen mit teuren, zeitaufwendigen und invasiven Tests durchführen zu lassen. Doch invasive Tests und Folgetherapien wie Hormon-, Strahlen- und Chemotherapie sind gesundheitsschädlich. Und schulmedizinische Tests zur Feststellung von Rezidiven sind weder verläßlich noch fördern sie langes Leben.[187]

Rezidiven kannst du in ähnlicher Weise vorbeugen wie Krebs, wobei die Betonung stärker darauf liegt, Förderung und Wachstum der Krebszellen aufzuhalten. Ein monatlicher Besuch bei der Weisen Heilerin in dir und regelmäßige Besuche bei einer Gesundheitsfürsorgerin deiner Wahl können Rezidive aufdecken. Der Weg der Weisen Frau kann dir helfen.

Schritt 0: Tue nichts!
● Wenn du das Gefühl hast, deine Brustkrebsbehandlung sei abgeschlossen, geh für eine Weile weg. Geh weg von zu Hause; geh weg von deiner Routine; geh weg von deinen Verantwortlichkeiten; geh weg von allen Leuten, die möchten, daß du zur »Normalität« zurückkehrst.

Schritt 1: Sammle Informationen!
● Wie kommt es zu einem Lokalrezidiv? Darüber gibt es keine Einigkeit. Durch eine Operation können sich Krebszellen ausbreiten. Einige Krebszellen können bei der Operation übersehen werden. Und es ist immer möglich, daß das, was letztlich den Primärtumor initiiert und gefördert hat, auch andere Tumore gleicher oder anderer Art initiierte und förderte, sie aber erst zu wachsen begannen, als die primäre Masse entfernt wurde. Primärtumore in der Brust können eine Substanz absondern, die Förderung und Wachstum anderer Krebszellen blockiert.

● Dein Alter scheint ein besserer Indikator für die Wahrscheinlichkeit eines Rückfalls zu sein als der Zustand der Knoten. Je älter du zu dem Zeitpunkt bist, wenn bei dir Brustkrebs diagnostiziert wird, um so unwahrscheinlicher ist ein Rückfall.

● Frauen, die sich nach der Menopause einer Lumpektomie unterziehen, haben selten einen Rückfall, gleichgültig ob sie sich für oder gegen eine Nachbestrahlung entscheiden.[188]

● Langfristige angelegte Studien zeigen, daß eine Strahlentherapie im Anschluß an die Operation das Rezidivrisiko Brustkrebsüberlebender nach einer kurzfristigen Risikominderung pro Jahr um ein Prozent erhöhte.[189]

● Dem mit Preisen überhäuften Krebsforscher Ralph Moss zufolge werden neun von zehn Frauen mit Brustkrebs im Frühstadium keinen Rückfall haben, wenn sie ihre Behandlung auf eine Operation beschränken.[190]

★ Brustkrebs kann in dreierlei Form wieder auftreten:

Bei einem einfachen Rezidiv handelt es sich um eine neue Anhäufung – im Brustgewebe oder einem umliegenden Muskel – derselben Art von Zellen wie beim ursprünglichen Tumor.

Bei einem Sekundärrezidiv handelt es sich um eine neue Anhäufung – an einem anderen Ort oder Organ – einer anderen Art von Zellen als beim ursprünglichen Tumor. Sekundärrezidive können durch eine Hormontherapie (Leberkrebs), Strahlentherapie (neue Brustkarzinome, Blutkrebs, Lungenkrebs), Chemotherapie (Blutkrebs, Knochenkrebs) oder aufgrund der gleichen Prozesse, die den ursprünglichen Krebs verursachten, bewirkt werden.

Bei einem metastasierten Rezidiv handelt es sich um eine neue Anhäufung – irgendwo, nur nicht im Brustgewebe – der gleichen Art von Zellen wie beim ursprünglichen Tumor. Brustkrebsmetastasen kommen in der Lunge, der Leber, den Knochen und gelegentlich im Gehirn vor. Brustkrebszellen, die in den Lymphknoten auftreten, sind nicht per se gefährlich und werden nicht als Rezidiv betrachtet. Maligne Brustzellen breiten sich auf andere Organe aus und versuchen, diese in Brüste zu verwandeln! Dies stört wichtige Lebensprozesse und kann zum Tod führen.

● Frauen mit einem einfachen Rezidiv haben statistisch eine ausgezeichnete Lebenserwartung; der neue Knoten kann ebenso entfernt werden wie der Primärtumor. Bei einem sekundären Rezidiv hängen Prognose und Behandlung von der Krebsart ab. Aber Frauen mit einem metastasierten Rezidiv sehen sich in einer Situation, in der es keine verläßlichen Behandlungsmethoden gibt. Sie beginnen nun eine andere Art von Tanz. Ist es ein Tanz in ein wunderbares Leben oder ein Tanz in einen wunderbaren Tod? Niemand kann das mit Sicherheit sagen, und niemand weiß, wie lange der Tanz dauern wird (siehe das Kapitel: Krebs im Spätstadium).

● Ein einfaches Rezidiv wird am wahrscheinlichsten innerhalb von drei Jahren, nachdem der primäre Brustkrebs diagnostiziert und behandelt wurde, festgestellt werden. Bei Metastasen kann es bis zu acht Jahren dauern, bis sie sichtbar werden, doch auftreten können sie jederzeit. Sekundäre Tumore – einschließlich solcher, die durch Bestrahlung und Chemotherapie hervorgerufen wurden – brauchen zehn bis 40 Jahre, bis sie auf eine erkennbare Größe anwachsen.

● Wie Primärtumore werden die meisten Rezidive von den Frauen selbst und nicht anhand von Tests oder Routineuntersuchungen festgestellt. Es ist wichtig, sich regelmäßig durch erfahrene HeilerInnen auf Rezidive hin untersuchen zu lassen, aber du wirst dein Leben nicht gefährden, wenn du außer der Mammographie alle weiteren Tests verweigerst.[191]

Schritt 2: Sammle Energie!

● Rezidive sind viermal so wahrscheinlich, wenn die Brustoperation während, kurz vor oder nach der Menstruation erfolgt. Rezidive sind doppelt so wahrscheinlich, wenn die Operation in der ersten Hälfte des Zyklus erfolgt.[192] Reduziere das Rezidivrisiko, indem du deine Brustoperation zwischen Eisprung und Regelblutung legst. (Siehe auch Seite 209.)

● Regelmäßige Brustmassage mit Kräuterölauszügen ist eine hervorragende Methode, deine liebende Energie auf deine Brüste zu konzentrieren und ein Lokalrezidiv zu verhindern oder auf eines aufmerksam zu werden. ÄrztInnen wie Larry Dossey, Deepak Chopra, Bernie Siegel[193] und die Simontons empfehlen Visualisierung, Gebet, Affirmation und Meditation, um einen Rückfall zu verhindern. Die beiden Überlebenden Angela Trafford[194] und Linda Dackmen[195] lassen uns in ihren Büchern an ihrem Leben und ihren Affirmationen teilhaben.

● Lies *Pathwork of Self Transformation*[196] oder *Meeting the Shadow*[197]. Das wird dir helfen, deinen Schatten zu erforschen und wiederzugewinnen – die wilden, verlorengegangenen, ignorierten, geleugneten, gefürchteten und verachteten Aspekte deines Selbst. Nicht wenige HeilerInnen (und die Alten GroßMütter) glauben, daß Krebs der verzweifelte Versuch dieses wilden Kindes in dir ist, deine Aufmerksamkeit und Liebe zu bekommen. Pathwork bedeutet tiefgreifende psychologische Seelenarbeit, aber auch jeder andere Prozeß, der dich tief in dein Inneres hineinführt, wird dir helfen.

»Wenn du dich nach ein oder zwei Jahren kaum noch wiedererkennst, reicht die Arbeit, die du tust, tief genug.« Clove, Tumorüberlebende, 35 Jahre

Schritt 3: Nähre und stärke dich!

★ Lebensmittel, die Krebs verhindern helfen, beugen auch Rezidiven vor. Allen voran stehen Äpfel, Große Klette, Möhren, dunkles Blattgemüse, getrocknete Bohnen, Knoblauch, Riementang, Sojaprodukte, Süßkartoffeln und Wildpilze. Wenn du sie alle regelmäßig ißt, können sie das Wachstum mikroskopisch kleiner Tumore in deiner Brust kontrollieren, beschädigte DNS wiederherstellen und Krebszellen zu normalen Zellen gesunden lassen.

● Gelierende Substanzen in Äpfeln (Pektin), Großer Klette (Mucilago) und Riementang (Algin) schließen giftige Chemikalien, Radioaktivität und andere krebserregende Substanzen quasi ein und entfernen sie aus dem Körper. Iß mindestens eines dieser Produkte täglich.

★ Die Familie der Hülsenfrüchte bietet Frauen, die einem Rezidiv vorbeugen möchten, viele kraftvolle Verbündete: Getrocknete Bohnen, Linsen, Tofu und die bemerkenswert krebshemmenden Kräuter Wiesenklee, Tragant und Luzerne. (In China wird zur Vorbeugung von Rezidiven in erster Linie Tragant verwendet.) Einer Studie zufolge kannst du einem Rückfall genauso effektiv vorbeugen wie mit einer Chemotherapie, wenn du mindestens fünfmal pro Woche Bohnen ißt.

★ Orange und grüne Pigmente in Nahrungsmitteln sind Carotine, die Meister im Verhindern von Rezidiven. Pro 100 g liefern das Grün des Löwenzahns 60.000 I.E., Brennesseln 15.000 I.E., gedünstete Möhren 8.000 I.E., rohe Möhren 5.000 I.E. und Süßkartoffeln 6.000 I.E.

● Echinaceawurzel-Tinktur soll ein erneutes Wiederauftreten hemmen, wenn sie in kleinen Dosen (3 bis 5 Tropfen täglich) und über einen längeren Zeitraum (drei bis fünf Monate) eingenommen wird.

● Wenn du gesättigte Fettsäuren und mehrfach ungesättigte Fettsäuren aus deiner Ernährung streichst und das Fett insgesamt um die Hälfte reduzierst, verringerst du dein Rückfallrisiko beträchtlich. Jedes über den täglichen Bedarf hinaus konsumierte Prozent Fett erhöht laut Aussagen des amerikanischen *National Cancer Institute* das Rückfallrisiko um zehn Prozent.

Schritt 4: Stimulieren/Sedieren

★ Gelbwurz (Curcumae longa), die Wurzel, der Curry seine gelbe Farbe verdankt, hemmte im Tierversuch ein Wiederauftreten von Krebs sehr effektiv. Gelbwurz hat größere antioxidative Fähigkeiten als Vitamin C, Vitamin E oder beta-Carotin. Es schützt die Leber, hemmt die Mutationsneigung und wird damit zu einem wunderbaren Verbündeten für Frauen, die sich für eine Chemotherapie oder für Tamoxifen entscheiden.

Die beste Art, es zu verwenden? Als Gewürz zu all deinen Speisen! Stelle dein eigenes rezidivhemmendes Currypulver her: Vermenge frisch gemahlenen, getrockneten Gelbwurz, Kardamon, Gewürznelken, Kreuzkümmel, Koriander, Selleriesamen. Nimm reichlich davon, wenn du Reis, Gemüse und Suppen schmackhaft würzen willst.

★ Beuge einer Gewichtszunahme vor, dann beugst du einem Rückfall vor. Dem *Medical Tribune* vom Oktober 1992 zufolge haben Frauen, deren Gewicht 25 Prozent über dem Idealgewicht liegt, ein um 30 Prozent höheres Rückfallrisiko. Große Mengen frischer Vogel-Sternmiere (oder täglich 75 bis 100 Tropfen Tinktur) regen deinen Stoffwechsel an und können dein Gewicht reduzieren.

● Ätherisches Lavendelöl enthält mehrere Bestandteile, die der Bildung von Tumoren und möglicherweise auch Rezidiven vorbeugen. Ätherische Öle sind konzentriert und können Nebenwirkungen hervorrufen, deswegen wende ich sie nur äußerlich an und steigere die Dosis (beginnend mit 4 bis 5 Tropfen) nur ganz allmählich und maximal auf 30 ml Kräuterölauszug. Damit reibe ich meine Brüste mindestens einmal täglich ein.

Schritt 5a: Nimm Zusatzpräparate!

● Ergänzende Antioxidanzien in großen und potentiell schädlichen täglichen Dosen – wie 100.000 Einheiten beta-Carotin, 350 mg Coenzym Q_{10}, 100 mcg Selen (Natrium-Selenit), 200 mg Germanium, 100.000 Einheiten Vitamin A, 1.000 Einheiten Vitamin E (langsam erhöht von 400 Einheiten täglich) und 10.000 mg Vitamin C (in mehreren Dosen) – werden von einigen Frauen verwendet, um einem Rückfall vorzubeugen.[198] Vorsicht: In solchen Dosierungen können Zusatzpräparate gesundheitsschädlich sein. (Siehe insbesondere die Warnung vor Germanium, Seite 191.) Bevor du dich für Zusatzpräparate entscheidest, solltest du dafür sorgen, daß du dich gesund ernährst und neben Vollkorn, Bohnen, Gemüse und Obst nur Öle und tierische Produkte aus organischem Landbau zu dir nimmst. Zusatzpräparate können Mangelkrankheiten vorbeugen, doch sie gleichen schlechte Ernährung nicht aus und können Frauen, die mit Krebs tanzen, womöglich mehr belasten als ihnen helfen. Natürliche Lebensmittel bereichern die Vielfältigkeit und Wildheit deines gesamten Seins, Zusatzpräparate nicht.

Schritt 5b: Nimm Medikamente!

● Tamoxifen ist das Hormon, das am häufigsten verschrieben wird, um einer Wiederkehr von Brustkrebs vorzubeugen. Siehe das nächste Kapitel.

● Chemotherapie direkt nach der Operation ist eine sehr aggressive Methode, um Rezidive zu verhindern. Siehe das Kapitel über Chemotherapie.

● Laut dem *New England Journal of Medicine* vom Februar 1982 tritt bei Frauen, die das Homöopathikum Digitalis purpurea gegen Herzbeschwerden nehmen, mit großer Wahrscheinlichkeit kein erneuter Brustkrebs auf.

● 1994 begann eine Serie klinischer Tests mit einem Impfstoff aus Brustkrebs-Tumorantigenen. Erweist er sich als erfolgreich, soll dieser Impfstoff gegen 40 bis 60 Prozent aller Brustkrebsarten eingesetzt werden. Dann werden Chemotherapien vielleicht seltener verordnet. Man hofft, daß der Impfstoff in hohem Maße vor Rezidiven schützt und nur wenige Nebenwirkungen hat.

Schritt 6: Öffnen und Eindringen

● Sag nein zu Knochen-Scans. CT-Scans (mit denen mögliche Metastasen an den Knochen überwacht werden) haben eine falsch-positive Rate von 90 Prozent und werden dir (wegen der hohen Strahlendosis und des Auslösens von falschem Alarm) eher schaden als helfen.

● Sag nein zur operativen Entfernung nicht-kanzerösen Brustgewebes. Die Entfernung deiner Brüste mag dir logisch scheinen, um Rezidiven vorzubeugen, die Erfahrung hat diese Logik jedoch Lügen gestraft. Ein Fünftel der Frauen, die sich für eine vollständige Entfernung beider Brüste entschieden, hatten einen Rückfall. Bei einer Frau, die ihr gesamtes Brustgewebe wegschneiden läßt, wird das Rezidiv in nur schwer zu entfernendem Gewebe (Brustmuskel oder Haut) auftreten. Bei einer Lumpektomie hingegen bleibt auch leicht zu entfernendes Brustgewebe erhalten.[199] Zudem reagieren Lokalrezidive in der Brust eher auf eine Behandlung als Rezidive, die nach einer Mastektomie in der Haut auftauchen.[200]

● Sag nein zur Nachbestrahlung. Das *New England Journal of Medicine* berichtete in seiner Ausgabe vom März 1992, daß bei Frauen unter 45 Jahren, die sich für Nachbestrahlungen entschieden hatten, das Rückfallrisiko beträchtlich gestiegen sei.

Hormon-Harmonien

»Liebe EnkelTochter, komm mit uns in die Dunkelheit, in die Tiefe. Komm mit uns in den sich windenden, pulsierenden Fluß deines Blutes. Schließ deine Augen, und lausche den Klängen. Wie die Meere sind diese Wasser gefüllt mit singendem, tönendem Leben – schönem Leben, flüchtigem Leben, sich wandelndem Leben.

Dieser Klang ... hörst du ihn? So wild, so energisch, so voller Vitalität. Komm näher. Hör zu. Das ist die Symphonie der Hormone. Lausche dem einzigartigen Summen eines jeden Hormons; wie sie alle zusammenspielen und einen anschwellenden, verebbenden, sich immer wieder verändernden Klangfluß erzeugen. So herrlich. So voller Emotionen. So reich und farbenprächtig. Kein Wunder, daß Karzinome sie lieben und in ihrer Gesellschaft gedeihen.

Zellen ändern sich, wenn sie von diesen Schwingungen berührt werden. Das hormonelle Orchester erwacht, wird schneller und belebt jede Zelle mit seinen Rhythmen und Melodien. Und jede Zelle antwortet mit ihrer eigenen Schwingung und ändert auf subtile Weise das Ganze. Jeder hormonelle Klang liefert nicht nur besondere Frequenzen, sondern sammelt auch die einzigartigen Schwingungen einer jeden Zelle und bringt sie zum Hirnanhang. Dort, tief im Innern des Gehirn, hört der Dirigent seinen Hormonen zu, läßt verschiedene Instrumente einsetzen, moduliert das An- und Abschwellen der unterschiedlichen Hormone und stimmt deinen Körper auf sein ureigenes Lied und auf die geheimnisvolle Bewegung der großen Symphonie des Lebens ein.

Kannst du die Klänge der einzelnen Hormone hören? Wie eine Oboe, eine Flöte oder Geige hat jedes von ihnen seine eigene Stimme. Jene langsamen, volltönenden Klänge sind Testosterone. Dort die süßen, einlullenden, das sind die Progesterone. Und jener anschwellende Schall, das ist der Östrogen-Chor.

Doch diese hohen Pfeiflaute – das sind die Zellen der Hormon-Imitatoren: Du nennst sie Pestizide, Bleichmittel, Umweltgifte. Ihre Schwingungen scheinen exotisch und schön, aber wie Pflanzen, die in eine Umgebung gebracht wurden, wo es für sie keine Feinde gibt, haben sie dein inneres Ökosystem überrannt und den Dirigenten deines Inneren für das Summen deiner eigenen Hormone taub gemacht.

Wie kannst du hier Wandel erzeugen? Kannst du Krebszellen davon abhalten, Hormone für ihr Wachstum zu einzusetzen? Wirst du die »schlechten« Schwingungen einfach eliminieren? Den Dirigenten fortbilden oder umschulen? Musiker oder Instrumente auswechseln? Ja, aber geh mit größter Sorgfalt vor. Eine Veränderung deiner hormonellen Harmonie wirkt nicht nur auf den Krebs, auch auf viele andere Aspekte deiner Gesundheit. Wenn du das sogenannte Schlechte eliminierst, wirst du dich zwangsläufig schwächen und deine Ganzheitlichkeit verlieren. Wenn du aber das Beste nährst, wird das Schlechteste weichen. Konzentriere dich auf das, was optimal funktionsfähig ist, so wird das, was nicht arbeitet, sich ändern.

Wenn du deine Ovarien entfernen läßt (oder ihre Schwingungen mit Strahlung oder Chemikalien dämpfst), werden ihre – lebenswichtigen – Töne in deiner Orchesterkomposition nicht mehr zu hören sein. Wenn du Hormone nimmst, um einem Rezidiv vorzubeugen, hast du schließlich vielleicht eine Krebsart vermieden, doch nur, um eine andere zu bekommen. Unbekannte Größen leben Seite an Seite mit den exaktesten wissenschaftlichen Gewißheiten. Risiko ist der Begleiter des Gewinns. Abrupter Wechsel kann zu Disharmonie und Rhythmusstörungen führen.

Entscheidest du dich für eine Hormontherapie, laß uns dir helfen, ihre Harmonien zu stimmen, damit sie mit deiner vollkommenen Ganzheitlichkeit schwingen. Laß uns die Arien des Heilens für dich summen. Laß uns deinen Kammerton anstimmen. Laß diese Pflanzenhormone zu, und laß sie auch in deinem Blut summen. Öffne dein Herz für die Schwingung des Universums, und umarme deine Behandlung in all ihrer heiligen/heilenden Vielfalt. Wir können dich führen. Wir wollen dir helfen. Du bist kostbar, EnkelTochter, und dein Leben ist von unermeßlichem Wert.«

Tamoxifen? Oder eine andere Hormontherapie?

Östrogen ist schon lange als ein Auslöser für Brustkrebs bekannt. Aus diesem Grund hat die Schulmedizin sich in hohem Maße darauf konzentriert, Rezidiven vorzubeugen, indem die Östradiol-Produktion der Ovarien gebremst wird. Die Eierstöcke werden zu diesem Zweck mittels hoher Strahlendosen oder Chemotherapie funktionsunfähig gemacht oder aber vollständig entfernt. Bis Mitte der siebziger Jahre war die operative Entfernung der Ovarien eine übliche Folgebehandlung für Frauen mit östrogen-sensitivem Brustkrebs vor der Menopause. Dann stellte man fest, daß mit Hormonpräparaten wie DES und Tamoxifen der gleiche Nutzen mit weniger Nebenwirkungen erzielt werden konnte. Seither ist der Einsatz beider Medikamente bei der Vorbeugung von Rezidiven von Jahr zu Jahr angestiegen.

Tamoxifen wird nun allen Frauen mit hormon-positiven Krebsarten vor der Menopause, den meisten Frauen mit Brustkrebs nach der Menopause und einer wachsenden Anzahl Frauen mit hormon-negativen Krebsarten vor der Menopause empfohlen. Derzeit ist Tamoxifen das von Frauen mit Brustkrebs meistgenommene Medikament. Zur Zeit wird in den Vereinigten Staaten eine großangelegte Studie durchgeführt, um zu ermitteln, ob Tamoxifen Brustkrebs oder Rezidive verhindern kann; denn trotz seines massiven Einsatzes sind viele Fragen zu Tamoxifen und seinem Verhältnis von Nutzen zu Risiko ungelöst.[201]

»... der Wert vieler medikamentöser Therapien gegen Brustkrebs ist zweifelhaft. Die Verwendung von Tamoxifen und anderen Hormonpräparaten ist sogar noch umstrittener.«
M. DeGregorio, Professor für Medizin, und Valerie Wiebe, Dozentin für Medizin und Pharmazie, *University of Texas*[202]

Tamoxifen ist eine synthetische, steroidfreie Verbindung mit hormonähnlichen Wirkungen, die zum größten Teil noch kaum entschlüsselt sind. Obwohl es der Bildung von Brustkrebsrezidiven entgegenwirkt, fördert es besonders aggressiven Gebärmutter- und Leberkrebs und kann tödliche Blutgerinnsel verursachen. Tamoxifen ruft in den Zellen die gleichen abnormen Veränderungen hervor, die man bei Frauen beobachtete, die mit Östradiol oder DES behandelt wurden.[203]

Wie befreie ich mich von Nebenwirkungen der Hormontherapie?

Einzelheiten zu Zubereitung und Dosierung jeder dieser Pflanzenverbündeten: siehe Materia Medica. Im allgemeinen nehme ich täglich 1 bis 4 Tassen Kräuterauszug, ein bis drei gutgefüllte Eßlöffel Essig oder 10 bis 30 Tropfen Tinktur. Jede Verbündete wirkt für sich allein, doch du kannst sie auch mischen. (Die Prozentzahlen beziehen sich auf die Anzahl der Frauen, die Tamoxifen einnehmen und diese Nebenwirkung verspüren.)

- Augenprobleme (sechs Prozent): Siehe Seite 241.
- Blutgerinnsel: Siehe Thrombophlebitis, Seiten 239–240.
- Depression: Johanniskraut-Tinktur, 25 bis 30 Tropfen, ein bis viermal täglich.
- Gebärmutterprobleme, Polypen, Krebs (2 bis 10 Prozent): Siehe S. 242.
- Gereiztheit: Tinktur aus Echtem Herzgespann; Haferstrohauszug.
- Gewichtszunahme: Siehe Seite 275.
- Harnverhaltung, Ödeme (16 Prozent): Nesselauszüge, Essig/Tinktur aus der Wurzel der Großen Klette, Löwenzahn in jeglicher Form.
- Hitzewallungen (20 Prozent): 25 Tropfen Mariendistelsamen-Tinktur oder Tinktur aus Echtem Herzgespann.
- Knochenmarkdepression – weniger Thrombozyten, rote Blutkörperchen, weiße Blutkörperchen (zwei Prozent): Siehe Seiten 263–265.
- Kopfschmerzen (fünf Prozent): Bis zu drei Stunden lang alle 15 Minuten 10 bis 20 Tropfen Helmkraut-Tinktur plus 25 Tropfen Johanniskraut-Tinktur. 25 bis 30 Tropfen Löwenzahn-Tinktur; Schlaf.
- Krebs (einige Studien zeigen bei mit Tamoxifen behandelten Frauen eine 50prozentige Zunahme neuer Karzinome.[204]): Vorbeugung vor Leberkrebs, Seite 241; Vorbeugung vor Gebärmutterkrebs, Seite 242.
- Leberschaden, Leberkrebs (ein Prozent): Siehe Seite 241.
- Menstruelle Unregelmäßigkeiten, Menopause (90 Prozent): dreimal täglich 30 Tropfen Tinktur aus Echtem Herzgespann, Ginseng- oder Keuschlamm-Tinktur.
- Müdigkeit, Lethargie: Siehe Seiten 254–255.
- Polypen an der Gebärmutterschleimhaut: Siehe Gebärmutterprobleme, Seite 242.
- Stimmbandschaden: Siehe Seite 242.
- Thrombophlebitis (15 Prozent): Siehe Seiten 239–240.
- Übelkeit/Erbrechen (zehn Prozent): Pastillen für die Zeit nach der Operation, Seite 336. Mehr Heilmittel auf den Seiten 265–269.
- Vaginale Trockenheit, Blutungen, Juckreiz (20 Prozent): Siehe Seite 276.

Obwohl Tamoxifen die Rezidivrate bei Frauen nach der Menopause nachweislich verringert, haben größere Studien doch gezeigt, daß es nur zu einer geringfügigen Abnahme der durch Brustkrebs verursachten Todesfälle führt.[205] Die Mehrzahl der Frauen, die Tamoxifen nimmt, lebt nicht länger als die Frauen, die seine Einnahme verweigern.[206] Zudem lernen einige Brusttumore, wie sie Tamoxifen nutzen können, um ihr Wachstum anzuregen.

Die *National Institutes of Health* der Vereinigten Staaten haben eine »Konsens-Erklärung« herausgebracht, die besagt, daß Tamoxifen prämenopausalen Frauen insgesamt mehr nutzt als schadet, die langfristigen Folgen von Tamoxifen jedoch insbesondere für prämenopausale Frauen ungewiß sind. Und während Tamoxifen akut eine geringere Toxizität aufweist als eine Chemotherapie, »ist keine Aussage hinsichtlich chronischer Toxizität oder vergleichender Wirksamkeit möglich.«[207]

Der Nutzen von Tamoxifen ist begrenzt. Praktisch alle Frauen, die es nehmen, werden innerhalb von fünf Jahren resistent.[208] (Sobald Resistenz auftritt, kann ein anderes Hormonpräparat – wie Aminoglutethimid, Leuprorelin oder Megestrol – verwendet werden, doch die Krebszellen werden dagegen auch resistent.) Tatsächlich werden Krebszellen gegen alle bei der Behandlung von Brustkrebs zum Einsatz kommenden chemotherapeutischen Medikamente sowie Hormonpräparate resistent, und der Versuch, ihnen immer einen Schritt voraus zu sein, erfordert permanent neue Strategien. Resistenz gegen Tamoxifen wurde früher einer phytosterinreichen Ernährung zugeschrieben, doch diese Ansicht ist heute in Mißkredit geraten. Ich vermute sehr stark, daß Frauen, deren Ernährung reich an Phytosterinen ist, gegen Rezidive ebenso resistent sind wie Frauen, die Tamoxifen nehmen. Der tägliche Verzehr von Bohnen, Linsen, Tragant und Wiesenklee sorgt für einen hohen Phytosterinspiegel. Tamoxifen und andere Hormontherapien – ob allein, in Kombination mit oder direkt nach einer Chemotherapie – haben eine Vielzahl von Nebenwirkungen. Die Liste auf der vorhergehenden Seite zeigt dir, wie du dich von unangenehmen Nebenwirkungen befreien kannst, doch starke Nebenwirkungen lassen sich besser verhindern als behandeln, deswegen solltest du auch die nun folgenden Seiten lesen.

Thrombophlebitis

Tamoxifen reizt die Venenwände und führt schließlich zu einer akuten Entzündung (das wiederum ist eine natürliche Heilreaktion auf eine Reizung). Ständige Reizung und Entzündung schwächt die Venen und ruft Blutungen, Gerinnungen, Thrombophlebitis und – im schlimmsten Fall – einen Verschluß der Blutgefäße hervor, die die Lungen versorgen. Das kann beinahe ohne jede Vorwarnung auftreten und tödlich enden. Thrombophlebitis bei Frauen, die orale Kontrazeptiva nehmen, gilt als signifikant (1 von 2.000). Bei Tamoxifen liegt die Rate 30mal höher.

★ Unsere Kräuterverbündeten nähren und stärken die Venen, reduzieren Reizungen und Entzündungen und helfen, Blutgerinnseln vorzubeugen. Knoblauch ist der Schutzpatron der Blutgefäße.

Wiesenklee und Nessel (zu gleichen Teilen gemischt und mit zwei Fingerspitzen Schachtelhalm zusammen aufgebrüht) verdünnen das Blut sehr behutsam, wirken Entzündungen wirkungsvoll entgegen und sollen den Venen die Kraft ihrer Jugend zurückgeben.

Weißdorn (Cratageus species)-Beeren, Blätter und Blüten werden schon lange als Tinktur (75 bis 100 Tropfen täglich) oder Auszug (ein bis zwei Tassen) verwendet, um eine Entzündung der Blutgefäße zu lindern.

Weide (Salix species) und Teebeere (Gaultheria procumbens) enthalten die gleichen aktiven Ingredienzen wie Aspirin und sind ausgezeichnete entzündungshemmende Blutverdünner. Ich weiche frische Weidenrinde oder Teebeerenblätter sechs Wochen lang in Apfelessig ein und nehme einen Teelöffel des fertigen Absuds statt zwei Aspirintabletten.

★ Jegliche Bewegung, die die Durchblutung fördert, beugt auch Thrombophlebitis vor. Ich kann nicht oft genug betonen, wie wichtig es ist, jeden Tag eine halbe Stunde spazierenzugehen: so beugst du Nebenwirkungen einer Hormontherapie vor und stärkst zugleich dein Immunsystem. Yoga-Schulterstand oder Kopfstand stärkt die Venen und hilft, Reizungen vorzubeugen.

★ Mit sehr kleinen Dosen (1 bis 8 Tropfen täglich) Kermesbeerenwurzel-Tinktur habe ich ganz schnell Erfolg bei Entzündungen. Da diese Tinktur zugleich sehr krebshemmend wirkt, ist sie ein ausgezeichnetes Heilmittel.

★ Symptome von Thrombophlebitis, die eine unmittelbar lebensbedrohliche Situation anzeigen können, sind unter anderem eine allgemeine Schwellung von Bein oder Arm, lokal begrenzte Wärme, plötzlicher Schmerz (besonders im Brustkorb), abrupte, jedoch beharrliche Kurzatmigkeit oder ein blutiger Husten. Rufe sofort Hilfe!

● Die Schulmedizin behandelt Thrombophlebitis mit chemischen Blutverdünnern (zum Beispiel Heparin oder Warfarin). Blutverdünner auf Kräuterbasis sind Labkraut, süßer Waldmeister (Asperula odorata), Luzerne, Weide und Teebeere. Tagesdosis: zehn bis 25 Tropfen der Tinktur oder ein bis zwei Tassen Kräuterauszug. Vitamin E und Ascorbinsäure (Vitamin C) wirken ebenfalls blutverdünnend. Vorsicht: Nimm diese Kräuter oder Vitamine nicht, solange du blutverdünnende Medikamente einnimmst.

Leberbeschwerden

Bei allen Tieren, denen Tamoxifen verabreicht wurde, traten Leberschäden auf. Die jüngsten an Menschen durchgeführten Studien zeigen, daß bei Frauen, die länger als zwei Jahre Tamoxifen nahmen, ein sechsfacher Anstieg von Leberkrebs zu verzeichnen war. Auch Leberversagen und durch Tamoxifen herbeigeführte Hepatitis wurden festgestellt, wenn auch selten.

● Essig oder Tinkturen aus Löwenzahn, Großer Klette, Schafgarbenwurzeln oder Mariendistelsamen nähren und stärken die Leber und schützen sie vor Schäden. (Dosierungen siehe Materia Medica.)

Augenprobleme

Bei denjenigen, die zweimal täglich 20 mg Tamoxifen nehmen (das Zweifache der üblichen Dosis), kann es zu irreversiblen Veränderungen der Horn- und der Netzhaut kommen. Dies muß sich nicht unmittelbar auf die Sehschärfe auswirken, kann die Augen aber für spätere Probleme einschließlich grauem Star anfällig machen, so lautet der Eintrag zu Novaldex (das ist Tamoxifen) im *Physician's Desk Reference*. Als Nebenwirkung sehr hoher Dosen (240 mg täglich) Tamoxifen wurde vollständiger Verlust der Sehkraft festgestellt.

★ Die traditionelle chinesische Medizin sieht einen Zusammenhang zwischen Augen und Leber. Da Tamoxifen die Leber schädigt, nimmt es nicht wunder, daß es auch Augenprobleme verursacht. Schütze deine Augen mit Kräutern (siehe oben) und carotinhaltigen Lebensmitteln (siehe Seite 79), die der Leber wohlgesonnen sind.

● Fenchelsamentee ist dafür bekannt, die Augen zu stärken und zu nähren.

★ *Palming*, das Aneinanderreiben der Handflächen, ist eine Übung, die als Teil der Bates-Methode zur Verbesserung des Sehvermögens gelehrt wird. *Palming* läßt Energie und Blut durch die Augen zirkulieren und schützt sie damit vor Schäden. Schließ deine Augen, und laß die Sonne auf deine Lider scheinen. Reibe deine Handflächen schnell aneinander, bis sie sich warm anfühlen. Leg deine Ellbogen auf deine Oberschenkel, laß deinen Kopf so in deine Hände fallen, daß die Augen auf deinen Handflächen zu ruhen kommen, die Finger auf der Stirn. Ruhe dich so mit geschlossenen Augen ein oder zwei Minuten aus. Nimm deine Hände vorsichtig weg und spüre, wie entspannt deine Augen sind.

Krankhafte Veränderungen der Gebärmutter

Bei einer signifikanten Anzahl von Frauen, die Tamoxifen nehmen, treten an der Gebärmutter Wucherungen wie Polypen, Tumore, endometriumähnliches Gewebe und Karzinome auf. Im Rahmen einer Studie wurden bei den ProbandInnen schon am Tag nach Einnahme der ersten Tablette krankhafte endometriose Zellen entdeckt.[209] Bei einer kürzlich durchgeführten Untersuchung wurden bei zehn Prozent der Frauen, die Tamoxifen nahmen, Veränderungen der Gebärmutter und der Gebärmutterschleimhaut festgestellt.[210]

Je höher die Tamoxifendosis und je länger die Einnahme, desto größer ist das Risiko solcher Veränderungen. Bei Frauen, die zwei Jahre lang die übliche Dosis von 20 mg täglich nehmen, ist das Gebärmutterkrebsrisiko sechs- bis achtmal höher als normal.[211]

● Wenn du Tamoxifen nimmst und irgendein potentielles Anzeichen von Gebärmutterkrebs entdeckst – irreguläre Regelblutungen, Scheidenblutungen, eine Veränderung des Scheidenausflusses, Beckenschmerzen, Schmerzen oder Druck im Unterleib –, suche umgehend Hilfe. Tumore und Karzinome, die sich aufgrund einer Tamoxifentherapie entwickeln, können äußerst aggressiv sein und führen, selbst wenn sie frühzeitig entdeckt werden, eher als andere Tumore zum Tode.[212]

● Auch hier gibt es tägliche Verbündete, die dir helfen, durch Tamoxifen herbeigeführte Veränderungen der Gebärmutter vorzubeugen: das Becken kräftigende Yoga-Übungen, Soja-Produkte, Linsensuppe, Auszüge aus Wiesenklee und Tinkturen aus Großer Klette.

Stimmbandschäden

Gelegentlich werden durch Tamoxifen Veränderungen der Stimmbänder bewirkt, die zu einer Beeinträchtigung der Sing- und Sprechfähigkeit führen.

● Pastillen aus Roter Ulme (Seite 336) oder mehrere Tassen warmer Tee aus Beinwellblättern sind zwei meiner liebsten Verbündeten, um meine Stimmbänder zu beruhigen und zu kräftigen.

● Mutterwurz (Ligusticum porterii) wird zur schnellen und wirksamen Linderung von entzündetem Halsgewebe gekaut oder als Tinktur genommen (die empfohlene Dosis beträgt 3 bis 5 Tropfen). Aus diesem Grund wird Mutterwurz manchmal auch Sängerwurzel genannt.

Bekämpfe Feuer mit Feuer!

»Ich spüre, daß du dich zu der hohen Strahlungsenergie hingezogen fühlst, EnkelTochter. Ich höre die Worte, mit denen sie dir beteuern, es sei unschädlich. Wirst du dich den gewaltigen Wellen der Röntgenstrahlen anvertrauen? Läßt du deine Brust von Perlen radioaktiven Lichts durchziehen? Laß uns darüber reden.

Wenn hochenergetische Strahlen deine Zellkerne erschüttern, bist du allein in diesem Raum. Wenn radioaktive Kügelchen sich in deiner Brust einnisten, bist du tagelang allein in diesem Raum. Deine HeilerInnen werden sich hinter Bleischirmen verstecken, dir dein Essen durch eine Klappe in der Tür hineinschieben und dir beteuern, das Ganze sei unschädlich.

Du weißt, Krebszellen bewegen sich sehr schnell, vermehren sich und wachsen in rasendem Tempo. Ein Tempo, das – was Intensität und Natur angeht – der radioaktiven Energie sehr ähnlich ist. Krebs mit Radioaktivität zu bekämpfen scheint zunächst absurd, denn wir wissen, daß gesunde Zellen durch Strahlung absterben, mutieren und kanzerös werden. Es heißt Gleiches mit Gleichem bekämpfen: den Krebs mit dem zu bekämpfen, was Krebs erzeugt. So als würde eine brennende Erdölquelle in die Luft gejagt, um das Feuer zu löschen. Strahlentherapien vergrößern die Schwingung dessen, was ohnehin schon zu schnell ist, und fügen dem, was bereits überladen ist, noch mehr hinzu. Wenn das Feuer groß genug, schnell genug angefacht wird, wird es sich selbst vernichten und sterben.

Wenn sich die Strahlungsenergie mit der Energie des Krebses verbindet, können die Krebszellen auseinanderbersten wie Supernovas. Die sterbenden Krebszellen und die hochfrequenten Röntgenstrahlen setzen in deinem Körper eine gewaltige Energie frei. Diese Energie kann die Frequenzen all deiner Zellen stören, besonders derjenigen, die sich reproduzieren, denn in diesem Moment sind Zellen am anfälligsten für Veränderungen in der Energiematrix.

Denke an die Gesetze der Energie, meine Liebe: Energie muß sich bewegen. Laß sie fließen, und alle werden genährt. Versuchst du, sie festzuhalten, wirst du gestoßen, kommst du vielleicht zu Schaden. Laß die Strahlungsenergie durch deinen Körper fließen. Laß sie nicht dort verweilen.

Komm nun mit uns in das Zentrum deines Seins, das Zentrum des Universums, wo Gegensätze sich vereinen und das Moebius-Zeichen sich dreht, wo alles Alles ist, und Yin-Yang zu Yang-Yin wird. Komm mit uns an den Ort, der die Weisheit birgt, welche dir erlauben wird, dieses rasende, Strahlen aussendende Feuer zu wählen, es als Teil deiner Gesundheit/Ganzheitlichkeit/Heiligkeit zu umarmen und es durch dein Sein zu schicken.

Hier im Zentrum können wir dir beistehen, dein inneres Feuer zu schüren, EnkelTochter. Wir können dir helfen, dein Engagement zur Heilung anzufachen. Wir bestätigen dein Recht zu leben. Wir nähren deine erhitzte Natur. Wir drängen dich, dein leidenschaftliches Selbst zum Vorschein kommen zu lassen. Erlaube dir selbst, den Glanz deines einzigartigen Seins auszustrahlen, und begegne der Strahlung aus diesen Maschinen wie deinesgleichen. Wenn der Kern berührt wird, beginnen die harmonischen Wellen synchron zu rollen, und die Strahlung löscht den Krebs aus, ohne dich zu berühren.

Erhebe Anspruch auf deine eigene Strahlung, EnkelTochter. Finde deine eigene Quelle von Röntgenstrahlen. Ein passives Aufnehmen der Strahlung öffnet dein Energiefeld für permanente Schäden. Beteilige dich aktiv. Strahlung gut und weise einzusetzen erfordert einen enormen Energieausstoß deinerseits. Aber du kannst es schaffen, und wir sind bei dir, wofür auch immer du dich entscheidest.«

»Meine Strahlentherapie kam von meinen FreundInnen. Sechs Wochen lang sandten sie täglich zehn Minuten lang Strahlungsenergie zu meiner Brust. Und meine eigene Strahlungsenergie drang nach außen, um die ihre zu treffen. Die einzigen Nebenwirkungen waren Liebe, Frieden und das Wissen, daß die Krebszellen heranreiften, um sich in den normalen Kreislauf von Leben und Tod hineinzubewegen.«
Joy Craddick, Ärztin und Brustkrebsüberlebende

Strahlentherapie?

Um ein Lokalrezidiv zu verhindern, werden Frauen, die sich für eine brusterhaltende Operation entscheiden, und Frauen mit Diagnosen, die eine Operation rechtfertigen, dazu gedrängt, sich einer Nachbestrahlung zu unterziehen. Wird die Strahlentherapie im Anschluß an eine Lumpektomie durchgeführt, so scheint sie, besonders in den ersten Jahren nach der Operation, die Rückfallrate zu verringern. Doch Nachbestrahlungen verlängern nicht die Lebensdauer und bergen beträchtliche Risiken. Zu den akuten und chronischen Nebenwirkungen einer Strahlentherapie gehören Lymphödeme, Herzschäden und die Initiierung von Sekundärtumoren.

Bei Krebsnachsorgeuntersuchungen nach 43 Wochen lebten noch 92 Prozent der Frauen, die nachbestrahlt worden waren, sowie 91 Prozent derjenigen, die keiner Nachbestrahlung ausgesetzt wurden.
Zeitschrift des *National Cancer Institute*, Mai 1992

Jede Brustkrebsart reagiert individuell auf Bestrahlung. Am stärksten reagieren invasive intraduktale Karzinome (nicht duktale Karzinome in situ). Doch eine sorgfältige und weiträumige Exzision mit glatten Rändern verhindert Rezidive ebenso effektiv wie eine Strahlentherapie. Und die krebsabgewandte Lebensweise der Weisen Frauen bietet viele Möglichkeiten, krebsfrei zu bleiben und Rezidive zu verhindern, solltest du dich gegen eine Nachbestrahlung entscheiden.

Entscheidest du dich jedoch für eine Nachbestrahlung, wird die Therapie, die nur einmal durchgeführt werden kann, höchstwahrscheinlich sechs Wochen dauern. (Es gilt als schädlich, die gleiche Brust zweimal zu therapieren.) Eine Strahlentherapie kann die DNS schädigen und Hautverletzungen (Verbrennungen, Verfärbungen und dauerhafte Gewebsveränderungen), Übelkeit, Appetitlosigkeit, Haarausfall, Erschöpfung, Brustschmerzen und Lungenentzündung verursachen sowie Lunge, Herz und Rippen dauerhaft schädigen (sogenannte Spätschäden). Die Heilmittel der Weisen Frauen bieten sichere und effektive Möglichkeiten, diese Probleme zu verhindern und mit ihnen fertigzuwerden. Zögere also nicht: Lies das folgende, bevor du mit deiner Behandlung beginnst.

Wie befreie ich mich von Nebenwirkungen der Strahlentherapie?

Einzelheiten zu Zubereitung und Dosierung: siehe Materia Medica.

- Appetitlosigkeit: Trinke nährende Kräutertees, iß mit Freunden, iß häufig. Siehe auch die Seiten 251–252.
- Brustschmerzen: Veilchenblätterauszüge. Siehe die Seiten 255–256.
- DNS-Beschädigung (Krebsinitiierung): Trink schwarzen Tee. Iß vor jeder Behandlung carotinreiche Lebensmittel, iß anschließend Miso-Algensuppe. Siehe auch die Seiten 247–248.
- Erschöpfung: Schlaf, Bewegung, Lachen; Ginseng. Siehe Seiten 254–255.
- Haarausfall: Nesseln, Algen; Bewegung. Siehe die Seiten 252–253.
- Hautschäden: Äußerliche Anwendung von Aloe vera als Gel, Beinwellumschläge, Johanniskrautöl (selbst, wenn du kein Öl verwenden sollst). Siehe auch die Seiten 248–251.
- Herz: Knoblauch, Tinktur aus Weißdorn oder Herzgespann, dreimal täglich 30 Tropfen.
- Lunge: Beinwellauszug. Siehe Seite 257.
- Spätschäden: Während der Strahlentherapie kann das Brustgewebe lebensbedrohlich geschädigt werden. Solchermaßen beschädigtes Gewebe (Anhaltspunkte hierfür sind schon nach 15minütiger Behandlung sichtbar) entzündet sich, verdickt sich allmählich, bildet Narbengewebe und verursacht schwere Spätschäden, wenn Blutgefäße, Lunge und Herzgewebe betroffen sind. Wenn die Entzündung direkt nach der Behandlung mehrere Stunden lang gehemmt wird, können durch Strahlen hervorgerufene Spätschäden im Keim erstickt werden. Die Schulmedizin setzt auf entzündungshemmende Medikamente; Kräuterkundige nehmen Weide oder Teebeere. Mutterwurz und Kermesbeerenwurzeln sind die von mir favorisierten Entzündungshemmer. Sie sind krebshemmend und verhindern im Unterschied zu vielen Entzündungshemmern nicht die Heilung. Nimm eine Stunde vor und zwei Stunden nach der Behandlung dreimal 5 Tropfen Mutterwurz-Tinktur oder 1 Tropfen Schierlings-Tinktur pro Stunde.
- Übelkeit, Erbrechen: Ein Eßlöffel Naturjoghurt, Pastillen aus Roter Ulme (Seite 336), Rauchen getrockneter Cannabisblüten. Siehe auch die Seiten 265–267.

Beschädigung der DNS

Schritt 1: Sammle Informationen!
● Eine durch Strahlentherapie verursachte Beschädigung der DNS kann Karzinome initiieren, die sich erst 15 bis 20 Jahre nach der Behandlung manifestieren.

Schritt 2: Sammle Energie!
● Geh mit der Weisen Heilerin in dir auf Reisen (Seite 116), um deine Zellen wissen zu lassen, was geschieht. Frage sie, ob es einen Weg gibt, sie vor Schaden zu bewahren. (Eine Frau legte sich eine psychische Bleirüstung an, so daß die Röntgenstrahlen nur die Karzinome berühren konnten.)
● Höre *In the Heart Lies the Deathless*, eine Kassette von Stephen Levine.[213]

Schritt 3: Nähre und stärke dich!
★ Japanische ForscherInnen fanden heraus, daß eine carotinreiche Nahrung die Beschädigung der DNS bei Menschen, die Strahlen ausgesetzt wurden, erheblich reduzierte. Zusätze von beta-Carotin (oder Vitamin C oder E) zeigten diese Wirkung nicht. Einige OnkologInnen empfehlen, antioxidative Zusatzpräparate vor der Strahlentherapie abzusetzen. Doch du kannst unbesorgt jede Menge orangefarbene und dunkelgrüne Obst- und Gemüsesorten essen, um dich vor strahlungsinduzierten Karzinomen zu schützen. Siehe Carotin, Seite 79.
● Meerschweinchen, die mit Röntgenstrahlen bombardiert wurden, lebten unter Versuchsbedingungen viel länger, wenn sie gleichzeitig mit Brokkoli oder Kohl gefüttert wurden. Du bist zwar kein Meerschweinchen, doch das stört diese zur Kohlfamilie gehörenden Pflanzen nicht. Sie werden froh sein, auch deine Zellen vor den schädigenden Wirkungen der Strahlung schützen zu können.
★ Misosuppe ist das klassische Lebensmittel zur Vorbeugung von Strahlenschäden. Du bist doppelt so gut geschützt, wenn du der Suppe fünf Gramm getrocknete Algen beifügst. Wissenschaftliche Studien ergaben, daß Meeresalgen in der Lage sind, radioaktive Isotope im menschlichen Organismus zu neutralisieren. ForscherInnen der *McGill University* fanden heraus, daß radioaktives Strontium sich an das Algin in Braunalgen bindet, um Natriumalginat zu bilden – eine Verbindung, die leicht und problemlos ausgeschieden wird. In mehreren japanischen Untersuchungen zeigte gewöhnlicher schwarzer Tee die gleichen strahlungsneutralisierenden Wirkungen.

★ Die Wurzeln der Großen Klette entfernen radioaktive Isotope aus dem Körper. Nimm während der Strahlentherapie täglich 120 Gramm frische, gekochte Wurzeln oder bis zu einem halben Liter Tee aus frischen Wurzeln zu dir.

● Der Verzehr unbegrenzter Mengen Glänzenden Lackporlings verringert Strahlenschäden.

● Reichlich getrocknete Bohnen und Linsen während der gesamten Behandlung können die durch Strahlen verursachte DNS-Beschädigung rückgängig machen.

● Das leichte Anti-Bestrahlungs-Menü (Seite 343) ist eine gute Möglichkeit, aus allen sieben der oben genannten Nahrungsmittel (Möhren, Kohl, Meeresalgen, Miso, Große Klette, Glänzender Lackporling und Bohnen) eine köstliche und schützende Mahlzeit zuzubereiten.

● Selen schützt die DNS vor Strahlenschäden. Die besten Quellen sind Nesseln (2.200 mcg pro 100 g), Riementang (1.700 mcg/100 g), Große Klette (1.400 mcg/100 g), Echte Katzenminze (Nepeta cataria), Ginseng, Sibirischer Ginseng, Mariendistelsamen, Knoblauch, Tragant, grüner oder schwarzer Tee und Meeresfrüchte. Tinkturen enthalten keine Mineralstoffextrakte; verarbeite Kräuter lieber zu Essig, oder stelle Auszüge her. Siehe Seiten 328 und 330.

Hautschäden

Schritt 1: Sammle Informationen!

● Strahlen können äußerst schädigend für die Haut sein, deswegen benutzen wir Sonnenschutzmittel. Die Strahlen, mit denen Krebs behandelt wird, sind wesentlich intensiver als Sonnenstrahlen und können bewirken, daß deine Haut Hitze und Röte wie bei einem Sonnenbrand zeigt, vorzeitig altert, sich für immer mehr oder weniger verfärbt und rote, violette oder braune Flecken aufweist, daß sie anfällig wird für Gürtelrose, ihre Elastizität, glatte Beschaffenheit und Geschmeidigkeit verliert, und daß der Wundheilungsprozeß, auch nach einer Brustoperation, verlangsamt wird. Verfärbungen der Haut treten manchmal erst zwei Jahre nach der Strahlentherapie auf.

Schritt 2: Sammle Energie!

● Wähle ein Foto, eine Ikone, eine Pflanze oder irgend etwas, das dir viel bedeutet, als Fokus für die Menschen aus, die dir helfen wollen. Bitte sie, ihre Affirmationen, Wünsche, Gebete, Visualisierungen und heilende

Liebe in die Pflanze oder das Bild hineinzulegen, damit du immer dann Zugang zu ihnen hast, wenn du ihre Hilfe brauchst.

● Homöopathische Heilmittel werden vor und nach jeder Behandlung genommen.

Wenn du Härte, Weichheit, extreme Empfindlichkeit, ein Brennen, stechenden oder rasenden Schmerz oder Röte der Brüste vermeiden willst: Belladonna. Wenn du dich von den Strahlen überwältigt fühlst und Schutz brauchst: Plumbum (Blei).

Schritt 3: Nähre und stärke dich!
Nimm gleichzeitig äußerlich und innerlich anzuwendende Heilmittel.

Heilmittel – äußerlich anzuwenden:

● Die meisten ÄrztInnen empfehlen, die bestrahlten Bereiche nur mit Präparaten zu behandeln, die auf Wasser basieren. Unsere beste Verbündete in dieser Hinsicht wirkt auch hervorragend gegen Verbrennungen: Aloe vera. Verwende am besten das Gel der frischen Pflanze. Ich schneide mir ein Stück des fleischigen, leicht haarigen Blattes ab, schlitze die Haut auf und kratze das klare Gel heraus, das sich langsam auflöst, wenn es sanft auf der Haut verteilt wird. Aloe wirkt auch lindernd und heilend, wenn sie auf gereizte, nässende und verfärbte Haut aufgetragen wird.

★ Frauen, die ihre gesamte Brust vor und nach jeder Strahlentherapie leicht mit Johanniskrautöl einbalsamierten, waren vom Ergebnis begeistert: weiche, wie neu aussehende Haut. Dieses Öl ist mein einziger Sonnenschutz, und ich habe festgestellt, daß es nicht nur unmittelbar wirkt, sondern im Verlauf der Jahre immer mehr schützt. Ich vermute, daß es auch Strahlenspätschäden vorbeugt, indem es eine Entzündung der bestrahlten Blutgefäße verhindert.

● Aus Beinwell, Ringelblumen, Johanniskraut oder Schafgarbe gewonnene Kräuterölauszüge, verwendet in den Tagen oder Wochen vor Beginn der Strahlentherapie, stärken die Haut und machen sie resistenter gegen Beschädigungen.

★ Nach Abschluß der Therapie kannst du mehrmals am Tag Kräuterölauszüge oder Salben aus den Blüten von Johanniskraut, Ringelblume oder Löwenzahn auf die bestrahlten Bereiche auftragen, um die Geschmeidigkeit und Weichheit der Haut zu fördern und Verfärbungen und Narbenbildung zu verringern. Viele Frauen berichteten, der regelmäßige Gebrauch dieser Öle verhindere, daß ihre bestrahlte Haut trocken, spröde und hart wurde, und dadurch sei es viel leichter gewesen, eine weitere (therapeutische oder kosmetische) Brustoperation zu überstehen.

★ Johanniskrautöl wirkt hervorragend bei Gürtelrose. Das Öl wird so oft wie möglich äußerlich aufgetragen, zusätzlich werden alle paar Stunden 25 bis 40 Tropfen Tinktur in etwas Wasser eingenommen, bis der Schmerz verschwunden ist. Die meisten unter Gürtelrose Leidenden setzen die Behandlung noch eine Woche, einige auch mehrere Wochen lang fort, behandeln sich dann jedoch nicht häufiger als dreimal am Tag.

● »Beuge dich in der Dusche vornüber, und streichle deine Brusthaut«, so lautet der Rat einer Strahlenveteranin. »Sie bleibt elastischer und wird die Bestrahlung weniger gestreßt überstehen.«

Heilmittel – innerlich anzuwenden:

★ Die Blätter des Gemeinen Beinwell helfen dir, die Haut von innen her zu heilen, sie schützen die Lungen und stehen im Ruf, Rezidiven vorzubeugen. Solltest du dich für eine Strahlentherapie entscheiden, trinke sechs Wochen lang täglich ein bis zwei Tassen eines Auszugs aus diesem wunderbaren grünen Verbündeten.

★ Auszüge aus den Samen der Großen Klette (ein Teelöffel Samen wird 30 Minuten lang in einer Tasse mit kochendem Wasser eingeweicht), wovon du im Verlauf des Tages immer wieder ein Schlückchen nimmst, helfen, Hautschäden aufgrund schwerer Verbrennungen vorzubeugen. Auch schützen die Auszüge Lunge und DNS vor Strahlenschäden.

● Selen fördert die Elastizität des Gewebes, hilft Beschädigungen der Hautoberfläche vorzubeugen und vermindert das Rückfallrisiko: Achte darauf, daß deine Nahrung selenhaltig ist: Iß täglich 15 Gramm Riementang oder 60 Gramm frische Wurzeln der Großen Klette oder einen Becher Bio-Joghurt. (Weitere Nahrungsquellen, siehe Seite 86.)

Schritt 4: Stimulieren/Sedieren

● Während der Strahlentherapie und auch danach kann es schwierig sein, frisch zu duften, da die Achselhaut wahrscheinlich sehr empfindlich auf Deodorants und parfümierte Seifen reagiert. Was kannst du statt dessen verwenden? Gib 5 Tropfen ätherisches Lavendelöl und/oder Römische Kamille in eine Tasse Wasser. Fülle das Ganze in eine Sprühflasche, sprühe ein wenig davon unter die Arme, und verwische es. Du kannst aber auch Hamamelis (aus der Apotheke) auf einen Waschlappen geben und deine Achseln damit waschen. Es fühlt sich gut an, vermindert das Schwitzen und tötet unangenehm riechende Bakterien ab.

● Während der Behandlung solltest du deine Kleidung sorgfältig auswählen. Sicher wirst du dich am wohlsten fühlen, wenn du auf deinen BH verzichtest. Weite Hemdblusen aus Naturfasern sind ideal. Leiste dir eine

Hemdbluse aus Seide oder feiner Baumwolle odr einen weichen Kaschmirpullover; laß sie über deine Haut gleiten und dir helfen, vor Gesundheit/Ganzheitlichkeit/Heiligkeit zu glühen.

● Deine Haut bleibt am gesündesten, wenn du während der Strahlentherapie und sechs Monate danach folgende Dinge vermeidest: Sonne auf deiner angegriffenen Haut, das Eintauchen in gechlortes Wasser wie etwa in einem Schwimmbad (verwende zum Duschen einen Filter, wenn dein Wasser gechlort ist), enge oder scheuernde Kleidung, ätzende Hautreiniger, tönende oder deckende Cremes, Kosmetika, rauhe oder schwere Halsketten. Massagen sind gut, dürfen die Haut jedoch keinesfalls aufschürfen.

Appetitlosigkeit

Schritt 3: Nähre und stärke dich!

★ Es ist wichtig, daß du dich während der Strahlentherapie gut ernährst; dein Bedarf an Protein und Mineralstoffen, vor allem an Kalium und Zink, ist in dieser Zeit erhöht. Bereite einen wirklich großen Topf Immun-à-go-go-Suppe (Rezept Seite 344) zu, und friere sie in kleinen Behältern ein, damit du jederzeit eine leichte, nahrhafte, heilende kleine Mahlzeit zur Hand hast.

★ Proteinhaltige, mineralstoffreiche und nährende Kräuterauszüge aus Beinwellblättern, Nesseln, Veilchen oder Wiesenklee kannst du einfrieren und dir dann kleine Stücke davon abbrechen und langsam lutschen, das hilft gegen Übelkeit. Du kannst sie auch aufwärmen und mit Honig trinken. Einige meinen, ein Quentchen Minze darin beruhige den Magen sogar noch mehr, andere meinen, dies verstimme den Magen erst recht.

★ Ich esse Joghurt (bitte immer nur Bio-Joghurt), um mich zu nähren, wenn ich keinen Appetit habe. Nimm Naturjoghurt oder bereite dir halbgefrorenen Fruchtjoghurt zu: Vermenge eine Tasse Joghurt, eine Tasse tiefgekühltes Obst (Pfirsiche, Aprikosen, Erdbeeren, Himbeeren oder entsteinte Kirschen) in einer Küchenmaschine, und schmecke die Mischung mit Ahornsirup oder einem Süßungsmittel deiner Wahl ab.

★ Um mich gut zu ernähren, wenn ich nicht essen kann, löse ich süße, beruhigende Pastillen – für die Zeit nach der Operation mit oder ohne Ingwer, doch auf jeden Fall mit dem stärksten und dunkelsten Honig, den ich bekommen kann, zubereitet – langsam eine nach der anderen im Mund auf. Davon kannst du nie zuviel nehmen. Rezept Seite 336.

● Verwöhne dich mit Apfelmus, Haferbrei, Bananenbrei, Kartoffelbrei, Mandelbutter und Grahamcrackern, um gegen das Übelkeitsgefühl anzugehen und zusätzliche Nährstoffe zu dir zu nehmen. Bei großer Übelkeit solltest du keine ganzen Mahlzeiten, sondern mehrmals pro Stunde kleine Häppchen und Schlückchen zu dir nehmen.

● Ja, iß Schokolade, in Maßen und von der besten Qualität, die du dir leisten kannst. Schokolade ist eine meiner liebsten Eisenquellen. Und bestimmte Fette in Schokolade schützen vor Brustkrebs. Der Zucker stellt kein größeres Problem dar als der in Obst enthaltene. (Jeder Zucker, gleichgültig woher, führt für einige Stunden zu einer leichten Immunsuppression.)

★ Hopfen (Humulus lupulus) als Tee, Auszug oder in Malzbier aus organischem Anbau, ist ein klassisches Heilmittel für alle, die keinen Appetit haben. Malzbier ist auch ein altbewährtes Schlafmittel, trink es also nicht zum Frühstück. Seine Verwandte, Marihuana, ist hingegen eine berüchtigte Appetitverbesserin.

Haar und Kopfhaut

Schritt 1: Sammle Informationen!
★ Das Kronen-Chakra[214] (Stirn bis kurz unterhalb des Scheitels) ist mit Haar und Kopfhaut verbunden und wird durch Strahlen- und Chemotherapie angegriffen. Wenn du es so weit wie möglich öffnest, kann die intensive Strahlungsenergie hindurchfließen, ohne deine Kopfhaut zu beschädigen. (Verschließe das Kronenchakra jedoch fest, um während der Chemotherapie Haar, Kopfhaut und Lebenskraft zu schützen.)

Schritt 2: Sammle Energie!
● Gehe vor, während oder nach der Strahlentherapie in dich, und beginne, gleichmäßig zu atmen und deine Aufmerksamkeit auf dein Kronen-Chakra zu richten. Stell dir eine Lotusblüte mit tausend Blütenblättern vor, die sich oben auf deinem Kopf öffnen. Laß die Strahlungsenergie beim Einatmen in dich hineinfließen. Laß sie beim Ausatmen aus deinem Kopf hinaus- und der Sonne entgegenfließen.
● Reiki-Energie, auf die Kopfhaut konzentriert, kann durch Strahlen- oder Chemotherapie verursachten Haarausfall verhindern oder verlangsamen, ohne den Krebszellen zu helfen.

Schritt 3: Nähre und stärke dich!
● Nesselauszüge (bis zu einem Liter pro Tag) können Wunder an Haar und Kopfhaut bewirken. Ich trinke meine mit gestoßenem Eis. Auch warm schmecken sie gut, gewürzt mit Tamari oder Miso. Du kannst den

Nesselauszug auch äußerlich anwenden: Gieße ihn direkt über deinen Kopf, und laß die Nässe einziehen.

● Öl aus den Samen der Großen Klette ist in Rußland sehr beliebt, um die Kopfhaut zu nähren, Haarausfall vorzubeugen und das erneute Wachstum gesunden Haars zu fördern. Reibe reichlich Öl in deine Kopfhaut ein, bedecke Kopf und Haar fest mit einem Handtuch, und wasche das Öl nach etwa einer Stunde wieder aus.

● Alle Meeresalgen sind dafür bekannt, die Haarwurzeln zu nähren. Meine BesucherInnen bemerken oft, welch glänzendes Fell meine Tiere (und ich) haben. »Meeresalgen«, sage ich dann nur. Und welch glücklicher Zufall – Meeresalgen entfernen radioaktive Isotope aus dem Körper. Ich spreche allerdings nicht von einer gelegentlichen Prise Riementangpulver, sondern von einer halben Tasse Meeresalgen als Gemüse oder mit Reis, Bohnen oder Suppe gekocht, und das während der Strahlentherapie mindestens jeden zweiten Tag.

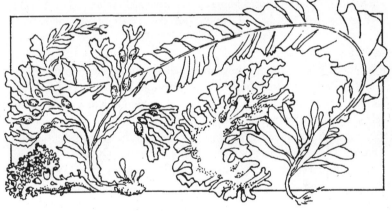

Schritt 4: Stimulieren/Sedieren

● Ein Eisbeutel-»Hut«, der den Blutfluß zur Kopfhaut verlangsamt, kann den Haarbalg vor (besonders durch Chemotherapie verursachtem) Schaden schützen. In einigen Krankenhäusern wird er angeboten – du kannst aber auch deinen eigenen mitbringen. (Einige OnkologInnen behaupten, dadurch würde das Einnisten metastasierter Krebszellen in der Kopfhaut begünstigt.)

● Eine kräftige Massage mit Kräuterölauszügen, etwa aus den Samen der Großen Klette oder aus Löwenzahnblüten, ist angenehm für die Kopfhaut, regt die Durchblutung an und bringt dich dem Tag näher, an dem du wieder Haare haben wirst.

Müdigkeit

Schritt 0: Tue nichts!
- Schlafe.
- Sei verantwortungslos.
- Sei einfach nur. In der Natur, wenn möglich.
- Nimm dir für alles mehr Zeit.

Schritt 1: Sammle Informationen!
- Strahlen, Narkose, Chemotherapie und Erbrechen machen – zusammen oder einzeln – müde. Wenn du müde bist, ist das normal.
- Wenn ich nicht so viel Energie habe, wie ich es gewohnt bin, oder nicht so viel, wie ich möchte oder wie ich meine, haben zu müssen, halte ich inne ... und schenke mir selbst Aufmerksamkeit. Ich halte inne ... und frage mich selbst, wie diese Energie verbraucht wird. Die GroßMütter sind sich sicher, daß Strahlen- und Chemotherapie deine aktive Teilnahme und deinen vollen Energieeinsatz fordern – Grund genug, dich erschöpft zu fühlen.

Schritt 2: Binde Energie an dich!
★ Halte deinen Körper in Bewegung, selbst wenn du dich müde fühlst. Leichte Übungen regen die Blutzirkulation an und geben dir Energie: bewege dich zur Musik, schlendere einmal um den Block, wage sehr vorsichtig ein wenig Stretching oder Tai Chi.
★ Wenn du dich zu müde für irgend etwas fühlst: Lache! Lies witzige Comics. Schau dir schöne, alberne Filme auf Video an. Tu etwas Dummes. Lachen ist gesund, und du trittst in die legendären Fußstapfen von Norman Cousins, der sich aus zwei unheilbaren Krankheiten buchstäblich herauslachte.

Schritt 3: Nähre und stärke dich!
★ Tragant gibt dir mehr Energie, schützt die Nebennieren, verbessert die Funktionsfähigkeit des Knochenmarks und vermehrt die Interferone. Siehe Materia Medica.
★ Sibirischer Ginseng steigert die Energie, gibt dir Ausdauer, schützt vor Streß, stärkt das Immunsystem und verbessert dein Wohlbefinden. Siehe Materia Medica.
★ Ginseng ist ein weiteres energetisches Kraut, das dich vor den Nebenwirkungen der Strahlen schützt. (Siehe Seite 119.)
- Um permanent zuverlässige Energie zu tanken, nehme ich täglich Nesselauszüge, Essig aus Löwenzahnwurzeln oder eine Tinktur aus Ampferwurzeln zu mir.

Schritt 4: Stimulieren/Sedieren
- Weizengras, Gerstengras, Minzetees und frischer Möhrensaft sind stimulierende, schnellwirkende Verbündete zur Steigerung deiner Energie. Gleichzeitig helfen sie, Rezidiven vorzubeugen.

Brustschmerzen

Schritt 1: Sammle Informationen!
- Strahlentherapien können die Rippen schwächen, bewirken vielleicht, daß sie schmerzen, sich wund anfühlen oder pochen, wenn sie berührt werden. RadiologInnen haben mir gesagt, Brustschmerzen infolge einer Strahlenbehandlung seien unvermeidbar und hielten jahrelang, manchmal für immer an. Viele Frauen berichteten mir, wie unerwartet schmerzhaft die Behandlung selbst gewesen sei. Manche verspürten eine beinahe unerträgliche Hitze, andere hatten das Gefühl, zu zerspringen oder zu explodieren.
- Frauen, die schon vorher Thoraxprobleme bzw. Atembeschwerden (wie zum Beispiel Herzkrankheiten, Asthma oder Allergien) hatten, scheinen stärker von Brustschmerzen nach der Strahlentherapie betroffen zu sein.

Schritt 2: Sammle Energie!
★ Homöopathisches Hypericum ist ein spezielles Heilmittel gegen Wundschmerz aufgrund einer Verbrennung, bei der die Nervenenden in Mitleidenschaft gezogen werden (dies passiert auch bei der Strahlenverbrennung).

★ Wenn du die Strahlungsenergie in die Welt hinaussenden kannst, trägst du dazu bei, daß sie nicht länger Schmerz in deiner Brust verursacht. Stell dir einen Schlauch vor, der diamantenhelle, heilende Energie aus deinen Schultern heraussspritzt. Fühle die Energie wie einen Wind des Friedens durch deine Brüste wehen. Erfahre sie als liebevolle, von deinen Fingerspitzen ausgehende Leuchtsignale. Spüre ihre leidenschaftliche Intensität, und laß sie gehen. Laß sie Helligkeit und Wärme all jenen bringen, die ihrer bedürfen. Mach dir deine eigenen Bilder. Sorge dafür, daß die Energie fließt. Atme sie aus.

- Der Krebschirurg und Medienliebling Bernie Siegel weist darauf hin, daß wir uns selbst schaden, wenn wir uns für eine Therapie entscheiden, die wir bewußt oder unbewußt für tödlich halten. In diesem Zusammenhang berichtet er von zwei Beispielsfällen: die eine Frau betrachtete die ihr verordnete Nachbestrahlung als Todesstrahl und wurde aufgrund der Behandlung sehr krank, die andere Frau betrachtete die Strahlung als heilenden Strahl. Bei ihr traten praktisch keine Nebenwirkungen auf.

Schritt 3: Nähre und stärke dich!

● Strahlentherapien werden als »seelenlos« charakterisiert. Sie werden sicherlich in einer kalten, sterilen, herzlosen, häufig in einer isolierten wie isolierenden Umgebung durchgeführt. Das allein reicht, um Brustschmerzen zu bekommen. Wie kannst du dein Herz während solcher Therapien nähren? Wie kannst du die Seele dieser Energie berühren? Gibt es eine bestimmte Krankenschwester, medizinisch-technische Assistentin oder Ärztin, die mit dir fühlt und für dich da ist?

★ Beruhigende und zugleich nährende Auszüge aus Haferstroh oder Blättern des Gemeinen Beinwell (von einem der beiden bis zu einem Liter täglich) helfen dir, den durch beschädigte, überhitzte Nerven verursachten Schmerz zu lindern, und tragen gleichzeitig zur Regeneration von Knochen, Lungen und Muskeln bei.

★ Ein Veilchenblätterauszug (die Flüssigkeit in deinem Magen, die Blätter auf deinem Brustkorb) führt nach einer Strahlenbehandlung zur raschen Linderung pochender Schmerzen.

● Fördere neues Knochenwachstum in den Rippen während und nach der Strahlentherapie durch eine mineralstoffreiche Ernährung (gib Meerrettich zu deinen Aufgüssen hinzu) und Bewegung: Yoga, Qi Gong oder Tai Chi.

★ Ich schwöre auf Johanniskraut-Tinktur – 25 Tropfen, so oft, wie du es brauchst, um durch Verbrennungen hervorgerufene Schmerzen wie auch Kopfschmerzen und Muskelschmerzen zu lindern. Und ich bin froh, daß sie – im Gegensatz zu immunschwächenden pharmazeutischen Schmerzmitteln – dazu beiträgt, mein Immunsystem intakt zu halten.

★ Umarmungen empfehle nicht nur ich allen Frauen mit Brustschmerzen – sanft, bitte.

Schritt 4: Stimulieren/Sedieren

★ Juzentaihoto, ein altes Kräuterrezept aus Japan, beschleunigt die Genesung von Strahlenschäden, es lindert den Schmerz, verbessert die Immunantwort und stimuliert die Lymphozytenbildung in der Milz.[215] Rezept Seite 335.

Lungenentzündung

Schritt 2: Binde Energie an dich!

★ Lungenentzündungen hängen mit Trauer zusammen. Ist alles so schnell geschehen, daß du nicht genug Zeit und Raum hattest zu trauern? Wenn du deiner Traurigkeit Ausdruck verleihst, die Bewegungen deines Verlustes nachvollziehst, die Symbole für deine Trauer findest und Bilder deines Kampfes erschaffst, spendest du deinen Lungen und deinem Immunsystem Energie.

Schritt 3: Nähre und stärke dich!

★ Auszüge aus Königskerze (Verbascum thapsiforme) oder Blättern des Gemeinen Beinwell sind grüne Verbündete, die die Lungen schützen und stärken. Die übliche Dosis beträgt bis zu einem Liter pro Tag von einem der beiden. Du kannst den Auszug mit Honig süßen oder mit Milch abmildern, wenn du magst.

★ Carotine in Orangen und dunklem Gemüse schützen das Lungengewebe vor Infektionen, heilen Lungenschäden und beugen der Bildung strahlungsinduzierter Tumore vor.

Schritt 4: Stimulieren/Sedieren

★ Tinktur aus den Wurzeln des Echten Alant ist eine unerschütterliche Verbündete, um eine Lungeninfektion, einschließlich Viruspneumonie und bakterieller Pneumonie, zum Rückgang zu bringen. Die Dosis beträgt 15 bis 30 Tropfen, und zwar bis zu achtmal täglich; zusätzlich können 75 bis 150 Tropfen Echinacea oder Usnea genommen werden. Wenn du für Lungeninfektionen anfällig bist, kannst du während der Behandlung mit täglich 25 bis 50 Tropfen Echinacea oder Usnea-Tinktur plus einem Tropfen Kermesbeeren-Tinktur deine Widerstandskräfte stärken.

Der vergiftete Apfel

»Wer bietet dir Giftstoff als Heilmittel für deine Krankheit an? Sagen sie dir, du sollst Gift nehmen, um dein Leben zu erhalten, EnkelTochter? Vertraust du ihnen? Vertraust du ihren Giftstoffen?

Diese Gifte sollen in der Lage sein, all deine wie rasend wachsenden Zellen aufzuspüren und zu töten. Werden sie deine Schnelligkeit töten? Werden sie deinen Rhythmus stören? Werden sie deine Einzigartigkeit und deine Wildheit angreifen? Ja, EnkelTochter, diese Gifte werden das tun – es sei denn, du lenkst sie mit deiner Sicherheit und Kraft.

Zu diesem Spiel, in dem vergiftet wird, um Gesundheit zu erzeugen, gehört schon ein wenig Geschick und viel Glück. Wieviel wettest du darauf, daß dein Körper den Schaden wiedergutmachen kann, den diese Gifte ihm zufügen? Daß dein Immunsystem mit den durch die Gifte mutierten Zellen fertigwerden kann? Wieviel wettest du darauf, daß der neue Giftmix, die neue Stärke, die neue Kombination besser arbeiten wird, als die alte es tat?

Du hast gehört von jenen, die Gift nehmen können und trotzdem unversehrt bleiben. Das stimmt. Auch du kannst das, wenn du willst. Wie? Nähre deine Tiefe mit süßen und mit bitteren Wurzeln. Lade deine Kraft ein, greife nach der Nessel. Sammle deine Kräfte, übernimm die Verantwortung, sei die Herrin der Mächte des Todes, die du in deinen Blutkreislauf einlädst. Erwarte ihren Eintritt nicht passiv.

Und laß uns dir helfen. Wir werden für dich die alten Lieder singen. Balladen vom Leben, Lieder von der Leber, die wirbelnden, sich windenden Gesänge des Lebens. Einige sind süß wie Bonbons, andere bitter wie die Gifte, über die du nachdenkst. Wenn du sie wählst, EnkelTochter, dann ist es an dir, dein Leben zu bejahen, ein Lied des Lebens zu singen. Dein Gesang wird dir helfen, wenn du diesen Pfad beschreitest. Dein Lied wird dir helfen, im geistigen Zentrum deines Wesens zu stehen, wenn du in den vergifteten Apfel beißt. Durch den ganzen Sturm, der dann in dir toben wird, werden wir mit dir singen, EnkelTochter, und zusammen werden wir tun, was getan werden muß.«

Chemotherapie?

Adjuvante Chemotherapie wird eingesetzt, um Krebszellen zu töten, die den Primärtumor verlassen haben (Metastasen). Doch Chemotherapie zerstört *alle* sich rapide vermehrenden Zellen, nicht nur Krebszellen. Der Einsatz von Chemotherapeutika zur spezifischen Hemmung von Tumorzellen im Organismus tötet Zellen in Darm, Mund, Knochenmark, Fortpflanzungssystem, Immunsystem und in der Kopfhaut (und manchmal im Herz sowie der Leber) und erzeugt damit akute wie langfristige Probleme. Wenn dein Krebs nicht metastasiert hat, wird Chemotherapie dir eher schaden als nutzen.

Der Nutzen der Chemotherapie ist fragwürdig.[216] Bevor du dich für diese Therapie entscheidest, solltest du dich gut informieren: Geh in die medizinische Abteilung einer Universitätsbibliothek oder in die Bibliothek eines großen Krankenhauses. Um eine wirklich fundierte Entscheidung zu treffen, sieh dir die Bücher von Ralph Moss und dem Heilpraktiker Steve Austin an.[217]

Austin schreibt, daß die meisten Brustkrebspatientinnen nicht sterben, weil sie eine adjuvante Chemotherapie abgelehnt haben (deren lebensbedrohliche Nebenwirkungen sie jedoch vermeiden), daß aber 75 Prozent der Frauen, die – statistisch gesehen – *ohne* Chemotherapie sterben würden, »planmäßig« sterben, gleichgültig, welche Therapie sie wählen. Seine Forschungen zeigen, daß für alle Arten und Stadien von Brustkrebs gilt: Chemotherapie nützt nur 25 Prozent derjenigen Frauen (nicht 25 Prozent der Gesamtheit), die ohne sie gestorben wären. Alle anderen ziehen keinen Nutzen aus ihr.

Derzeit wird der Einsatz von Chemotherapie bei prämenopausalen Frauen gewöhnlich von einem Lymphknotenbefall abhängig gemacht. (Auf die Lebensdauer von Frauen nach der Menopause hat Chemotherapie sehr wenig Einfluß und wird ihnen deshalb selten empfohlen.) Werden Krebszellen in den axillären Lymphknoten gefunden, wird eine Chemotherapie nahegelegt. Doch das geht an den vielen (über 30 Prozent) prämenopausalen Frauen mit karzinomfreien Lymphknoten vorbei, bei denen jedoch später Metastasen gefunden werden. Die Schulmedizin löst dieses Problem, indem sie alle prämenopausalen Frauen, unabhängig vom Zustand ihrer Knoten, zur Chemotherapie drängt. Sehr wichtig: Wie auch immer du dich vor deiner Brustoperation entscheidest, ob für oder gegen eine Chemotherapie: behalte deine Lymphknoten![218]

Einem Bericht des Bundesrechnungshofes der USA von 1989 zufolge erhöht sich die Lebenserwartung prämenopausaler Frauen, die eine Chemotherapie als Behandlung für Brustkrebsarten im Stadium II (oder einem früheren Stadium) wählen, im Vergleich zu denjenigen, die sich dagegen entschieden, nicht.[219] Auch die Überlebenschancen prämenopausaler Frauen mit Lymphknotenbefall verbesserte Chemotherapie nicht.[220]

Die meisten Horrorgeschichten, die du über Chemotherapien hörst, sind wahrscheinlich Beschreibungen von Versuchen, in letzter Minute das Wachstum multipler Metastasen zu verlangsamen. Deine Ersterfahrung mit Chemotherapie kann, muß aber nicht, wesentlich harmloser sein. »Die gesamte Auskleidung ihres Darms, von einem Ende zum anderen, wurde ausgestoßen. Sie erbrach Gewebsschichten. Die Ärzte sagten, es sei das Schlimmste, das sie je gesehen hätten, doch es sei immer noch normal«, berichtet Robert Distal vom *Dana-Farber-Krebsinstitut*. Seine Frau, Betsy Lehman, starb 1995 an der Chemotherapie, mit der ihr Brustkrebs im Frühstadium behandelt wurde.

»Die meisten KrebspatientInnen in diesem Land sterben an der Chemotherapie. Eine Chemotherapie eliminiert weder Brust- noch Darm-, noch Lungenkrebs. Seit über einem Jahrzehnt ist die Tatsache belegt, daß Frauen, die Brustkrebs haben, mit Chemotherapie wahrscheinlich schneller sterben als ohne.«
Alan Levin, *San Francisco Medical School, University of California*

Obwohl die Weisen Frauen viele Wege kennen, um den Nebenwirkungen der Chemotherapie vorzubeugen oder von ihnen zu befreien, birgt diese Therapie dennoch enorme Risiken. So entwickelten bei einem Versuch, Brustkrebs im fortgeschrittenen Stadium mit Prednimustin, Methotrexat, 5-Flu, Mitoxantron und Tamoxifen zu behandeln, 13 Prozent der Frauen Leukämie.[221] Und nach John Laszlo, dem Vizepräsidenten für Forschung der *American Cancer Society*, ist die Rückfallquote bei Frauen, die eine Strahlen- oder Chemotherapie durchliefen, 25mal höher. Eine Liste der möglichen Nebenwirkungen bestimmter Chemotherapien findet sich in *The Breast Cancer Handbook*.[222]

Lohnt sich das Risiko einer Chemotherapie? Nur du kannst das entscheiden. Schau dir die Statistiken in Ruhe an, doch da so wenigen Frauen durch eine Chemotherapie geholfen wird, solltest du die letzte Entscheidung deinen Wertmaßstäben und deiner Intuition überlassen. Wenn du dich tatsächlich für eine Chemotherapie entscheidest, dann studiere bitte erst den Rest dieses Kapitels, bevor du mit der Behandlung beginnst.

Wie befreie ich mich von Nebenwirkungen der Chemotherapie?

Nebenwirkungen werden häufig – doch nicht ausschließlich – im Zusammenhang mit den in den Klammern genannten Medikamenten festgestellt. Siehe Materia Medica, bevor du eines der Kräuter verwendest. Zur Befreiung von an dieser Stelle nicht erwähnten Nebenwirkungen siehe die Tabelle auf Seite 277. Beachte: 5-Flu = 5-FU; Adria = Adriamycin; Cytoxan = Cyclophosphamid; Methtrx = Methotrexat

- Blase, Nierenstreß (Adria, Cisplatin, Cytoxan, Methtrx, Mitomycin): Rote Ulme; Nesselauszug; zehn Tage lang zwei Tassen Auszug oder 30 bis 90 Tropfen Bärentraube (Arctostaphylos uva ursi).
- Reduzierte Blutgerinnungszeit: Nesselauszüge.
- Depression (Vincrinstin, Vinblastin): Tinktur aus Tüpfeljohanniskraut.
- Fieber (Adria, Methtrx, Mitomycin, Thiotepa): Tinktur aus Schafgarbe oder Holunder (Sambucus), 25 Tropfen. Fieber fördert Remission.
- Gedächtnisverlust: Tinktur aus Gingkoblättern, dreimal täglich 25 Tropfen.
- Harnverhaltung: Große Klette, Löwenzahn oder Nessel.
- Hautverfärbungen (Adria, Cytoxan und 5-Flu): Kräuterölauszüge, zum Beispiel Gemeiner Beinwell, Wegerich, siehe Seiten 95–102.
- Herzschaden (Adria): Beuge vor mit Algen, Knoblauch, Haferstroh, Ölen, die reich sind an Vitamin E, und Tinktur aus Echtem Herzgespann oder Weißdorn, dreimal täglich 30 Tropfen.
- Hörverlust (Cisplatin, Vincristin, Vinblastin): Haferstrohauszüge.
- Kopfschmerzen (Methtrx, Vinblastin): 5 Tropfen Helmkraut plus 25 Tropfen Johanniskraut-Tinktur, bei Bedarf alle 15 Minuten.
- Künstlich erzeugte Tumore (Cytoxan, Melphalan): Selen beugt vor.
- Leberstörung (Adria, Methrx): Mariendistelsamen-Tinktur.
- Lungenprobleme, Lungenentzündung (Cytoxan, Melphalan): Beifuß, Beinwell, Echter Alant. Siehe Seite 257.
- Menstruationsblutungen: 15 bis 25 Tropfen Hamamelis-, Wiesenfrauenmantel- oder Hirtentäschel-Tinktur, bei Bedarf sogar stündlich.
- Nervenschädigung, Nervenschmerzen, Verlust der Reflexe, Hörverlust (Cisplatin, Vincristin, Vinblastin): Haferstrohauszüge.
- Schädigung des Immunsystems: Beuge vor mit Tragant.
- Schmerzende Gelenke, Polyarthritis: Tinktur aus Tüpfeljohanniskraut oder Kermesbeerenwurzel; oder eine getrocknete Kermesbeere, unzerkaut.
- Sonnenempfindlichkeit (Methtrx): Ölauszüge aus Kreosotbusch oder Tüpfeljohanniskraut. Chemotherapie kann Strahlenverbrennungen reaktivieren.
- Übelkeit, Appetitlosigkeit, Verdauungsbeschwerden: Siehe Seite 265.

Ich habe mich für eine Chemotherapie entschieden

● Nutze die Zeit – manchmal sind es bis zu vier Wochen – zwischen der Operation und dem Beginn der Chemotherapie, um deine Leber zu kräftigen (siehe unten) und dein Immunsystem zu stärken (siehe das Kapitel: Ein starkes Immunsystem).

● Wenn du deine tägliche Nahrung vor und nach der Behandlung durch Nesseln ergänzt, kannst du vielen üblichen und gefährlichen Nebenwirkungen der Chemotherapie vorbeugen: Leberschaden, kollabierende Blutgefäße, Anämie, irreguläre Blutungen in der Menopause, Müdigkeit, Haarausfall, Dämpfung der Libido, Harnverhaltung und Nierenschaden.

★ Die Antioxidanzien Selen, Vitamin E und C, Carotin und Glutathion helfen nicht nur, chemisch induzierte Tumore zu hemmen, sondern schützen auch Herz, Leber und Blut, halten die Venen beisammen und erhöhen die Wirksamkeit vieler konventioneller Krebsmedikamente. Carotin und Vitamin E regen die Phagozyten und Lymphozyten dazu an, mehr krebstötende Zytokine abzusondern, und bringen die Krebszellen tatsächlich dazu, ihren eigenen Tod zu programmieren.[223] Nahrungsquellen für diese Nährstoffe werden erörtert im Kapitel: Kann ich Krebs mit dem Einkaufskorb verhindern?

So schütze ich meine Leber

● Die wichtigste Unterstützung, die die Kräutermedizin dir geben kann, wenn du dich für eine Chemotherapie entschieden hast, ist, dir die Möglichkeit zur Stabilisierung deiner Leberfunktion zu bieten. Die Einnahme von zwei bis dreimal täglich 20 Tropfen Tinktur aus Löwenzahn, Ampfer oder den Wurzeln der Großen Klette erfüllt diese Funktion, meine bevorzugte Leberverbündete ist jedoch die Mariendistel.

★ Die Mariendistel ist berühmt für ihre Leberschutzfunktion. Auch auf die Lebergefäße wirkt sie regenerativ. In Europa wird sie angewandt bei Leberzirrhose, Hepatitis und akuter gelber Leberatrophie. Blutuntersuchungen und Leberwerte von Frauen, die während der gesamten Chemotherapie Mariendistel nahmen, zeigen im Unterschied zu typischen Leberwertkurven, in denen die Linien stark abfallen, eine starke Leberfunktion und ausreichend weiße Blutkörperchen.

Am besten nimmst du 30 Tropfen Mariendistel (oder Silymarin-Extrakt) direkt vor oder höchstens 15 Minuten nach der Chemotherapiedosis. Der Wirkstoffkomplex Silymarin (ein Gemisch von drei Flavonolignanen) schützt die Leber zum Teil dadurch, daß Rezeptoren besetzt werden, so daß Lebertoxine (leberschädigende Substanzen) sich nirgendwo festsetzen können.

Mariendistel regt auch den Appetit an, lindert Verdauungsstörungen und beruhigt Mund- und Zungengewebe ohne Nebenwirkungen. Sie kann über Jahre hinweg ohne jede Nebenwirkung genommen werden.

● Gingko-(Gingko biloba-)Tinktur – bis zu 100 Tropfen täglich – hat sich klinisch als extrem wirkungsvoller Leberschutz, als gut verträglich während einer Chemotherapie und als ausgezeichnetes Antioxidans erwiesen, das Schutz gegen Chemotherapeutikaschäden bietet.

● Schisandra (Schisandra chinensis): Täglich 90 bis 100 Tropfen Tinktur oder bis zu 15 Gramm frisch zerdrückte Beeren haben sich klinisch als guter Schutz gegen Leberschaden und Lebernekrose aufgrund von Hepatoxinen erwiesen. Schisandra regeneriert verletztes Gewebe im Darm, fördert die Sekretion der Gallenflüssigkeit, beugt Geschwüren vor, bringt gesunden Schlaf und steigert somit beträchtlich die Energie.

Knochenmark, Immunsystem und weiße Blutkörperchen

Eine besonders problematische Nebenwirkung vieler Chemotherapeutika (zum Beispiel Adriamycin, Cisplatin, 5-Flu, Melphalan, Mitomycin, Methotrexat, Taxol, Thiotepa, Vinblastin und Vincristin) ist die Schwächung des Immunsystems und des Knochenmarks. Dies läßt die Produktion der weißen Blutkörperchen ins Stocken geraten und die Resistenz gegen Infektionen nachlassen. (Kleinere Infektionen können sehr schnell zu ernsthaften werden.)

Schritt 2: Sammle Energie!

● Nachdem ihnen eine mit Saccharin angereicherte Dosis Cytoxan verabreicht worden war, zeigten Versuchstiere eine Immunsuppression, wann immer sie Saccharin schmeckten. Untersuchungen mit Menschen zeigen, daß die gleiche konditionierte Reaktion (Immunsuppression) sowohl durch Gerüche/Düfte als auch Geschmacksrichtungen ausgelöst werden kann, die mit der Chemotherapie in Verbindung gebracht werden. Leider können auch Nahrungsmittel, die du kurz vor der Chemotherapie zu dir nimmst, einen Brechreiz auslösen.

Um dem entgegenzuwirken: Stell eine Liste von zehn Düften und zehn Geschmacksrichtungen, die dir viel Freude bereiten, zusammen (Freude stärkt das Immunsystem). Versuche vor Beginn der Chemotherapie so viele wie möglich zu erleben, um eine Bibliothek immunstärkender Stimuli aufzubauen. Experimentiere mit deinen immunstärkenden Stimuli (in Wirklichkeit oder in deiner Phantasie) vor, während und nach der Chemotherapie, bis du das Muster findest, das dir hilft, Immunstärke aufzubauen und die automatische Tendenz der Chemotherapie zu überwinden, die Funktionstätigkeit des Immunsystems zu unterdrücken. Eine Frau brachte eine Flasche Vanille-Extrakt zu den Sitzungen mit, weil der Vanilleduft sie und ihren Magen beruhigte.

★ Wenn immunschwächende Chemotherapeutika morgens gegeben werden, erholen sich die betroffenen Frauen schneller von den Nebenwirkungen, als wenn die Dosen zu unbestimmten Zeiten verabreicht werden.[224] Zudem ist die Chance dieser Frauen, weitere fünf Jahre zu leben, viermal so groß.

Schritt 3: Nähre und stärke dich!

● Echinacea- und Usnea-Tinkturen sind wunderbare Verbündete während der Chemotherapie. Beide Kräuter fördern die Bildung weißer Blutkörperchen und sind nachweislich tumorhemmende Mittel. Eine schützende Dosis während der Chemotherapie wären zwei bis dreimal täglich 25 bis 50 Tropfen von einem der beiden Kräuter (bitte wirklich nur ein Kraut). Sag deiner ÄrztIn, daß du Echinacea oder Usnea nimmst. Da sie eine abrupte Vermehrung deiner weißen Blutkörperchen bewirken, könnte dies sonst als plötzliche Infektion oder als Anzeichen, daß die Dosis der Chemotherapeutika zu niedrig sei, interpretiert werden. (Eine Abnahme der weißen Blutkörperchen wird als Anzeichen dafür gesehen, daß die Dosis ausreichend ist.) Du kannst auch andere Kräuter, die Infektionen vorbeugen, verwenden, wie Kermesbeerenwurzel, Tüpfeljohanniskraut oder Sibirischen Ginseng. Siehe Materia Medica.

★ Tragantwurzeln schützen das Immunsystem, stellen die Funktionsfähigkeit des Knochenmarks wieder her, verbessern die Interferonreaktion und schützen den Nebennierencortex während der Chemotherapie. Siehe Materia Medica.

● Glänzender Lackporling wird in Krankenhäusern in Peking verwendet, um das Immunsystem von Krebskranken zu stärken. Es soll dazu beitragen, daß die PatientInnen gegen Infektionen resistent werden und sich während der Chemotherapie wohler fühlen. Siehe Seite 120.

★ Geißblatt ist ein weiteres immunstärkendes Kraut, Chinesinnen verwenden es während der Chemotherapie. Einzelheiten findest du in der Materia Medica.

★ Die Wurzeln der Großen Klette helfen dir, gedünstet als Gemüse oder als Aufguß in beliebiger Menge. Ihre Wirkstoffe töten Krebszellen ab, binden zytotoxische Elemente und schwemmen sie aus dem Körper aus, bevor sie das Knochenmark schädigen. Und sie stärken das Immunsystem, indem sie die Produktion der Interferonen erhöhen. Siehe Materia Medica.

Schritt 4: Stimulieren/Sedieren

● Zu deinem Schutz und solange dein Immunsystem geschwächt ist: Verbringe keine Zeit mit Kindern, die vor kurzem geimpft wurden, oder Erwachsenen, die von exotischen Reisezielen zurückkehren; trage Handschuhe, wenn du grobe Arbeiten verrichtest; bohre nicht in der Nase, und schneide auch nicht deine Nagelhaut; handle sofort, wenn du irgendwelche Anzeichen für Infektionen wie Fieber und Ausschlag oder ein leichtes Brennen an deinen Lippen oder deiner Vulva verspürst (ein frühes Anzeichen für eine Herpesinfektion).

Schritt 6: Öffnen und Eindringen

● Ein konventionelles Heilmittel zur Stimulierung der Funktionstätigkeit des Knochenmarks ist das Injizieren menschlicher Stammzellen (produziert von gengesteuerten Bakterien). Bei Frauen, denen es während der Chemotherapie injiziert wurde, führte es zu einem leichten Anstieg der Anzahl der weißen Blutkörperchen, es stimulierte allerdings auch allergische Reaktionen und verbesserte nicht die Überlebenschance.

Übelkeit, Erbrechen und Appetitlosigkeit

Schritt 1: Sammle Informationen!

● Alle Chemotherapeutika rufen Verdauungsstörungen hervor.

Schritt 2: Sammle Energie!

★ Während der Chemotherapie kannst du nicht gleichzeitig Immunsystem und Verdauungstrakt schützen. Hohe Dosen Adriamycin, Cisplatin, Cytoxan, 5-Flu (Fluorouracil), Melphalan, Methotrexat, Mitomycin und Thiotepa sind nachts, wenn sich die Zellen des Verdauungstraktes nicht vermehren, besser verträglich.[225] Programmierbare Pumpen ermöglichen es dir, während der Sitzung zu schlafen, und, wenn schon nicht erfrischt, so doch zumindest nicht mit einem Gefühl der Übelkeit zu erwachen.

★ In der traditionellen chinesischen Medizin wird Druck auf einen Punkt ausgeübt, der sich etwa fünf Zentimeter oberhalb der Hautfalte des Handgelenks, im Zentrum des Innenarms befindet, um Übelkeit und Erbrechen zu unterdrücken. Dies funktioniert so gut, daß elastische Armbänder mit einer an der richtigen Stelle angebrachten Perle, die See- und Reisekrankheit verhindern sollen, in amerikanischen Drugstores verkauft werden. Sie verhindern und beseitigen Übelkeit auch, wenn sie während der Chemotherapiesitzungen (oder Operation) oder auch danach getragen werden.[226]

★ Homöopathische Heilmittel können Übelkeit und Verdauungsbeschwerden lindern. Bei plötzlichem und schwerem wiederholtem Erbrechen, besonders, wenn es von Erschöpfung begleitet ist – Antimonium tartricum. Wenn du dich geschwächt, ruhelos und ängstlich fühlst und fröstelst – Arsenicum. Wenn die Verdauungsbeschwerden von Fieber, einem geröteten Gesicht und, besonders bei Bewegung, von Schmerzen begleitet sind – Belladonna. Wenn das Erbrechen anhält, schmerzvoll oder extrem ist und keine Erleichterung bringt; wenn du gereizt bist – Ipecacuanha. Bei Darmstörungen oder wenn dein Magen sich anfühlt wie mit Blei gefüllt und du keinen Appetit hast, besonders morgens – Nux vomica. Wenn das Erbrechen heftig und von starkem Durchfall begleitet ist – Veratrum album.

● Der Duft von Pfefferminztee oder von ätherischem Pfefferminzöl wirkt bei Magenstörungen schnell beruhigend.

● Schreibe Dinge, die du loswerden möchtest, auf kleine Zettel. Stecke sie in einen hübschen Behälter im Badezimmer. Spüle jeweils einen die Toilette hinunter, statt dich zu übergeben. Studiere die Kunst des Loslassens.

Schritt 3: Nähre und stärke dich!

★ Mein bevorzugtes Heilmittel gegen Übelkeit und Erbrechen ist ein Löffel Naturjoghurt, ganz langsam gegessen. Mehr darüber auf Seite 277.

★ Rote Ulme lindert und heilt alle Verdauungsstörungen, vom Sodbrennen bis zur Colitis. Pastillen für die Zeit nach der Operation (siehe Seite 336) sind ebenso hervorragend nach der Chemotherapie (und auch nach der Strahlentherapie).

● Leberschützende Kräuter helfen, die mit Chemotherapie (und Strahlentherapie) verbundene Übelkeit zu mindern oder zu beseitigen. Siehe die Seiten 262–263.

● Meeresalgen stellen dein gestörtes Elektrolyt-Gleichgewicht schnell wieder her und heilen verletzte Darmwände. Wenn dir zu übel ist, um Meeresalgen pur zu essen, koche sie etwa zehn Minuten lang mit einer Tasse Wasser, und trink die Flüssigkeit, oder koche sie mit Hafermehl auf.

Schritt 4: Stimulieren/Sedieren

★ Marihuana (Cannabis sativa) setzt Übelkeit und Erbrechen ein Ende. Ein Autor behauptet, daß über 40 Prozent der praktizierenden OnkologInnen ihren PatientInnen Marihuana empfehlen.[227] Marinol – die verordnete Form von Marihuana – ist nicht so wirkungsvoll wie das Inhalieren des Rauchs getrockneter Blätter und weiblicher Blüten. Marihuana-Tinktur ist nicht üblich: Die aktiven übelkeitshemmenden Bestandteile lassen sich schlecht in Alkohol extrahieren. Selbst bei guten Tinkturen schwankt die Wirkung, und gelegentlich verstärken sie sogar die Übelkeit. Aus ähnlichen Gründen wäre es wahrscheinlich auch unklug, Marihuana zu essen.

»Nebenwirkungen« der medizinischen Verwendung von Marihuana sind in diesem Fall eher hilfreich als problematisch. Zu ihnen gehören ein größerer Appetit, eine vermehrte Libido, ein verstärktes Körperbewußtsein, immense Kreativität und eine mit einem Gefühl von Frieden gepaarte erweiterte geistige Perspektive, die es erleichtert, die nach einer Krebsdiagnose aufkommenden schwierigen Gefühle zu akzeptieren und mit ihnen zu arbeiten.

Ist Rauchen nicht schlecht für die Lungen? Nein. Kräuter in einer Pfeife zu rauchen ist eine traditionelle medizinische Behandlungsmethode, um die Bronchien zu öffnen und das Lungengewebe zu wärmen und zu kräftigen. Solange du nicht grundsätzlich allergisch gegen Rauch bist, werden deine Atmungsorgane ein gelegentliches sanftes Rauchen zu schätzen wissen.

Es gibt leider kaum wissenschaftliche Untersuchungen über Marihuana. Das macht es schwierig zu ermessen, in welcher Weise es das Immunsystem beeinflußt. Wenn die Erfahrungen von Menschen mit AIDS irgendeinen Aufschluß zu geben vermögen, dann leidet die Funktionsfähigkeit des Immunsystems nicht, wenn Marihuana in Maßen geraucht wird. In den siebziger Jahren am *Medical College of Virginia* durchgeführte Tierversuche zeigten, daß gereinigtes THC (Tetrahydrocannabinol, der Wirkstoff in Marihuana) das Leben von Mäusen mit Brustkrebs bedeutend verlängerte.[228]

Marihuana macht nicht abhängig. Marihuana ist keine Droge. Marihuana ist im schlimmsten Fall unwirksam, im besten Fall eine mächtige Verbündete.[229]

»Bis zur Chemotherapie habe ich nie geraucht. Ich fühlte mich furchtbar angegriffen von den Medikamenten. Nachdem eine Freundin mir versichert hatte, daß Marihuana helfen würde, stimmte ich schließlich zu, es auszupro-

bieren. Es half tatsächlich! Es versetzte mich in einen euphorischen Zustand,
der alles, selbst die Übelkeit, in Schach hielt, und mich zum ersten Mal seit
Beginn meines Martyriums entspannen ließ.«

● Viele Frauen sind der Meinung, sie müßten während der Chemothera-pie eine Unmenge Wasser – bis zu fünf Litern täglich – trinken, um die Medikamente zu verdünnen und aus dem Körper zu spülen. Ich emp-fehle dies allen, die Cytoxan einnehmen. Bei anderen kann es die Nieren belasten. Wie immer, höre auf deinen Körper.

Schritt 5a: Nimm Zusatzpräparate!
● Sei dir bewußt, daß hohe Dosen Ascorbinsäure (Vitamin C) während der Chemotherapie Durchfall und eine Schwächung der Wände der roten Blutkörperchen hervorrufen können. Ein Mineralpräparat (wie Kalziumascorbat) ist eine bessere Wahl, wenn du denn zu Zusatzpräpara-ten greifen willst.
★ Mineralstoffe (einschließlich derer, die für ein starkes Immunsystem nötig sind) werden durch wiederholtes Erbrechen aus dem Körper geschwemmt. Ein mineralisches Zusatzpräparat und nährende Kräuter-auszüge helfen dir, sie zu ersetzen.

Schritt 5b: Nimm Medikamente!
● Die Schulmedizin verordnet zur Vorbeugung und Linderung von Übelkeit Medikamente wie Dexamethason (ein Steroid) oder Propa-phenin (Zäpfchen, die sehr stark sind, doch plötzlich wirkungslos wer-den können), die vor der Chemotherapiedosis eingenommen werden müssen.
★ Cimetidin wird gewöhnlich gegen Magenbeschwerden verschrieben. Eine der Nebenwirkungen von Cimetidin ist die Verminderung der Pro-duktion von C8-Zellen, die sich nach der Operation vermehren und T-Helfer-Lymphozyten unterdrücken. Gelegentlich bewirkt Cimetidin auch die Remission von Krebs.

Durchfall und Verstopfung

● Methotrexat, Mitomycin, Vincristin, Vinblastin und 5-Flu verursa-chen mit großer Wahrscheinlichkeit Durchfall wie auch Verstopfung.
★ Joghurt von hervorragender Qualität – sogar schon ein Teelöffel voll, besser jedoch mehr – bringt nicht nur Durchfall unter Kontrolle und hilft

gleichzeitig gegen Verstopfung, sondern lindert Übelkeitsgefühle, Erbrechen sowie Magen- und Darmschmerzen ... schnell! Joghurt stellt deine Darmflora wieder her, indem sie die Menge der von dir aufgenommenen Nährstoffe erhöht, und stärkt dein Immunsystem, indem es das Infektionsrisiko reduziert.

★ Rote Ulme als Tee oder Pastillen stoppt Durchfall, hilft gegen Verstopfung, beruhigt malträtierte Eingeweide und lindert Halsschmerzen.

● Ein Hausmittel, das Durchfall unter Kontrolle bringt, ist starker Zimttee: ein Löffel gemahlener Zimt auf eine Tasse kochendes Wasser. Gute Dienste tun auch eine Tasse Apfelmus, eine grüne Banane oder eine Tasse Eichenrindenauszug.

Wenn die Schleimhaut wund wird: Nase, Mund, Zunge, Zahnfleisch, Anus

Die Zellen, welche die Schleimhaut von Nase, Mund und Anus auskleiden, vermehren sich täglich und werden durch Chemotherapeutika (besonders Adriamycin, 5-Flu, Mitomycin, Methotrexat, Melphalan und Vinblastin) abgetötet. Das hinterläßt schmerzende, offene und wunde Stellen. Meist sind die Symptome in der Woche nach der Behandlung am schlimmsten.

★ Ich nehme Beinwellsalbe, um hartnäckige wunde Stellen zu heilen. Ja, du hast richtig gelesen, es ist gut, Salbe in deinen Mund, deine Nase und deinen Anus zu schmieren. Ich bevorzuge Beinwellwurzeln auf Lanolinbasis, aber es ist schwierig, sie zu finden. Die üblichen aus Beinwellblättern hergestellten Präparate haben ausgezeichnete Heilqualitäten, sind aber nicht annähernd so wirksam wie eine Salbe aus den frischen Wurzeln des Beinwell.

Wenn du frischen Beinwell bekommen kannst, ritze die Stengel oder die Blattrippen auf. Der klare Schleim wirkt – ähnlich wie Aloe vera – sehr beruhigend, wenn du ihn vorsichtig und häufig auf wunde Stellen der Schleimhaut aufträgst.

Eine Frau erzählte mir, sie habe ihrem Mann, der Magenkrebs hatte, einen Auszug aus den Blättern des Gemeinen Beinwell zu trinken geben wollen, was er jedoch ablehnte. Er war aber bereit, die durch die Chemotherapie in seinem Mund hervorgerufenen wunden Stellen mit Beinwellsalbe zu behandeln. Als er sah, wie schnell sie heilten, begann er auch den Kräuterauszug zu trinken, tassenweise!

★ Rote Ulme lindert wunde Stellen im Mund und an der Zunge, hält die Mund- und Nasenschleimhäute feucht, beruhigt verdorbenen Magen und heilt Darmstörungen. Wenn du Ulmenpastillen lutschst, kannst du den durch Chemotherapie oder Knochenmarktransplantation hervorgerufenen fremden Geschmack (metallisch, knoblauchartig) überdecken.

»Das Steroidspray, das ich verwenden mußte, um mein durch die Chemotherapie ausgelöstes Nasenbluten zum Stillstand zu bringen, machte den Stuhl so hart, daß er die Auskleidung meines Dickdarms zerriß. Ich fühlte mich wirklich schrecklich: Schmerzen an beiden Enden.«
Sharon, 30 Jahre

● Das homöopathische Heilmittel Ipecuanha soll helfen, wunde Stellen im Mund zu heilen.
★ Schachtelhalmtee (kein Auszug!) stärkt das Zahnfleisch, wenn du während der Behandlungen täglich eine Tasse davon trinkst.
● Mit Auszügen aus rotem oder grünem Salbei (Salvia officinalis), pur oder mit Honig gesüßt, kannst du etwa eine Minute lang deinen Mund ausspülen, um wunde Stellen auszutrocknen und zu heilen. Du kannst die Flüssigkeit dann ruhig hinunterschlucken. Infektionen im Mund? Behandle sie mit fünf bis zehn Tropfen Myrrhe-Tinktur pro Schluck Salbeiauszug.
● Vermeide es während der Chemotherapie, deine Zähne und dein Zahnfleisch zu bürsten oder mit Zahnseide zu behandeln. Spüle statt dessen sorgfältig mit Myrrhe-Tinktur in Salbeitee.
● Wenn du an frische Wurzeln der Großen Klette herankommen kannst, sieh zu, ob die geraspelte Wurzel wunde Stellen in deinem Mund so schnell heilt, wie behauptet wird.
● Hilf Herpes an deinen Lippen vorzubeugen und zu heilen, indem du deine Tüpfeljohanniskrautsalbe als Lippenbalsam verwendest.
● Eine Technik aus dem Kriya-Yoga, um wunde Stellen in der Nase zu behandeln: Ziehe Salzwasser in deiner Nase hoch. Vermische einen halben Teelöffel Meersalz und eine Tasse warmes Wasser in einer flachen Schüssel; halte deine Nase hinein, und zieh das Wasser *vorsichtig* ein, bis du den Geschmack von Salz in deinem Mund spürst; dann laß es heraus- und ins Waschbecken hinuntertropfen.

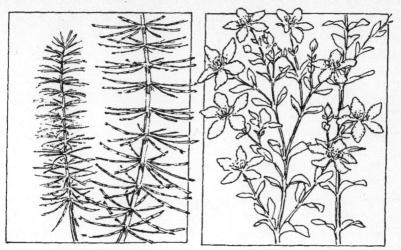

Schachtelhalm (Equisetum arvense)   Tüpfeljohanniskraut (Hypericum perforatum)

Candida-Mykosen und Darmpilze

Wenn die normale Population viszeraler Mikroorganismen (durch Chemotherapie, Antibiotika, Konservierungsstoffen in Lebensmitteln oder die übermäßige Aufnahme von Chlorwasser) gestört wird, dann reproduziert sich manchmal einer dieser Mikroorganismen, ein Monilia oder Candida albicans genannter Pilz, in dem verzweifelten Versuch, die Verdauung in Gang zu halten, sehr schnell. Er wuchert so schnell und so gut, daß er sich zu Mund und Zunge (hier wird das Symptom Candida-Mykose oder auch Soormykose genannt) und auch zu Anus und Vagina hin ausbreitet. Wie die meisten Pilzinfektionen ist er weiß, riecht nach Hefe und verursacht ein schwaches bis starkes Jucken und Reizzuständen.

Die Weisen Frauen versuchen nicht, ihn zu töten. Sie wissen, daß Candida für eine gute Gesundheit erforderlich ist. Statt dessen bringen sie ihn an seinen (kleinen) Platz in dem Tanz zurück, indem sie gesunde Populationen aller anderen viszeralen Mikroorganismen wiederherstellen. Wie? Indem sie kleine Mengen von sogenanntem genießbaren Schimmel essen. Wie das? Wildpilze, ungewaschenes, ungeschältes Obst aus organischem Anbau (die Schalen enthalten eine Menge gesunden Schimmel und Pilze), natürlich gegorene und nicht-pasteurisierte Lebensmittel wie Miso, Sauerkraut, Apfelessig, Bier und Wein ohne chemische Zusätze, Sauerteigbrot und organischen Schimmelkäse, wie Blauschimmel, Gorgonzola oder Camembert. Höre auf deinen Körper: Wenn eins oder mehrere dieser Lebensmittel dir nicht bekommen, dann versuch es mit anderen.

★ Joghurt hemmt die Replikation von Candida, lindert die Symptome und stärkt dein Immunsystem. Wenn du, solange du wach bist, jede Stunde einen großen Löffel Naturjoghurt ißt, wird die üppige Vermehrung von Candida so schnell aufgehalten, daß es dir wie ein Wunder vorkommt. Um Soormykosen vorzubeugen, iß während der Chemotherapie täglich einen Becher Joghurt.

★ Aus den trockenen, reifen Samen und den Samenhüllen des Wegerich (Plantago) wird ein Pflanzenschleim gewonnen, der anales und orales Gewebe beruhigt und Pilzinfektionen unterbindet. Weiche die Samen über Nacht in kaltem Wasser ein (zur Verwendung auf der Zunge), oder koche sie mit Haferflocken (zur Heilung des Darmtraktes). Ich nehme einen gehäuften Löffel Samen auf eine Tasse Wasser oder ersetze bis zu ein Drittel der Haferflocken durch Wegerichsamen und koche alles zusammen.

● Tabebuia-Tee gilt als spezielles Heilmittel gegen Soormykosen.

Wie erhalte ich mir starke Venen?

Wenn zytotoxische (zellschädigende) Medikamente wie Adriamycin, Mitomycin, Vinblastin und Vincristin intravenös verabreicht werden, können sie die Venen verbrennen und sie sichtbar dunkel werden lassen. Häufige Blutuntersuchungen können die Venen so sehr verletzen, daß sie kollabieren. Die konventionelle Lösung ist die, eine Kanüle als dauerhaften Zugang zu einer Vene zu installieren. Dadurch entfallen die ununterbrochenen und schmerzhaften Nadeleinstiche, auf der anderen Seite wird aber das Infektionsrisiko größer. Angesichts der Tatsache, daß Chemotherapie die Produktion der weißen Blutkörperchen vermindert, kann das sehr schnell lebensbedrohlich werden.

★ Nesselauszüge haben den Ruf, deine Venen so stark und widerstandsfähig zu machen wie die eines jungen Mädchens. Auch die Wurzeln der Großen Klette, Schachtelhalmkraut, Weißdornbeeren, Haferstroh oder Hirtentäschelkraut helfen, die Venen gesund zu erhalten, ihr Bindegewebe zu stärken und ihre Geschmeidigkeit zu erhöhen. Ich nehme sie als Auszug (mindestens eine Tasse pro Tag) oder Tinktur (10 bis 15 Tropfen bis zu dreimal täglich).

Beschädigung der Blutplättchen und Anämie

Chemotherapeutische Mittel können Blutplättchen und rote Blutkörperchen töten und damit den Weg für eine Anämie (Eisenmangel) und Hämorrhagie frei machen.

★ Ampfer stärkt das Blut. Tägliche Dosen von 5 bis 20 Tropfen Wurzeltinktur erhöhen den Eisenspiegel in deinem Blut doppelt so schnell wie Zusatzpräparate. Ampfer stärkt die Leber und unterdrückt Tumore. Wenn du Durchfall hast, verwende Ampfer mit Vorsicht, er kann die Darmtätigkeit anregen. Wenn du Alkohol vermeiden möchtest, dann weiche frisch gehackten Ampfer in Essig ein, laß ihn sechs Wochen lang abgedeckt stehen, und nimm dann einen Eßlöffel pro Tag von diesem medizinischen Essig.

● Andere grüne Verbündete, die dein Blut stärken und den Eisenspiegel hoch halten, sind Aprikosen, Tabebuia-Kraut, die Wurzeln und Blätter des Löwenzahn und die Blätter von Amaranth, Beinwell, Grünkohl, Weißem Gänsefuß, Nessel, Wegerich und Meeresalgen.

Erschöpfung

Erschöpfung ist eine übliche Begleiterscheinung der Chemotherapie und verschlimmert sich durch Mitomycin. Mittel gegen Müdigkeit findest du auf Seite 254.

● Müdigkeit kann ein Symptom von Anämie sein (siehe oben).

● Denk an Schritt 0. Erlaube dir selbst, nichts zu tun. Ruhe dich aus. Schlafe. Sorge für dich.

★ Um mehr Energie zu bekommen, greife ich statt zu Kräuterstimulanzien wie Kaffee, Schokolade oder Meerträubchen (die Basis für Ephedrin) zu grünen Verbündeten wie Weizengrassaft (30 ml pro Tag), Nesselauszug (bis zu 1 Liter pro Tag), Sibirischem Ginseng (bis zu 100 Tropfen pro Tag) und Schisandra-Beeren-Tinktur (bis zu 150 Tropfen pro Tag).

● Dexamethason ist ein Corticosteroid, das die Pharmaindustrie zur Behandlung von Nebenwirkungen der Chemotherapie anbietet. Es kann dich so unter Strom setzen, daß du tagelang nicht schläfst – und dann so erschöpft bist, daß du dich kaum noch von der Stelle rühren kannst. Mach dir zur Beruhigung einen Haferstrohauszug.

»Ich brauchte ein ganzes Jahr, bis ich nach den Therapien wieder ich selbst und meine Energie zurückgekehrt war.« Sherryl, 34 Jahre

Haarausfall, wunde Kopfhaut

Eine Chemotherapie muß nicht zwangsläufig zu Haarausfall führen, werden jedoch Adriamycin, Cytoxan, 5-Flu, Melphalan, Methotrexat, Mitomycin, Vincristin oder Vinblastin verwendet, ist diese Nebenwirkung sehr wahrscheinlich. Etwa sechs Wochen nach Behandlungsende beginnen die Haare wieder zu wachsen.

★ Brennesselauszüge beschleunigen das erneute Wachstum der Haare und vermindern den Haarausfall während der Chemotherapie. In meinem Buch *Healing Wise* findest du ein Rezept für ein Nessel-Haartonikum. Und weitere Mittel auf den Seiten 252–253.

★ Selbst wenn du keinen Haarausfall hast, kann deine Kopfhaut wund werden. Beruhige sie mit Öl aus Samen der Großen Klette oder mit Johanniskrautöl.

● Jedes Buch, das Frauen in chemotherapeutischer Behandlung Rat anbietet, empfiehlt eine Perücke. Doch alle mir bekannten Frauen mit kurzfristigem Haarausfall sagten, ihnen wäre alles – Tuch, Hut, kahler Kopf – lieber als eine Perücke. An Perücken ist leicht heranzukommen, wenn nicht im Geschäft um die Ecke, dann per Postversand über Nacht. Weshalb also nicht bis zur letzten Minute mit dem Kauf warten? Vielleicht entdeckst du, daß du gar keine haben möchtest.

Künstlich herbeigeführte Menopause

Eine künstlich herbeigeführte Menopause, ob durch Chemotherapie, Operation oder Bestrahlung, ist härter als eine natürliche Menopause, aber Hormone sind nicht der einzige Weg, die Symptome zu lindern und deine Gesundheit zu erhalten. Ich kenne einige Frauen, die in dieser Situation Hormone ablehnten, gut aßen, regelmäßig Sport trieben und noch nach Jahrzehnten gesund und kräftig waren.

★ Beeren des Keuschlamm-Strauches tragen dazu bei, daß deine Menses, die als Ergebnis der Chemotherapie vorzeitig aufgehört hat, wieder einsetzt. Sie lassen auch zystische Tumore in der Brust schrumpfen, stellen dein hormonelles Gleichgewicht wieder her und schützen dich vor Brustkrebsrezidiven. Die übliche Dosis ist drei bis viermal täglich 30 Tropfen Tinktur.

● Mit Tinkturen aus Echtem Herzgespann oder Hafer (ein oder zweimal täglich 25 Tropfen von einem der beiden) lassen sich Hitzewallungen, Gereiztheit und eine Vielzahl menopausaler Symptome wirksam behandeln.

● Eine weitere Verbündete ist Mariendistelsamen-Tinktur. Nimm 25 Tropfen nach dem Aufwachen und bei Bedarf auch während des Tages. Zu weiteren Möglichkeiten, die unzähligen Beschwerden zu lindern, die mit einer künstlich herbeigeführten Menopause einhergehen, siehe mein Buch *Menopausal Years. The Wise Woman Way*.[230]

Unerwünschte Gewichtszunahme

Gründe für eine Gewichtszunahme während und nach der Chemotherapie sind die Einnahme von Tamoxifen und Prednison, plötzliches Einsetzen der Menopause und Veränderungen im Energiehaushalt. Gewöhnlich handelt es sich um zehn bis zwanzig Pfund, manchmal jedoch um viel mehr.

★ Von entscheidender Bedeutung während der Chemotherapie ist eine ausgezeichnete Ernährung. Jetzt ist nicht die Zeit für eine Schlankheitskur. Doch Vogel-Sternmiere-Salat, Fenchelsamentee und Blasentangsuppe bieten Frauen, die ihren Stoffwechsel beschleunigen, ihre Schilddrüsenfunktion verbessern und etwas Gewicht verlieren wollen, nährende Möglichkeiten.

Ich bin mir noch nicht ganz sicher, wieviel frische Vogel-Sternmiere (Stellaria media) gegessen werden kann, wenn ihre Jahreszeit gekommen ist (an den meisten Orten im Frühling und im Herbst). Ich schneide sie in zweieinhalb Zentimeter große Stücke und esse sie in meinen Salaten. Fenchel (Foeniculum vulgare-)tee – ein Löffel Fenchelsamen fünfzehn Minuten lang in einer Tasse fast kochendem Wasser eingeweicht – schmeckt warm oder kalt, pur oder gesüßt, sehr köstlich. Um Blasentang (Fucus-)suppe zu machen, bedecke ich eine Handvoll des getrockneten Blasentangs mit kaltem Wasser und lasse ihn fünfzehn Minuten lang sieden. Dann trinke ich eine Tasse. (Gieße den übriggebliebenen Tang auf deine Zimmerpflanzen oder kompostiere ihn.) Die besten Ergebnisse erzielst du, wenn du ihn drei Monate lang täglich verwendest.

★ Der Körper kann sich verdichten, wenn deine Leber und deine Aura Energie einbehalten, um sich vor Schaden durch Chemotherapie zu schützen. Diese Dichte manifestiert sich in Schwere, und das heißt Gewichtszunahme. Meditation oder eine Schamanenreise können diese schwere Energie aus deinem physischen Körper befördern, dir helfen, eine unerwünschte Gewichtszunahme zu verhindern, und dir andere Wege bieten, dich selbst zu schützen.

Vaginale Trockenheit

Plötzliche vaginale Trockenheit und sexuelle Funktionsstörungen sind besonders unangenehme Nebenwirkungen der Chemotherapie. Sie können dein Selbstbild, das bereits durch den Krebs einen schweren Schlag erlitten hat, vielleicht noch weiter zerstören und deine Angst, sexuell unattraktiv oder weniger begehrenswert zu sein, ja sogar deine Angst vor dem Tod verstärken.

● Viele Frauen berichten, ihre vaginale Trockenheit mit täglichen Dosen von 10 bis 25 Tropfen Tinktur aus Echtem Herzgespann erfolgreich behandelt zu haben. Viele weitere Heilmittel findest du in *Menopausal Years. The Wise Woman Way*.[231]

★ Die 76jährige Dolores LaChapelle ist eine der außergewöhnlichsten Frauen, mit denen ich je einen Viertausender erklommen habe. Ihr Buch *Sacred Land, Sacred Sex* ist ein Klassiker des feministischen, ökologischen Bewußtseins.[232] Sie rät uns folgendes:

»Ich führe Azidophil-Kapseln gegen vaginale Trockenheit ein. Im Verlauf mehrerer Jahre habe ich festgestellt, daß ich sie brauche, um gut zu schlafen, also tue ich es einmal pro Woche. Für Frauen in der Menopause ist das besonders wichtig. Und es funktioniert immer. Mit deiner Bestellung erhältst du eine Einführungshilfe aus Plastik. Die Kapseln sind allerdings nicht billig.«[233]

Libido

Es gibt Menschen, die Todesangst sexuell als sehr stimulierend empfinden, den meisten nimmt sie jedoch die Lust. Streß, Operation, Narkose, Chemotherapie und Strahlentherapie beeinträchtigen die Libido, indem sie die zur Hormonproduktion notwendigen Mineralstoffe reduzieren und die Funktionstätigkeit der die Hormone kontrollierenden Drüsen herabsetzen.

★ Diese erotisierenden Kräuter sind gut für deine Libido und können dir helfen, die richtige Stimmung wiederzufinden, selbst wenn du glaubst, dir sei nicht mehr zu helfen: Auszüge aus Haferstroh, Großer Klette oder Nessel (bis zu einem Liter pro Tag), Tinkturen aus Echtem Herzgespann, Keuschlamm-Strauch, Ginseng, Hafer oder Sibirischem Ginseng (25 bis 75 Tropfen pro Tag) oder – sehr empfehlenswert – Marihuana.

● Sei gut zu deiner Libido, und erhöhe den Jodanteil in deiner Nahrung. Lebensmittel aus dem Meer – Meeresalgen, Fisch und Meeresfrüchte – sind Aphrodisiaka, so sagen viele SchriftstellerInnen und Liebende.

Kräuterverbündete der Chemotherapie

	Ampfer	Baldrian	Beinwellblätter	Echinacea	Echtes Herzgespann	Große Klette	Joghurt	Löwenzahn	Mariendistel	Marihuana	Nesseln	Pilze	Riementang	Rote Ulme	Sibirischer Ginseng	Tragant	Wegerich	Wiesenklee
Anämie	★		☆			☆		★			★		☆			☆	★	☆
anti-toxisch*			☆			★	★		★			☆	★	★	☆			
Appetit	☆		☆			☆	★	★		★	☆	☆	★	★		☆		☆
Durchfall						★	★							★				
Energie	★		☆			☆	☆	☆			★	☆	★	☆	★	☆	☆	
Erbrechen			☆				★	☆	☆	★			☆	★				
Haar			☆			★¹					★		★					
Herz					★								★					
Hitzewallungen					★			☆	★		☆		★					☆
Immunstärke			★			☆	★	☆			★	★	☆		☆	★		
infektionshemmend			★				☆					☆			☆			
Knochenmark												☆			☆	★		
krebshemmend	★	☆	★	★		★	☆	★	☆	☆	★	★	☆		☆	☆	☆	★
Leber	★			☆	☆		★	★			☆				☆		☆	☆
Libido					★	☆				★	☆	★	★		☆	☆		★
Mundwunden	☆		★			☆	★		☆					★			★¹	
Nebenniere											★	★	☆		☆	☆		
Phytosterine	☆	☆	☆			☆	☆	★		★					☆	☆	★	★
Schmerzen			☆		★		☆		☆				☆				☆	★
Soormykose							★						☆	☆			★¹	☆
starke Menses	★		★					☆			★		☆				★	
streßhemmend		☆			☆	☆		☆	☆	★	★	☆	★		★	☆		☆
Übelkeit	☆		☆				★	☆	☆	★				★				
Verstopfung	★		☆			☆	★	☆	☆	★	☆		☆	★			★¹	☆
Vagina, trockene					★		★						★	★				
Venen			★			☆							★				★	

* stoppt Vergiftung, ohne krebstötende Wirkungen aufzuhalten

¹ Samen

☆ = wirksam

★ = sehr wirksam

Frei weg von der Brust

Betsy Grace Klein Sandlin, Brustkrebsüberlebende

Ich entdeckte den Knoten vor 16 Jahren; damals lebte ich in New York. Ich ließ eine Mammographie machen, mit dem Ergebnis: nichts Besorgniserregendes, wahrscheinlich zystisch.

Sechs Jahre später – meine engste Collegefreundin, meine Mutter, mein Lieblingsonkel und mein Mann, mit dem ich 11 Jahre verheiratet gewesen war, waren gestorben und ich soeben mit meinem siebenjährigen Sohn in die Wüste gezogen – begann der Knoten in meiner linken Brust spürbar zu wachsen. Drei Monate lang trank ich Veilchenauszug und legte mir Wickel aus Veilchenblättern auf. Und als der linsengroße Knoten im inneren rechten Quadranten meiner linken Brust immer noch wuchs, statt kleiner zu werden, nahm ich Echinacea-Tropfen.

Da ich sehr wenig über Brustkrebs wußte (obwohl ich mich erinnerte, daß die Mutter meines Vaters, nach der ich benannt bin, an Brustkrebs starb), ließ ich eine Biopsie machen und informierte mich in Bibliotheken und Buchhandlungen. Inzwischen wußte ich, daß es Krebs war. Der Tumor wuchs, und ich mußte ihn mit etwas Aggressiverem bekämpfen als mit Veilchen, und das bald. Ich glaube ganz fest, daß das Veilchen mir half, den Krebs in Schach zu halten, und mir die Zeit gab, die ich so sehr brauchte. Zeit, mich zu informieren, Zeit, mit den Schwierigkeiten fertigzuwerden, meinen Sohn allein großziehen zu müssen, und Zeit, mich auf die Entfernung meines »Vorbaus« vorzubereiten.

Im August 1989 ließ ich den ersten Chirurgen, auf den ich stieß, beide Brüste entfernen. Beide, weil der Krebs, den ich hatte – ein invasives lobuläres Karzinom –, statistisch gesehen mit 74prozentiger Wahrscheinlichkeit innerhalb von 14 Monaten auch in meiner anderen Brust auftauchen würde. Die Angst vor der Narkose, dem Verlust des Bewußtseins, war der schwierigste Teil der Operation. Ich erholte mich schnell und ging, sobald ich durfte, nach Hause, um zu verarbeiten, was es bedeutete, eine Frau in den Vierzigern ohne Brüste zu sein. In dieser Zeit lernte ich, mir selbst gegenüber gnädig zu sein. Die Meditationskassetten von Ondrea und Stephen Levine waren hilfreich und beruhigend für mich. Familie und FreundInnen machten mich zu ihrem Mittelpunkt, lachten und weinten mit mir, kochten mir Tee und gaben mir Zärtlichkeit, Feedback und Trost.

Der Pathologiebefund nach der beidseitigen Mastektomie zeigte an, daß es in den Lymphknoten keine Anzeichen für Metastasen gab und daß mein Krebs östrogen-positiv war. Dann wurde mir eine Hormontherapie mit Tamoxifen (zweimal täglich 10 mg), einem der mildesten Mittel, verschrieben. Tamoxifen blockiert die Bindung von Östrogen an dessen Rezeptor. Ich las nicht nur die Arzneimittelbeschreibung, flehte am pharmazeutischen Altar, daß ich seine Nebenwirkungen – in der Tat waren sie für mich minimal – überleben würde, und nahm es. Und tue dies, nach einer Pause, die ich später beschreiben werde, noch immer.

Ohne Brüste und geheilt, suchte ich Trost in der Perspektive eines neuen Busens. Der erste plastische Chirurg, den ich aufsuchte, saß zurückgelehnt in seinem eleganten Büro und ließ sich, graziös mit seinen Händen gestikulierend, über die Perfektion »seiner« Brustwarzen aus. Mein Herz begann wie wild zu schlagen, mein Mund wurde trocken, ich stand unvermittelt auf, ging weg und kehrte nie wieder. Das gleiche war mir seinerzeit auch bei dem ersten Onkologen passiert. Nachdem wir etwa eine Viertelstunde miteinander gesprochen hatten, wollte ich mich nicht von ihm untersuchen lassen und verließ zitternd und heftig schwitzend seine Praxis. Damals dachte ich, ich spielte mit mir selbst ein erbärmliches Spiel und wollte diese Krise, in der ich mich befand, nicht lösen. Heute weiß ich, daß ich rein intuitiv handelte und daß die Entscheidungen, die ich traf, auf den Reaktionen meines Körpers basierten.

Der zweite Chirurg, mit dem ich sprach, sah mir beim Sprechen direkt in die Augen. Er wollte wissen, wie ich mich fühlte, was ich dachte, was ich von der Prozedur erwartete und was ich fürchtete. Er stimmte drei intensiven halbstündigen Sitzungen mit FreundInnen und Familie zu und informierte sie mit ebensolcher Geduld, wie er sie mir gegenüber gezeigt hatte.

Nachdem ich lange über die verschiedenen Möglichkeiten nachgedacht hatte, entschied ich mich für Silikonimplantate. Ich wollte sie direkt in meine Brustwandmuskeln, die von jahrelangen Yogaübungen entwickelt und gedehnt waren, einsetzen lassen. Der Arzt sagte, ich würde wund sein – eine seltene Untertreibung für einen Texaner. Wochenlang war ich vom Schlüsselbein bis zur Taille grün und blau, und in der ersten Nacht – nachdem die Narkose nachgelassen hatte – weinte ich für jeden einzelnen mißhandelten Menschen auf diesem Planeten. Doch der Chirurg hatte in einer Operation das geschafft, wozu andere gewöhnlich mindestens zwei brauchen, und dank dem mitfühlenden Anästhesisten, der vor der Operation ausführlich mit mir gesprochen hatte, wurde mir nicht übel.

Fünf Monate später schnitt derselbe Chirurg meine Leiste auf und schälte Hautstückchen ab, um daraus Brustwarzen zu machen. Das Fleisch in den Leisten ist gerade um so viel dunkler als Brustfleisch, daß es einen Kontrast zu diesem bildet. Er nahm zwei kleine Scheiben, machte in eine von ihnen ein Loch und zog die andere, zusammengerollte, ein wenig durch das Loch. Klingt fürchterlich, aber es war wirklich die leichteste und schmerzloseste aller Operationen, und meine Haut heilte sehr schnell. Für Brustwarzen hatte ich mich aus rein ästhetischen Gründen entschieden. Mit dem Verlust deiner echten Brustwarzen verlierst du viel von deinem Frühwarnsystem für Kälte; die rekonstruierten besitzen keine Sensibilität für Kälte. Etwa fünf Monate nach meiner Brustrekonstruktion begann ich wieder mit Yoga und arbeitete daran, die neu angeordneten Muskeln zu ermutigen, das Richtige zu tun.

Im Sommer 1991 setzte ich die Einnahme von Tamoxifen ab. Die Mastektomie lag nun zwei Jahre zurück, und ich wußte noch nicht, daß Rezidive oft gerade dann auftauchen, wenn Tamoxifen abgesetzt wird. Meinem Onkologen widerstrebte meine Entscheidung, doch ich war fest entschlossen, keine Medikamente mehr zu nehmen.

Im Frühjahr 1992 machte ich gerade Kopfstand, als ich merkte, daß meine Brüste schmerzten: sie waren sehr empfindlich. Das ist ja lustig, dachte ich, ich habe doch Silikon und kein Brustgewebe. Falsch. Der dann folgende Alptraum – die Entdeckung eines Lokalrezidivs und anderer Knoten, Nadelbiopsie, erneute Mastektomie auf der linken Seite und Entfernung des Implantats (ciao Dekolleté), und all das nur wenige Wochen vor einer geplanten dreiwöchigen Reise nach Schottland – ist glücklicherweise im Dunkel der Vergangenheit verschwunden. Ein anderer Chirurg, dieses Mal ein Brustspezialist, entfernte mehr als 85 Gramm vom Gewebe der linken Brust. (Die gute Nachricht ist, daß der erste Chirurg in Pension gegangen war. Die Lehre: Suche dir SpezialistInnen.) Zwei der zehn Lymphknoten, die während dieser vierten Operation entfernt wurden, waren positiv. Zurück zu Tamoxifen und sechs weiteren Monaten Chemotherapie.

Schließlich setzte während dieser Tortur – bedingt durch die Kombination von Medikamenten und Alter – auch noch die Menopause ein. Es war fürchterlich, und ich wußte überhaupt nicht mehr, woher meine zahlreichen Beschwerden letztlich rührten. Alles, was ich tun konnte, war, den Tag zu überstehen und damit dem Ende des Prozesses wieder einen Tag näher zu kommen. Ich schwankte zwischen Aufgeben und Durchhalten, und der Grimm, der mich zuweilen überfiel, half mir, die Chemotherapie mit all ihren Neben- und Auswirkungen und die unzähligen, namenlosen menopausalen Zustände zu ertragen.

Meine Kräuterverbündeten waren in dieser Zeit, in der ich mit Chemikalien so vollgestopft wurde, von unermeßlichem Wert, innerlich wie äußerlich. Ich versuchte, für meinen Sohn zu kochen, obwohl ich beim Anblick von Nahrungsmitteln immer wieder von einer Welle der Übelkeit erfaßt wurde und ein tiefes Würgen verspürte. In solchen Situationen dachte ich: Ich drücke einen Daumennagel ganz fest in frischen Ingwer oder in eine Limone und wiederhole Mamas Mantra: »Lieber Gott, gib mir Kraft.«

Wenn ich die Schmerzen in meinem Unterleib nicht mehr ertragen konnte, nahm ich Tinktur aus Echtem Herzgespann. Dann spürte ich, wie das Ziehen nachzulassen begann, während mein Blut in Spiralen nach innen statt wie zuvor im monatlichen Rhythmus nach außen strömte. Und immer wieder Auszüge aus Nesseln, diesen sanften Trösterinnen, so einfach zubereitet, so nützlich, so gut für meine Nägel und mein Haar. Haferstrohauszüge halfen mir, die gottverdammte Situation, mit lebensbedrohlichen Giften behandelt zu werden, einigermaßen nüchtern zu sehen, und trugen dazu bei, daß ich mich besser entspannen konnte. Und der beruhigende Geruch des Pulvers aus Roter Ulme, mit Ahornsirup zu kleinen Kügelchen geformt, die ich auf meiner belegten Zunge liegen ließ, linderten meine Übelkeit.

Heute glaube ich, die hilfreichste aller Kräutersubstanzen, die ich während jener sechs Monate des Chemo-Angriffs verwendete, war Mariendistelsamen-Tinktur. Sie war es, die den dumpfen Schmerz, den ich häufig unter den Rippen auf meiner rechten Körperseite spürte, auflöste. Leber? Gallenblase? Ich weiß es nicht. Ich nahm sie jedes Mal, wenn ich diesen Schmerz verspürte, und sie brachte mir immer Erleichterung. Mein hilfreichstes Nahrungsmittel während der Chemotherapie? Mutterns Markknochensuppe, eine die Knochen wahrlich erwärmende Brühe. (Das Rezept findest du auf Seite 347.)

Nur am Rande, aber nicht uninteressant: Noch Monate nach Behandlungsende schwappte in mir ganz unvermittelt ein widerliches Gefühl von Übelkeit hoch, wenn ich an eben jener Praxis vorbeiging, in der meine Chemotherapie stattgefunden hatte. Wie viele Reaktionen in unserem Leben sind das Ergebnis von Erwartung, Angst und Programmierung?

Als ich mich das erste Mal durch das Labyrinth der Brustoperationen quälte, übernahm die Versicherung der Gewerkschaft meines Mannes 80 Prozent der Behandlungskosten, einschließlich der Brustrekonstruktion. Nach seinem Tod hatte man mir noch fünf Jahre Versicherungsschutz in der Gewerkschaftsversicherung gegeben. Mir war klar, daß ich nach diesen fünf Jahren, also 1991, eine andere Versicherung würde finden müssen.

Haha. Es gibt in den Vereinigten Staaten kein Versicherungsunternehmen, das Krebsüberlebende als Versicherte neu aufnimmt, wenn nicht mindestens sieben oder sogar zehn Jahre seit Ende der Behandlung verstrichen sind. Doch mein Onkologe hat mich sehr klug und im Detail beraten, welche Pharmahersteller etwa einen Preisnachlaß anbieten, Ratenzahlungen akzeptieren oder sogar Medikamente kostenlos zur Verfügung stellen. Einige Labors haben die Blutanalysen zu einem stark reduzierten Preis oder sogar kostenlos durchgeführt. Mein großes Glück ist, daß ich so nahe an der mexikanischen Grenze wohne und Tamoxifen dort für weniger als die Hälfte des Preises bekommen kann, den die Apotheken auf unserer Seite der Grenze verlangen. Dennoch beliefen sich meine Rechnungen in jenem Jahr, in dem eine erneute Mastektomie und Chemotherapie anstand, auf 14.000 Dollar, die ich zu 100 Prozent selbst aufbringen mußte.

»Tue immer irgend etwas«, sagte Janice Guthrie vom Gesundheitszentrum, gleichgültig, ob Vitamine oder Essiac, Yoga, Gebete, Singen oder tausend andere »Oders«. In meinem Fall muß es etwas sein, das mich inspiriert, das mich wach macht, mich stärkt und mir Energie gibt. Nach vier Operationen, Chemotherapie und Menopause war ich blaß, entkräftet und lustlos und sehnte mich nach nichts anderem mehr als meiner süßen Daunendecke. Im Anschluß an den letzten Chemotermin war ich zwei Monte lang völlig orientierungslos. Ich wartete und wartete und schrieb schließlich das Drehbuch für Todesbettszenen. Ich konnte mich nicht einmal mehr zu Tee und Pfannkuchen mit meinen besten FreundInnen aufraffen. Lieber hing ich solchen Gedanken nach, ob meine Familie wohl das Krematorium über mein Silikonimplantat in Kenntnis setzen müßte, damit ich keine Explosion im Ofen verursachen würde, wenn sie mich zu Asche reduzierten ... Tod durch ungelenkte, unkontrollierte Gedanken.

Schließlich folgte ich dem Vorschlag meiner Freundin Sherry, mir einen guten Haarschnitt und Hilfe zu besorgen. Therapie sowie Gymnastik in einem Club, dessen Besitzerin auch Brustkrebs hatte und Gutscheine für eine Woche kostenlose Probestunden ausgab, brachten mich ins wirkliche Leben zurück. In der Therapie konnte ich Teile meiner Krebserfahrung loswerden, die ich nur ungern bei meiner Familie oder meinen FreundInnen hatte abladen wollen. Ganz sanftes Aerobic gab mir Kraft, und bald kehrte ich zu Yoga zurück. Regelmäßiges Training verhalf mir zu mehr Kraft, Ausdauer und Beweglichkeit als je zuvor in meinem Leben.

Als ich nach der beidseitigen Mastektomie im Krankenhaus gelegen hatte, war ich mir der heilenden Kraft, die von der Liebe anderer ausgeht, bewußt geworden. Ich war allein, bemitleidete mich selbst und fragte mich, wie ich jemals lebend, geschweige denn gesund, aus diesem Abgrund von Krankheit und Unwohlsein herauskommen sollte. Und mein Sohn erst! Was hatte er nur mit mir durchmachen müssen? Unser Leben schien nicht enden wollendes Leid zu bedeuten. Mit einem Mal spürte ich, daß etwas meinen Körper durchströmte – wellenartig, beruhigend wie ein Summen – , ein mehrere Minuten anhaltendes körperliches Empfinden absoluter Ruhe. Mir war, als werde ich getragen von diesem Strom, gehalten von den guten Wünschen derer, die mich liebten. Ich fühlte mich erfrischt, optimistisch und ausgeruht, selbst an diesem so Angsteinflößenden Ort. Je mehr Abstand ich zu meiner Krankheit gewinne, desto leichter fällt es mir, mich auf dieses Gefühl einzulassen, einzutauchen und aufzutanken in einem Meer der Liebe. Manchmal ist er schlicht und einfach vorhanden, dieser Faden, der mich mit einem mir vertrauten Gott verbindet, ein quantifizierbarer Funke Hoffnung.

Ich bin sicher, daß meine Familie und meine FreundInnen, die mich während dieser Erfahrung unterstützten, mich begleiteten, mir beistanden und mich nährten, der ausschlaggebende Faktor für meine schnelle Heilung waren. Die Ärzte sagten, die Schnitte hätten sich »erstaunlich schnell« geschlossen. Vielleicht bin ich ohnehin ein gesundes Exemplar Mensch, vielleicht konnte ich es einfach nicht erwarten, aus dem Krankenhaus und zurück zu meinem eigenen Heim und Herd zu kommen, auch wenn es eine freundliche Klinik war.

Vermutlich ist das Leben eine Mischung aus Schmerz und Freude und all den anderen Dualitäten, die wir mit unserem Verstand geschaffen haben. Es gibt tatsächlich Zeiten, in denen mir nicht nur nichts weh tut, sondern mir alles von Licht erfüllt zu sein scheint und ich wirklich ein Gefühl der Ganzheitlichkeit habe. Ich tue so oft wie möglich Dinge, die mir ein gutes Gefühl geben. Um mein Wohlbefinden noch weiter zu steigern, gehe ich mit vielen Kräutern um. Tinkturen aus Mariendistel, aus Großer Klette und aus Usnea; für meine Haut Johanniskraut-, Teebeeren- und Arnikaöl. Ich nehme heiße Bäder und gehe in die Dampfsauna. Ich nehme alles mit, wie es gerade kommt. Yoga hat mir gezeigt, wie ich mich besser fühlen kann. Ich erkenne immer mehr, was mir guttut und lasse die Statistiken, das Gift, die Ängste und Zweifel hinter mir.

Die ganze Zeit über hatte ich gewußt, welcher Art mein Krebs ist: ein invasives lobuläres Karzinom. Solange es nur irgendwie ging, interpretierte ich die Statistiken zu meinen Gunsten und hoffte auf einen guten Ausgang. Als ich aufhörte, Statistiken zu durchforsten – und dies tat ich, als sie nicht mehr so günstig für mich aussahen –, richtete sich meine

Konzentration auf mein Inneres. Vielleicht war es meine Angst, meine Unfähigkeit, dem ins Auge zu sehen, was in mir vor sich ging: Wuchsen die bösen Jungs in mir heran, die sie in den Knoten gefunden hatten? Wurden sie durch die Chemikalien getötet? Liefen sie in meinem Lymphsystem Amok? Vielleicht war jetzt endlich die Zeit gekommen, Ernst zu machen mit der Meditation. Nicht mehr endlos darüber zu lesen, zu sprechen, nachzudenken oder zu grübeln. Nein, mich hinsetzen, das Telefon abstellen, die Kraft und Führung eines Mantras herbeirufen und nicht einschlafen. Tu es, und schon bald wirst du entdecken, wie du die Business-Ebene deines Verstandes hinter dir lassen kannst.

Nichts gibt mir so sehr das Gefühl, im Gleichgewicht zu sein, wie Meditation. Ich sehne mich immer häufiger nach diesem Gefühl und meditiere immer öfter. Ich habe mein Leben heute so eingerichtet, daß ich in regelmäßigen Abständen an diesem meditativen Fenster sitzen kann. Es hält mich beieinander, und ich bin dankbar dafür. Denn heute weiß ich, daß Krebs ein Teil meines Lebens ist, auch wenn ich geheilt werden sollte. Ob er Teil meines Todes sein wird, werde ich noch früh genug herausfinden. Ich habe viel, für das es sich zu leben lohnt, und ich habe in meinem Leben immer wieder Glück. Zytologisch herausgefordert, summe ich weiterhin, mit den Schwingungen des Lebens in mir und um mich herum. Vielleicht ist ein Teil dieses Summens auch das Summen des Krebses. Vielleicht wird er mich auffressen. Vielleicht fresse ich ihn auf.

Ohnehin bleibt alles müßige Spekulation, und bei dem Versuch, das Ganze zu begreifen, verstrickst du dich womöglich immer tiefer in der Sache. Besser ist es, einfach dazusitzen, zu sein, zu tun, tun sein tun sein tun.

Gib dich hin!

»Der glänzende Stern in deiner Brust hat Schwestersterne geboren, die nun tief aus dem Innern deiner Knochen / deiner Leber / deiner Lunge leuchten. Sei ruhig, liebe EnkelTochter. Du wirst nach Hause kommen, wie wir alle. Was auch immer man dir erzählt, der Zeitpunkt deiner Ankunft ist nicht gewisser als der irgendeines anderen Menschen.

Die Zeit ist gekommen, daß du dich hingibst, deinem Leben hingibst. Gib dich deinem Schicksal hin, und es wird deine Gesundheit/deine Ganzheitlichkeit/deine Heiligkeit nähren. Sich hinzugeben ist Negation der Opferrolle in ihrer höchsten Form, denn Hingabe ist nicht höflich und Hingabe ist nicht willfährig. Sich hingeben heißt nicht sich aufgeben. Hingabe heißt auch Wahl, bedeutet auch Macht. Für Schuld bietet sie keinen Raum. In der Hingabe entfaltet sich Perfektion.

Gib dich deinen Aggressionen hin. Finde dein Feuer, finde zu deinem Kampfgeist. Teste das Stehvermögen deines werten Widersachers. Frohlocke über den Kampf! Laß deinen heftigsten Aggressionen freien Lauf. Zeig es dem Tod. Doch hüte dich, oh Kriegerin, dich selbst etwa danach zu beurteilen, ob du diesen Kampf gewinnst oder nicht. Wie den Fluß wirst du auch den Tod nicht aufhalten. Und letzten Endes werden wir alle von diesem Fluß mitgezogen.

Gib dich deinem Wunsch zu leben hin, selbst wenn du akzeptierst, daß wir alle sterblich sind. Gib dich deinen Hoffnungen, deinen Visionen, deiner Zukunft hin. Gib dich dem Pfad des Lebens hin, der uns alle zum Tod führt.

Komm, setz dich auf meinen Schoß, leg deinen Kopf hier an meine Schulter. Entspanne dich, gib dich hin. Du hast es nicht in der Hand; du hattest es nie in der Hand. Du hast den Krebs nicht gewählt, er hat dich gewählt. Du mußt dich nicht dem Krebs hingeben, du mußt dich dir selbst hingeben, deinem Leben, das nun den Krebs einschließt.

Der dich auffordert, dich hinzugeben, ist nicht der Tod. Es ist das Leben – das Leben in all seiner unerklärlichen, unkontrollierbaren, ekstatischen Vielschichtigkeit. Das Leben fordert dich auf: gib dich hin! In seiner Wildheit verlangt das Leben ALLES von dir.«

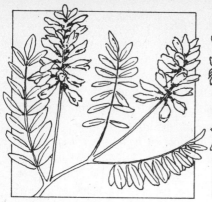

Tragant (A. canadensis)

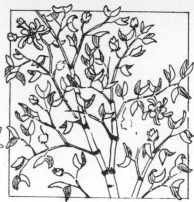

Kreosotbusch (Larrea tridentata)

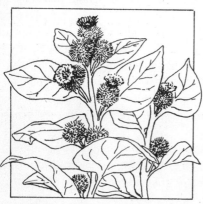

Große Klette (Arctium lappa)

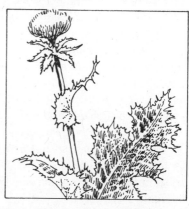

Mariendistel (Carduus marianum)

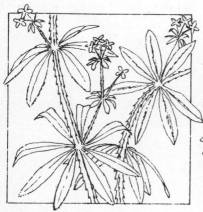

Labkraut (Galium aparine)

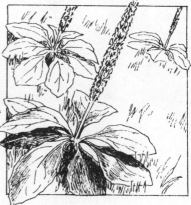

Wegerich (Plantago major)

Krebs im Spätstadium

Die Diagnose »metastasierender Krebs im Spätstadium« möchte niemand stellen geschweige denn hören, denn metastasierender Krebs läßt sich nur durch Wunder heilen ... die es immer wieder gibt.[234]

Wenn ein Mammakarzinom metastasiert, erfolgt eine Absiedlung von Zellen oder Zellverbände über die Blut- oder Lymphbahnen in primär nicht erkrankte Körperregionen: in die Leber, die Lungen, die Knochen und manchmal auch ins Gehirn. Wenn diese Zellen heranwachsen, können sie Funktionszellen verdrängen und durch Leberversagen, Atmungsunfähigkeit oder Mangel an neuen Blutzellen den Tod herbeiführen. Gleichgültig wie groß ein primäres Brustkarzinom wird, es ist nicht lebensbedrohlich, solange es auf die Brust beschränkt bleibt. Doch sobald es in wichtige Organe eindringt, hängt die Lebenserwartung davon ab, ob und wie lange die Tochtergeschwulst so klein wie möglich gehalten werden kann.

Bei einigen Frauen löst die Diagnose »unheilbarer Krebs« eine so immense Angst aus, daß ihnen jede Behandlung, wie bizarr oder schädigend sie auch sein mag, willkommen ist: von dreimal täglich verabreichten Kaffee-Einläufen bis zu einer radikalen Chemotherapie. Mancher erscheint jede Behandlung lohnenswert, die es ihr ermöglicht, ein paar Tage länger mit ihren Lieben zusammen zu sein. Andere, wie Audre Lorde und Jackie Kennedy Onassis, entschieden sich, die ihnen verbleibende Zeit in ihre Community, in das Leben und das Sterben zu »investieren«, statt zu versuchen, Zeit in Kliniken zu »kaufen«, wo sie behandelt werden und sterben.

Welche Wahl du bei einer derart erbarmungslosen Diagnose auch triffst, die Wege der Weisen Frauen können dir helfen, jede Drehung deiner letzten Walzer- oder Tangoschritte zu genießen – unabhängig davon, wieviel Zeit dir verbleibt.

Schritt 0: Tue nichts!
- Du kannst nichts tun und alles sein.
- Wie bei deiner ersten Brustkrebsdiagnose: Halte inne. Die Diagnose »metastasierender Brustkrebs« löst häufig das Gefühl aus, versagt zu haben. Dieses Gefühl kann dich zu einem bereitwilligen Opfer machen: Es ist leichter, das zu tun, was man dir sagt, es ist leicht, sich Gefühlen von Angst, Leid und Verratensein hinzugeben und sich den Entscheidungen

anderer anzuschließen. Hör auf damit. Dies ist kein Test. Es ist dein Leben. Du mußt nicht Opfer sein. Selbst der Kampf gegen den Krebs kann dich zum Opfer machen, wenn du ihn nur deshalb fortsetzt, weil andere dies von dir wünschen.

Laß dich nur auf Behandlungen ein, die dir selbst richtig erscheinen und zu denen du bereit bist. Mehr denn je ist die beste Wahl die, bei der du ein gutes Gefühl hast, völlig unabhängig davon, was andere sagen. Viele Frauen finden es hilfreich, sich Zeit für sich zu nehmen, sich zurückzuziehen und nichts zu tun, bevor sie über ihre Behandlung entscheiden. Für andere ist das Mit-sich-allein-Sein jetzt nur schwer zu ertragen.

★ Die einfachste Meditation – über nichts – ist die wirksamste. Den Heilungsprozeß kontrollieren zu wollen, kann dich frustrieren; über die Eliminierung des Krebses oder ein ganz bestimmtes Ergebnis zu meditieren macht einen Erfolg schwer faßbar. Wenn du es deinem Geist jeden Tag einmal erlaubst, leer zu sein, schaffst du Raum für eine ungewöhnliche, allen Erwartungen widersprechende Spontanremission.

Schritt 1: Sammle Informationen!

★ Lautet die Diagnose »unheilbar«, empfiehlt die Tradition der Weisen Frauen den Weg des Herzens. Das Herz erinnert uns daran, Statistiken in Frage zu stellen und uns vor denen zu hüten, die mit der Angst taktieren. Konventionelle Therapien sind genauer erforscht worden, doch sie sind nicht erfolgreicher als die beste alternative Therapie, wenn es darum geht, Leben zu verlängern, das Wohlbefinden zu verbessern und eine Rückbildung von metastasierendem Brustkrebs zu bewirken.

● Schritt 1 heißt auch »Informationen weitergeben«. Selbst wenn dir die Zeit kurz erscheint, hast du immer noch verschiedene Möglichkeiten zur Auswahl. Du könntest deine Brustkrebsgeschichte erzählen, um anderen Frauen zu helfen. Du könntest ein Album für deine Familie zusammenstellen. Eine Stiftung gründen. Gedichte schreiben. Deine Erfindungen patentieren lassen. Eine telefonierende, schreibende Aktivistin werden, die jüngeren Frauen hilft, Brustkrebs vorzubeugen. Male, zeichne, bildhauere, singe, fotografiere, nähe, baue. Wie immer du es machst, du hast noch Zeit, klug zu leben. Es könnte dich heilen; es könnte dir deine Ganzheitlichkeit zeigen. Du mußt nicht dein letztes Geld und die dir verbliebene Zeit in den Kampf gegen den Tod investieren.

Schritt 2: Sammle Energie!

★ Frauen mit metastasierendem Brustkrebs, die sich einer Selbsthilfegruppe angeschlossen haben, leben doppelt so lange wie Frauen, die das nicht tun.

● Nimm dir ein bißchen Zeit, mit deinem Tod zu sprechen. Mach Pläne für deine Zukunft. Lebe im Hier.

● Gay Luce, Gründerin der *Seven Gates Mystery School*, richtet ihre Frage an uns alle, Gesunde wie Kranke: »Was brauchst du, um glücklich, zufrieden, lächelnd und im Einklang mit dir selbst zu sterben? Hol es dir. Tu es. Sag es.«

Schritt 3: Nähre und stärke dich!

★ Wenn du mit metastasierendem Brustkrebs tanzt und einen hohen Gehalt an Nährstoffen zu dir nehmen, gleichzeitig aber die mit Zusatz-präparaten verbundenen Risiken vermeiden willst, tu folgendes: Iß täglich große Portionen carotinreicher Nahrung, Gemüse aus der Familie der Kohlgewächse, Bohnen, Meeresalgen und Wildpilze. Zusätzlich und täglich: ein Liter eines nährenden und krebshemmenden Auszuges, etwa aus Nesseln, Blättern des Gemeinen Beinwell, Wiesenklee, Veilchen oder Wurzeln der Großen Klette, mindestens einen Eßlöffel eines leberstär-kenden, tumorhemmenden Kräuteressigs (zum Beispiel aus Löwenzahn, Großer Klette, Ampferwurzeln) und eine Dosis einer krebshemmenden, das Immunsystem stärkenden Tinktur (Echinacea, Kermesbeere, Usnea, Tragant oder Große Klette). Siehe Materia Medica.

★ Forschungen in Asien kamen zu dem Ergebnis, daß Wildpilze das Tumorwachstum um 40 Prozent verlangsamen können. Mehr darüber auf Seite 120.

● Carotin wirkt Krebs in allen Stadien entgegen und ist für dich, wenn du Brustkrebs mit Metastasen hast, ebenso wichtig wie für Frauen, die Krebs vorbeugen möchten. Schon eine Mohrrübe pro Tag kann das Fort-schreiten des Krebses verlangsamen. In Laboruntersuchungen wurde festgestellt, daß Möhren in manchen Fällen die Zellen befähigen, wieder zu gesunden, ohne ein Spur des Krebses zurückzulassen. (Mehr über Carotin auf Seite 79.)

★ Gemüse aus der Familie der Kohlgewächse ist reich an Phytochemika-lien; sie helfen, Metastasen zurückzubilden. Gleiches gilt für das Lignan in Bohnen.

★ In Tierversuchen lebten 95 Prozent der Labortiere mit fortgeschritte-nem Brustkrebs, die Riementang aßen, länger als erwartet.

● Neal Barnard zufolge erhöhen Frauen mit metastasierendem Brust-krebs ihr Risiko, vorzeitig zu sterben, um 40 Prozent pro 1.000 Gramm zusätzlichem Fett pro Monat.[235] Die besten Fette für Frauen mit Krebs – natürlich aus organischem Landbau – sind Leinöl, Olivenöl, Nüsse sowie fetter Fisch.

Schritt 4: Stimulieren/Sedieren

★ Frauen mit Lebermetastasen, die Öl aus Gemeiner Nachtkerze nahmen (zwei bis drei Teelöffel Öl oder 18 bis 36 Kapseln pro Tag), reduzierten die Größe ihres Tumors und verdoppelten ihre Überlebenszeit. Obwohl die meisten dieser Frauen eine prognostizierte Lebenserwartung von weniger als zwei Monaten hatten, lebten 12 Prozent derjenigen, die Öl der Gemeinen Nachtkerze nahmen, drei Jahre später immer noch. Öl der Gemeinen Nachtkerze hat normalerweise neun Prozent gamma-Linolsäure. Sie verhindert nachweislich die Proliferation bösartiger Zellen und verminderte im Tierversuch die Wachstumsrate von Brustkrebs.

Kräuterverbündete für Leber, Lungen, Knochen, Hirn

Krebshemmende, schmerzlindernde, stärkende Verbündete

- Für die Leber: Mariendistelsamen-Tinktur; Essig oder Tinkturen aus Löwenzahn, Großer Klette oder Ampfer; Ringelblumen-, Lavendel- oder Schafgarbenblüten-Tinkturen (30 Tropfen); Minze- und Haferstroh-Auszüge; Rosmarin-Tinktur (20 Tropfen); Knoblauch, Tinktur aus den Wurzeln des Echten Alant, Kermesbeerenwurzel-Tinktur (Vorsicht!).

- Für die Lunge: Auszüge aus Blättern der Königskerze, des Gemeinen Beinwell und Roter Ulme, aus Wurzeln des Echten Alant, Vogel-Sternmiere-Tinktur (30 Tropfen), Nesselauszüge, Leinsamen, Schafgarbenblüten-Tinktur, Schachtelhalm-Tee.

- Für die Knochen: Auszüge aus Blättern des Gemeinen Beinwell, Schachtelhalm-Tee, Haferstrohauszüge, Meeresalgen, Löwenzahnessig (aus Blättern/Wurzeln).

- Für das Hirn: Gingkoblätter-Tinktur (120 Tropfen), Haferstrohauszug, Zitronenmelisse-Tee, Rosmarin-Tee, Lavendel-Tee, Minze- oder Salbeiauszüge (nicht mehr als eine Tasse), Helmkraut-Tinktur (fünf bis 25 Tropfen), Wiesenkleeblüten-Tinktur, Mandeln, Orangenschale.

Bei Tees und Kräuterauszügen beträgt die Dosis 1 bis 4 Tassen täglich. Wenn keine Dosierung angegeben ist, siehe Materia Medica.

• Hyperthermie ist der medizinische Fachbegriff für eine der ältesten Methoden der Welt, Menschen mit schweren Krankheiten zu helfen: Wärme für den ganzen Körper, für größere Körperabschnitte, lokal begrenzte Hautbezirke oder mit direkter Erhitzung des Tumors. Indianische HeilerInnen verwenden Wärme und die Kraft des Gebetes in der *Stone People's Lodge*, bekannter unter dem Namen Schwitzhütte; die SkandinavierInnen ziehen die Sauna vor. Die medizinische Literatur ist durchzogen von Berichten über dramatische Krebsheilungen als Folge von Infektionen, insbesondere Wundrose, die sehr hohes Fieber verursachten. Bei einer Untersuchung wurde eine Dosis von *Coley's Mixed Toxins*, die hoch genug war, um binnen einer Stunde ein Fieber von mindestens 39 Grad zu erzeugen intravenös oder direkt in den Tumor Krebskranker injiziert. Bei 50 Prozent der Testpersonen mit Metastasen erfolgte eine Remission. 1972 strich die *American Cancer Society* Coley's Mixed Toxins von ihrer Liste nicht erprobter Medikamente.

• Hansi ist eine Kombination pflanzlicher und homöopathischer Heilmittel, entwickelt von Juan Hirschmann in Argentinien. Bei vielen der 65.000 Menschen mit »unheilbaren« Metastasen, die dieses Mittel verwendeten, bildeten sich die Metastasen teilweise oder vollständig zurück.[236] Manchmal schrumpften die Metastasen nicht, doch die Blutzufuhr zum Tumor konnte aufgehalten und der nekrotisierende Tumor in einer Operation erfolgreich entfernt werden.

• Ein metastasierendes Karzinom kann dir Schmerzen verursachen. Siehe die Ratschläge der Weisen Frauen auf den Seiten 290 und 292. Lies *You Don't Have to Suffer*.[237]

Schritt 5a: Verwende Zusatzpräparate!
★ Bei einer 44jährigen Frau mit Brustkrebs, die täglich 390 mg des Coenzyms Q10 zu sich nahm, bildeten sich zahlreiche Metastasen in der Leber zurück.[238]

• In einer Studie erhöhte sich die Lebenserwartung der Kranken mit sogenannt unheilbarem Krebs um das Vierfache, als sie täglich zehn Gramm Ascorbinsäure einnahmen. Von KritikerInnen dieser Studie wurde angemerkt, daß alle TeilnehmerInnen eine aggressive Chemotherapie abgelehnt hatten; dies habe ihre Lebenserwartung möglicherweise ebenso erhöht wie die Einnahme des Vitamin C.

Vom Umgang mit Schmerz

- Stephen Levines Schmerzmeditationen sind unglaublich hilfreich.[239]

- Nach Ansicht vieler AutorInnen haben diejenigen, die ihre Schmerzen – selbst mit hohen Dosen schmerzstillender Mittel – lindern, eine bessere Prognose, als die, die ihren Schmerz stoisch ertragen. Die Wirkung schmerzstillender Medikamente ist bei Frauen häufig sehr viel geringer als bei Männern; scheue dich also nicht, mehr davon zu verlangen.

- Helmkraut (5 bis 10 Tropfen frische Pflanzentinktur), das leicht krebshemmend wirkt, ist mein Lieblingskraut zur Linderung von Schmerzen aller Art. Häufige Dosen (mehrere pro Stunde) können jedoch einschläfernd wirken. Tinkturen aus Passionsblume (Passiflora incarnata) und Baldrianwurzel (Valeriana officinalis) sind häufig verwendete schmerzstillende Mittel auf Kräuterbasis. Die Dosis von 10 bis 25 Tropfen kann bei Bedarf wiederholt werden. Stärker noch, aber auch einschläfernder, wirken Hopfentees oder Lattich(Latucca species)-Saft auf Alkoholbasis (10 bis 20 Tropfen).

- Lerchensporn (Corydalis formosa) ist eine wunderschöne Waldpflanze, aus deren Wurzeln schmerzstillende Tinkturen hergestellt werden, die man in China bei fortgeschrittenem Krebs, geschwollenen Lymphknoten und schuppiger Haut verwendet. Dosis: 5 bis 20 Tropfen. Vorsicht: Toxische Reaktionen sind möglich!

Als ich irgendwo im Mittelwesten auf einen verspäteten Flug wartete, traf ich auf eine Frau, die – wie der Zufall es wollte – seit mehreren Jahrzehnten an der Erforschung der Metastasenbildung arbeitet. »Wenn du den Krebs daran hinderst, Blutgefäße um sich herum zu bilden, wird er kaum Metastasen bilden«, sagte sie mir. »Wenn du dem Wachstum der Blutgefäße Einhalt gebietest, so verlangsamst du auch das Wachstum von Metastasen.«
★ Genistein, eine Phytochemikalie in Vogel-Sternmiere, Linsen sowie Tofu, verlangsamt das Wachstum der Blutgefäße und hindert Tumore daran, neue Blutgefäße zu bilden: Es ist ein anti-gefäßbildender Faktor. Solche Faktoren beugen nicht nur Metastasen vor, sondern sind auch mächtige, lebensverlängernde Verbündete für Frauen mit metastasierendem Krebs.
• Ein viel untersuchter (jedoch nach wie vor umstrittener) anti-gefäßbildender Zusatz ist Haiknorpel. BefürworterInnen von Haiknorpel in der

Krebstherapie behaupten, daß die vier- bis sechsmonatige Verwendung sehr, sehr hoher Dosen die Rückbildung von metastasierendem Krebs wie von Primärtumoren bewirken könne und das Leben von mehr als der Hälfte der Testpersonen mit »unheilbarem« Krebs verlängert habe.[240]

★ Bromelin, ein Gemisch von proteolytischen Enzymen in der Ananas, verringerten bei Versuchstieren Lungenmetastasen – manchmal um bis zu 90 Prozent – und bei Frauen Metastasen als auch Primärtumore.[241] Sowohl getrocknete als auch frische Formen dieses Antiphlogistikums waren wirksam.

Schritt 5b: Nimm Medikamente!

● Verschiedene Antihistaminika – Lisino, Hismanal und Atarax – und zwei Antidepressiva – Elavil und Prozac – haben nachweislich das Wachstum existierender Karzinome beschleunigt sowie deren Aggressivität verstärkt.

★ Japanische KrebspatientInnen mit unheilbarem Krebs ließen sich Benzaldehyd injiziieren. Sie lebten länger als erwartet, und ihre Tumore schrumpften oder bildeten sich vollständig zurück. Siehe Seite 79.

★ Eine englische Studie berichtete von positiven Reaktionen innerhalb von sechs Wochen, wenn Frauen mit fortgeschrittenem Brustkrebs täglich 200 mg Schilddrüsenextrakte oral einnahmen.

● Ein französischer Arzt berichtete von einer geradezu dramatischen Brustkrebsremission bei einer Frau mit inoperablen Hirnmetastasen, nachdem sie begann, dreimal täglich 2,5 mg Bromocriptin zu nehmen.[242]

● Intravenös verabreichtes Pamidronat kann die Lebenserwartung von Frauen mit Brustkrebs und Knochenmetastasen verlängern, da es den Blut-Kalziumspiegel in einem normalen Rahmen hält. (Annähernd die Hälfte der Knochenkrebstodesfälle sind auf eine Hyperkalzämie zurückzuführen.)

★ Wenn du metastasierenden Brustkrebs hast und dir eine Chemotherapie vorgeschlagen wird, stelle direkte Fragen: Was kann ich im besten Fall erwarten? Im schlimmsten Fall? Möglicherweise entdeckst du, daß du länger (und angenehmer) leben wirst, wenn du eine Chemotherapie in diesem Stadium ablehnst. Das ist nichts Ungewöhnliches. Hast du schon einmal einer Chemotherapie zugestimmt, glaubst du vielleicht, nicht das Recht zu haben, dieses Mal »Nein« zu sagen. Doch jede Situation steht für sich. Was bislang richtig für dich war, muß es jetzt nicht sein.

Vielleicht wird dir eine Chemotherapie aufgedrängt, obwohl es keine Hoffnung gibt, daß sie dich von Krebs heilen wird. Warum? Um dein Leben zu verlängern. Wie lange? Um zu versuchen, deinen Tumor zum

Schrumpfen zu bringen oder die Anzahl der Tumore zu verringern. Wird dies dein Leben verkürzen? Oder um den Bedarf der ÄrztIn an Forschungssubjekten zufriedenzustellen? Wer profitiert davon? Um das Bedürfnis der ÄrztIn zu befriedigen, dir etwas anbieten zu können? Ist es das, was du willst oder brauchst? Oder um »die Orientierung der PatientInnen an der Schulmedizin zu erhalten«, wie Victor Richards sagt.[243] Was könnte passieren, wenn du alternative Behandlungen wählst?

● Die meisten Aussagen über die Wirksamkeit einer Chemotherapie für metastasierenden Krebs beziehen sich auf die Reaktionsrate. Damit ist der Prozentsatz der Tumore, die als Reaktion auf die Chemotherapie teilweise oder vollständig schrumpfen, gemeint. Es gibt bisher keine einzige Untersuchung, die eine Beziehung zwischen Tumorschrumpfung und Verlängerung der Überlebenszeit herstellt, daher impliziert die Reaktionsrate keine verlängerte Lebensdauer.

★ Taxol und Taxolabkömmlinge sind derzeit die bevorzugten Medikamente für Frauen, deren metastasierender Brustkrebs nicht auf andere Mittel reagiert. Obwohl Taxol das Wachstum metastasierender Tumore hinauszögern kann, trägt es wenig dazu bei, die tatsächliche Überlebenszeit zu verlängern. Besonders toxisch wirkt Taxol auf das Knochenmark, außerdem kann es zu Gefühllosigkeit in Zehen und Fingern kommen.

● Menschen mit sogenanntem unheilbarem Krebs sind beliebte Versuchskaninchen für Forschungen mit neuen Behandlungsmethoden. Vielleicht möchtest du lieber alternative als konventionelle Behandlungsmethoden ausprobieren. Wenn ja, führe Protokoll, und arbeite mit jemandem, der deine Ergebnisse erhärten kann, so können andere von deiner Erfahrung profitieren.

Schritt 6: Öffnen und Eindringen!

● Eine Eigenknochenmarktransplantation wird von Frauen mit metastasierendem Brustkrebs häufig als der letzte Strohhalm betrachtet. Doch in einer Zusammenfassung von 40 Studien[244] war zu lesen: »Die verfügbaren Daten legen den Schluß nahe, daß die autogene Knochenmarkstransplantation das Leben von Frauen mit metastasierendem Brustkrebs nicht nur nicht verlängert, sondern wahrscheinlich sogar verkürzt.« Die japanische Kräuterrezeptur Juzentaihoto (Seite 335) ist eine ergänzende Medizin für Frauen, die sich zu einer autogenen Knochenmarktransplantation entschließen. Juzentaihoto nährt die Milz, hält das Blut gesund und beschleunigt die Rekonvaleszenz bei einer Knochenmarksverletzung. Du wirst sicher auch dein Immunsystem stärken wollen; siehe Kapitel: Ein starkes Immunsystem.

Die Schritte zum Tod

»Du beginnst deinen Weg hin zum Tod in dem Moment, in dem du empfangen wirst. Und jeder Tag deines Lebens bringt dich dem Tod einen Tag näher. Jeden Tag hast du die Möglichkeit, dich selbst zu fragen: Wie wird es mir heute auf meinem Weg zum Tod ergehen? Wie werde ich leben? Entsprechend den Ängsten anderer? Oder gemäß meiner eigenen einzigartigen Wahrheit? In Schönheit, Freude, mit Bewußtsein? Aus meinem Herzen?

Ob bewußt oder unbewußt, akzeptierend oder verleugnend, bewegst du dich jeden Tag um einen Tag näher auf deinen Tod zu. Ist es ein guter Tag, um zu sterben? Bist du bereit? Hast du voll und ganz gelebt? Hast du deine Träume respektiert? Kannst du dem Tod ohne Bedauern in die Augen schauen?

In eurer westlich dominierten Kultur hat der Tod nichts Ehrenhaftes. Ihr hebt ihn ab vom Leben, zeichnet ihn so, als sei er zu fürchten, als sei er dem Leben entgegengesetzt. Nein, geliebte EnkelTochter, nein!

Tod und Leben sind Liebende. Sie sind Tanzpartner. Der eine existiert nicht ohne den anderen. Leben geben birgt den Tod in sich, denn der Tod kommt zu allen, die geboren werden. Der Tod macht den Weg frei für das Leben. Heißt es nicht, daß alle, die sterben, wiedergeboren werden? Tod und Leben in liebender Umarmung. Tod und Leben im Tanz. Denn es gibt nur den Tanz, nur den Gang, den Pfad, deine Schritte von der Geburt zum Tod und wieder zurück zur Geburt.

Ja, EnkelTochter, dein Tod ist sicher, aber nicht vorhersagbar. Dein Tod ist bekannt, doch respektiert er das Chaos. Er geht dir nicht aus dem Weg, wenn du ihn aufhalten möchtest, und er kommt auch nicht sanftmütig, wenn du ihn rufst. Es gibt nicht das medizinische Wunder, das perfekte Denken, das korrekte Essen, es gibt keine Magie, keine Heiligkeit, keinen Handel mit Gott oder Göttin, das die Wahrheit deines Todes abwendet oder gar vermeidet.

Dein Tod wartet geduldig am Ende deines Weges hinter einer Krümmung, die du nicht bemerkt hast, deinem Blick verborgen. Dein Tod. Dein Weg. Zu deiner eigenen Zeit.

So viele moderne HeilerInnen, alternative wie orthodoxe, fürchten den Tod. Sie stellen eine Krebsdiagnose – und der Tod wird der Feind. Die Angst vor dem Tod – mehr als die Lebenslust – entscheidet über die Behandlung. Wenn du daran denkst, daß jeder Weg in den Tod führt, kannst du beginnen, mit deinem Tod zu tanzen. Deine Optionen multiplizieren sich, und du entdeckst deinen Weg durch die Angst. Du findest

Wege, dein Leben zu lieben, ohne an ihm festzuhalten. Und du kommst zu Wegen, deinen Tod zu respektieren.

Ja, wir wissen, der Tod ruft immer noch Angst in dir hervor. Es ist schwer, ihn zu akzeptieren. Laß uns dich halten, EnkelTochter. Ruhe in unserer sanften Stärke. Laß uns dich lehren, die Angst zu umarmen, die Wahrheit deiner Angst zu umarmen: mit dem Tod hört dein Körper auf zu sein.

Wie kannst du deine Angst vor dem Tod akzeptieren? Tanze in dem Raum zwischen Wissen und Nicht-Wissen, zwischen Sein und Nicht-Sein, zwischen Leben und Sterben. Wir sind hier, um dich in deiner Verwirrung zu stützen. Wir halten dich inmitten des Chaos. Wir halten dich sicher, wir halten dich nahe, jetzt und wann immer du uns rufst.

Wir, die wir durchdrungen sind von der Weisheit der Jahre, die wir den sich windenden Tanz von Leben und Tod gesehen haben, wir können dir etwas zeigen. Komm nun mit uns, EnkelTochter. Halte unsere Hände, und springe von der Klippe. Falle mit uns. Gib dich selbst dem Raum hin. Und schaue! Ein sich windender Fluß funkelnder Freude fängt dich auf und trägt dich fort. Gib dich dem Gefühl der Schwerelosigkeit hin, du wirst getragen von einer sanft drehenden, schwingenden, das Licht einfangenden Spirale von Partikeln. Eine pulsierende Spirale ohne Anfang und Ende. Eine Spirale, die dich festhält und dir dennoch immer deine absolute Freiheit gibt.

Entspanne dich einen Moment in Allem. Gib dich der Stille hin. Erlaube dir selbst, dich in Vollkommenheit zu bewegen, dich auszudehnen und zu wachsen, in das Leben, in den Tod, und wenn du es möchtest, wieder zurück ins Leben.«

TEIL DREI

Helferinnen, Hilfe und Tips

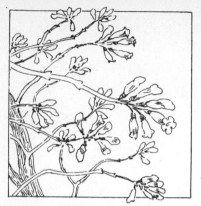

Pau d'arco (T. heptaphylla)

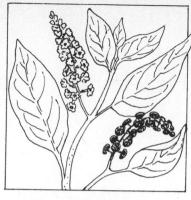

Kermesbeere (Phytolacca americana)

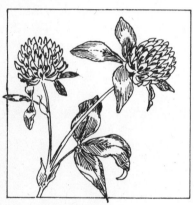

Wiesenklee (Trifolium pratense)

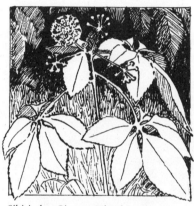

Sibirischer Ginseng (Eleutherococcus)

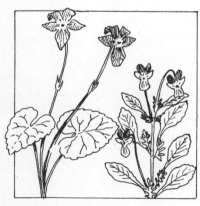

Veilchen (Viola odorata)

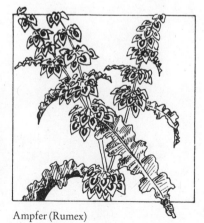

Ampfer (Rumex)

Materia Medica:
Meine Kräuterverbündeten

Hier sind die Einzelheiten, die du brauchst, um dein Leben mit den grünen Verbündeten zu beginnen. Ob du die Gesundheit deiner Brust erhalten, die Nebenwirkungen konventioneller Behandlungen lindern, Brustkrebsrezidiven vorbeugen, dein Immunsystem stärken oder Krebs im Frühstadium bekämpfen willst, diese Informationen werden dich unterstützen, dir selbst mit grünen Verbündeten zu Gesundheit zu verhelfen.

Einige der hier genannten Pflanzen kannst du ohne Risiko als Mahlzeit verspeisen; andere sind eher mit Vorsicht zu genießen. Um des Friedens deiner Seele willen solltest du nicht mehr als zwei Kräuter pro Tag verwenden; die anderen kannst du ja, wenn du es wünschst, an anderen Tagen nehmen. Einige Kräuter wirken für sich allein am besten, andere in Kombination mit anderen Kräutern. Wenn du sie mischen willst, prüfe die Art der Kräuter. Ein nährendes oder stärkendes Kraut kann mit jedem anderen Kraut, auch mit stimulierenden/sedierenden oder potentiell giftigen sowie mit Medikamenten kombiniert werden. Ist das Kraut jedoch stimulierend/sedierend oder potentiell giftig, könnte es gefährlich sein, es mit anderen stimulierenden/sedierenden oder potentiell giftigen Kräutern oder mit Medikamenten zu kombinieren. (Das Symbol + zeigt die außergewöhnliche Wirksamkeit einer Pflanze an.) Heilwirkungen, die in Kursivschrift gesetzt sind, gelten als besonders stark. Im übrigen: 25 Tropfen = 1 ml.

Tragant
Astragalus membranaceus, A. mongolicus, A. hoantchy

Andere Namen: Gelbe Wicke, Huang-qi
Art: nährend +
Vorkommen: China; in Nordamerika leicht zu ziehen; 400 verschiedene Arten.
Verwendet werden: fünfjährige, im Herbst geerntete Wurzeln.
Heilwirkung und Anwendung: *stärkt Immunsystem* (stellt T-Zellen-Funktion wieder her; verstärkt Interferon-Synthese, stärkt Killer-Zellen); *kräftigt,* blutbildend; schützt Lunge; schützt und stellt Knochenmark wieder her; appetitanregend; *schützt vor Streß* (schützt Milz,

Nebennierencortex und Hypophyse); lindert Lymphödeme; senkt hohen Blutdruck; tumorhemmend; entzündungshemmend.

Wichtige Inhaltsstoffe: Cholin, Betain, Glukuronsäure, Linol- und Linolensäure, Phytosterine, Polysaccharide, Saponine, Selen und viele andere Mineralstoffe.

Zubereitung und tägliche Dosis: ohne Einschränkung verwendbar.

Auszug aus getrockneter Wurzel: ein bis vier Tassen.

Gekochte frische Wurzeln: soviel und so oft du magst.

Tinktur aus frischer oder getrockneter Wurzel: 45 bis 60 Tropfen.

Getrocknete Wurzel: bis zu 60 Gramm.

Toxizität: unbekannt, selbst bei großen Mengen und über einen längeren Zeitraum.

Gute Verträglichkeit mit: Echinacea, Knoblauch.

Anmerkungen: Die Lebenserwartung steigt erheblich, wenn Tragant als *ergänzende Medizin* zu Chemo- oder Strahlentherapie verwendet wird (wie häufig in China).

Siehe Abbildung auf Seite 286.

Große Klette
Arctium lappa, A. minus

Andere Namen: Gobo, Wu shih

Art: stärkend +

Vorkommen: freies Gelände, Höfe, am Straßenrand in gemäßigten Regionen Asiens, Europas und Nordamerikas; leicht zu ziehen.

Verwendet werden: im Herbst ausgegrabene, erstjährige Wurzeln; reife Samen.

Heilwirkung und Anwendung: Innerlich – *krebshemmend*; bildet *präkanzeröse* und in-situ-*Tumore* zurück; löst chronische Hautprobleme; die frische Wurzel bindet und entfernt Schwermetalle und Chemikalien; *nährt* Leber, tumorhemmend.

Äußerlich – Öl fördert das Nachwachsen der Haare.

Wichtige Inhaltsstoffe: ätherische Öle, Inulin, Mucilago, Phytosterine, Tannin; Selen und viele andere Mineralstoffe.

Zubereitung und tägliche Dosis: von sechs Wochen bis zu drei Jahren.

Auszug aus getrockneter Wurzel: ein bis zwei Tassen.

Rohe, gekochte oder getrocknete Wurzel: soviel du magst.

Essig aus frischer Wurzel: ein bis vier Eßlöffel.

Tinktur aus frischen Wurzeln oder Samen: 30 bis 250 Tropfen.

Ölauszug aus Samen: nach Wunsch auf Haut oder Kopfhaut.

Toxizität: nicht bekannt; sehr häufig verwendet.

Gute Verträglichkeit mit: Löwenzahn, Wiesenklee.

Anmerkungen: Große Klette wirkt Wunder, wenn auch langsam. Du kannst sie ruhig zwei bis drei Jahre lang regelmäßig nehmen. Die Literatur, in welcher die Große Klette als spezifisches Heilmittel für Brustkrebs aufgeführt wird, reicht bis mindestens 1887 zurück (in der Ukraine). Die Wurzel der Großen Klette ist ein Hauptbestandteil vieler krebshemmender Rezepturen (zum Beispiel Hoxsey's Elixier, Essiac). Ich habe herausgefunden, daß regelmäßige Auszüge oder Tinkturen der Großen Klette präkanzeröse Zellen und *in-situ*-Karzinome der Brust und des Gebärmutterhalses zum Verschwinden bringt. Große Klette wird als *ergänzende Medizin* sehr geschätzt, ist aber ein ebenso hervorragendes vorbeugendes Arzneimittel.

Siehe Abbildung auf Seite 286.

Kreosotbusch
Larrea tridentata, L. divaricata und andere Arten.

Art: stimulierend/sedierend; potentiell giftig

Vorkommen: südwestliche Wüsten Nordamerikas.

Verwendet werden: gesunde Blätter und Stiele, ganzjährig.

Heilwirkung und Anwendung: läßt Tumore schrumpfen; steigert Energie und Appetit; fördert Haarwuchs; stärkt das Immunsystem; senkt den Blutdruck; Heilmittel indianischer Amerikaner gegen Leber- und Lungenkrebs.

Wichtige Inhaltsstoffe: Antioxidanzien, KAmpfer; Selen, Zink und viele andere Mineralstoffe; ätherische Öle einschließlich Limonen und Pinen.

Zubereitung und tägliche Dosis: vorsichtig angewandt bis zu einem Jahr.

Frischer oder getrockneter Kräuterauszug: ein bis drei Tassen.

75prozentige Tinktur aus frischem oder getrocknetem Kraut auf Alkoholbasis: 60 bis 180 Tropfen.

Getrocknetes Kraut: bis zu 14 Gramm.

Toxizität: Leberschaden ist möglich, besonders bei langfristiger Anwendung.

Gute Verträglichkeit mit: Wiesenklee, Großer Klette.

Anmerkung: Der Beutel trug das Etikett: »Trink, soviel du willst, um Krebs vorzubeugen.« Doch ich konnte nicht mehr als einen winzigen Schluck des fertiges Gebräus herunterbekommen. Es roch wie das Innere eines Ofenrohrs und schmeckte wie schmutzige Pfeifenreiniger. Vermutlich brauchte ich es nicht. Daß Kreosotbusch trinkbar ist, bestätigen die vielen tausend Menschen, die Hoxsey's Elixier verwendet haben (es enthält Kreosotbusch), wie die Brustkrebsüberlebende, die sagt: »Der Geschmack des Auszugs war nicht eben gut, aber ich vertrug es besser als die Tinktur.« Berichte[245] über eine Frau, die einen schweren Leberschaden erlitt, nachdem sie über einen Zeitraum von zehn Monaten täglich zwei Tabletten mit einem Inhaltsstoff aus Kreosotbusch genommen hatte, haben es zunehmend erschwert, Kreosotbusch zu kaufen. Doch im Südwesten der Vereinigten Staaten, wo er überreichlich wächst, ist er jederzeit erhältlich.

Siehe Abbildung auf Seite 286.

Zitrusgewächs
Citrus reticulata, Citrus aurantium

Andere Namen: Die Pomeranze ist besonders geeignet, doch ist jede Zitrusart verwendbar.

Art: stimulierend/sedierend

Vorkommen: Tropische und subtropische Regionen; leicht zu ziehen in frostfreien Regionen, obwohl C. aurantium, wenn sie geschützt wird, auch in nördlichen Gebieten der Vereinigten Staaten, wie in Baltimore und Maryland, draußen wächst.

Verwendet werden: Schale und Frucht unreifer Pomeranzen.

Heilwirkung und Anwendung: *hilft gegen Blutandrang;* verringert Brustschmerzen; heilt Abszesse; löst Tumore auf; lindert menopausale Symptome; stärkt das Immunsystem; antiseptisch, krebshemmend; traditionelles chinesisches Heilmittel gegen Brustkrebs.

Wichtige Inhaltsstoffe: Antioxidanzien, Carotin, ätherische Öle, Flavonoide, Phytoöstrogene; Vitamin C.

Zubereitung und tägliche Dosis: Wird zwei bis drei Monate lang drei Wochen pro Monat genommen.

Getrocknete Schale: 3 bis 9 Gramm.

Frische Schale in Honig konserviert: 60 Gramm.

Zitronenschalenhonig: Entsafte mehrere Zitronen oder Orangen aus organischem Anbau. Trinke den Saft. Schneide die Schale mitsamt anhaftendem Fruchtfleisch mit einem scharfen Messer in Scheibchen. Setze sie mit einer ebenso großen Menge Honig bei mittlerer Hitze und unter häufigem Umrühren auf, bis das Ganze kocht und sich Blasen bilden. Nimm den Topf sofort vom Herd, gieße die Masse in sauber gespülte Gläser. Deck die Gläser ab bis zum Erkalten; bewahre den Zitronenschalenhonig im Kühlschrank auf.

Toxizität: Nicht bekannt.

Gute Verträglichkeit mit: Knoblauch, Honig.

Ergebnisse und Anmerkungen: Wenn du eine sehr starke Medizin brauchst, lohnt es sich, nach Pomeranzen zu suchen, aber du kannst alternativ auch jede Zitrusschale aus organischem Anbau verwenden.

Labkraut
Galium aparine

Andere Namen: Klebkraut

Art: stimulierend/sedierend

Vorkommen: Feuchte, wilde Gegenden in allen gemäßigten Zonen; sogenanntes Unkraut in Städten, Gärten, an Flußufern und Waldrändern, auffällig wegen seiner Tendenz, an anderen Pflanzen zu kleben.

Verwendet werden: blühende oder Samen tragende Pflanze.

Heilwirkung und Anwendung: verstärkt den Lymphefluß; lindert Blutandrang in der Brust; lindert Schwellungen der Brust, wirkt Lymphödemen entgegen; stärkt die Venen; wirkt Blutgerinnseln entgegen; krampflösend, tumorhemmend.

Wichtige Inhaltsstoffe: Anthrachinon, Carotin, Cumarin, Glykosid, Pektin, Tannin.

Zubereitung und tägliche Dosis: bei geringer Dosis unbegrenzt verwendbar.

Auszug aus getrocknetem Kraut: ein bis zwei Tassen.

Tinktur aus frischem Kraut: 20 bis 160 Tropfen.

Frischer Pflanzensaft: ein bis zwei Teelöffel.

Umschläge aus frischem oder getrocknetem Kraut: nach Bedarf.

Toxizität: Labkraut enthält Cumarin, einen Blutverdünner. Dünnes Blut verringert zwar das Risiko, an Krebs, Schlaganfall und Herzkrankheiten zu sterben, verstärkt jedoch Blutungen während der Operation. Einige Frauen berichten von einem stärkeren Menstruationsfluß, nachdem sie Labkraut verwendet hatten, um die prämenstruelle Empfindlichkeit der Brust zu lindern.

Gute Verträglichkeit mit: Löwenzahn

Ergebnisse und Anmerkungen: Befreit schnell von Brustschmerzen und Lymphödemen, wenn du zwei Stunden lang alle 15 Minuten 20 Tropfen einnimmst. Äußerlich angewandt hat Labkraut schon lange den Ruf, Tumore schrumpfen zu lassen.

Siehe Abbildung auf Seite 286.

Gemeiner Beinwell
Symphytum officinale

Andere Namen: Beinwurz, Eselohrwurzel, Allesheiler, »Der Tröster«
Art: nährend + (Blätter); potentiell giftig (Wurzeln)
Vorkommen: Kleinasien, Sibirien und Europa; leicht zu ziehen.
Verwendet werden: während der Wachstumszeit Blätter, Blattstiele und Blütenstiele, wo die Heilkräfte konzentriert sind, während der kalten Monate oder wenn es kein Grünwachstum gibt, die Wurzeln.
Heilwirkung und Anwendung: *schützt Lunge und Haut;* heilt Haut, Knochen, Bänder und Sehnen; blutbildend; krebshemmend.
Wichtige Inhaltsstoffe: Allantoin, Antioxidanzien, Carotin, Glukuronsäure, Inulin, Mucilago, Phytosterine, Rosmarinsäure, Tannin; Selen, Zink und viele andere Mineralstoffe.
Zubereitung und tägliche Dosis: Blätter unbegrenzt verwendbar, Wurzeln nur äußerlich.
Auszug aus getrockneten Blättern: bis zu einem Liter.
Packung aus frischen oder getrockneten Blättern: so oft wie möglich.
Ölauszug aus frischen Wurzeln (oder Blättern): ohne Einschränkung.
Toxizität: nicht bei Blättern. Beinwellwurzel kann, innerlich angewandt, zu einer Kongestion der Lebervenen führen.
Gute Verträglichkeit mit: Minze.
Ergebnisse und Anmerkungen: Hervorragend als ergänzende Medizin, vor allem für Frauen, die sich für eine Operation oder Strahlentherapie entscheiden. Die Kräuterheilkundige S. Clymer berichtet von zahlreichen unwiderlegten Lungenkrebserkrankungen, die sich nach der Einnahme von nichts anderem als Auszügen aus ganzen grünen Beinwellblättern zurückbildeten.

Löwenzahn
Taraxacum officinale

Andere Namen: Butterblume, Kuhblume, Pusteblume
Art: Blätter sind nährend +; Wurzeln sind stärkend +
Vorkommen: heute weltweit in gemäßigten Zonen heimisch.
Verwendet werden: Blätter (schmecken am besten bei kühlem Wetter, also im Frühling und Herbst); im Herbst ausgegrabene Wurzeln, ein bis zwei Jahre alt; Blüten; ganze Pflanze.
Heilwirkung und Anwendung: *schützt, heilt und stärkt Leber*; hilft gegen Blutandrang in der Brust; hält Tumorwachstum auf; gut gegen Anämie;

verbessert Gesundheitszustand insgesamt; *regt Verdauung* und Appetit *an*; befreit von Lebensmittelallergien; schützt Immunsystem (steigert Interferonproduktion)

Wichtige Inhaltsstoffe: Antioxidanzien, Carotin, Cumarinsäure, d-Glukuronsäure, Inulin, Lezithin, viele Phytosterine, Saponine, Tannin; Selen, Zink und viele andere Mineralstoffe.

Zubereitung und tägliche Dosis: längere Anwendung gilt als gesundheitsfördernd.

Frische Blätter und Blüten: ohne Einschränkung.

Gekochtes Grün: eine halbe bis zwei Tassen.

Auszug aus getrockneter Wurzel: ein bis drei Tassen.

Tinktur aus frischer Pflanze, einschließlich Wurzel: 15 bis 120 Tropfen.

Wein aus frischen Blüten: nicht mehr als 200 ml.

Ölauszug aus frischen Blüten: nach Bedarf.

Toxizität: keine.

Gute Verträglichkeit mit: Großer Klette, Mariendistel, Nessel.

Anmerkungen: Löwenzahn ist ein hervorragender Verbündeter der Leber und der Brust. Regelmäßige Anwendung vor den Mahlzeiten (innerlich) und vor dem Schlafen (äußerlich) hilft dir, deine Brüste gesund zu erhalten, macht krebsartige Veränderungen rückgängig und hält die Förderung von Onkogenen auf. Schon wenige Minuten nach dem Verzehr wird die Verdauung angeregt und geregelt. Erfolge im Brustgewebe frühestens nach sechs Wochen sichtbar.

Siehe Abbildung auf Seite 63.

»Löwenzahnwurzel ist ... ein mögliches vorbeugendes Mittel gegen Krebs.«
Michael Tierra, Kräuterheilkundiger (1988)

Echinacea
Echinacea purpurea, E. angustifolia

Andere Namen: Sonnenhut, Rudbeckie, Kegelblume

Art: stärkend +

Vorkommen: Prärien Nordamerikas; E. purpurea ist leicht zu ziehen, getrocknet jedoch nur von geringem medizinischen Wert.

Verwendet werden: ganze Pflanze in Blüte sowie im Herbst ausgegrabene, fünfjährige Wurzeln.

Heilwirkung und Anwendung: tumor- und krebshemmend; *stärkt das Immunsystem* (vermehrt Interferone, verbessert Makrophagentätigkeit); *erhöht Anzahl der weißen Blutkörperchen*; lindert Schmerzen und

Schwellungen; *wirkt allen Infektionen entgegen*, vor allem antibiotika-resistenten Erregern: zum Beispiel Wundinfektionen, Staphylokokken, Streptokokken, Lungenentzündung, Mastitis, Blutvergiftung, Grippe, Erkältungen, Nebenhöhlen-/Zahn-/Zahnfleischinfektionen, Abszessen; verringert Nebenwirkungen der Chemotherapie.

Wichtige Inhaltsstoffe: Antioxidanzien, viele Alkaloide, Carotin, Fla-vonoide, Inulin, Limonen, Phenolsäure, Pinen, Querzitrin; Selen, Zink und viele andere Mineralstoffe.

Zubereitung und tägliche Dosis: Bis zu sechs Monate täglich verwendbar. Auszug aus getrockneter Wurzel: zwei Tassen.

Tinktur aus frischer oder getrockneter Wurzel: Die Dosis beträgt ein Tropfen pro Kilogramm Körpergewicht.

● *Zur Stärkung des Immunsystems*: eine Dosis ein- oder zweimal wöchentlich.

● *Bei Krebs oder chronischen Infektionen*: eine Dosis ein bis dreimal täglich.

● *Bei akuten Infektionen*: ein bis zwei Tage lang alle zwei Stunden eine Dosis (wenn ich innerhalb von 24 Stunden keine Besserung sehe, nehme ich Hilfe in Anspruch), dann ein bis zwei Tage lang alle drei Stunden, schließlich ein bis zwei Tage lang alle vier Stunden; danach eine Woche lang dreimal täglich, dann zweimal täglich und zum Schluß einmal täg-lich. Wenn erneut Anzeichen einer Infektion auftreten, erhöhe ich die Dosis wieder.

Toxizität: keine.

Gute Verträglichkeit mit: Kermesbeere, Großer Klette, Labkraut.

Anmerkungen: Große Dosen Echinacea können die Anzahl der weißen Blutkörperchen innerhalb weniger Stunden sprunghaft erhöhen. Echinacea wird seit Jahrhunderten als krebshemmendes und gegen Infek-tionen wirkendes Mittel empfohlen; derzeit sind weltweit mehr als 200 aus Echinacea hergestellte pharmazeutische Präparate auf dem Markt. Eine hervorragend *ergänzende Medizin* für Frauen, die sich für eine Ope-ration oder Chemotherapie entscheiden. Echinacea kann über Monate hinweg mit anhaltendem Erfolg eingenommen werden, obwohl früher viele Kräuterheilkundige, einschließlich meiner selbst, nach zwei Wochen eine Pause empfohlen haben. Kombiniert wirken Echinacea und Kermes-beerenwurzel Brustinfektionen schnell und wirkungsvoll entgegen.

Echter Alant
Inula helenium

Andere Namen: Glockenwurz, Helenenkraut, Odinskopf

Art: stärkend +

Vorkommen: Europa, Asien, Tibet; heimisch gemacht in bergigen, kalten, feuchten Weiden Japans und des östlichen Nordamerika; leicht zu ziehen.

Verwendet werden: im Herbst ausgegrabene, mindestens zweijährige Wurzeln.

Heilwirkung und Anwendung: *schützt und heilt Lungen* (Asthma, Blutandrang, Lungenentzündung, Kurzatmigkeit); lindert Brustschmerzen und Blutandrang; antiseptisch, tumorhemmend; chinesisches Hausmittel gegen Brustkrebs.

Wichtige Inhaltsstoffe: Inulin, Pektin, viele Phytosterine, Harze, ätherische Öle einschließlich Azulen.

Zubereitung und tägliche Dosis: beschränke die Einnahme großer Dosen auf einen Zeitraum von sechs Monaten.

Tinktur aus frischer Wurzel: 15 bis 60 Tropfen.

Toxizität: Große Dosen können sedierend wirken und den Blutzuckerspiegel erhöhen/senken.

Gute Verträglichkeit mit: Echinacea, Ringelblume, Geißblatt.

Anmerkungen: Echter Alant wurde vom amerikanischen *National Cancer Institute* getestet und für signifikant krebshemmend befunden.

Essiac: siehe Seiten 309 und 336.

Knoblauch (Allium sativum): Dieses wichtige krebshemmende Kraut ist auf Seite 33 besprochen. Eine empfehlenswerte Lektüre ist auch *The Healing Power of Garlic.*[246]

Ingwer
Zingiber officinale

Art: sehr stärkend bis stimulierend/sedierend

Vorkommen: tropisches Asien; wird häufig angebaut, vor allem in Jamaica.

Verwendet werden: mindestens ein Jahr alte Wurzelstöcke.

Heilwirkung und Anwendung: Innerlich – wärmt Eingeweide, Bauch, Solarplexus; *übelkeitshemmend* (besonders nach Narkose); stärkt Immunsystem (fördert die Interferonproduktion); appetitanregend, verdauungsfördernd; entzündungshemmend, tumorhemmend. Äußerlich – *hilft gegen Blutandrang*; fördert Lymphefluß; verbessert die Immunantwort; *lindert Schmerzen*; löst Zysten und Tumore auf.

Wichtige Inhaltsstoffe: Antioxidanzien, KAmpfer, Carotin, Lezithin, Phytosterine, Querzitrin, Selen, Zink und andere Mineralstoffe, Säuren (zum Beispiel Linol, Linolen, Oxal); ätherische Öle (zum Beispiel Camphen, Citral, Ingweröl, Pinen, Thujon).

Zubereitung und tägliche Dosis: Setze die Einnahme ab, sobald die Symptome nachlassen.

Tee aus frischen oder getrockneten Wurzeln: zwei bis vier Tassen.

Kompressen aus frischer Wurzel: morgens und abends, siehe Seite 305.

Kräuterölauszug aus frischen Wurzeln: nach Bedarf.

Toxizität: keine, selbst bei Einnahme hoher Dosen und über einen langen Zeitraum, doch selbst kleine Mengen Ingwer können Menses und Gebärmutterblutungen während des Klimateriums verstärken und Hitzewallungen/Schwitzen verursachen.

Anmerkungen: Frischer Ingwer ist wirksamer als getrockneter.

Geißblatt
Lonicera japonica

Andere Namen: Jin-yin-hua, chinesisches Echinacea

Art: stärkend +

Vorkommen: China; leicht zu ziehen; im Unterholz und an Straßenrändern im östlichen Nordamerika häufig zu finden.

Verwendet werden: Im Mai und Juni geerntete Blütenknospen, schnell in der Sonne getrocknet, ohne sie zu wenden oder anzufassen.

Heilwirkung und Anwendung: *Wirkt Brustkrebs* und Gebärmutterhalskrebs *entgegen*; stärkt das Immunsystem; verjüngend; bakteriostatisch; entzündungshemmend; antibiotisch; krebshemmend; antiseptisch (gegen *Salmonellen, Pseudomonas aeruginosa, Staphylococcus aureus, Streptococcus pneumoniae, Mycobacterium tuberculosis* und viele Mastitis-Bakterien).

Wichtige Inhaltsstoffe: Glukoside, Mucilago, Salicylsäure.

Zubereitung und tägliche Dosis: unbegrenzt verwendbar.

Tee/Auszug aus getrockneten Blüten: ein bis vier Tassen.

Getrocknete Blüten: 9 bis 15 Gramm.

Toxizität: Keine schädlichen Nebenwirkungen bei längerer Einnahme oder großen Dosen bekannt. *Beeren sind giftig.*

Anmerkungen: Geißblatt ist eines der kräftigsten Rebengewächse und gleicht in seiner Fähigkeit, sich auszudehnen, dem Krebs. Ausgezeichnet *ergänzende Medizin*. Geißblatt als Injektion wird in chinesischen Krankenhäusern gegen schwere Infektionen verwendet.

Essiac

Siehe Große Klette, Kleiner Ampfer, Rote Ulme, Handförmiger Rhabarber

Heutzutage äußern sich die meisten ÄrztInnen abschätzig über die Krebsheilkräfte von Kräutern. Vor 50 Jahren fiel es der kanadischen Krankenschwester René Caisse nicht weniger schwer, an den medizinischen Nutzen von Heilkräutern zu glauben. Als jedoch eine Patientin behauptete, sie habe sich selbst mit Kräutern eines Medizinmanns aus Ojibwa von Brustkrebs geheilt, begann René Caisse mit diesen Kräutern zu experimentieren und bot sie schließlich – als Essiac (ihr Nachname rückwärts gelesen) – Tausenden von Krebskranken an.

Ihre Ergebnisse? Essiac-Auszüge und Essiac-Injektionen führten in einigen Fällen zur Vollremission, in allen Fällen zu einer wesentlichen Linderung der Schmerzen und verlängerten häufig das Leben unheilbar Kranker.

Im Verlauf ihres Lebens veränderte Caisse (wie alle weisen Frauen) Essiac immer wieder. Da sie nie die endgültige Rezeptur veröffentlicht hat, behaupten seit ihrem Tod immer wieder einige AutorInnen, im Besitz des »richtigen« Rezepts zu sein. Als ich die Geschichte zum ersten Mal hörte, hatte der Medizinmann allerdings nur zwei Kräuter empfohlen. Welche zwei? Handförmigen Rhabarber wohl nicht. Weder ist er in Kanada beheimatet, noch wurde er dort heimisch gemacht. Doch der wilde Bruder des Rhabarber – der Ampfer – ist in der Neuen Welt seit über 300 Jahren heimisch und wird häufig gegen Krebs verwendet. Die Wirkungen beider Pflanzen sind ähnlich, doch während Ampfer den Darm sanft kitzelt, stimuliert Rhabarber ihn auf sehr grobe Weise. (Die Rote Ulme wurde sicherlich hinzugenommen, um den Darm vor Rhabarber zu schützen.) Es ist unwahrscheinlich, daß der kleine Ampfer zu den ursprünglichen Kräutern gehörte. Obwohl konzentrierter Ampfersaft als krebshemmendes Ätzmittel äußerlich angewendet wurde, ist er, innerlich angewandt, nur von geringem medizinischen Wert. Je mehr ich darüber nachdachte, desto wahrscheinlicher schien es mir, daß das ursprüngliche Rezept schlicht und einfach aus den Wurzeln der Großen Klette und des Ampfers bestand – ganz simpel, nicht schmackhaft, aber äußerst wirkungsvoll. Ich nenne diese Mischung Wessiac. Auf Seite 336 erfährst du, wie du Essiac, auf Seite 337, wie du Wessiac selbst herstellen kannst.

Viele mit dem Krebs Tanzende haben mir gesagt, daß sie die eine oder andere Version von Essiac als *ergänzende Medizin* gebraucht haben. Um mehr darüber zu lernen, lies *Calling of an Angel* oder *The Essiac Report*.[247]

Riementang

Alaria esculenta, Nereocystis luetkeana, Laminaria species, Fucus species und viele, viele andere

Andere Namen: Wakame, Kombu, Blasentang
Art: nährend +
Vorkommen: Weltmeere, Meeresküsten weltweit.
Verwendet werden: Thalli, nur in Salzwasser abgespült, oder schnell getrocknet.
Heilwirkung und Anwendung: *beugt Brustkrebs und Schäden durch Strahlen- oder Chemotherapie vor*; verjüngend; *Herztonikum* (senkt Cholesterin, normalisiert Blutdruck, verstärkt die Kontraktionskraft des Herzvorhofes); heilt Haut, Kopfhaut, Haar; antibiotisch, antitoxisch (zieht Schwermetalle und radioaktive Stoffe aus dem Körper); entzündungshemmend; krebshemmend.
Wichtige Inhaltsstoffe: Algin, Antioxidanzien, Fettsäuren, Histamin, Jod.
Zubereitung und tägliche Dosis: unbegrenzt genießbar; am besten täglich.
Frischer oder eingeweichter Tang: 60 Gramm.
Getrockneter Tang: 7,5 Gramm, roh oder gekocht gegessen.
Toxizität: Selbst wenn Riementang in riesigen Mengen verzehrt wird, wirkt er nicht toxisch und ruft auch keine schädlichen Nebenwirkungen hervor. Die Schwermetalle, die in einigen japanischen Riementangarten nachgewiesen wurden, haben sich in Untersuchungen als unschädlich für den menschlichen Organismus erwiesen, sie werden vollständig ausgeschieden.
Gute Verträglichkeit mit: jeder gekochten Nahrung.
Anmerkungen: Riementang ist ein unvergleichlich krebshemmendes Mittel. Verzehrst du ihn reichlich, sind die Wirkungen schon nach einer Woche zu spüren, und sie verstärken sich noch im Laufe der Zeit.
Siehe Abbildung auf Seite 58.

Mariendistel

Carduus marianum und Silybum marianum

Andere Namen: Frauendistel, Fieberdistel, Stechdistel, Marienkörner
Art: stärkend +
Vorkommen: Südwesteuropa; heimisch gemacht in Nordamerika; leicht zu ziehen.
Verwendet werden: reife Samen.

Heilwirkung und Anwendung: *schützt Leber*, regt Verdauung an; appetitanregend; *beugt Schäden durch Chemotherapie vor;* krebshemmend; lindert Kopfschmerz.

Wichtige Inhaltsstoffe: Silymarin-Flavonoide (einschließlich Silybin, Silydianin und Silycristin), ätherische Öle, Fumarsäure, Mucilago.

Zubereitung und tägliche Dosis: nach Bedarf, jahrelang.

Tinktur aus frischen oder getrockneten Samen: 60 bis 100 Tropfen.

80 Prozent Silymarin-Flüssigkeitsextrakt: ein viertel Teelöffel.

Toxizität: keine, auch nicht bei großen Dosen und über einen längeren Zeitraum.

Gute Verträglichkeit mit: Großer Klette, Löwenzahn.

Anmerkungen: Mariendistel wird seit über 2.000 Jahren in der Medizin verwendet. Sie vermag tatsächlich die Leber zu regenerieren. Bei regelmäßiger Einnahme schützt sie die Leber vor Schäden der Chemotherapie, vor Vergiftung durch chlorierte Kohlenwasserstoffe, Hormone und verringert die Beschädigung durch Freie Radikale, indem sie Glutathion (ein metabolisches Enzym) um 35 Prozent erhöht. Eines der wichtigsten *ergänzenden Mittel* für Frauen, die sich für eine Chemotherapie entscheiden. Am besten nimmst du Mariendistel auf nüchternen Magen.

Siehe Abbildung auf Seite 286.

Minze
Laminariacea oder Labiatae

Andere Namen: Echte Katzenminze (Nepeta cataria), Gundermann (Glechoma hederacea), Rosmarin (Rosmarinus officinalis), Braunelle (Prunella vulgaris), Helmkraut (Scutellaria lateriflora) und alle Minzen.

Art: stärkend +; Minztinkturen wirken stimulierend/sedierend.

Vorkommen: auf allen Böden, feucht wie trocken, kultiviert und wild, in allen gemäßigten Zonen der Welt; leicht zu ziehen.

Verwendet werden: Blätter und Knospen aller Minzen, vom späten Frühling bis Spätherbst. Gundermann: im Herbst ausgegrabene Wurzeln plus Knospen.

Heilwirkung und Anwendung: *lindert Schmerz*; stoppt Krämpfe; stärkt Leber; lindert Kopf- und Bauchschmerzen; stabilisiert Nervensystem; antibiotisch; anti-mutagen; tumor- und krebshemmend.

Wichtige Inhaltsstoffe: Säuren, Antioxidanzien, Carotine, Chlorophyll, ätherische Öle, Selen.

Zubereitung und tägliche Dosis: soviel du magst.

Frische Blätter in Salaten: als Würze, nach Wunsch.

Auszug aus getrockneten Blättern: nicht mehr als ein Liter.

Tinktur aus frischen Pflanzen: 5 bis 30 Tropfen, nach Bedarf.

Toxizität: keine.

Gute Verträglichkeit mit: Nesseln, Gemeiner Beinwell, Wiesenklee.

Anmerkungen: Alle Minzen sind außergewöhnlich reich an Kalzium und anderen Mineralstoffen. Echte Katzenminze- und Helmkraut-Tinkturen sind altbewährte Schmerzmittel. Die Gemeine Braunelle ist sehr reich an Antioxidanzien. Gundermannwurzeln (Kompressen oder Ölauszug) können das Krebswachstum eindämmen.

Siehe Abbildung auf Seite 63 (Gewürzkräuter).

Mistel
Viscum album

Andere Namen: Hexennest, Vogelchrut, Donarbesen *(verwende nie amerikanische Mistel!)*

Art: stimulierend/sedierend

Vorkommen: semiparasitisch auf Laubbäumen in Europa und im nördlichen Asien.

Verwendet werden: die beblätterten Zweige, kurz bevor sich Beeren bilden; am besten nach Fermentierung in Wasser.

Heilwirkung und Anwendung: *hemmt* Tumore; zytotoxisch; zytostatisch; stärkt das Immunsystem (vermehrt Makrophagen, natürliche Killer-Zellen und T-Zellen); verstärkt die Thymusfaktoren; stärkt Herz und Nerven.

Wichtige Inhaltsstoffe: Flavonoide, Lectine, Polypeptide, Polysaccharide, Saponine, Tannin, Triterpen, Viscotoxine.

Zubereitung und tägliche Dosis: nur bei Bedarf verwenden.

Auszug aus getrockneten Blättern: ein bis drei Tassen.

Frischpflanzen-Tinktur: 25 bis 75 Tropfen.

Getrocknete Blätter: 6 bis 18 Gramm.

Mistel-Injektion: Siehe Seite 195.

Toxizität: große Dosen beeinträchtigen die Herztätigkeit; *Beeren sind giftig.*

Anmerkungen: In Europa wird Mistel seit 1926 zur Behandlung von Brust- (und anderem) Krebs klinisch verwendet. Ihre Wirkung kommt am besten zur Geltung, wenn ihr Wirkstoff nahe dem Tumor subkutan gespritzt wird, doch die Tinktur wird auch zur systemischen Therapie eingesetzt. Mistel ruft eine entzündliche Reaktion hervor, die den Tumor einkapselt und damit sein Wachstum und seine Ausbreitung kontrolliert.

Siehe Abbildung auf Seite 195.

Nessel
Urtica dioica, Urtica urens und andere Spezies

Andere Namen: Brennessel, Donnernessel, Saunessel
Art: nährend +
Vorkommen: gemäßigte Regionen weltweit; Ödland, freies Gelände, Gärten, Straßenränder, Flußufer.
Verwendet werden: Blätter und Stengel, geerntet, bevor sich Blüten bilden.
Heilwirkung und Anwendung: *stellt Funktion von Nebennieren und Nieren wieder her;* schützt Lunge und Leber; *verjüngend*; stärkt Immunsystem; fördert Haarwuchs; *blutbildend*; verbessert Blutgerinnung; regt Schilddrüsentätigkeit an; russisches Hausmittel gegen Krebs.
Wichtige Inhaltsstoffe: Pflanzensäuren (zum Beispiel Linol, Linolen), Antioxidanzien, Chlorophylle, Carotin, Glukokinine (blutzuckersenkend); Phytosterine; Selen, Kieselsäure, Zink und Mineralsalze; Tannin, Vitamin E.
Zubereitung und tägliche Dosis: jahrelang unbegrenzt verwendbar. Am besten beginnst du mit einem täglichen Auszug von 125 ml und steigerst die Dosis langsam.
Gegarte junge Pflanzen, in Brühe gegessen: soviel du magst.
Auszug aus getrocknetem Kraut: bis zu einem Liter.
Toxizität: Magenverstimmung bei Verwendung blühender Pflanzen möglich. Kontakt mit frischen Nesseln verursacht beißenden Ausschlag.
Gute Verträglichkeit mit: Minze.
Anmerkungen: Hervorragend als *ergänzende Medizin* für Frauen, die sich für Chemotherapie entscheiden. Wirkt oft sehr schnell; Energiespiegel steigt innerhalb weniger Tage; Haarwuchs wird nach wenigen Wochen sichtbar; Verbesserung der Bluttätigkeit zeigt sich nach einer Woche. Häufiges Wasserlassen kann in der ersten Woche auftreten, hört jedoch von selbst wieder auf.

Eiche
Quercus species

Andere Namen: Weißeiche (Quercus alba) ist am besten, gefolgt von Roteiche (Quercus rubra).
Art: stimulierend/sedierend
Vorkommen: gemäßigte Waldregionen weltweit.
Verwendet werden: geschälte Rinde junger Triebe (ohne Borke), gesammelt zu Beginn des Frühlings, bevor die Blätter sich öffnen; getrocknete grüne Blätter können verwendet werden, wenn keine Rinde erhältlich.

Heilwirkung und Anwendung: entzündungshemmend; stoppt *Durch-fall*; verringert starke Menses; trocknet Effloreszenzen (zum Beispiel Hautblüten infolge von Lymphödemen); verbessert Blutgerinnung; stärkt Blutgefäße; hemmt Haarausfall; läßt Tumore schrumpfen; antiviral; antiseptisch, krebshemmend.

Wichtige Inhaltsstoffe: Gerbstoff (Catechingerbstoffe) und Ellagsäure, Antioxidanzien, Flavonoide, Querzitrin, Tannin; Selen, Zink und andere Mineralstoffe.

Zubereitung und tägliche Dosis: jeweils zwei Wochen lang, dann zwei-wöchige Pause.

Auszug aus geschälter und getrockneter Rinde: bis zu eine Tasse, in kleinen Schlückchen.

Auszug (äußerlich): als Kompresse oder Bad; bei Bedarf.

Toxizität: übermäßiger Gebrauch von Tannin – wie das Trinken von 30 oder mehr Tassen Tee pro Tag – kann Krebs hervorrufen.

Gute Verträglichkeit mit: Blättern des Gemeinen Beinwell.

Anmerkungen: Das Tannin im Auszug aus Eichenrinde bindet sich an nässende Geschwüre und bildet schnell eine zweite Haut, die bakterielle Infektionen verhindert. Das macht die Eiche zu einer sehr wichtigen Verbündeten für Frauen mit schweren Lymphödemen. Eichenrinde ruft im allgemeinen sehr schnell eine Reaktion hervor.

Pau D'Arco

Tabebuia serratofolia, Tabebuia avellandedae, Tabebuia heptaphylla und andere

Andere Namen: Lapacho, Ipe Roxo, Taheebo
Art: stärkend +
Vorkommen: Südamerika, insbesondere Brasilien, Paraguay, Argentinien und Andenregionen.
Verwendet werden: getrocknete geschälte Rinde, Holz oder Blätter.
Heilwirkung und Anwendung: läßt Tumore schrumpfen; *stärkt das Immunsystem* (selbst bei sehr kleiner Dosis); eliminiert Candida-Mykosen; lindert Herpes; *lindert Schmerz*; schützt vor Schäden durch Chemotherapie; erhöht die Anzahl der roten Blutkörperchen; entzündungshemmend; antibakteriell; fungizid; Bakteriostatikum; antiparasitisch; antiviral; Hausmittel gegen Lungen- und Brustkrebs, besonders zur Vorbeugung von Metastasen.
Wichtige Inhaltsstoffe: Anthrachinon, Flavonoide, Naphthochinone, Querzitrin.

Zubereitung und tägliche Dosis: unbegrenzt.

Auszug aus getrockneten Blättern, Holz und Rinde: bis zu einem Liter.

Tinktur aus Holz enthält das meiste Lapachol (»Kräuterchemo«).

Packung aus innerer Rinde oder Blättern: bei Bedarf.

Toxizität: maßvolle Dosen bewirken zuweilen Übelkeit und Durchfall. Bei sehr hohen Dosen kann es zu Stoffwechselstörungen, Anämie und Verlust von Vitamin K kommen; diese Nebenwirkungen gehen aber von selbst zurück.

Gute Verträglichkeit mit: Sibirischem Ginseng, Wildpilzen, Wiesenklee, Familie der Kohlgewächse, Knoblauch, Riementang. Bolivianische HeilerInnen in den Anden mischen es zu gleichen Teilen mit Wegerich (Plantago tomentosa) und Nessel (Urtica flabellata), wenn sie Krebskranke behandeln.

Anmerkungen: Brasilianische HeilerInnen sagen, Taheboo führe innerhalb weniger Stunden zum Abklingen von Schmerzen, innerhalb weniger Wochen von Symptomen und innerhalb von Monaten zur Rückbildung von Krebs. Pau d'arco ist eine gute Kräuterverbündete für alle, die sich mit postoperativen Komplikationen oder Nebenwirkungen der Chemotherapie quälen, aber auch für diejenigen, die Rezidiven aktiv vorbeugen wollen. Im Tierversuch unterdrückte Pau d'arco die Bildung von Tumoren, hemmte das Tumorwachstum, schwächte oder tötete die meisten Krebszellen. Pau d'arco ist außergewöhnlich, denn es enthält zwei starke Immun-Tonika: Anthrachinone und Naphthochinone.

Siehe Abbildung auf Seite 298.

Wegerich
Plantago major, Plantago lanceolata

Andere Namen: Breitblättriger Wegerich und Spitzwegerich

Art: nährend +

Vorkommen: gemäßigte Zonen weltweit; Ödland, Einfahrten, Pfade, Wiesen, Spielplätze, Parks.

Verwendet werden: Blätter (jederzeit geerntet); reife Samen mit Samenhülsen.

Heilwirkung und Anwendung: innerlich – Samen: Bakteriostatikum, gegen Soormykose; Blätter: fördern Blutgerinnung, *eisenbildend*, regen Verdauung an; wichtiges lateinamerikanisches Hausmittel gegen Krebs. Äußerlich – Packungen oder Öl aus Blättern reduzieren Zysten, helfen Krebs vorbeugen, heilen Haut und Bindegewebe, *stoppen Juckreiz*, beugen Narbenbildung vor.

Wichtige Inhaltsstoffe: Allantoin, Antioxidanzien, Chlorophyll, Phyto-sterine, Tannin, Pflanzensäuren (zum Beispiel Chlorogen, Ascorbin, Benzoe, Cumarin, Linol, Linolen, Olein, Salicyl).

Zubereitung und tägliche Dosis: unbegrenzt verwendbar.

Rohe Blätter: 3 bis 20 Blätter, kleingehackt in Salat.

Auszug aus getrockneten Blättern: bis zu einem Liter.

Essig aus frischen Blättern: ein bis zwei Eßlöffel.

Gekochte oder über Nacht in kaltem Wasser eingeweichte Samen: nach Bedarf.

Öl/Salbe aus frischen Blättern: nach Bedarf.

Toxizität: keine.

Gute Verträglichkeit mit: Ringelblume, Pau d'arco, Nessel.

Anmerkungen: sofortige innerliche Wirkung; bei täglicher Einnahme ist schon nach zwei Wochen eine Vermehrung des Eisengehalts im Blut fest-stellbar. Äußerliche Wirkung ebenso prompt: stoppt Juckreiz und Blu-tungen; lindert Schmerzen, läßt Schwellungen innerhalb von Minuten zurückgehen. Nach einer Biopsie, Brustoperation oder Nadeleinstichen fördert Wegerich schnelle Heilung, ohne Narben zu bilden.

Siehe Abbildung auf Seite 286.

Kermesbeere

Phytolacca americana

Andere Namen: Tintenbeere

Art: potentiell giftig

Vorkommen: in Gärten (als sogenanntes Unkraut) und an Straßenrän-dern des nordöstlichen Nordamerika; leicht zu ziehen; mittlerweile hei-misch in Europa und Australien.

Verwendet werden: ein- oder zweijährige Wurzeln, nach dem ersten Frost ausgegraben, *nur frisch*; Beeren, vor dem Frost, frisch oder getrocknet – nicht kauen.

Heilwirkung und Anwendung: löst Zysten, Knoten und einige *in-situ*-Brustkarzinome auf; stimuliert das Immunsystem; wirkt Infektionen (besonders Lungenentzündungen) entgegen; schützt die Lunge; befreit von Lymphestau; antiviral; antiseptisch; tumor-, krebshemmend. Äußer-lich wie innerlich anzuwenden.

Wichtige Inhaltsstoffe: Pflanzensäuren, Antioxidanzien, Alkaloide, Carotin, Phytosterine, antiviral wirkendes Protein des Pflanzengrüns, Saponin, Tannin, Harz (nur in den Wurzeln).

Zubereitung und tägliche Dosis: Mit Vorsicht und über kurze Zeiträume verwenden; nicht über zehn Monate.

Tinktur aus frischer (nicht getrockneter) Wurzel: 1 bis 20 Tropfen.

Frischer Beerensaft, mit Honig eingekocht: vier Teelöffel.

Getrocknete Beeren: ein bis vier Beeren, unzerkaut geschluckt. *Samen sind giftig.*

Öl/Salbe/Packung aus frischen Wurzeln: *vorsichtig verwenden!*

Toxizität: Vorsicht! Alle Teile der frischen oder getrockneten Kermesbeere – außer Beeren mit vollständigen Samen und gut gekochte junge Blätter – können solch heftiges Erbrechen, Durchfall und Schmerzen hervorrufen, daß du nicht mehr weißt, welches Ende du der Toilette zuwenden sollst. Dies geht kaum ohne Beeinträchtigung der Psyche, führt aber selten zum Tod. (Ich fühlte mich ein bißchen »high«, als ich eines Abends zwei getrocknete Beeren als Entzündungshemmer gegen Gelenkschmerzen schluckte.) Die Samenkörner entfalten ihre Toxizität erst zerstoßen, und die meisten Kinder (ebenso wie Erwachsene) schaffen es nicht, sie aufzubrechen. Ich habe von Hautausschlag gelesen, der durch den Umgang mit frischer Kermesbeere hervorgerufen wurde, hatte selbst jedoch nie solche Probleme. Alkaloide in Kermesbeerenwurzel-Tinktur können sich in den Nieren ansammeln und machen eine Einnahme von längerer Dauer riskant (doch man weiß auch von Menschen, die über ein Jahr täglich 15 Tropfen genommen haben, ohne daß es ihnen geschadet hat).

Gute Verträglichkeit mit: Echinacea.

Anmerkungen: Kermesbeerenwurzel-Tinktur bringt das Immunsystem unglaublich schnell wieder in Ordnung. Ich habe beobachtet, daß jahrelange chronische Infektionen schon nach einer einzigen Dosis verschwanden und akute Infektionen innerhalb weniger Stunden nachließen. Die Wirkung der Kermesbeere scheint sich auf das lymphatische Gewebe und das Drüsengewebe von Brust, Ovarien, Rachen und Uterus zu konzentrieren. Berichte aus erster Hand bestätigen, daß Packungen aus frischer Kermesbeerenwurzel Tumore, einschließlich Brustkarzinomen, wegzubrennen vermögen. Das Homöopathikum *Phytolacca* ist als Arznei gegen Brustkrebs nicht unbekannt. Frauen mit einem hohen Brustkrebsrisiko möchten vielleicht einem Ratschlag der traditionellen chinesischen Medizin zur Vorbeugung von Brustkrebs folgen und in jedem Jahr von Anfang Mai bis Mitte Juni täglich einen Tropfen Kermesbeerentinktur einnehmen. Um immer einen kleinen Vorrat an Kermesbeeren-Tinktur zu haben, stelle ich sie selbst her, denn sie ist nicht überall erhältlich.

Siehe Abbildung auf Seite 298.

Wiesenklee
Trifolium pratense

Andere Namen: »Das Kraut der Unsterblichkeit«, Futterklee, Rotklee
Art: nährend
Vorkommen: gemäßigte Zonen weltweit; Felder, Straßenränder, Wiesen.
Verwendet werden: Blütenköpfe, die sich gerade geöffnet haben und an denen noch ein paar Blätter haften.
Heilwirkung und Anwendung: innerlich – *krebshemmend*; wirkt alkalisch, blutbildend; *hilft, Brustkrebsrezidiven vorzubeugen*; verhindert Gefäßbildung; schützt Leber und Lunge; appetitanregend; hilfreich bei Verstopfung; wirkt beruhigend; lindert Symptome vorzeitiger Menopause, steigert Fruchtbarkeit. Äußerlich – macht Knoten in der Brust weicher und läßt sie schrumpfen; fungizid, wenn als Essig genommen.
Wichtige Inhaltsstoffe: Pflanzensäuren (Ascorbin, Chlorogen, Salicyl), Allantoin, Antioxidanzien, Cumarin, Flavonoide, Genistein, Lignan, Phytoöstrogene, Phytosterine, Harz, Vitamin E; Selen, Zink und andere Mineralstoffe.
Zubereitung und tägliche Dosis: unbegrenzt verwendbar.
Frische Blüten: soviel du magst.
Auszug aus getrockneten Blüten: bis zu einem Liter.
Tinktur/Urtinktur aus frischen Blüten: 15 bis 100 Tropfen.
Essig aus frischen Blüten: ein bis vier Eßlöffel.
Öl/Salbe/Packungen aus frischen Blüten: so oft wie nötig.
Toxizität: Der übermäßige Konsum des blutverdünnenden Cumarins – im Wiesenklee nur in kleinen Mengen enthalten, in anderem Klee, wie zum Beispiel echtem Honigklee (Melilotus officinalis) jedoch in größeren Mengen – kann zum Kollaps der roten Blutkörperchen führen und das Hämorrhagie-Risiko erhöhen.
Gute Verträglichkeit mit: Minze, Löwenzahn, Echinacea.
Anmerkungen: Wiesenklee gehört zur Familie der Hülsenfrüchte, die für ihre krebshemmenden Eigenschaften bekannt sind. Wie seine besser erforschten Geschwister – Soja, Linsen und das chinesische Kraut Tragant – besitzt er die Fähigkeit, beschädigte DNS wiederherzustellen, Onkogene funktionsunfähig zu machen und präkanzeröse und in-situ-Karzinome zurückzubilden. Nach J. Hartwell, dem Autor von *Plants Used Against Cancer*, sind in der medizinischen Literatur Hunderte von Fällen berichtet und bestätigt, in denen regelmäßiger Genuß von Wiesenklee zur Vollremission von Krebs geführt hat. Ich persönlich weiß auch von mehreren Fällen. Homöopathisches Trifolium (die Urtinktur) wirkt speziell gegen Brustkrebs.

Luzerne (Medicago sativa) – der Kräuterauszug, nicht die Knospen –, sind eine weitere krebshemmende Hülsenfrucht. Die Dosis beträgt eine Tasse täglich.
Weißklee (Trifolium repens) kann ebenfalls verwendet werden.
Siehe Abbildung auf Seite 298.

Johanniskraut
Hypericum perforatum

Andere Namen: Tüpfelhartheu, Jesuswundenkraut, Blutkraut
Art: stärkend +
Vorkommen: gemäßigte Regionen weltweit; Weiden, Straßenränder.
Verwendet werden: knospende und voll erblühte Blüten, Blütenspitzen.
Heilwirkung und Anwendung: innerlich – *heilt Nerven, lindert Schmerz*; hemmt Krebswachstum; verringert Klumpen in der Brust, läßt vergrößerte Drüsen schrumpfen, bekämpft Schwellungen im Brustgewebe; *lindert und verhindert Muskelschmerzen*, antiseptisch, Bakteriostatikum, antiviral, heilt Gürtelrose; *Antidepressivum*, tumor- und krebshemmend.
Äußerlich – *schützt Haut vor Strahlenschäden*; heilt Verbrennungen, Fieberbläschen, Herpes und Gürtelrose; befreit von Muskel-, Knochen- und Nervenschmerzen; lindert Ischiasschmerzen; antiviral.
Wichtige Inhaltsstoffe: Antioxidanzien, Alkaloide (vor allem Hypericin, das auch Hypericumrot genannt wird), Carotin, Chlorophyll, ätherische Öle einschließlich Limonen und Pinen, Flavonoide, Phytosterine, Querzitrin, Saponin und Tannin.
Zubereitung und tägliche Dosis: unbegrenzt verwendbar.
Öl/Salbe aus frischen Blüten: soviel du magst.
Tinktur aus frischen Blüten: 25 bis 75 Tropfen; bei akutem Muskelkrampf, Kopfschmerz oder anderen Schmerzen, im Abstand von 15 Minuten.
Toxizität: antiviral wirkende Bestandteile dieser Heilpflanze reagieren auf Sonnenlicht und verursachen gelegentlich erhöhte Lichtempfindlichkeit. Vermeide also während einer Johanniskrautkur das pralle Sonnenlicht, Höhensonne und Solarium.
Gute Verträglichkeit mit: Helmkraut
Anmerkungen: Wenn ich mich auf nur ein Kraut beschränken müßte, dann wäre es Johanniskraut: zur Entspannung von Muskeln und Nerven, um Infektionen zu bekämpfen, Schmerzen zu lindern und mich aufzumuntern. Ich verlasse das Haus nie ohne dieses Kraut.
Siehe Abbildung auf Seite 271.

Kleiner Ampfer
Rumex acetosella

Andere Namen: Sauerampfer, Salatampfer, Sauerknöterich
Art: stimulierend/sedierend
Vorkommen: gemäßigte Regionen weltweit; feuchte Böden, Gärten, Straßenränder, Weiden, Obstgärten.
Verwendet werden: Blätter, Stiele, Wurzeln, gesammelt kurz vor oder zu Beginn der Blütezeit (April/Mai).
Heilwirkung und Anwendung: innerlich – schützt vor Schäden infolge Chemo- oder Strahlentherapie; stoppt Durchfall. Äußerlich – löst Zysten auf.
Wichtige Inhaltsstoffe: Pflanzensäuren (Ascorbinsäure, Oxalsäure, Weinsäure), Anthrachinon, Carotin, Cumarin, Chlorophyll, Tannin.
Zubereitung und tägliche Dosis: nicht mehr als 40 Tassen Tee pro Jahr.
Tee aus getrockneten Blättern: nicht mehr als eine Tasse.
Packung aus frischen Blättern: nach Bedarf.
Toxizität: große Dosen über mehrere Monate können Vergiftung hervorrufen.
Anmerkungen: einigen Quellen zufolge soll der Kleine Ampfer eine lange Geschichte als Krebsheilmittel haben; dies stimmt für die äußerliche, nicht jedoch die innerliche Anwendung. Siehe Essiac.

Sibirischer Ginseng
Eleutherococcus senticosus

Andere Namen: Eleuthero
Art: nährend +
Vorkommen: heimisch in Rußland; in gemäßigten Regionen leicht anbaubar.
Verwendet werden: Wurzel, in der Ruheperiode ausgegraben.
Heilwirkung und Anwendung: *schützt vor chemischen Giften, Strahlen und Streß*; verbessert und stärkt das Immunsystem (stabilisiert die Produktion roter und weißer Blutkörperchen, steigert Makrophagentätigkeit); schützt Leber, Nieren und zentrales Nervensystem (baut Ängste und Spannungen ab, verbessert insgesamt das Wohlbefinden); *hemmt Metastasenbildung*; steigert Ausdauer; entzündungshemmend; krebshemmend.
Wichtige Inhaltsstoffe: Antioxidanzien, Glykoside, Phytosterine, Selen und andere Mineralstoffe.
Zubereitung und tägliche Dosis: jahrelang, wenn an vier von fünf Wochen verwendet.
Fluidextrakt aus getrockneter Wurzel: 4 bis 5 ml.

Tinktur aus frischer oder getrockneter Wurzel: 25 bis 80 Tropfen.

Pulverisierte getrocknete Wurzel: 1 bis 3 Gramm.

Toxizität: Der Eleuthero-Fachmann I.I. Brekhman sagt, daß selbst bei längerer Einnahme hoher Dosen keine Nebenwirkungen zu befürchten seien.

Gute Verträglichkeit mit: Echinacea.

Anmerkungen: Sibirischer Ginseng hat – abhängig von der Dosierung – bemerkenswert krebsvorbeugende Eigenschaften. Als *ergänzende Medizin* wird er jeweils eine Stunde vor und nach der Strahlen- oder Chemotherapie genommen, ebenso vor und nach einer Operation, wobei die Einnahme mindestens vier Tage vor dem Operationstermin begonnen werden sollte. Russische ForscherInnen empfehlen Sibirischen Ginseng zur Behandlung von Mammakarzinomen, Primärtumoren, Rezidiven und Metastasen.

Siehe Abbildung auf Seite 298.

Rote Ulme
Ulmus fulva

Art: nährend +

Vorkommen: Laubwälder Mittel- und Nordamerikas sowie Asiens.

Verwendet wird: im Frühling abgeschälte Rinde.

Heilwirkung und Anwendung: innerlich – heilt und beruhigt von Pilzinfektionen geschädigte Oberflächen der Verdauungs-, Atmungs- und Fortpflanzungorgane; *absorbiert Gifte*; stoppt Candida-Mykosen; nährt. Äußerlich – löst Knoten auf.

Wichtige Inhaltsstoffe: Antioxidanzien, Ascorbinsäure, Carotin, Cholesterin, Galaktose, Glukose, Phytosterine, Phytoöstrogene, Proteine, Tannin, Vitamin-B-Komplex; Selen, Zink und andere Mineralstoffe.

Zubereitung und tägliche Dosis: unbegrenzt.

Feingepulverte Rinde mit Getreide gekocht: soviel du magst.

Pastillen aus feingepulverter Rindendroge: soviel du magst (Rezept auf Seite 336).

Tee aus einem Teelöffel Rinde pro Tasse: soviel du magst.

Toxizität: keine, selbst bei großen Dosen und über einen längeren Zeitraum.

Gute Verträglichkeit mit: Ahornsirup, Hafergrütze, Milch.

Anmerkungen: Rote Ulme ist eine außergewöhnliche Verbündete für alle, die Probleme mit der Atmung oder Verdauung haben. Rote Ulme nährt dich, wenn du nichts anderes mehr zu dir nehmen kannst. Du kannst sie dann löffelweise oder aus einer Babyflasche zu dir nehmen, auch Durchfall und Erbrechen wirkt sie zuverlässig entgegen. Mit Milch oder Wasser vermischt, ersetzt sie künstliche Ernährung oder Injektionen. Im übrigen stimme ich mit der in manchen Krankenhäusern vertretenen Ansicht überein, den sterben Wollenden die Nahrungsverweigerung zu gewähren. Als Giftgegenmittel gebe ich sie stündlich und löffelweise, bis alles wieder in Ordnung ist. Packungen aus Roter Ulme beruhigen und bilden schnell eine heilende Haut über Wunden und Verbrennungen. Hervorragend als *ergänzende Medizin*. Siehe Essiac.

Rundblättriger Sonnentau
Drosera rotundifolia
Andere Namen: Bauernlöffel, Fliegenfalle, Immertau

Art: stärkend +
Vorkommen: feuchter, sandiger Boden überall in Nordamerika; in Europa geschützt; leicht zu ziehen.
Verwendet wird: Saft aus frischer, ganzer Pflanze.
Heilwirkung und Anwendung: läßt Tumore schrumpfen; behandelt entzündlichen Brustkrebs; lindert Schmerzen (besonders Kopfschmerzen); stärkt das Immunsystem (unterstützt T-Zellen, T-Helferzellen und Makrophagen); antiviral; antibiotisch, antiseptisch (wirksam gegen Streptokokken, Staphylokokken und Bakterien, die eine Lungenentzündung hervorrufen); schützt Lunge; krampflösend; Aphrodisiakum; tumor- und krebshemmend.
Wichtige Inhaltsstoffe: Naphthochinonderivate, Flavonoide, Enzyme.
Zubereitung und tägliche Dosis: an sechs von sieben Tagen verwendet, vielleicht das ganze Leben lang.
Fluidextrakt (Sonnentau und reiner Alkohol zu gleichen Teilen, plus ausreichend destilliertes Wasser zum Mischen): 3 bis 30 Tropfen, drei bis fünfmal täglich.
Toxizität: kann irritierend wirken, beginne mit der niedrigsten Dosis.
Anmerkungen: Sonnentau (Drosera) ist verwandt mit der geschützten, schwer anzubauenden, jedoch stark erforschten krebshemmenden Pflanze Venusfliegenfalle (Dionaea). Beide sind fleischfressende Pflanzen und wirken praktisch identisch, doch Sonnentau wird oral genommen, während Dionaea gespritzt wird.
Siehe Abbildung auf Seite 195.

Handförmiger Rhabarber
Rheum palmatum

Andere Namen: Rhabarber, Chinesischer Rhabarber, Türkischer Rhabarber

Art: extrem stimulierend/sedierend. Potentiell giftig.

Vorkommen: Hochgebirge Tibets und Chinas; leicht anbaubar (doch die meisten in Gärten kultivierten Arten des Rhabarber sind von geringem medizinischen Wert).

Verwendet werden: im Herbst ausgegrabene fünf- bis zehnjährige Wurzeln.

Heilwirkung und Anwendung: *Abführmittel*; appetitanregend.

Wichtige Inhaltsstoffe: Anthrachinon, Anthrachinonderivate, Aloe-Emodine, Tannin, Zink.

Zubereitung und tägliche Dosis: nicht länger als drei Wochen pro Jahr verwenden.

Kalter Auszug (30 Gramm getrocknete Wurzeln in 500 ml kaltem Wasser über Nacht einweichen): nimm nicht mehr als drei Eßlöffel täglich; beginne mit einem Eßlöffel.

Toxizität: normale Dosis ist so stimulierend, daß Abhängigkeit von Rhabarber als Abführmittel die Folge sein kann. Eine Überdosis kann zu schwerem, schmerzhaften Durchfall führen.

Gute Verträglichkeit mit: Ingwer, Roter Ulme.

Anmerkungen: In China seit 5.000 Jahren verwendet.

Baldrian
Valeriana officinalis

Andere Namen: Dreifuß, Mondwurzel, Katzenkraut

Art: stimulierend/sedierend

Vorkommen: gemäßigte Regionen weltweit; Straßenränder und Dickicht.

Verwendet werden: mindestens zweijährige Wurzeln, die nach dem Frost ausgegraben werden.

Heilwirkung und Anwendung: *krampflösend;* reguliert vegetatives Nervensystem; *führt gesunden Schlaf herbei, beruhigt,* verbessert Entspannung; *lindert Schmerz* (selbst bei Migräne), senkt Blutdruck; lindert Darmschmerzen; Bakteriostatikum; krebshemmend.

Wichtige Inhaltsstoffe: Pflanzensäuren (zum Beispiel Ascorbinsäure, Oxalsäure, Linolsäure), Alkaloide, Carotine, Cumarin; ätherische Öle einschließlich Azulen, Camphen und Pinen; Phytosterine, Querzitrin, Tannin, Selen.

Zubereitung und tägliche Dosis: am besten auf zwei bis vier Wochen beschränken.

Tinktur aus frischen/getrockneten Wurzeln: 25 bis 250 Tropfen.

Toxizität: Tinktur aus alten oder getrockneten Wurzeln kann die Verdauung stören. Baldrian kann praktisch unbegrenzt ein paar Tage lang eingenommen werden. Die langfristige Verwendung kann jedoch zu

Abhängigkeit oder zu Vergiftungssymptomen wie Erbrechen, Kopfschmerz oder Lethargie führen.

Gute Verträglichkeit mit: Helmkraut, Haferstroh, Sibirischem Ginseng.

Anmerkungen: Einige empfinden Baldrian als stiumlierend, andere als entspannend. Wenn du die Kraft des Baldrian langfristig benötigst, dann halte die Dosen niedrig, und nimm sie in einer Tasse nervenstärkendem Haferstrohauszug zu dir.

Wohlriechendes Veilchen
Viola odorata und andere Arten

Andere Namen: Märzveilchen, Osterveigel, Schwalbenblume
Art: nährend +
Vorkommen: gemäßigte Regionen weltweit; Flußufer, Gärten.
Verwendet wird: das Kraut, jederzeit geerntet, selbst während der Blüte.
Heilwirkung und Anwendung: innerlich – *löst Knoten in der Brust auf*; schützt Lunge, beruhigend, kühlend; krebshemmend. Äußerlich – lindert Schmerzen und Entzündungen; heilt wunde Stellen im Mund; macht Haut weich; fungizid; *kontrolliert Tumorwachstum*.
Wichtige Inhaltsstoffe: Antioxidanzien, Carotin, ätherische Öle, Phytosterine, Querzitrin, Salicylsäuremethylester, Saponine.
Zubereitung und tägliche Dosis: unbegrenzt verwendbar. Nicht-toxisch.
Frische Blätter: in Salat, nach Wunsch.
Auszug aus getrockneten Blättern: bis zu einem Liter.
Packung aus frischen oder getrockneten Blättern: ständig, Tag und Nacht.
Anmerkungen: Bei gleichzeitig innerer und äußerer Anwendung des Veilchens kann ein Knoten in der Brust innerhalb eines Monats schrumpfen. Seine Fähigkeit, das Krebswachstum zu verlangsamen, macht das Veilchen zu einer ausgezeichneten Verbündeten für erkrankte Frauen, die Zeit brauchen, um über ihre Heilungsmöglichkeiten nachzudenken. Ein spezielles Heilmittel gegen Brustkrebs ist die homöopathische Urtinktur *Viola odorata*. Die Dosis beträgt dreimal täglich 3 Tropfen.
Siehe Abbildung auf Seite 298.

Ampfer
Rumex crispus, R. obtusifolia und andere Spezies

Andere Namen: Krauser Ampfer
Art: stärkend +
Vorkommen: gemäßigte Regionen weltweit, selbst Wüsten; Ödland, Gärten, Straßenränder, Obstgärten.

Verwendet werden: mindestens zwei Jahre alte Wurzeln, ausgegraben nach Herbstfrösten oder zu Frühlingsbeginn; Blätter, jederzeit geerntet; reife Samen.

Heilwirkung und Anwendung: innerlich – Wurzel: *blutbildend*; schützt Leber; fungizid (hemmt *Candida-Mykosen);* Abführmittel; bekanntes Hausmittel gegen Krebs. Samentee: heilt wunde Stellen im Mund und stoppt Durchfall. Äußerlich – *löst Knoten auf*, tumorhemmend; fungizid.

Wichtige Inhaltsstoffe: Anthrachinon, Chrysophansäure, Tannin.

Zubereitung und tägliche Dosis: drei bis zwölf Monate täglich.

Tinktur aus frischen Wurzeln: 10 bis 60 Tropfen.

Essig aus frischer Wurzel: ein bis zwei Eßlöffel.

Tee aus getrockneten Samen: nicht mehr als eine Tasse.

Öl/Salbe aus frischer Wurzel: soviel du magst.

Toxizität: Übermäßiger Gebrauch der Ampferwurzel kann Magenbeschwerden oder dünnen Stuhl hervorrufen und zu einer Abhängigkeit von ihrer verdauungsfördernden Wirkung führen.

Gute Verträglichkeit mit: Löwenzahn, Großer Klette, Echinacea.

Anmerkungen: Präparate aus den Wurzeln erhöhen den Eisengehalt im Blut schnell und in starkem Maße und sind eine ausgezeichnete *ergänzende Medizin* für Frauen, die sich für eine Chemotherapie entscheiden. Ampferöl kann harte Knoten auflösen und helfen, in-situ-Karzinome zurückzubilden.

Siehe Abbildung auf Seite 298.

Pflanzen, die krebserregend sein können

Gemeiner Beinwell ist nicht krebserregend, ebensowenig Sassafras (Sassafras albidum), doch einige Pflanzen und einige Pflanzenstoffe, wie zum Beispiel Tannin, können Krebs erzeugen, wenn sie im Übermaß verzehrt werden.

- Acorus americanus – Kalmus – Wurzelstock
- Cynoglossum officinale – Hundszunge – Wurzeln
- Medicago sativa – Luzerne – Sprossen
- Myrica cerifera – Kerzenbeere, Wachstragende Myirca – Beerenwachs
- Pteridium aquilinum – Adlerfarn – Wurzeln, junge Wedel
- Tephrosia virginiana – übermäßiger Verzehr ganzer Pflanze

Weitere krebshemmende Kräuter

Vorsicht: Viele dieser Pflanzen sind giftig, selbst in kleinen Mengen!
Viele dieser Pflanzen können als Hausmittel das Tumorwachstum hemmen
und das Immunsystem stärken, wie wissenschaftlich nachgewiesen wurde.
Zudem sind sie Lieferanten wirksamer zytotoxischer Verbindungen.
Diejenigen, die sie verwendet haben – in der Regel innerlich als Tinktur –
berichten von unterschiedlichen Erfolgen. (Nicht aufgeführte Teile sind
möglicherweise nicht giftig.) Laß Vorsicht walten!

- Apocynum androsaemifolium – Hundstod – Wurzeln
- Apocynum cannabinum – Hundstod, Indianischer Hanf – ganze Pflanze
- Aristolochia macrophylla – Osterluzei – ganze Pflanze
- Asarum canadensis, A. europea – Haselwurz – Wurzeln
- Asclepias syriaca – Seidenpflanze – Wurzeln
- Baptisia australistinctoria – Wurzeln
- Caltha palustris – Sumpfdotterblume – Wurzeln
- Cheladonium majus – Großes Schöllkraut – frischer Saft, Wurzeltinktur
- Conium maculatum – Gefleckter Schierling – ganze Pflanze – anerkanntes
  homöopathisches Heilmittel für Frauen mit Brustkrebs
- Datura stramonium – Stechapfel – Blätter, Wurzeln, Samen
- Gleditsia triacanthos – Christusdorn – Blätter
- Hemerocallis fulva – Braunrote Taglilie – Wurzeln – Chinesisches
  Heilmittel gegen Brustkrebs – sechs Wochen lang täglich eine Tasse Tee
  aus getrockneter Wurzel
- Physalis heterophylla – Lampionblume – ganze Pflanze
- Podophyllum peltatum – Maiapfel, Entenfuß – Wurzeln
- Sanguinaria canadensis – Blutkraut – Tinktur aus frischen Wurzeln –
  homöopathisches Heilmittel gegen Brustkrebs
- Senecio aureus, S. jacobea, S. vulgaris – Jakobs-Greiskraut, Gemeines
  Greiskraut – Wurzeln
- Solanum dulcamara – Bittersüßer Nachtschatten – Blätter und Beeren – vom
  Arzt Galenos (auch Galen genannt, 131–201 n.u.Z.) gegen Krebs empfohlen
- Solanum nigrum – Schwarzer Nachtschatten – Blätter und Beeren
- Thuja occidentalis – Abendländischer Lebensbaum – Tinktur aus Nadeln
- Trichosanthes kirilowii – Japanische Haarblume (Wurzeln) und Gua-lo
  (Frucht und Samen) – in China seit 300 Jahren gegen Krebs verwendet
- Veratrum viride – Germer – Rhizom
- Yucca glauca – Palmlilie – 6–12 Wochen täglich 14 g getrocknete Wurzel

Vorsicht: Die meisten dieser Pflanzen sind giftig, selbst in kleinen Mengen!

Kräuterapotheke und Rezepte

Wie stelle ich einen Kräuterauszug her?

Kräuterauszüge gehören zu meinen täglichen Getränken. Wenn ich getrocknete Kräuter verwende und diese lange ziehen lasse, erhalte ich einen Extrakt mit vielen Nährstoffen (insbesondere Mineralstoffen) und medizinischen Wirkstoffen (zum Beispiel Phytosterine, Glykoside und Stärke), die ihre Wirkung bei der Zubereitung als Tee oder Tinktur kaum oder gar nicht entfalten. Da diese nährenden und stärkenden Auszüge proteinhaltig sind, halten sie sich nicht lange. Die meisten verderben innerhalb von ein oder zwei Tagen, auch bei Kühlung. Ich trinke jeden Tag einen anderen Auszug. Meine Standarddosis pendelt zwischen ein und vier Tassen.

Zur Herstellung eines Kräuterauszuges brauchst du: ein Gefäß aus Glas, das genau vier große Tassen oder einen Liter faßt, einen festschließenden Deckel, Quell- oder gefiltertes Wasser. Falls du nur chlorhaltiges Wasser zur Verfügung hast, koche es zehn Minuten lang, bevor du es weiterverwendest. Weiterhin brauchst du einen Topf (kein Aluminium!) zum Wasserkochen sowie getrocknete Kräuter.

Auszug aus Blättern – Nesseln, Veilchen oder Gemeiner Beinwell: gib 30 Gramm des zerkleinerten getrockneten Krauts in ein Einlitergefäß, und fülle es bis zum Rand mit kochendem Wasser auf. Verschließe es gut, und laß es mindestens vier Stunden stehen. (Ich bereite meinen Auszug in der Regel vor dem Schlafengehen zu und lasse ihn über Nacht ziehen, so daß er am anderen Tag trinkfertig ist.) Presse die Blätter aus, und gib sie der Erde zurück. Trink die Flüssigkeit – das ist der Auszug – eisgekühlt oder aufgewärmt, gesüßt oder gesalzen.

Auszug aus Wurzeln oder Rinden – Tragant, Große Klette, Löwenzahn, Pau d'arco oder Sibirischer Ginseng: gib 60 Gramm getrocknete, kleingeschnittene Wurzeln in ein Einlitergefäß, und fülle es bis zum Rand mit kochendem Wasser auf. Verschließe den Deckel sorgfältig, und laß es mindestens acht Stunden stehen, bevor du es abgießt und trinkst.

Auszug aus Blüten: bei schweren Blüten wie Wiesenklee verfahre wie bei der Verwendung des Blätterauszugs. Bei leichten Blüten wie Ringelblumenblüten verfahre wie bei der Verwendung von Samen.

Auszug aus Samen (zum Beispiel Große Klette): Gieße eine Tasse kochenden Wassers über einen Eßlöffel voll Samen, decke das Gefäß ab, und lasse höchstens 30 Minuten ziehen. Beachte: Gieß Wegerich nur mit kaltem Wasser auf.

Wie stelle ich eine Kräutertinktur her?

Eine Pflanzenzubereitung auf Alkoholbasis wird Tinktur oder Extrakt genannt. Eine Tinktur ist eine konzentrierte Quelle von Alkaloiden, das sind außerordentlich tonische und potentiell giftige Naturstoffe, die in vielen Pflanzen fast ausschließlich aus den Aminosäuren Prolin bzw. Ornithin, Lysin, Phenylalanin und Tryptophan gebildet werden. Ich ziehe es vor, meine Tinkturen aus frischen Pflanzen herzustellen, doch gelegentlich nehme ich auch getrocknete Wurzeln, Beeren oder Samen. Tinkturen halten sich unbegrenzt, wenn du sie vor Hitze, Licht und Verdunstung schützt. Die Standarddosis liegt zwischen 1 und 100 Tropfen, entsprechend 0,04 bis 4 ml pro Tag.

Zur Herstellung einer Kräutertinktur brauchst du: ein Glasgefäß, gleich welcher Größe, mit einem gutschließenden Deckel. Wenn du kleine Gläser verwendest, etwa Gläser für Babynahrung oder Joghurtgläser, kannst du viele verschiedene Tinkturen zubereiten, ohne viel Geld für Alkohol ausgeben zu müssen. Weiterhin brauchst du Etiketten zum Aufkleben und einen wasserfesten Stift, um deine Tinkturen mit Datum und Pflanzennamen zu kennzeichnen, eine Schere oder ein Messer, mindestens einen Liter hochprozentigen Alkohol (oder eine Mischung aus Äthylalkohol und Korn; falls du reinen Äthylalkohol verwendest, könnte die Tinktur zu herb werden) sowie frische Pflanzen.

Tinktur aus frischen Wurzeln – Kermesbeeren, Große Klette, Löwenzahn oder Ampfer: Nimm an einem schönen Herbsttag nach einer schon frostigen Nacht eine Grabharke (keinen Spaten), eine Kelle und einen Eimer oder Korb, und gehe zur nächsten Stelle mit Grün. Setz dich eine Minute lang hin, und genieße die Luft, die Sonne, die Atmosphäre und den Geist der Pflanzen. Verwende die Harke, um die Erde um jede Wurzel herum kreisförmig zu lockern, die du ernten möchtest. Zieh die Wurzel sehr vorsichtig heraus, benutze die Kelle, wenn nötig. Das Wurzelwerk der Großen Klette und der Kermesbeere ist so weitverzweigt, daß du die Erde um die Pflanze herum mehrere Male mit der Harke lockern mußt. Um sicher zu gehen, bringe für jede einzelne Wurzelart ein Behältnis mit, oder ernte jedes Mal nur eine einzige Wurzelart.

Lege die Wurzeln zu Hause in Wasser, damit die an ihnen haftende Erde sich löst, schüttle sie anschließend trocken, und schneide sie in kleine Stücke. Fülle ein Glas bis zum oberen Rand mit den zerkleinerten Wurzeln, und gieße es dann vollständig mit Wodka auf. Verschließe es gut, und versieh es mit einem Etikett, auf das du das Abfülldatum und den Pflanzennamen geschrieben hast. Laß das Glas bei Zimmertemperatur mindestens sechs Wochen lang stehen, jedoch ohne es der Sonne auszusetzen, presse dann das Pflanzenmaterial aus (gib es direkt der Erde zurück oder auf deinen Komposthaufen), und fülle die Flüssigkeit – deine fertige Tinktur – in eine Flasche um.

Tinktur aus getrockneter Wurzel, Rinde, Beere oder Samen – etwa Tragant, Echinacea, Sibirischer Ginseng, Hamamelis, Weißdornbeere oder Mariendistelsamen: Fülle ein Gefäß, gleich welcher Größe, bis zu einem Viertel oder auch einem Drittel mit getrockneten, zerkleinerten Wurzeln oder Rinde oder ganzen Samen oder Beeren (aber bitte keine Blätter). Fülle dann das Gefäß vollständig mit hochprozentigem Alkohol, am besten Korn. Verschließe es gut, versieh es mit einem Etikett, und lasse es mindestens sechs Wochen stehen, bevor du die Pflanzenteile auspreßt und die flüssige Tinktur verwendest. Ich persönlich lasse Tinkturen aus getrockneten Materialien mindestens drei Monate, manchmal sogar bis zu einem Jahr stehen, bevor ich sie abseihe und verwende.

Tinktur aus frischen Blättern oder Blüten – etwa Tüpfeljohanniskraut, Wiesenklee, Ringelblumen, Vogel-Sternmiere oder Labkraut: Sammle die Blätter oder Blüten an einem sonnigen Tag bei Vogelgezwitscher und Schmetterlingen, nachdem der Tau getrocknet ist. Nimm dein Gefäß und den Alkohol mit zur Pflanze, damit du die Feen in deiner Tinktur einfangen kannst. Nimm einzelne Blüten, oder benutze eine Schere, um Stiele und Blätter in kleine Stücke zu zerschneiden. Schichte die Blüten und/oder Blätter locker in das Gefäß, fülle es dann bis zum Rand mit dem hochprozentigen Alkohol auf. Verschließe es fest, und klebe ein Etikett auf. Schenke ihm sechs Wochen lang jeden Tag ein Lächeln, presse dann die Pflanzen aus, und fülle die Flüssigkeit – die Tinktur ist jetzt fertig – in eine Flasche um.

Medizinischer Kräuteressig

Mit Essig erhältst du einen wesentlich besseren Mineralstoffextrakt aus einer Pflanze als mit jedem anderen Mittel, es dauert nur länger als mit Wasser. Medizinischer Kräuteressig ist nährend und stärkend. Er wird immer aus frischem Pflanzenmaterial hergestellt (Ausnahme: getrocknete Pilze) und sechs Wochen lang angesetzt. So ein Kräuteressig hält sich bis zu zehn Jahren, wenn er an einem kühlen, dunklen Ort aufbewahrt wird. Wenn du keinen pasteurisierten Essig verwendest, wachsen unschädliche, aber seltsam aussehende schleimige Kuchen, bekannt unter dem Namen Essigmütter, in deinen Flaschen. Entferne sie, bevor du den Essig verwendest. Die Standarddosis beträgt einen Eßlöffel.

Zur Herstellung eines Kräuteressigs brauchst du: ein Gefäß gleich welcher Größe, gewachstes Papier oder Zellophanfolie, Apfelessig und frische Pflanzen. Fülle dein Gefäß mit frischem Pflanzenmaterial wie Löwenzahnwurzeln und Löwenzahnblättern, Veilchenblättern, Wiesenkleeblüten oder Wurzeln der Großen Klette. Fülle so viel Essig (Zimmertemperatur) auf, daß die Kräuter vollständig bedeckt sind. Lege vor dem Verschließen eine Folie oder ein Wachspapier über das Gefäß. Versieh das Etikett mit Datum und Pflanzennamen. Warte sechs Wochen, bevor du den Essig anbrichst, und verwende ihn dann reichlich.

Wie stelle ich Kräuterölauszüge/Salben her?

Öl wird verwendet, um aus Pflanzenbestandteilen einen Extrakt zu gewinnen, der auf Haut, unter der Haut liegenden Nerven, Blutgefäße, Lymphgefäße, Fettzellen, Muskeln und anderes weiches Gewebe einwirkt. Ein Kräuterölauszug wird immer aus frischen Pflanzen hergestellt. Eine Ausnahme bilden Ringelblumenblüten und die Blätter des Gemeinen Beinwell, die mindestens einen Tag getrocknet werden, bevor sie in Öl gelegt werden können. Kräuterölauszüge und Salben behalten ihre Wirkung bis zu vier Jahre, wenn du sie ohne Erhitzen hergestellt hast und sie an einem kühlen, dunklen Ort aufbewahrst.

Zur Herstellung eines Kräuterölauszuges brauchst du: einen trockenen Glasbehälter mit einer großen Öffnung und einem guten Verschluß, Etiketten, einen wasserfesten Stift, Olivenöl und frische Pflanzen. Wenn du einen Kräuterölauszug herstellst, kann es leicht zu Spritzern, Tropfen und Flecken kommen; stelle das Glas in eine Schale oder auf ein Tablett mit Rand. Damit dein Etikett auch noch nach Monaten lesbar ist, bringe es lieber auf dem Deckel als auf dem Bauch des Behältnisses an.

Blütenöl – etwa Ringelblumen-, Löwenzahn-, Wiesenklee-, Tüpfeljohanniskraut- oder Schafgarbenblüten: Pflücke morgens oder mittags an einem sonnigen Tag, wenn die Bienen unterwegs sind, trockene Blüten – ohne Tau, ohne Regentropfen. Schütze deine geernteten Blüten: Nimm sie aus der Sonne; lege sie in einen Korb, nicht in ein Glas; arbeite schnell. Unterbrich das Pflücken häufig, um dich um die schon gepflückten Blüten zu kümmern. Es ist besser, alle zehn Minuten ein kleines Glas Blütenöl herzustellen als jede Stunde ein großes. Fülle das Glas nicht ganz bis zum Rand mit Blüten (oder Blüten, Stengeln und Blättern) auf, gieße dann Olivenöl hinein. Nimm ein kleines Messer, einen Zweig oder ein chinesisches Eßstäbchen, um das Öl und die Blüten gründlich zu vermengen. Gieße immer mehr Öl hinzu, bis alles vollständig und großzügig bedeckt ist. Verschließe das Glas gut, versieh das Etikett mit Datum und Namen der Pflanze, und bewahre es bei Zimmertemperatur auf. Nach sechs Wochen gießt du das Öl durch ein Baumwolltuch (ein frisches Taschentuch oder eine Serviette), um das Pflanzenmaterial zu entfernen. Bewahre dein Heilpflanzenöl an einem kühlen, trockenen Ort auf (in einem tiefergelegenen Schrank oder im Kühlschrank), bis es gebrauchsfertig ist oder du eine Salbe herstellen willst.

Wurzelöl – etwa aus Wurzeln des Gemeinen Beinwell, Ingwer, Kermesbeere oder Ampfer: Ernte die Wurzeln zu Frühjahrsbeginn oder im Spätherbst, wenn noch keine Blätter ausgetrieben oder im Wachstum sind; lockere die Wurzeln mit einer Harke, und ziehe sie dann vorsichtig aus der Erde. Befreie sie durch Schütteln von möglichst viel Erde. Lasse eventuell vorhandene Blätter noch an ihnen. Bewahre die Wurzeln über Nacht an einem gut belüfteten, aber geschützten Ort auf. Bürste am nächsten Morgen die restliche Erde ab. Wasche sie nicht, es sei denn, sie sind schon naß. Zerkleinere die Wurzeln, und gib sie in ein Glas. Füge soviel Öl hinzu, daß nicht nur die Wurzeln mit Öl bedeckt sind, sondern sogar noch eine zusätzliche Schicht Öl darüberliegt. Verschließe das Glas, und etikettiere wie zuvor; stelle es in eine Schale. Seihe das Öl nach sechs Wochen durch ein Tuch oder Sieb.

Immergrün-Brustmassageöl (oder Wegerich- oder Blattöl): Ernte an irgendeinem sonnigen Tag des Jahres frische Nadeln oder Spitzen eines Nadelbaums. (Ernte Wegerichblätter dann, wenn sie grün sind.) Schließe deine Augen, und laß deine Augenlider von der Sonne beschienen, nachdem du dein Glas mit den immergrünen Nadeln (oder grob zerhackten Wegerichblättern) gefüllt hast. Gieße Olivenöl in das Glas, bis es das Pflanzenmaterial umschließt und abdeckt. Nimm einen Zweig oder ein Messer und rühre vorsichtig, damit das Öl überall hineindringen kann. Verschließe und etikettiere das Glas. Bewahre es mindestens sechs Wochen lang bei Zimmertemperatur auf, und schütze es während dieser Zeit vor Sonnenlicht, bevor du das Öl verwendest oder zu einer Salbe verarbeitest.

Öl aus den Samen der Großen Klette: Wenn die Kletten der Großen Klette im Herbst braun werden, dann sammle sie nach dem ersten Frost, aber warte nicht bis zu nassen oder verschneiten Tagen. Sammle eine Papiertüte voll. Knicke die Oberkante der Tüte so um, daß die Tüte fest verschlossen ist, und stecke sie in eine andere Tüte aus robustem Material. Springe auf dieser Tüte herum, bis die Kletten zerstampft sind. Gehe ins Haus hinein oder an irgendeinen ruhigen Ort, wo auch nicht die leiseste Brise hinkommen kann, bevor du die Tüten öffnest und die Samen ausschüttest; sie sind jetzt von den Kletten abgelöst, aber vermischt mit Millionen von winzigen, juckenden Haaren. Trenne die Härchen sorgfältig von den Samen. (Gib acht, daß sie nicht an deiner Haut oder deiner Kleidung haften, denn sie rufen intensives Jucken hervor.) Fülle ein Glas bis zu zwei Dritteln oder drei Vierteln mit den Samen, dann fülle es mit Olivenöl auf. Verschließe es gut, bringe ein beschriftetes Etikett an, und laß es vor dem Abseihen sechs Wochen lang stehen. Wärme dieses Öl stets etwas an, bevor du es verwendest.

Hilfe! Mein Ölauszug riecht komisch und sieht seltsam aus. Die meisten Ölauszüge riechen stark, was verschiedentlich mit »wie ein Delikatessenladen« oder »wie kräftiger Schimmelkäse« beschrieben wird. Solange das Öl keine Blasen bildet oder von Schimmel durchsetzt ist, stellt starker Geruch allein kein Problem dar.

Schimmel gedeiht gut auf Kräutern, die in Öl ziehen. Falls er sich nur auf der Oberfläche befindet und, ohne zu zerfallen, abgenommen werden kann (drücke aber nicht etwa überschüssiges Öl aus dem Schimmel heraus), kannst du den Ölauszug noch verwenden – allerdings nur auf unverletzter Haut. Übliche Ursachen für schimmelige Ölauszüge sind: Das Glas war naß, als du es gefüllt hast; das Pflanzenmaterial war nicht vollständig von Öl bedeckt; das Glas mit dem Ölauszug war dem Sonnenlicht ausgesetzt; das Öl wurde erhitzt; das Pflanzenmaterial war naß; das Pflanzenmaterial wurde gewaschen.

Zur Herstellung einer Heilkräutersalbe brauchst du: einen Kräuterölauszug, etwas Bienenwachs, eine Reibe, eine Wärmequelle, einen Topf, eine Untertasse und mehrere sehr kleine Behälter mit großer Öffnung. Seihe deinen Kräuterölauszug durch, und entferne das Pflanzenmaterial. Laß das Öl einige Tage stehen, bevor du an die Salbenherstellung gehst. Eventuell im Öl vorhandenes Wasser sinkt nach unten, wo du es lassen kannst, wenn du das Öl vorsichtig in eine Tasse zum Abmessen umfüllst. Reibe das Bienenwachs sehr fein. Gieße den Kräuterölauszug in einen Topf, und erhitze ihn auf sehr kleiner Flamme. (Ein Stövchen reicht aus.) Nimm einen gehäuften Suppenlöffel Bienenwachs auf 30 ml Öl. Verrühre die Masse sehr sorgsam mit einem Holzlöffel oder mit dem Finger. Die

Temperatur des Öls sollte für deinen Finger nie unangenehm sein. Wird das Öl zu stark erhitzt, verdirbt es schnell.

Während das Bienenwachs im Öl schmilzt, überprüfe die Konsistenz deiner Salbe, indem du ein wenig davon auf die Untertasse tropfen läßt, wo es sofort fest wird. Ist die Salbe zu flüssig, laß mehr Bienenwachs im Öl schmelzen; ist sie zu hart, füge mehr von deinem Ölauszug oder etwas reines Olivenöl hinzu. Ist sie genau richtig, gieße das warme Öl und das Bienenwachs in deine Behälter, und beschrifte sie. Bewahre sie an einem kühlen, dunklen Ort wie dem Kühlschrank oder der Speisekammer auf.

Wie stelle ich eine Heilkräuterpackung her?

Packungen, Kompressen sowie feuchte und warme Umschläge bringen die verkapselnden, auflösenden und heilenden Eigenschaften von Kräutern in direkten (oder sehr engen) Kontakt mit der Problemzone. »Packung« ist der Sammelbegriff für all diese äußerlichen Anwendungen, obwohl sich alle mehr oder weniger voneinander unterscheiden. Da sie einen enormen Anstieg der Zirkulation von Blut, Lymphe und anderen Körperflüssigkeiten in die betreffenden Stellen hinein und wieder aus ihnen hinaus bewirken, vermögen Packungen Tumore aufzulösen, Entzündungen und Infektionen einzudämmen und das Wachstum von abnormen Zellen zu verlangsamen oder sogar zum Stillstand zu bringen. Traditionelle (nicht aus der Schulmedizin stammende) Heilmittel für Brustknoten aller Art, inklusive Krebs, kombinieren immer innerlich und äußerlich wirkende Heilmittel (Packungen). Siehe zu Warnhinweisen Materia Medica.

Frischpflanzenpackung – etwa mit Kohl, Blättern des Gemeinen Beinwell, Löwenzahnblüten oder Löwenzahnblättern, Kermesbeerenwurzeln, Kartoffeln, Veilchenblättern: Reibe, hacke, mahle, stampfe, kaue oder koche frisches Pflanzenmaterial, bis der Saft herausfließt. Bringe die feuchten Heilkräuter direkt auf die Haut und bedecke sie mit einem enganliegenden Verband. Wiederhole dies mehrmals am Tag, und nimm jedes Mal frische Pflanzen. Hunderte von Variationsmöglichkeiten ergeben sich durch die Mischung von zerstoßenen Kräutern mit Kräuterölauszügen, pulverisiertem Lehm, Roter Ulme oder Honig.

Packung aus gepulverten Pflanzen – etwa mit Roter Ulme, Albi, Leinsamen: Vermische die fein pulverisierten Pflanzen mit genügend warmem

Wasser oder einem Kräuterauszug, bis du eine Packung hast, die bei der Anwendung haften bleibt. Mache einen festen Verband. Siehe »Kraftvolles Packungspulver« Seite 339.

Packung aus getrockneten Pflanzen – etwa mit Veilchen, Gemeinem Beinwell oder Ingwer: Stelle über Nacht einen Auszug aus getrocknetem Pflanzenmaterial her (Rezept auf Seite 334). Erhitze den Auszug am Morgen, seihe ihn durch ein Tuch, und bewahre Pflanzen wie Flüssigkeit auf. Lege das heiße Pflanzenmaterial direkt auf (Packung); oder wickele es in ein Tuch, und lege es auf (Kompresse); oder tränke das Tuch mit der Flüssigkeit, und bringe es so auf (feucht-warmer Umschlag).

Packung aus Pflanzentinktur, Pflanzenöl oder Pflanzensalbe: Trage Tinktur, Öl oder Salbe auf ein sauberes Baumwolltuch auf, und befestige es auf der Brust mit einem Klettverschluß. Erneuere die Packung alle acht bis zwölf Stunden.

Juzentaihoto

Eine japanische Rezeptur, die als Primärtherapie oder als ergänzende Behandlung während einer Strahlen- oder Chemotherapie oder nach einer Knochenmarktransplantation anzuwenden ist.

- *Astragalus membranaceus* Wurzel – *Cnicus benedictus* Wurzel
- *Angelica archangelica* Wurzel – *Cinnamomum zylandicum* Rinde
- *Hoelen* Wurzel – *Panax quinquefolius* Wurzel
- *Atractylodes* Wurzel – *Paeonia albiflora* Wurzel
- *Rehmannia glutinosa* Wurzel – *Platycodon* Kraut
- *Glycyrrhiza glabra* Wurzel – *Polygonum lithospermum* Kraut

Mische zwei Gramm eines Heilkrauts auf der linken Seite mit drei Gramm eines Krauts auf der rechten, und stelle mit einem Liter Wasser oder 125 ml Alkohol einen Auszug her. Dieser Trunk soll Tumore innerhalb von zwei bis zehn Wochen auflösen.

Jason-Winters-Tee

Neue Erfolgsrezeptur

1 Teil *Trifolium pratense* (Wiesenkleeblüten), getrocknet
1 Teil *Larrea tridentata* (Kreosotbusch), getrocknete Blätter
1 Prise *Capsicum annuum* (Cayenne) oder *Cinnamomum* (Zimt)

Stelle über Nacht aus 30 Gramm getrockneten, gemischten Kräutern und einem Liter Wasser einen Auszug her. Die Dosierung ist variabel: Beginne mit einer halben Tasse pro Tag.

Pastillen für die Zeit nach der Operation
Ingwer nur, wenn du magst

4 Teile *Ulmus fulva* (Rote Ulme), gepulverte Rinde
1 Teil *Zingiber officinalis* (Ingwer), gepulverte Wurzel
Honig zum Mischen

Vermische beide Pulver miteinander. Arbeite nun den Honig langsam in die Mischung hinein, bis sie so steif wird, daß du sie in deinen Händen zu Kügelchen rollen kannst. Überziehe jedes Kügelchen mit Pulver der Roten Ulme, das du für diesen Zweck beiseite gelegt hast. Wenn du diese Pastillen in einer verschlossenen Dose aufbewahrst, halten sie sich mehrere Jahre. Sie lindern den rauhen Hals, beruhigen den verdorben Magen, wärmen nach der Kühle des Operationssaales und fördern auf sanfte Weise die Wiederaufnahme der Darmtätigkeit nach Durchfall, Verstopfung und Operation.

Essiac, das Krebsheilmittel der Natur
Rezeptur von Gary Glum

6 1/2 Tassen/1,625 ml *Arctium lappa* (Große Klette), zerkleinerte Wurzeln
500 g *Rumex acetosella* (Kleiner Ampfer), gepulvertes Kraut
125 g *Ulmus fulva* (Rote Ulme), gepulverte Rinde
30 g *Rheum palmata* (Handförmiger Rhabarber), gepulverte Wurzeln

Vermische die Kräuter gründlich. Bewahre sie in einem luftdicht verschlossenen Behälter an einem kühlen, dunklen Ort auf. Bringe frühmorgens oder spätabends acht Liter destilliertes Wasser in einem Topf aus rostfreiem Stahl zum Kochen. Füge dem kochenden Wasser eine Tasse der vermischten Kräuter hinzu. Bedecke den Topf, und laß das Ganze zehn Minuten kochen. Nimm den Topf vom Herd; schabe die Kräuter von den inneren Topfseiten, ab und rühre sie wieder unter. Verschließe den Deckel gut, und laß den Topf zwölf Stunden stehen.

Stelle den Topf erneut auf den Herd, und bringe das Gebräu wiederum fast bis zum Kochen, was ungefähr 20 Minuten dauert. Behalte es aber im

Auge, es darf nicht kochen. Nimm den Topf vom Feuer, und gieße seinen Inhalt durch einen mit Leinen bezogenen Seiher oder durch ein feinmaschiges Sieb aus rostfreiem Stahl in einen anderen Topf. Dann fülle die noch heiße Flüssigkeit in Flaschen, die du zuvor mit verdünnter Chlorbleiche (karzinogen) oder mit für Lebensmittel geeignetem Wasserstoffperoxid sterilisiert hast. Verschließe die Flaschen gut. Bewahre sie bei Zimmertemperatur auf, bis sie abgekühlt sind, stelle sie dann in den Kühlschrank.

Empfehlung zur Einnahme: Schüttle die Flasche. Eine Dosis Essiac besteht aus zwei Eßlöffeln und wird morgens als erstes, wenigstens fünf Minuten vor dem Frühstück und abends zwei Stunden nach dem Abendessen genommen. Nimm Essiac über zwei Wochen lang täglich ein, und mache dann zwei Wochen Pause. Verdünne Essiac, oder erwärme es, wenn du magst. Mehr Informationen zu Essiac findest du auf Seite 309 und unter Wessiac, nachstehend.

Wessiac
Die Essiacversion der Weisen Frauen

30 g getrocknete *Arctium lappa* (Große Klette), zerkleinerte Wurzeln
15 g getrockneter *Rumex crispus* (Krauser Ampfer), zerkleinerte Wurzeln
3,5 g *Ulmus fulva* (Rote Ulme), pulverisierte Rinde

Stelle mit allen drei Heilkräutern und einem Liter kochendem Wasser einen Auszug her, den du acht Stunden stehenläßt. Seihe ihn ab, und lasse die Flüssigkeit abkühlen. Die tägliche Dosis beträgt 125 ml, heiß oder kalt.

Der leicht erhältliche und preiswerte Ampfer ersetzt seine schwierigen Geschwister: den Kleinen Ampfer und den Handförmigen Rhabarber. Meine Standardtechnik, bei der ich einen Auszug immer nur für einige Tage herstelle, macht das Sterilisieren von Gläsern überflüssig und ermöglicht es dir, Wessiac auszuprobieren, ohne Unmengen von Kräutern kaufen zu müssen. (Du wirst Kräuter pfundweise einkaufen wollen, wenn du Essiac oder Wessiac ständig verwendest.) Da Wessiac sanfter auf den Verdauungstrakt wirkt, kannst du ihn über Monate täglich einnehmen. Für dieses sehr dreckige Gebräu aus tiefster Erde danke ich den tiefen Wurzeln. Dreck ist Erde; die Erde ist heilig; Dreck ist ebenso heilig.

Gelber Balsam
Ein besonderes Rezept von Dr. Eli Jones: »Es gibt nichts Vergleichbares«

Mische gleiche Teile von Burgunder-Teer, weißem Pinien-Terpentin, Bienenwachs, Schafstalg und Olivenöl in einem Doppelkocher. Erhitze die Mischung; rühre alles gut zusammen. Laß es leicht abkühlen und gib dann einen Teil petroleumfreien Gelee oder Kosmolin hinzu. Dieser Balsam wird auf ein sauberes Baumwolltuch verteilt und dreimal täglich aufgelegt. Wenn du stärkere Schmerzen verspürst, verringere die Anwendung oder brich sie ab.

Hoxsey-Elixier
Eine von vielen Variationsmöglichkeiten. Verwende es vorsichtig, es ist potentiell giftig!

30 Teile Kaliumiodid
4 Teile *Trifolium pratense* (Wiesenklee), Blüten
4 Teile *Glycyrrhiza glabra* (Süßholz), Wurzel
2 Teile *Stillingia sylvatica* (Stillingia), Wurzel
4 Teile *Rhamnus frangula* (Faulbaum), Rinde
2 Teile *Phytolacca americana* (Kermesbeere), Wurzel
2 Teile *Berberis vulgaris* (Berberitze), Rinde
2 Teile *Arctium lappa* (Große Klette), Wurzel
1 Teil *Xanthoxylum americanum* (Gelbholzart), Rinde
1 Teil *Rhamnus persiana* (Kreuzdornart), Rinde

Laß 55 Gramm trockene, vermischte Kräuter in einem Liter kochendem Wasser über Nacht ziehen (oder sechs Wochen lang in hochprozentigem Alkohol), und nimm das Elixier viermal täglich (ein Teelöffel oder soviel, wie du verträgst). Diese klassische Rezeptur ist schon seit Hunderten von Jahren im Gebrauch.

Hoxsey-Salbe
Zur Verkapselung von Krebs vor der Operation

12 Teile Zinkchlorid, gesättigte Lösung
12 Teile Antimontrisulfid
4 Teile Extrakt (hochkonzentrierte Tinktur) aus *Sanguinaria canadensis* (Blutkraut), Wurzel

Vermische alle Ingredienzien. Diese Salbe sollte zweimal täglich zwei bis vier Wochen vor und zwei Wochen nach der Operation einmal täglich aufgetragen werden, um Rezidiven und Metastasen vorzubeugen. Variationen dieser Rezeptur werden schon seit mehreren hundert Jahren verwendet, entweder als Ergänzung oder anstelle einer Operation. Verwende sie mit Bedacht: Diese Salbe kann die Haut verbrennen oder verletzen.

Schwarze Salbe

Rezeptur aus John Christophers Schule für Naturheilverfahren

1 Teil *Larrea tridentata* (Kreosotbusch), Zweige und Blätter
1 Teil *Trifolium pratense* (Wiesenklee), Blüten
1 Teil *Symphytum officinale* (Gem.Beinwell), Wurzel und/oder Blätter
1 Teil *Plantago major* oder *Plantago lanceolata* (Breit- oder Spitzwegerich), Blätter
1 Teil *Phytolacca americana* (Kermesbeere), Wurzel
1 Teil *Stellaria media* (Vogelmiere), Kraut
1 Teil *Verbascum thapsus* (Kleinblütige Königskerze), Blätter und/oder Blüten

Bereite Kräuterölauszüge mit so vielen frischen und unversehrten Kräutern zu, wie du finden kannst. Du brauchst nicht alle. Bringe 30 Gramm Pinienteer in 150 ml Kräuterölauszug und ausreichend Bienenwachs zum Schmelzen, um eine weiche Salbe zu erhalten. Gleichfalls kannst du jede dieser Pflanzen (frisch oder getrocknet) verwenden, um eine Packung zur Auflösung von Brustknoten zu machen.

Kraftvolles Packungspuder

Anwendung als Zugsalbe nach John Christopher

1 Teil *Ulmus fulva* (Rote Ulme), gepulverte Rinde
1 Teil *Linum usitatissimum* (Flachs), gepulverter Samen
1 Teil *Lobelia inflata* (Lobelie), gepulvertes Kraut
1 Teil *Myrica cerifera* (Wachstragende Myrica), gepulverte Rinde
1 Teil *Curcuma longa* (Gelbwurz), gepulverter Wurzelstock

Gib zwei Teelöffel der Pulvermischung in eine kleine Schüssel, und füge etwa 30 ml kochendes Wasser hinzu. Mische alles sorgfältig, und verteile die Masse so auf ein Tuch, daß eine Fläche bedeckt ist, die größer als der Knoten oder die Entzündung ist. In akutem Zustand wende eine Packung über längere Zeit an, erneuere sie alle zwei Stunden. Bade bei jedem Packungs-wechsel die Haut über dem Knoten in Hamamelis und warmem Wasser.

Ingwerkompresse
Einfach, effektiv, preisgünstig, schmerzlindernd und entzündungshem-mend

Reibe 140 Gramm frische Ingwerwurzel auf ein sauberes Tuch. (Ich benutze eine alte Stoffserviette, ein Taschentuch, ein Küchentuch oder eine saubere Windel.) Binde die Ecken des Tuches mit einem Bindfaden oder Gummiband zusammen. Lege das Bündel in einen Topf, den du mit zwei Litern Wasser gefüllt hast, und erhitze alles auf 70°C. Kochen zer-stört viel des Ingwergehalts; wenn du kein Thermometer hast, erhitze nur so lange, bis sich am Boden des Topfes Blasen bilden. Halte die Flamme unter dem Topf niedrig, bis das Wasser nach etwa fünf bis fünfzehn Minuten eine blaßgelbe Färbung annimmt. Nimm das Bündel aus dem Wasser, und wringe und drücke es aus, um alle Flüssigkeit herauszuzie-hen. (Gib diese in den Topf zurück.)

Weiche ein kleines Handtuch in der heißen Ingwerflüssigkeit ein. Wringe es aus. (Das ist schwer. Deine Hände werden dabei rot und heiß. Halte deine Hände deshalb zuvor unter kaltes Wasser.) Wenn du das heiße, nasse Handtuch auflegst, rötet sich die Haut deiner Brust, du fühlst intensive Hitze, es darf jedoch nicht weh tun. Bedecke die Kom-presse mit mehreren Lagen Handtüchern, um die Wärme zu halten. Wenn die Kompresse abkühlt, nimm sie ab, tauche sie erneut in das heiße Ingwerwasser ein, und lege sie wieder auf. Fahre damit solange fort, bis die Haut sehr rot und sehr warm ist. Wiederhole diese Behandlung mor-gens und abends. Wenn es keine Infektion ist, können Handtuch und Ingwerwassser immer wieder verwendet werden. Kannst du nirgendwo frischen Ingwer bekommen, kannst du auch getrockneten verwenden; er ist allerdings nicht so effektiv. Frischer Gelbwurz (Kurkuma) kann fri-schen Ingwer ersetzen, doch hinterläßt er überall Flecken.

Knotenliniment
Rezeptur von dem Arzt William Fox aus dem Jahr 1904

2 Teile Tinktur aus *Iris versicolor* (Bunte Schwertlilie), Wurzel
1 Teil Tinktur aus *Trifolium pratense* (Wiesenklee), Blüten
1 Teil Tinktur aus *Sanguinara canadensis* (Blutkraut), Wurzel

Schüttle jede Tinktur vor Gebrauch gründlich. Tränke ein sauberes Baumwolltuch mit den Tinkturen, und mache damit zweimal täglich auf der betroffenen Stelle einen Umschlag. Vorsicht: Dieses Liniment kann auf Kleidung und Haut Flecken hinterlassen. Sollten Hautirritationen auftreten, brich die Anwendung ab.

Drei-Stufen-Anti-Krebs-Pflaster
Diese Rezeptur aus dem Jahr 1855 soll von einem amerikanisch-indianischen Arzt stammen.

Stufe eins
Dünste eine große rote Zwiebel, bis sie weich ist; püriere sie. Mische einen kleinen Löffel getrocknetes, gepulvertes Sanguinaria canadensis (Blutkraut) unter das Püree, und lege gerade soviel auf, daß der Knoten bedeckt ist. Ein maligner Tumor reagiert mit Schmerz und Verfärbung (dunkelrot bis schwarz); gesunde Stellen werden fleckig, ansonsten aber nicht weiter betroffen. Wiederhole die Anwendung zweimal im Abstand von zwölf Stunden.

Stufe zwei
Zerreibe eine Tasse voll frischer Kermesbeerenwurzel, und vermische diese mit: einem kleinen Löffel Eibischwurzel oder Rinde der Roten Ulme, einem kleinen Löffel gepulverten Samen von Jamestown (Stechapfel, Datura stramonium) gegen den Schmerz und genügend Wasser zum Anfeuchten. Wende diese Mischung morgens und abends an, alle zwölf Stunden, um den Tumor herauszuziehen. Quetsche oder drücke ihn nicht. Entferne weder Schorf noch andere Partikel, laß sie von selbst abfallen. Ist der Tumor nach zehn Tagen immer noch da, gehe zurück zu Stufe eins, bevor du mit Stufe zwei fortfährst.

Stufe drei
Nachdem der Tumor herausgezogen ist, bade deine Brust zum Abheilen häufig in einem starken Tee aus Blättern von Chimaphila-umbellata-(Winterlieb). (Ich würde einen Auszug aus Blättern des Gemeinen Beinwell oder Schafgarbe nehmen.)

Wiesenklee-Teer
Von dem Arzt Samuel Thomson (1769–1843)

Koche frische Wiesenkleeblüten eine Stunde lang in einem hohen Topf, vollgefüllt mit Wasser. Drücke alle Flüssigkeit aus den Blüten, und ersetze sie durch frische Blüten. Koche sie eine weitere Stunde. Drücke wiederum alle Flüssigkeit aus ihnen heraus. Koche die Wiesenkleeflüssigkeit bei kleiner Flamme bis auf einen dicken teerartigen Sud ein. (Das dauert viele Stunden.) Trage dein Wiesenklee-Teer auf eine Mullkompresse auf, und lege diese auf den Knoten. Wiederhole dies mindestens zweimal täglich. Wasche die betroffenen Hautpartien zwischen den Anwendungen mit Löwenzahn-Tinktur ab.

Schnelles Lieblingskohlgericht
Für ein bis zwei Personen

Zubereitungszeit: 15 Minuten. Zur Abwechslung kannst du den Kohl durch dünn geschnittenen Grünkohl, Blätterkohl oder Rosenkohl ersetzen oder frischen Ingwer, frische Wurzeln der Großen Klette oder frische Wildpilze hinzufügen. Eine gute Mahlzeit, um Krebs zu verhindern, Rezidiven vorzubeugen oder den Nebenwirkungen von Chemo- und Strahlentherapie zu begegnen.

1 Zwiebel, wie Halbmonde von oben nach unten geschnitten
1 Eßlöffel Olivenöl
2 Tassen feingeschnittener oder gehobelter Kohl
1 geraspelte Möhre
120 g Seetang (Hijiki oder Alaria)
1 Eßlöffel Tamari (Sojasauce)
4 Eßlöffel Sonnenblumenkerne

Weiche den Seetang in zwei großen Tassen heißem Wasser ein. Sautiere die Zwiebelhalbmonde bei geringer Hitze in Öl. Wenn sie weich und glasig werden, füge den Kohl hinzu, und koche alles weitere fünf Minuten unter häufigem Rühren. Trockne den Seetang (bewahre das Einweichwasser auf). Lege die geraspelte Möhre kreisförmig auf Kohl und Zwiebeln. Gib den Seetang in die Mitte des Möhrenkreises. Gib Tamarisauce und drei bis vier Eßlöffel des Algeneinweichwassers in die Bratpfanne. Decke die Pfanne gut ab. Verstärke die Hitze, und schmore das Ganze, bis Dampf aus der Pfanne dringt. Verringere dann die Hitze, und laß das Gemüse fünf Minuten oder so lange, bis es ganz zart ist, weiter schmoren. Während es zu Ende kocht, röste die Sonnenblumenkerne. Streue sie vor dem Servieren großzügig über das Gericht.

Leichtes Anti-Bestrahlungs-Menü
Für zwei bis vier Personen

1 Tasse geraspelter Kohl
1 Tasse in Scheiben geschnittene Möhren
1–2 frische Wurzeln der Großen Klette, in Scheiben geschnitten
1/2 Tasse eingeweichter Seetang
240 g frische exotische oder Wildpilze
1 Liter Wasser (Quellwasser oder gefiltertes)
frischer geraspelter Ingwer, soviel du magst
1 Tasse gekochte Linsen oder Bohnen
4 Eßlöffel Miso und 8 Eßlöffel Wasser

Vermische alle Zutaten außer den Bohnen und dem Miso, und bringe sie zum Kochen. Verringere die Hitze und dünste, bis die Möhren zart sind, etwa 30 Minuten lang. Gib die Bohnen hinzu. Bring das Menü auf den Tisch, oder friere es für später ein. Es schmeckt kalt oder warm gut. Warte bis kurz vor dem Servieren, bevor du das warme Wasser mit dem Miso verrührst und es zum Gemüse hinzufügst.

Pfannengerührtes fürs Leben
Für drei bis vier Personen

6–8 große Knoblauchzehen, in dünne Scheiben geschnitten
1 Eßlöffel Olivenöl
1 Tasse frische oder 30 g getrocknete Shiitakepilze, in Scheiben geschnitten
2–4 frische Ampferwurzeln
1–2 frische Wurzeln der Großen Klette
1–2 frische Löwenzahnwurzeln
500 g Tofu, gewürfelt
2 Tassen frische Brennesseln
1/2 Tasse Mandeln
1 Eßlöffel Tamarisauce

Schmore den Knoblauch kurz in Öl auf kleinster Flamme. Gib etwas mehr Hitze. Füge die Pilze hinzu, und brate sie unter häufigem Wenden einige Minuten lang. Schneide die Wurzeln diagonal in dünne Scheiben, und gib sie ebenfalls in die Pfanne. Schmore alles fünf Minuten lang, rühre häufig um. Füge Tofu, Brennesseln und etwas Brennesselkochwasser hinzu. Verschließe die Pfanne gut mit einem Deckel, und lasse das Gericht bei mittlerer Hitze weitere fünf Minuten kochen. Rasple und röste währenddessen die Mandeln. Serviervorschlag: Verteile das Gemüse über Buchweizennudeln oder braunem Reis, gib ein paar Spritzer Tamarisauce dazu, und garniere reichlich mit Mandeln.

Immun-à-go-go-Suppe
Für sechs bis acht Personen

Diese Suppe ist zu jedem Abendessen gut, doch wer sich gerade einer Chemo- oder Strahlentherapie unterzieht, profitiert besonders. Variationen dieser Suppe sind ein regulärer Bestandteil meiner krebsabgewandten Lebensweise.

2 Tassen Rote Bete, in Scheiben geschnitten
1/2 Liter Wasser (Quellwasser oder gefiltertes)
1 Tasse getrockneter Seetang (2 Tassen nach dem Einweichen)
6 Tassen Kohl, dünn geschnitten
3 Zwiebeln, von oben nach unten geschnitten (wie Halbmonde)
4 Eßlöffel Olivenöl
1 Teelöffel Meersalz
10–20 Knoblauchzehen, in Scheiben geschnitten
1 daumengroßes Stück Ingwer, in Scheiben geschnitten
120 g frische Shiitake, Glänzender Lackporling oder Wildpilze oder 30 g getrocknete Pilze
2 Tassen Möhren, in Scheiben geschnitten
2–3 Liter Wasser (Quellwasser oder gefiltertes)
30 g getrocknete Ginsengwurzel, ganz oder geschnitten
dazu nach Belieben: Hühnchen aus Freilandhaltung
sowie 1 Becher gekochter Naturreis

Bedecke die Rote Bete mit Wasser, und koche sie ungefähr 20 Minuten, bis sie zart ist. Weiche in der Zwischenzeit den Seetang in heißem Wasser ein. Sautiere den Kohl und die Zwiebel etwa fünf bis zehn Minuten in Olivenöl auf kleiner Flamme, bis sie weich sind. Gib Salz, Knoblauch, Ingwer, Pilze, Möhren, gekochte Bete und ihr Kochwasser, Seetang und sein Einweichwasser (bis auf den Sand am Boden des Topfes!) und Sibirischen Ginseng hinzu. Rühre gut um. Füge das Hühnchen und/oder den

Reis hinzu. Ebenso Wasser. Verschließe den Topf fest, und verstärke die Hitze. Sobald die Suppe zu kochen beginnt, reduziere die Hitze. Laß die Suppe eine Stunde lang köcheln. Laß sie mehrere Stunden oder über Nacht stehen. Erhitze sie vor dem Servieren erneut. Bleibt etwas von der Suppe übrig, ist das kein Problem. Ihr Geschmack verbessert sich, je länger sie ziehen kann.

Augenblickliche Freude
Für eine sehr hungrige Person

Dieses Gericht ist Teil von Joy Craddicks Maxime »Nie mehr Krebs«. Es ist einfach, vollwertig und in nur sieben Minuten zubereitet.

1/2 Liter Wasser (Quellwasser oder gefiltertes)
1 Möhre aus organischem Anbau
30 g Ingwer aus organischem Anbau, geraspelt
1 Tasse Brokkoli und/oder Blumenkohlröschen aus organischem Anbau
1 Handvoll Riementang oder anderer geschmackvoller, schnell zu garender Seetang
2–4 frische Shiitake oder Glänzende Lackporling oder Wildpilze, in Scheiben geschnitten
1 Lage Naturreisnudeln aus organischem Anbau
Tofu, aus organischem Anbau, soviel du magst
2–3 Eßlöffel Miso
2 Eßlöffel Naturreisessig
Meersalz nach Geschmack

Während du das Wasser zum Kochen bringst, bereite das Gemüse vor. Gib Nudeln, Tofu, Seetang, Pilze und Gemüse ins Wasser, bedecke den Topf, und koche die Suppe zwei bis fünf Minuten lang, oder länger, wenn es dir lieber ist. Quirle Miso und Essig mit einer Gabel in deinem Suppenteller, gib die Suppe darüber und genieße: Augenblickliche Freude!

Knoblauchtoast nach ländlicher Art
Für eine Person

2 Scheiben Vollweizenbrot aus dem Bioladen
4 Knoblauchzehen aus organischem Anbau, zerdrückt
2 Eßlöffel Olivenöl

Lege das Brot in eine gußeiserne Pfanne und toaste die eine Seite, während du das Öl mit dem zerdrückten Knoblauch verrührst. Wende das Brot, streiche auf die getoastete Seite eine dicke Schicht Öl und Knoblauch. Iß den Toast, sobald die zweite Seite geröstet ist. Für den urbanen Knoblauchtoast darf es auch ein normaler Toaströster sein: Streich den mit dem Öl vermischten Knoblauch mit einem Löffel auf den Toast. Oder gib Knoblauch und Öl mit dem Löffel auf das Brot, und toaste es dann im Backofen. Mama mia! Versuch Knoblauchtoast zum Frühstück!

Quark mit Leinöl
Johanna Budwigs Öl-Protein-Therapie

Bei Erschöpfung, zur Verringerung von Rezidiven, zur Förderung der Vollremission von Krebs, zur ausschließlichen Anwendung oder in Verbindung mit anderen Behandlungsmethoden. Auch zur Verhinderung von durch Strahlen- oder Chemotherapie induziertem Krebs. Neueste Forschungen haben gezeigt, daß Leinöl besonders wirksam gegen Brustkrebs ist.

100 Gramm Quark*
40 Gramm frisches kaltgepreßtes Leinöl
25 ml fettarme Milch aus organischem Landbau

Vermische Quark und Öl, füge nur soviel Milch hinzu, daß beide sich gut miteinander verbinden. Iß diese Mischung, sofort oder kühle sie in einem dunklen, fest verschlossenen Behälter.

Dieses Rezept ist die minimale Menge dessen, was du täglich zu dir nehmen solltest. Beginne jedoch mit dieser geringen Menge, und steigere dich allmählich, um deinen Darm an die verdauungsfördernde Wirkung des Leinöls zu gewöhnen. Wenn du schweren Durchfall bekommst, unterbrich die Anwendung.

Die Quark- und Leinölmischung kann rein oder gewürzt verzehrt werden: Füge Honig und Früchte für eine süße Abwandlung oder Kräuter und Knoblauch für eine herzhafte Variante hinzu. Iß den Quark ohne Beilage, oder verwende ihn als Brotaufstrich oder als Zusatz zu Körnern, Gemüse oder gebackenen Kartoffeln.

Du kannst auch fettarmen Hüttenkäse nehmen oder deinen eigenen Quark herstellen. Das ist sehr einfach. Kleide einen Seiher oder ein Küchensieb mit einem locker gewebten Baumwolltuch aus (zum Beispiel einem großen Taschentuch oder einem großen Stück alten Leintuchs). Lege den mit Tuch ausgekleideten Seiher in eine große Schüssel, und gib einen knappen Liter fettarmen Yoghurt oder Bio-Joghurt hinein. Bedecke den Seiher lose mit einem Deckel, und laß ihn bei Zimmertemperatur 12 bis 24 Stunden stehen. Der Joghurt scheidet sich in streichfähigen Käse (den Quark) und eine Flüssigkeit (die Molke, die in die Schüssel getropft ist). Schabe den Quark mit einem Gummispatel vom Tuch, und bewahre ihn in einem Glas im Kühlschrank auf. Er bleibt sieben bis zehn Tage frisch. (Ich verwende die Molke als Kochflüssigkeit für Reis oder Hirse – lecker!).

Mutterns Markknochensuppe
Für ein bis zwölf Personen

8–10 fünf Zentimeter dicke Markknochen (nur von Kühen aus artgerechter Haltung! Dies ist das Mark ihres Lebens, welches nun das deine wird ...)
2 Zwiebeln, gehackt
viele Knoblauchzehen, ganz oder in Scheiben
eine Handvoll Selleriestiele und Sellerieblätter, gehackt
4 Möhren, gehackt
1 Teelöffel koscheres Salz
Gewürzkräuter deiner Wahl (Thymian, Rosmarin, Majoran)
2 Tassen gekochte Gerste (oder Reis, Hirse oder Mais)

Bedecke die Knochen mit kaltem Wasser, und bringe das Ganze zum Kochen. Laß es auf kleiner Flamme köcheln, und schöpfe immer wieder den grauen Schaum mit einem Schaumlöffel von der Oberfläche ab. Füge nach einer Stunde die restlichen Zutaten (außer dem Getreide) hinzu, und lasse es weitere eineinhalb Stunden zugedeckt weiterköcheln. Nimm die Knochen aus dem Topf, und hole das Mark aus ihrer Mitte. Püriere die restliche Suppe mit einem Pürierstab, einem Mixer oder in einer Küchenmaschine. Kühle Püree und Mark über Nacht getrennt. Entferne jegliches Fett aus dem Püree. Erhitze es erneut, und füge Mark und gekochtes Getreide hinzu.

Glossar

Adapter, als Adapter fungierend: hilft, sich ohne die üblichen Gesundheitsbeeinträchtigungen an Streß, Umweltvergiftung und Strahlenbelastung anzupassen.

Adenokarzinom: vom Epithelgewebe, wie etwa dem Brustgewebe, ausgehendes Karzinom.

Adenom: vom Epithelgewebe endokriner und exokriner Drüsen oder der Schleimhaut des Magen-Darm-Traktes ausgehendes, primär benignes Neoplasma, das maligne entarten kann.

adjuvante Therapie: wird eingesetzt, um die Wirkung eines anderen Heilmittels zu steigern. Strahlen- und Chemotherapien beispielsweise sind adjuvante Therapien zur Brustoperation.

Alkaloide: meist alkalisch reagierende, relativ kompliziert aufgebaute und als kristalline Substanzen darstellbare stickstoffhaltige Naturstoffe, die in vielen Pflanzen (vor allem in tropischen und subtropischen Dikotylen) fast ausschließlich aus Aminosäuren Prolin bzw. Ornithin, Lysin, Phenylalanin und Tryptophan gebildet werden und ausgeprägt pharmakologische Wirkungen besitzen; bisher sind ca. 3.000 Alkaloide bekannt.

Aminosäuren: einfachste Bausteine der Eiweiße; im menschlichen Körper sind 25 Aminosäuren bekannt, davon sind zehn essentiell, u.a.: Isoleuzin, Leuzin, Lysin, Methionin, Phenylalanin, Threonin, Tryptophan, Valin, Histidin, Arginin, Tyrosin.

aneuploid: abweichend vom euploiden Chromosomensatz, bei der einzelne Chromosomen nicht in normaler Anzahl vorhanden sind.

Angiogenese: Wachstum der Blutgefäße.

Antibiotika: Sammelbezeichnung für bestimmte Stoffwechselprodukte von Schimmelpilzen, Streptomyzeten oder Bakterien und deren Derivate mit bakteriostatischer Wirkung (Penizillin, Sulfonamide).

Antihistaminika: synthetische Histaminantagonisten, Histaminrezeptorenblocker; pharmakologische Substanzen unterschiedlicher Struktur, die die Wirkungen von Histamin abschwächen bzw. aufheben, indem sie die Histaminrezeptoren in den Geweben reversibel blockieren.

Antikörper: vom Lymphgewebe produzierte Immunglobulin-Moleküle zur Abwehr spezieller Gefahren für den Organismus, beispielsweise von Krebs oder einer Virusinfektion.

Antimytotika: das Wachstum von Pilzen beeinflussende (fungistatisch oder fungizid wirkende) Mittel.

antimutagen: beugt Mutationen der Zell-DNS vor oder heilt sie.

antiseptisch: vernichtet oder verhindert das Wachstum von Krankheitserregern und infektionsauslösenden Bakterien, schafft bedingte Keim-
freiheit. Vergleiche bakterienhemmend.

antiviral: Hemmung der Virus-Replikation, zum Beispiel HIV, Herpes,
Epstein-Barr-Virus.

Aphrodisiakum: regt den Geschlechtstrieb an.

Aspiration: Ansaugen von Gasen oder Flüssigkeit; Gewinnung von Zell-
material durch Aspiration nach Punktion bzw. Sondierung des entsprechenden Gewebes oder Organs.

Atypie: vom Normalen abweichend, nicht der Norm entsprechend; im
engeren Sinne zelluläre Atypie mit zytologischen Veränderungen des
Zellkerns.

atypische Hyperplasie: zelluläre Atypie; Präkanzerose; oft nach Wegfall
des entsprechenden Stimulus reversibel.

atypische Zellen: leicht abnorme Zellen. Jeder Körper besitzt einige atypische Zellen.

Ätzmittel: saures oder alkalisches Verschorfungsmittel, das Gewebe zerstört; äußerliche Chemotherapie.

axilläre Knotensektion: operative Entfernung von Lymphknoten in der
Achselhöhle.

bakterienhemmend: Stoffe, die Bakterien hemmen oder vernichten, auch
die Darmbakterien, die uns dabei helfen, Nährstoffe aufzunehmen.

Bakteriostatikum: reversible Fähigkeit einer chemischen Substanz zur
Verhinderung des Keimwachstums und der Keimvermehrung ohne
Abtötung; die geschädigten Keime vermehren sich wieder nach Ein-
bringen in frische Nährmedien.

basophile Granulozyten: zu den Leukozyten gehörende, polymorphkernige Zellen, sogenannte Blutmastzellen; wahrscheinlich auch von
Bedeutung bei der immunologischen Abwehr parasitärer Infektionen.

bilateral: beidseitig; beide Brüste.

Biopsie: Entnahme einer Gewebeprobe an der Lebenden durch Punktion
mit einer Hohlnadel, unter Anwendung spezieller Instrumente.

Exzisionsbiopsie – entfernt den gesamten Knoten. (Siehe Lumpektomie.)

Inzisionsbiopsie – schneidet in den Knoten und entnimmt einen Teil
davon.

Nadelbiopsie – entfernt mit Unterstützung von Markierungsnadeln oder
-farbe verdächtiges Gewebe und Kalkablagerungen.

stereotaktische Biopsie – entfernt Gewebe unter Ultraschall- oder Rönt-
genkontrolle.

Blutplättchen: Thrombozyten; von den Megakryozyten im Knochenmark gebildete kernlose, scheibenförmige korpuskuläre Blutbestandteile, die das Bluten zum Stillstand bringen und Blutgefäße reparieren; Lebensdauer: acht bis zwölf Tage.

brusterhaltende Operation: keine Brustentfernung. Siehe Lumpektomie.

Carcinoma in situ: präinvasives Karzinom, sogenanntes Oberflächenkarzinom; Karzinom, das die Basalmembran noch nicht durchbrochen hat; im Einzelfall ist nicht vorauszusagen, wann ein Carcinoma in situ in ein invasives Karzinom übergeht (oft lange Latenzzeit). Das Carcinoma in situ gilt als obligates Anfangsstadium eines Karzinoms und ist vom Mikro- bzw. vom sogenannten Frühkarzinom histologisch abzugrenzen.

Chemotherapie: Einsatz von Chemotherapeutika zur spezifischen Hemmung von Infektionserregern und Tumorzellen im ganzen Organismus.

Chromosomen: sogenannte Erbkörperchen, sichtbare Träger der genetischen Information, intensiv färbbare, faden- oder schleifenförmige Bestandteile des Zellkerns; auf den Chromosomen sind die Gene (Erbanlagen) linear angeordnet.

CMF: Chemotherapie mit Cyclophosphamid, Methotrexat und Fluorouracil (ein Zytostatikum).

Computertomographie (CT): röntgendiagnostisches, computergestütztes bildgebendes Verfahren nach dem Prinzip der Tomographie; mittels einer Röntgenröhre und eines speziellen Blendensystems wird ein schmaler Fächerstrahl als Röntgenimpuls erzeugt, der innerhalb der durchstrahlten Körperschicht der PatientIn in Abhängigkeit von den vorhandenen Strukturen verschieden stark geschwächt wird. Mittels eines mit einer Vielzahl von Detektoren bestückten Detektorkranzes wird diese abgeschwächte Röntgenstrahlung als Signal empfangen, elektronisch aufbereitet und einem Rechner zugeführt. Anschließend dreht sich das System Röhre-Detektoren geringfügig weiter, um die sogenannte Patientenschicht wiederum mit einem Röntgenimpuls zu durchstrahlen. Auf diese Weise werden viele verschiedene Projektionen derselben Schicht erzeugt und im Rechner über Dichtemessungen zu einem Bild verarbeitet.

Cortex: Rinde, Schale.

CT: Abkürzung für Computertomographie

Cystosarcoma phylloides: von einem intrakanalikulären Fibroadenom ausgehende seltene Sonderform des Mammasarkoms mit langem Verlauf und relativ guter Prognose.

DCIS: siehe duktales Carcinoma in situ.

DDE und DDT: Abkürzung für Dichlor-diphenyl-trichloräthan; Kontaktinsektizid; wegen seiner außergewöhnlich hohen Persistenz in der Umwelt und der Bioakkumulation in der Nahrungskette nach dem Gesetz über den Verkehr mit DDT vom 7. August 1972 in der Bundesrepublik Deutschland verboten.

DES: Diä(e)thylstilböstrol, synthetisches Stilbenderivat mit östrogener Wirkung, das als Substitut für steroidale Östrogene und als postkoitales Kontrazeptivum im Gebrauch war (vor allem in den USA); wirkt karzinogen bei den weiblichen Nachkommen der behandelten Frauen; heute als Mittel gegen metastasierenden Brustkrebs verwendet.

diploid: normale Anzahl von Chromosomensätzen.

DNS: Desoxyribonukleinsäure (engl. DNA); bildet bei den meisten Lebewesen das genetische Material; liegt meist als Doppelstrang vor. Die DNS ist vorwiegend im Zellkern (Nukleus) und dort in den Chromosomen lokalisiert, Träger der genetischen Information und besitzt die Fähigkeit zur Reduplikation. Durch freie Radikale, Strahlen, chemische Gifte oder Vererbung beschädigte DNS initiiert Krebs.

Ductus: (anat.) Gang, durch den Substanzen geschleust werden; in den Brustgängen verbinden sie die Lobuli (Drüsenläppchen) mit den Brustwarzen.

duktal: innerhalb eines Ganges, von einem Gang ausgehend.

duktales Carcinoma in situ: Masse atypischer Zellen mit geraden Rändern, auf einen Ductus beschränkt; nach der Brustkrebsspezialistin Susan Love ohne invasive Behandlungsmethoden rückgängig zu machen.

Emetika: Pharmaka, die Erbrechen bewirken, ohne gleichzeitig wesentliche allgemeine Vergiftungssymptome oder Stoffwechselveränderungen auszulösen.

Emodine: Bestandteil vieler pflanzlicher Abführmittel (Senna, Frangula, Aloe, Rheum); nach erfolgter Spaltung der Glykosidbildung verursachen die Emodine die eigentlich abführende Wirkung der Anthrachinone durch Verstärkung der Dickdarmperistaltik.

Endometrium: Schleimhaut der Gebärmutter; Gewebe, das den Uterus auskleidet, sich in den fruchtbaren Jahren jeden Monat mit Blut füllt, das in der Menses freigesetzt wird.

eosinophile Granulozyten: zu den Leukozyten gehörende, polymorphkernige Zellen; wichtig bei der immunologischen Abwehr von Infektionen mit Würmern und anderen Parasiten.

ER-Status: Östrogenrezeptoren-Status; kann negativ oder positiv sein. ER-positive Krebsarten sprechen besser auf eine Behandlung an.

ergänzende Medizin: Heilmittel, das zur Unterstützung konventioneller Behandlungsmethoden eingesetzt wird und häufig in klinischen Versuchen auf seine Wirksamkeit getestet wurde.

essentielle Fettsäuren: sogenanntes Vitamin F; Fettsäuren mit zwei oder drei Doppelbindungen, die im Organismus nicht synthetisiert werden können und daher mit der Nahrung aufgenommen werden müssen.

Fibroadenom: Adenom mit reichlich entwickeltem Bindegewebe, makroskopisch als relativ scharf begrenzter Knoten von derb-elastischer Konsistenz mit grau-weißer Schnittfläche; in der Brust, im Ovar und im Uterus.

fibrozystische Krankheit: Angsteinjagender Ausdruck für gutartige Knoten in der Brust.

Fluorometrie: Methode der Spektrophotometrie und Photometrie zur Messung der Intensität des von fluoreszierenden Substanzen bei Bestrahlung mit kurzwelligem oder ultraviolettem Licht infolge Anregung der Fluoreszenz abgestrahlten Lichts; wird angewandt zur Konzentrationsbestimmung fluoreszierender bzw. fluorochromisierter Substanzen, zum Beispiel Proteinen.

Förderung: Ereignisse, die es ermöglichen, daß initiierte Krebszellen der Immunabwehr entgehen und so gut genährt werden, daß sie zu wachsen beginnen.

Freie Radikale: Sauerstoffmoleküle mit ungepaarten Elektronen, die die normalen Zellfunktionen zerstören. Der Organismus produziert sie infolge von Bestrahlung, Nikotin, Smog und ranzigen Fetten. Freie Radikale beschädigen die DNS. Sie werden von Antioxidanzien vernichtet.

fungizid: heilt oder wirkt vorbeugend gegen Pilzinfektionen, etwa Soormykosen oder Candida-Mykosen.

Gene: Erbfaktor, Erbeinheit, Erbanlage; funktionale Einheit des Genoms, die die genetische Information für ein Genprodukt enthält. Gene sind in den Chromosomen linear aneinandergereiht. Mehrere Gene können gemeinsam an der Ausbildung eines Merkmals beteiligt sein.

gerinnungshemmend: schützt vor Blutgerinnsel (Thrombose).

Gerinnungszeit: die Zeit, die die Blutplättchen im Blut benötigen, um ein Blutgerinnsel zu bilden.

Gewebe: die einzelnen Arten der Zellverbände, die gemeinsame Funktion besitzen und die den Körper aufbauen; Binde-, Knorpel-, Knochen-, Epithel-, Muskel-, Nervengewebe, auch Blut.

glatte Kanten: keine Krebszellen um einen entfernten Tumor herum oder an seinen Rändern.

Glossar der Phytochemikalien, siehe ab Seite 46.

gutartig: nicht kanzerös.

Hämatom: sogenannter Bluterguß; durch Trauma entstandene Blutansammlung im Weichteilgewebe oder in einer vorgebildeten Körperhöhle; häufig Operationsfolge, die schmerzhaft, schwächend und infektionsbegünstigend sein kann.

heterogen: aus verschiedenen Elementen bestehend; verschiedene Arten von abnormen Zellen.

Homöopathie: durch Samuel Hahnemann (1755–1843) begründetes medikamentöses Therapieprinzip, das Krankheitserscheinungen nicht durch exogene Zufuhr direkt gegen die Symptome gerichteter Substanzen behandelt (sog. Allopathie), sondern bei dem (meist in niedriger Dosierung) Substanzen eingesetzt werden, die in hoher Dosis den Krankheitserscheinungen ähnliche Symptome verursachen. (»Ähnliches werde durch Ähnliches geheilt.«) Die Arzneistoffe, die durch Verreibung oder Verschüttelung eine energetische Umwandlung erfahren sollen, werden extrem niedrig dosiert, wobei der Ausgangsstoff meist in Dezimalpotenzen verdünnt wird und der Dezimalexponent die Verdünnungsstufe charakterisiert: D1 = 1:10, D2 = 1:100 usw.

hyper-: übermäßig, zu schnell; Hyperthyreose, Überfunktion der Schilddrüse, d.h. gesteigerte Produktion und Sekretion der Schilddrüsenhormone, führt zu pathologischen Auswirkungen auf den ganzen Organismus.

Hyperplasie: Vergrößerung eines Gewebes oder Organs durch Zunahme der Zellzahl bei unveränderter Zellgröße; wird zum Beispiel durch vermehrte funktionale Belastung oder hormonelle Stimulation verursacht und ist im Gegensatz zur Neoplasie nach Wegfall des entsprechenden Stimulus reversibel.

hypo-: zu wenig, zu langsam; Hypothyreose, Unterfunktion der Schilddrüse und unzureichende Versorgung der Körperzellen mit Schilddrüsenhormonen.

Hypophyse: Hirnanhangsdrüse.

I.E.: Abkürzung für Internationale Einheit; bei chemisch reinen Substanzen erfolgt Angabe in Gewichtseinheiten (g, mg, ng).

Immunglobuline: Abk. Ig; Glykoproteine mit gemeinsamer Grundstruktur, die nach Kontakt des Organismus mit einem Antigen von B-Lymphozyten bzw. Plasmazellen gebildet werden und als Antikörper in Serum, Gewebeflüssigkeiten und Körpersekreten für die humorale Immunität wichtig sind. IgA, IgD, IgE, IgG und IgM sind Antikörper, die im ganzen Körper aktiv sind.

Immunsuppression: Unterdrückung oder Abschwächung der Immunantwort.

Immunsystem: komplexes funktionales System zur Erhaltung der Individualstruktur durch Abwehr körperfremder Substanzen und kontinuierliche Elimination anomaler (etwa maligne entarteter) Körperzellen, an der die Organe des lymphatischen Systems, im gesamten Organismus verteilte Zellen und Moleküle beteiligt sind.

in situ: (lat.) »am natürlichen Ort«: in natürlicher Lage, im Körper.

Initiierung (Phase einer Karzinogenese): Auslösung von Mutationen und einer irreversiblen molekularen Transformation.

Interferone: Proteine, die von vielen menschlichen und tierischen Zellen im Rahmen der Immunantwort auf virale und einige bakterielle Infektionen sowie unter Einfluß zahlreicher antigener oder mitogener Stimuli (zum Beispiel Lektine) gebildet werden.

intraduktal: innerhalb des Ductus.

intraduktales Papillom (auch Milchgangpapillom): vom Oberflächenepithel ausgehender, histologisch meist benigner Tumor mit papillärem Aufbau, der häufig viel Bindegewebe enthält.

Inulin: Polysaccharid aus D-Fructose; pflanzliches Reservekohlenhydrat.

invasives duktales Karzinom: eine häufige Brustkrebsart; sie geht von einem Duktus aus und wächst in das umliegende Gewebe.

karzinogen = kanzerogen: krebserzeugend, initiiert oder fördert Krebs.

Karzinom: vom Epithelgewebe ausgehender maligner Tumor, zum Beispiel von Haut, Drüsen, Auskleidung der inneren Organe; die Ausbreitung eines Karzinoms erfolgt durch infiltrierendes Wachstum mit Übergreifen auf benachbarte Gewebe, Organe und Organsysteme sowie durch Metastasierung.

klinische Studie: ein Bericht der Aufzeichnungen über Menschen (manchmal sehr wenigen) mit einer speziellen Krankheit.

klinischer Versuch: eine Versuchsreihe an Menschen.

Knochen-Scan: ein Test, bei dem mittels hochdosierter Strahlung Schatten auf den Knochen, die ein Zeichen für Metastasen sein könnten, gesucht werden.

Knochenmark: das weiche Innere der Knochen, in dem Blutzellen produziert werden.

Knoten-Befund: positiv (= präsent) oder negativ (= nicht vorhanden) hinsichtlich in den Lymphknoten gefundener Krebszellen.

Kohlenwasserstoffe: aus Kohlenstoff- und Wasserstoffatomen bestehende Moleküle; man unterscheidet gesättigte und ungesättigte, cyclische und aromatische (vom Benzol abgeleitete) Kohlenwasserstoffe.

Kongestion: Bezeichnung für arterielle Blutüberfüllung als Folge von Entzündungsreizen.

kontraindiziert: schädlich.

kontralateral: auf der anderen Seite liegend.

konventionelle Behandlungsmethoden: zur Zeit akzeptierte Behandlungen bei Brustkrebs: lokale Behandlungen (Operation, Bestrahlung) und systemische Behandlungen (Chemotherapie, Hormone).

krampflösend: löst Verkrampfungen, besonders im Darm, in den Muskeln und Nerven.

Krebs: allgemeine Bezeichnung für eine bösartige Neubildung (Tumor); im engeren Sinn das Karzinom (maligner epithelialer Tumor), im weiteren Sinn das Sarkom (maligner mesenchymaler Tumor).

krebshemmend: verhindert die Initiierung, Förderung oder Weiterentwicklung von Krebs oder hält sie auf.

Laborversuch: Experiment an Zellkulturen oder Tieren (bei Brustkrebsversuchen in der Regel Mäuse).

Läppchen: hier: milchproduzierendes Brustgewebe (Milchdrüsenläppchen).

Latenzzeit: symptomfreie Phase zwischen der Einwirkung einer Noxe (Toxin, Karzinogen, ionisierende Strahlung) auf einen Organismus und dem Auftreten erkennbarer Symptome bzw. klinisch faßbarer Manifestationen (maligner Tumor, Strahlenschäden).

LCIS: siehe lobuläres Carcinoma in situ.

Leber: die größte Drüse des menschlichen Körpers; Bildung und Ausscheidung von Galle; beherrschende Stellung im Intermediärstoffwechsel: Umwandlung von Monosacchariden in Glykogen, Glykogenolyse, Glukoneogenese aus Proteinen, Verwertung der Aminosäuren aus der intestinalen Verdauung, Speicherung von Glykogen, Eiweiß, Vitaminen, Bildung von Plasmaproteinen, Desaminierung und Harnstoffsynthese aus Ammoniak, Fettsäurenabbau, Synthese und Verwertung von Cholesterin und Phosphatiden, Entgiftung und Ausscheidung toxischer Stoffwechselprodukte oder exogen zugeführter Stoffe.

lobulär: einzelne Läppchen betreffend, läppchenförmig.

lobuläres Carcinoma in situ: Krebszellen in Brustdrüsenläppchen; bei 17 Prozent der Frauen Anzeichen für möglicherweise später in einer Brust auftretenden (aber selten invasiven oder metastasierenden) Krebs.

Lokalrezidiv: Wiederauftreten eines Karzinoms der gleichen Art (wie bereits früher diagnostiziert) und an gleicher Stelle, nachdem der Primärtumor entfernt worden ist; häufig an der Einschnittstelle der Operation.

Lumpektomie: Form der brusterhaltenden Operation mit alleiniger Exzision des suspekten Knotens eines Mammakarzinoms weit im gesunden Gewebe sowie obligater Ausräumung der axillären Lymphknoten über einen zweiten Zugang und Nachbestrahlung der Brust.

Lymphe (Lymphflüssigkeit): hellgelbe Flüssigkeit; besteht aus Lymphplasma und Lymphkörperchen, die fast alle kleinen Lymphozyten entsprechen; entsteht durch Austritt von Blutplasma aus den Blutkapillaren ins Gewebe; fließt in die Gewebespalten und wird durch besondere Gefäße (Lymphgefäße) über die regionären Lymphknoten erneut dem Blutkreislauf zugeführt.

Lymphknoten (veraltete Bezeichnung: Lymphdrüsen): Gewebe des lymphatischen Systems; filtert Lymphe und läßt sie zirkulieren; überall im Körper vorhanden, besonders jedoch im Nacken, der Achselhöhle, am Abdomen und in den Leisten; Teil des Immunsystems. Metastasierende Krebszellen können sich in den Lymphknoten sammeln.

Lymphknotensektion: operative Entfernung von Lymphknoten; eventuell eine Biopsie, Lumpektomie oder Mastektomie begleitend; kann Lymphödeme verursachen.

Lymphödem: durch Behinderung des Lymphabflusses verursachtes chronisches Ödem mit blasser, teigiger, nur zum Teil eindrückbarer und nicht schmerzhafter regionaler Schwellung; sekundäres Lymphödem tritt häufig nach Strahlentherapie oder operativen Eingriffen auf, häufig nach radikaler Mastektomie bei Mammakarzinom.

Lymphozyten: kleine weiße Blutkörperchen (zum Beispiel T-Zellen, B-Zellen), deren Aufgabe das Aufspüren spezieller Viren und Tumorzellen ist; Lebensdauer: zehn Jahre.

Lymphsystem: ein ausgedehntes, komplexes System von Kapillaren, dünnen Gefäßen, Kalziumoxid, Ductus, Knoten und Organen, die ein zusammenhängendes Netzwerk im ganzen Körper bilden und das Flüssigkeitsmilieu schützen und aufrechterhalten. Lymphozyten werden in Knochenmark, Lymphknoten, Thymus und Milz gebildet.

Makrophagen: synonyme adhärente oder akzessorische Zellen; Funktion: Induktion und Regulation von Entzündungen, Gewebereorganisation und Organheilung, Immuninduktion und Stimulation von Lymphozyten, als mikrobizide, zytotoxische (antitumoröse) und Entzündungszellen von zentraler Bedeutung für die zellvermittelte Immunität.

maligne/bösartig: kanzerös.

Mammakarzinom: Brustkrebs.

Mammographie: Röntgenaufnahme von der Brust.

diagnostische Mammographie: unbegrenzte Anzahl von Röntgenaufnahmen, wenn der Verdacht auf Brustkrebs besteht.

digitale Mammographie: ein Verfahren, mit weniger Radioaktivität und unter Zuhilfenahme empfindlicher Lichtdetektoren eine Aufnahme des Brustgewebes zu erhalten.

Screening-Mammographie: zwei Ansichten von jeder Brust bzw. vier Röntgenaufnahmen werden gemacht, wenn kein Verdacht auf Krebs besteht.

Masse: eine Zellgruppe.

Mastalgie (auch: Mastodynie): häufiger prämenstruell als kontinuierlich empfundenes Spannungs- und Schwellungsgefühl meist mit diffusen oder anders umschriebenen Schmerzen in den Brüsten.

Mastektomie: operative Entfernung der Brust; die gängigen Standardverfahren zur operativen Behandlung des Mammakarzinoms stellen Modifikationen der radikalen Mastektomie (Halsted-Operation) dar:

eingeschränkte radikale Mastektomie: Mastektomie mit Entfernung des gesamten Brustgewebes sowie Ausräumung der interpektoralen, intraklavikulären und axillären Lymphknoten;

einkapseln: rundherum eine Mauer bildend.

modifizierte radikale Mastektomie: Mastektomie wie bei eingeschränkter radikaler Mastektomie unter Belassen eines Teils des Brustgewebes.

prophylaktische subkutane Mastektomie: entfernt das gesamte Brustgewebe, läßt Haut und Brustmuskulatur bestehen, wenn kein Brustkrebs festzustellen ist.

Quadrantektomie: entfernt ein Viertel der Brust und einen oder mehrere Knoten.

Segment-Mastektomie: entfernt das den Knoten enthaltende Gewebe keilförmig.

Mastitis: Entzündung der Brustdrüse. Symptome: Schmerzen, Fieber, Rötung, Infiltration, später u.U. Fluktuation als Zeichen der Gewebeeinschmelzung.

Melatonin: krebshemmendes Hormon, das in Abhängigkeit vom Hell-Dunkel-Rhythmus von der Zirbeldrüse (Epiphyse) produziert wird.

Menarche: Zeitpunkt des ersten Auftretens der Menstruation.

Menopause: Zeitpunkt der letzten Menstruation, der retrospektiv ein Jahr lang keine weitere ovariell gesteuerte uterine Blutung folgt.

Menses: Menstruation.

metabolisch: den Stoffwechsel betreffend.

Metabolismus: Stoffwechsel; chemischer Prozeß der Organe im Körper, der Nährstoffe und Energie freisetzt.

Metastase (Sing.), Metastasen (Pl.): Geschwulstmetastase insbesondere maligner Tumoren durch Verschleppung von Tumorzellen; dabei werden lokale Metastasen (in der Umgebung des Primärtumors), regionäre Metastasen (in der nächsten im Lymphabflußgebiet liegenden Lymphknotengruppe) und Fernmetastasen unterschieden.

metastasieren: Absiedelung von Zellen oder Zellverbänden über den Blut- oder Lymphweg in primär nicht erkrankte Körperregionen; bei Brustkrebs werden häufig Zellen in Leber, Lunge oder Knochen (manchmal im Gehirn) abgesiedelt.

metastasierende Rezidive: Brustkarzinome, die an anderen Stellen als in der Brust oder den Lymphknoten wachsen.

mg: Abkürzung für Milligramm; 1.000 Milligram entsprechen 1 Gramm; 1.000 mcg entsprechen 1 mg.

Mikrometastasen: unauffindbare Monozyten: weiße Blutkörperchen, die tote Zellen und Zelltrümmer verzehren.

Mikroverkalkungen: kleine, auf einer Mammographie sichtbar werdende Kalziumablagerungen; sie gelten als karzinomtypisch, wenn sie kristallin aussehen oder feinkörnig in einer Gruppe liegen.

Milz: in den Blutkreislauf eingeschaltetes sekundäres Organ des lymphatischen Systems; Teil des Immunsystems.

ml: Abkürzung für Milliliter; $^1/_{1.000}$ Liter

Mucilago: Schleim, zähflüssige, klebrige Substanz.

nährend: Nährstofflieferant.

Nebenniere: paarige endokrine Drüse, deren Cortex als Reaktion auf Streß Hormone produziert (z.B. Adrenalin, Cortison).

Nebenwirkung: unerwünschtes Ergebnis.

Nekrose: sogenannter Zelltod, irreversibler Ausfall der Zellfunktionen. Manche Tumore enthalten nekrotisches Gewebe. Kalzium wird von manchem nekrotischen Gewebe angezogen.

neutrophile Phase: Kampfphase der weißen Blutkörperchen, Abwehr eingedrungener Erreger, mit Vermehrung der neutrophilen Granulozyten.

Niere: paariges Organ mit exkretorischer und inkretorischer Funktion: Produktion von Harn mit Exkretion harnpflichtiger Substanzen;

Konzentrierung des Harns zur Regulierung des Wasser- und Elektrolythaushalts, des Säure-Basen-Gleichgewichts im Blut und des Calcium- und Phosphatstoffwechsels.

Nosokomialinfektionen: Krankenhausinfekte; Infektionen, die häufig durch banale Erreger (sog. Naßkeime) verursacht werden, deren Übertragung gleichzeitig mit der Behandlung und Pflege erfolgt, wobei die Verbreitungswahrscheinlichkeit durch Organisation und Bau des Krankenhauses beeinflußt wird.

Ödem: Schwellung infolge Ansammlung wäßriger (seröser) Flüssigkeit in den Gewebespalten, zum Beispiel der Haut und der Schleimhäute.

onkogen: geschwulsterzeugend; Eigenschaft biologischer, chemischer und physikalischer Faktoren, die mittels ganz unterschiedlicher Mechanismen normale Zellen zur malignen Transformation veranlassen.

onkogene Gene: geschwulsterzeugende Gene; Gene mit onkogener Potenz, gehören zum Bestand der normalen somatischen Zellen. Die Onkogenhypothese besagt, daß diese in den Zellen vorhandene Information, die deren maligne Entartung bewirken kann, durch onkogene Viren und andere exogene (chemische oder physikalische) Karzinogene, aber auch durch verschiedene endogene Faktoren (z.B. Altern, Hormone) reaktiviert werden kann.

OnkologIn: FachärztIn, die sich mit der Entstehung und Behandlung von Tumoren und tumorbedingten Krankheiten beschäftigt.

Oophorektomie: operative Entfernung eines oder beider Ovarien.

Östradiol: stärkstes natürliches Östrogen; wird vor allem in Granulosa- und Thekazellen im Ovarium gebildet; hat gemeinsam mit Progesteron eine zentrale Funktion im Menstruationszyklus.

Östrogene: Steroidhormone, die vor allem in den Ovarien, in geringen Mengen auch in den Nebennieren, während der Schwangerschaft auch in der Plazenta gebildet werden; die wichtigsten physiologischen Östrogene sind Östradiol, Östron und Östriol; viele Brustkrebsarten werden von Östrogenen oder Östrogen nachahmenden chlorierten Kohlenwasserstoffen gefördert; Phytoöstrogene können dem entgegenwirken.

Östrogenhaushalt: komplexe Prozesse im Körper, die Östrogene verändern und verwerten; der Phytoöstrogenhaushalt schützt vor den schädlichen Wirkungen anderer Östrogene.

Östrogenrezeptoren: Hormonrezeptoren; östrogenspezifische Rezeptoren, die die Wirkung des Östrogens über biochemische Sekundärreaktionen in der Zelle vermitteln. Da das Wachstum bestimmter maligner (hormonsensibler) Tumoren durch Sexualhormone gefördert wird, sind zum Beispiel Östrogenrezeptoren von großer Bedeutung: durch Blockierung der Hormone mit gegengeschlechtlichen Sexualhormonen bzw. Antiöstrogenen kann therapeutisch eine Hemmung des Wachstums »rezeptorpositiver« Tumoren (und Metastasen) erzielt werden.

Oxidation: Zerstörerischer Zellprozeß, bei dem der Sauerstoffgehalt erhöht wird oder Freie Radikale gebildet werden.

Packung: Weiche, heiße Substanz, die direkt auf den Körper oder einen Knoten aufgetragen wird. Kräuterpackungen werden aus frischen zerkleinerten oder frischen gekochten bzw. getrockneten Kräutern hergestellt.

Palliativa (palliatives Mittel): Mittel, die gegen Symptome, aber nicht gegen die Ursache einer Erkrankung wirken.

Palpation: Untersuchung durch Betasten.

PCB: Abkürzung für polychlorierte Biphenyle; stabile, öl- bis wachsartige fettlösliche Substanzen mit einem Chlorgehalt von 20 bis 60 Prozent, vielfach in der Industrie verwendet. PCB erzeugen Chlorakne und Leberschäden. Gefahr für Umwelt, Menschen und Tiere wie bei DDT.

Phagozyten: sogenannte Freßzellen, die kleine Lebewesen und Zelltrümmer einschließen, essen und verdauen können; manche sind auf eine Stelle fixiert, andere, wie die weißen Blutkörperchen, sind frei beweglich.

Phyto-: Wortteil mit der Bedeutung Gewächs, Pflanze.

Phytoöstrogen: Pflanzenöstrogen.

Phytosterine: tetrazyklische, lipophile Triterpenderivate mit Sterangrundgerüst aus höheren Pflanzen, zum Beispiel Sitosterin, Campesterol und Stigmasterol; Pflanzenhormone.

ppb: Abkürzung für (engl.) parts per billion; Anzahl der Wirkstoffanteile auf 1 Milliarde Lösungsstoffanteile, dieser Bezug kann auf Gewichts- und Volumenteile, auch auf Molekülzahl erfolgen. Praktische Bedeutung bei hohen Reinheitsgraden, hohen Verdünnungen bzw. extrem geringen Fremdanteilen.

Präkanzerose: klinisch-morphologisch bzw. durch histologische Kriterien definiertes potentielles Vorstadium eines Karzinoms.

Primärtumor: erste kanzeröse Masse. Vergleiche Rezidiv.

ProbandIn: Versuchsperson, zum Beispiel bei der Arzneimittelprüfung.

Prognose: ärztliche Vorhersage oder Voraussicht auf den Krankheitsverlauf und die Heilungsaussicht.

prophylaktisch: vorbeugend.

Prostaglandine: Sammelbezeichnung für zahlreiche natürliche (oder teil-synthetisch hergestellte) hormonähnliche Substanzen, die in ihrer Struktur geringfügig variieren, chemische Derivate der Prostansäure.

Proteaseinhibitoren: Polypeptide, die die Aktivität von Proteasen hemmen; kommen häufig zusammen mit den entsprechenden Proteasen vor (Schutzfunktion vor Selbstverdauung). Viele Pflanzen (z.B. Bohnen, Erbsen, Kartoffeln, Rüben, Getreide) enthalten Proteaseinhibitoren.

Proteasen: Enzyme, die den Abbau von Proteinen und Peptiden durch hydrolytische Spaltung der Peptidbindung katalysieren.

Proteine: allgemeine Bezeichnung für Eiweiße.

Rad: Abkürzung für (engl.) *»radiation absorbed dose«*; Kurzzeichen rd; ältere, bis Ende 1985 zugelassene Einheit der Energiedosis. Die seit 1975 gültige SI-Einheit der Energiedosis bzw. des Kerma ist Gray (Gy) und ersetzt die alte Einheit Rad.

Reduplikation: identische Verdoppelung genetischen Materials (DNA).

Rekonstruktion, Brust-: operativer Eingriff zur Schaffung einer Brustform, zum Beispiel durch Silikon- und mit Kochsalz gefüllte Implantate, Hautlappenübertragung, freie Hauttransplantate und Formung der anderen Brust.

rem: Abkürzung für (engl.) *»roentgen equivalent man«*; Symbol rem; bis Ende 1985 zugelassene Einheit der Äquivalentdosis. Die seit 1985 gültige Einheit ist Sievert (Sv).

Remission: Das Schrumpfen eines Tumors oder das Verschwinden eines feststellbaren Karzinoms.*Rezidiv (Rückfall):* Wiederauftreten einer Krankheit nach Abheilung; hier: Wiederauftreten eines histologisch gleichartigen Tumors am gleichen Ort oder im gleichen Organ nach vorausgegangener radikaler Behandlung.

Rhizom: Wurzelstock.

rote Blutkörperchen (Erythrozyten): im Abstand von 30 Sekunden hat jedes rote Blutkörperchen den Körper komplett durchwandert und dabei Kohlendioxid in Sauerstoff verwandelt. Die Lebensdauer der Erythrozyten beträgt vier Monate.

S-Phase-Fraktion: Prozentsatz an Krebszellen, die sich innerhalb einer bestimmten Zeit reproduzieren.

Saponine: zu den Phytosterinen gehörende oberflächenaktive Stoffe.

Silikon: siliciumhaltiger Kunststoff, bei Brustrekonstruktionen verwendet, unter Umständen gesundheitsgefährdend.

Sojaprodukte: Lebensmittel aus Sojabohnen: zum Beispiel Tofu, Miso, Tamari, Tempeh, Sojamilch und pflanzliches Protein.

species: verschiedene Spezies einer Pflanzengattung.

Stadieneinteilung (TNM-Klassifikation): T (Tumor) beschreibt die Ausdehnung des Primärtumors, N (Nodulus) das Fehlen bzw. Vorhandensein von regionären Lymphknotenmetastasen und M (Metastase) das von Fernmetastasen. Durch Hinzufügung von Zahlen (zum Beispiel T1, N0, M2) wird die anatomische Ausdehnung des malignen Prozesses angegeben.

Stammzellen: Blutstammzellen des Knochenmarks, aus denen sich alle Blutkörperchen entwickeln.

stärken: verbessern der Funktionsfähigkeit.

Steroidhormone: Hormone, deren Struktur sich vom Steran ableitet; zu den Steroiden gehören Östrogene, Gestagene, Androgene u.a. Die Wirkung der Steroidhormone wird über Hormonrezeptoren an den Zielorganen vermittelt.

subkutan: unter der Haut.

Synergismus: gegenseitige Beeinflussung mehrerer Arzneimittel im Sinne einer additiven oder potenzierten, unter Umständen auch neuartigen Wirkung.

systemische Behandlung: Schulmedizin – innerlich anzuwendendes Heilmittel, um Krebszellen im ganzen Körper zu zerstören und Metastasen vorzubeugen; in der ganzheitlichen Medizin – innerlich anzuwendendes Heilmittel zur Stärkung des Organismus, um die Krebsentwicklung zu verlangsamen oder rückgängig zu machen.

T-Zellen: T-Lymphozyten (thymusabhängige Lymphozyten), wirken immunologisch aktiv zytotoxisch: sie verzehren Krebszellen; zu dieser Gruppe gehören T-Suppressorzellen, T-Helferzellen, Killerzellen und natürliche Killerzellen.

Tamoxifen: synthetisches nichtsteroidales Antiöstrogen mit östrogenen Partialwirkungen; hormonähnliches Medikament, bewirkt eine kompetitive Hemmung von Östrogenrezeptoren und eine Stimulation von Progesteronrezeptoren.

Toxizität: unter Umständen gesundheitsschädigende, grundsätzlich von der Dosis abhängige Eigenschaft und Wirkung von chemischen Substanzen und physikalischen Faktoren; angegeben wird die Toxizität bezogen auf das Körpergewicht oder die Körperoberfläche.

Tumor: im engeren Sinne gewebliche Neubildung in Form eines spontanen, verschiedengradig enthemmten, autonomen und irreversiblen Überschußwachstums von körpereigenem Gewebe, das in der Regel mit unterschiedlich ausgeprägtem Verlust spezifischer Zell- und Gewebefunktionen verbunden ist.

Tumorbildung: Prozeß der Initiierung und des Wachstums eines Tumors aufgrund biologischer, chemischer oder physikalischer Prozesse; Aktivierung von Onkogenen.

tumorhemmend: läßt Tumore schrumpfen.

Verdoppelungszeit: Zeitraum, in dem sich das Tumorvolumen verdoppelt.

Verhinderung der Angiogenese: verhindert die Bildung neuer Blutgefäße und hemmt damit die Metastasierung von Krebs.

Verjüngungsmittel: Mittel, das die jugendliche Lebenskraft zurückbringt.

viral: durch Viren bedingt, in bezug auf Viren.

Viren: Sammelbezeichnung für biologische Strukturen (meist Krankheitserreger) mit folgenden gemeinsamen Merkmalen: Viren enthalten als genetische Information nur entweder DNS oder RNA; Viren verfügen nicht über die für Wachstum und Teilung erforderlichen Enzyme, sondern bedürfen dazu (meist spezifischer) Wirtszellen (Pflanzenzellen, bestimmte tierische Zellen), auf die sie häufig pathogen wirken.

weiße Blutkörperchen (Leukozyten): Lymphozyten, basophile, eosinophile und neutrophile Granulozyten und Monozyten, die Bakterien, Parasiten, Viren und beschädigte und abnorme Zellen verzehren.

Zelle: kleinste Bau- und Funktioneinheit von Organismen mit Fähigkeit zu Stoffwechselleistungen, Reizbeantwortung, Motilität (Bewegungsvermögen) und Reduplikation.

Zyste: ein- oder mehrkammerige, durch eine Kapsel abgeschlossene sackartige Geschwulst mit dünn- oder dickflüssigem Inhalt.

Zytokine: von einer Vielzahl von Zellarten gebildete Substanzen, die als interzelluläre Mediatoren zur Aktivierung von Zellen beitragen.

Zytostatika: chemisch heterogene Gruppe zytotoxischer Substanzen, die die Zellteilung funktioneller aktiver Zellen durch unterschiedliche Beeinflussung ihres Stoffwechsels verhindern oder erheblich verzögern.

zytotoxisch: zellschädigend.

Adressen

Informationsdienste und Beratungsstellen

Selbsthilfe Krebs e.V.
Psychosoziale Beratungsstelle für
Krebskranke und Angehörige
Albrecht-Achilles-Str. 65
10709 Berlin
Tel.: 030/891 40 49

Feministisches Frauen Gesundheits
Zentrum Berlin
Bamberger Str. 52
10777 Berlin
Tel.: 030/213 95 97

Beratungszentrum für ganzheitliche
Krebstherapie e.V.
Föhrer Str. 10
13353 Berlin
Tel.: 030/785 00 55

Lichtblick
Holtzendorffstr. 14
14057 Berlin
Tel.: 030/323 35 66

KIK Krebsinitiative Köln
Bernrather Str. 419
50937 Köln
Tel.: 0221/4680131

Patienten Literatur Dienst
Petra Weingärtner
Danziger Str. 11
53757 Sankt Augustin
Tel.: 02241/20 22 74
Fax: 02241/20 23 60

Frauenselbsthilfe nach Krebs
Bundesverband e.V.
B 6, 10/11
68159 Mannheim
Tel.: 0621/244 34

Deutsches Krebsforschungszentrum
Im Neuenheimer Feld 280
69120 Heidelberg
Tel.: 06221/420

KID Krebsinformationsdienst
Im Neuenheimer Feld 280
69120 Heidelberg
Tel.: 06221/41 01 21

KISS Chemnitz
Annegret von Dosky
Max-Müller-Str. 13
09123 Chemnitz
Tel.: 0371/67 09 01

Gesellschaft für biologische
Krebsabwehr e.V.
Hauptgeschäftsstelle
Hauptstr. 27
69117 Heidelberg
Tel.: 06221/16 15 25
Fax: 06221/18 33 22

Arbeitskreis Berlin der GfBK
Zillestr. 102
10585 Berlin
Tel./Fax: 030/342 50 41

Arbeitskreis Nord der GfBK
Werfelring 40
22175 Hamburg
Tel./Fax: 040/640 46 27

Arbeitskreis Nordrhein der GfBK
Auf dem Hochfeld 11
40699 Erkrath
Tel./Fax: 0211/24 12 19

Arbeitskreis West der GfBK
Luisenstr. 18
65185 Wiesbaden
Tel.: 0611/37 61 98
Fax: 0611/957 09 73

Arbeitskreis Süd der GfBK
Pestalozzistr. 40b
80469 München
Tel.: 089/26 86 90
Fax: 089/26 33 81

Arbeitskreis Dresden der GfBK
c/o Barmer
Zellescher Weg 23
01217 Dresden
Tel.: 0351/473 22 12

IG Chemnitz
(Chemnitz-Center)
Ringstr. 3
09247 Röhrsdorf
Tel.: 03722/983 16
Fax: 03722/983 17

Einrichtungen zur Beratung von BehandlerInnen

Archiv und Beratungsstelle für
Ganzheitsmedizinische Onkologie
Humboldtstr. 14
32105 Bad Salzuflen

Gemeinnütziger Verein für Krebstherapie
und Naturheilkunde
Klagenfurther Str. 164
A-9210 Pörtschach
Österreich
Tel.: 0043/(0)4272/318 40

Kliniken

Krankenhaus Moabit
Abteilung natürliche Heilweise
Turmstr. 21
10559 Berlin
Tel.: 030/39 76-0

Praxis und Tagesklinik für biologische
Immuntherapie
und Immunonkologie
Eppendorfer Landstr. 21
20249 Hamburg

Habichtswaldklinik
Wigandstr. 1
34131 Kassel
Tel.: 0561/31 08-0

Gemeinschaftskrankenhaus Herdecke
Beckweg 4
58313 Herdecke
Tel.: 02330/621

Veramed-Klinik
Am Tannenberg
59872 Beringhausen
Tel.: 02912/20 90

Filderklinik
Im Haberschlai 7
70794 Filderstadt
Tel.: 07117/770 31

Klinik für Tumorbiologie
Brusadstr. 117
79106 Freiburg
Tel.: 0761/206 01

Klinik Friedenweiler
Kurhausweg 2
79877 Friedenweiler
Tel.: 07651/20 80

Klinik St. Georg
Ghersburgstr. 18
83043 Bad Aibling
Tel.: 08031/811 96

Veramed-Klinik am Wendelstein
Mühlenstr. 60
83098 Brannenburg
Tel.: 08934/30 20

Hufeland Klinik
Bismarckstr. 16
97980 Bad Mergentheim
Tel.: 07931/70 82

Lukas-Klinik
Spezialklinik für Tumorpatienten
Brachmattstraße 19
CH-4144 Arlesheim, Schweiz
Tel.: 0041/(0)61/7013333
Fax: 0041/(0)61/7018217

Anmerkungen

1 Claire Hoy: *The Truth About Breast Cancer*. Stoddart, 1995. Susan Love: *Dr. Susan Love's Breast Book*, Addison-Wesley, 1995. Pat Kelly: *Understanding Breast Cancer Risk*, Temple University, 1991.

2 *New England Journal of Medecine* 328, 1993, S.176. Jennifer Chris: »Women who Breastfeed«, in: *American Health*, April 1994.

3 »More About that 1 in 8 Breast Cancer Statistic«, in: *Health Facts*, Mai 1993.

4 »Breast Cancer and Pesticides«, in: *Soil and Health*, Januar 1994.

5 Harriet Brown: »The Other Reward of Exercise«, in: *Health*, Juli 1994.

6 J. Raloff: »Menstrual Cycles May Affect Cancer Risk«, in: *Science News*, 7. Januar 1995. Elizabeth Whelan: »Menstruation and Reproductive History Study«. Report in: *American Journal of Epidemiology*, 15. Dezember 1994.

7 Wanda Gardner: »Soybeans and Breast Cancer«, in: *Nutrition & Dietary Consultant*, September 1993. »Broccoli inhibits Cancer – mostly«, in: *Science News*, Dezember 1994, S.442.

8 »EcoCancers«, in: *Science News*, 3. Juli 1993, S.10–13.

9 Carol Ann Rinzler: *Estrogen and Breast Cancer: A Warning to Women*. Macmillan, 1993.

10 »Progestin Fails to Cut Breast Cancer Risk«, in: *Science News*, 17. Juni 1995.

11 »Breast Cancer: Risk and Prevention«, in: *MidLife Woman*, Vol.2, Nr. 5, 1993.

12 »EcoCancers«, in: Science News, 3. Juli 1993, S.10–13. »Breast-Cancer: Environmental Factors«, in: *Lancet*, 10. Oktober 1992, S.904. »The Environmental Link to Breast Cancer«, in: *Ms*, Mai/Juni 1993. Michele Turk: Breast Cancer and Pollutants, in: *American Health*, Juli/August 1994.

13 National Women's Health Network News, Mai/Juni 1990.

14 »Pill Ups Cancer Risk in Young Women«, in: *Science News*, 10. Juni 1995. »Oral Contraceptive Use and Breast Cancer Risk in Young Women«, in: *Lancet*, 1989, S.973–982.

15 »Breast Cancer Risk Factors: Are They Taken Too Seriously?«, in: *Health Facts*, September 1993.

16 »Breast Cancer: A Reassuring Look at Your Odds«, in: *Health*, Januar 1993. »Vital Signs«, in: *Health*, Oktober 1993.

17 University of Texas: *Lifetime Health Letter*, Oktober 1992.

18 »Breast Cancer and Body Shape«, in: *Annals of Internal Medicine*, 112, 1990, S.182–186.

19 a.a.O.

20 K. A. Fackelmann: »Breast Cancer Risk and DDT: No Verdict Yet«, in: *Science News*, 23. April 1994.

21 Virginia Soffa: *The Journey Beyond Breast Cancer, Taking an Active Role in Preven-tion, Diagnosis, and Your Own Healing.* Healing Arts, 1994.

22 Harriet Brown: »The Other Reward of Exercise«, in: *Health*, Juli 1994.

23 Andrew Weil: »Pollutants Linked to Breast Cancer«, in: *Natural Health*, Novem-ber/Dezember 1993. Elizabeth Whelan: »Menstruation and Reproductive History Study«. Report in: *American Journal of Epidemiology*, 15. Dezember 1994.

24 »Breast Cancer Coverup«, in: *Special,* Mai/Juni 1994.

25 Harriet Brown: »The Other Reward of Exercise«, in: *Health*, Juli 1994.

26 Claire Hoy, a.a.O.

27 J. Raloff: »Menstrual Cycles May Affect Cancer Risk«, in: *Science News*, 7. Januar 1995.

28 Claire Hoy, a.a.O.

29 J. Gofman: *Preventing Breast Cancer: The Story of a Major, Proven, Preventable Cause.* Committee for Nuclear Responsibility, 1995.

30 Alice Stewart: »Study Shows Risk in Low-Level Radiation«, in: *American Journal of Industrial Medicine*, März 1994.

31 Public Testimony Before Texas Officials: Breast Cancer and Radiation, 22. Februar 1994.

32 Claire Hoy, a.a.O.

33 Sternglass und Gould: »Breast Cancer: Evidence for a Relation to Fission Products in the Diet«, in: *International Journal of Health Services*, Bd.3, Nr. 4, 1993.

34 »Increases in Breast Cancer Mortality Near U.S. Nuclear Reactors«, in: *Natural Health*, November/Dezember 1993, S.19.

35 K. A. Fackelmann, a.a.O.

36 K. A. Fackelmann: »Do EMFs Pose Breast Cancer Risk?«, in: *Science News*, 18. Juni 1994, S.388.

37 »Electromagnetic Fields and Male Breast Cancer« in: *The Lancet*, Dezember 1990, S.336. Health Report, in: *Time*, 27. Juni 1994.

38 K. A. Fackelmann, a.a.O.

39 *Evaluation of the Potential Carcinogenicity of Electromagnetic Fields*, EPA Draft Report, 1991.

40 Susan Love, a.a.O.

41 J. Raloff: »This Fat May Acid Spread of Breast Cancer«, in: *Science News*, November 1994, S.421.

42 Journal of the National Cancer Institute, Nr. 87, 1995, S.110.

43 »Role of the Antioxidants in Cancer Prevention and Treatment«, in: *Townsend Letter for Doctors*, Oktober 1993.

44 »Broccoli Inhibits Cancer – mostly«, in: Science News, Dezember 1994, S.442. *Journal of the National Cancer Institute* Nr. 87, 1995, S.110. »Breast Cancer: A Formula for Prevention«, in: *American Health*, Mai 1990. »Role of the Antioxidants

in Cancer Prevention and Treatment«, in: *Townsend Letter for Doctors*, Oktober 1993.

45 Wanda Gardner: »Soybeans and Breast Cancer«, in: *Nutrition & Dietary Consultant*, September 1993. Andrew Weil: »Pollutants Linked to Breast Cancer«, in: *Natural Health*, November/Dezember 1993.

46 G. Matino: New Risks for Meat Eaters, in: *Science News*, Nr. 146 vom 16. Juli 1994.

47 J. Raloff: »Additional Source of Dietary Estrogens«, in: *Science News*, 3. Juni 1995.

48 K. A. Fackelmann: »Do Antihistamines Spur Cancer Growth?«, in: *Science News*, 21. Mai 1994, S.324.

49 K. A. Fackelmann, a.a.O.

50 »Epstein-Barr Virus Link to Breast Cancer«, in: *Science News*, 14. März 1995.

51 R. Peat: »Thyroid: Misconceptions«, in: *Townsend Letter for Doctors*, November 1993.

52 Kerry McGinn: *Informed Women's Guide to Breast Health*, Bull, 1992.

53 Tori Hudson: »Fibrocystic Breast Disease ... Or Is It?« in: *Townsend Letter for Doctors*, Mai 1994.

54 Kerry McGinn, a.a.O.

55 »Cigarettes Tied to Fatal Breast Cancer« and »Fatal Breast Cancer and Smoking«, in: *Science News*, 4. Juni 1994.

56 »Alcohol and the Breast«, in: *Journal of the National Cancer Institute*, Nr. 85, 1993, S.692 und 722. Letter from Graham Colditzm, in: *Mother Jones*, Juli/August 1994.

57 »Lesbians and Breast Cancer«, in: *The Advocate*, 1993.

58 »EcoCancers«, in: *Science News*, 3. Juli 1993, S.10ff.

59 John Ott: *Health and Light*. Pocketbooks (Ariel), 1973.

60 Donna Grismaijer: *Dressed to Kill: The Link Between Breast Cancer and Bras*. Avery, 1995.

61 J. Raloff: »Exercising Reduces Breast Cancer Risk«, in: *Science News*, 1. Oktober 1994.

62 Lydia Temoshok: *The Type C Connection*. Random House, 1991.

63 »Vitamin E: A Cancer Warning«, in: Science News, 29. April 1995, S.271.

64 P. Correa: Epidemiological Correlations Between Diet and Cancer Frequency«, in: *Cancer Research*, Nr. 41, 1981, S.3685ff.

65 Donald Yance: *Herbal and Nutritional Strategies for Treating Cancer: Focus on Breast Cancer*. American Herbalist Guild, 1995. Melvyn Werbach: *Healing with Food*. Harper, 1993. A. Weil: *Natural Health, Natural Medicine*. Houghton Mifflin, 1990. Jean Valnet: *Organic Garden Medicine*. Erbonia, 1975.

66 Jean Carper: *The Food Pharmacy*. Bantam, 1988. David Schardt: »Phytochemicals: Plants Against Cancer«, in: *Nutrition Action Newsletter*, April 1994. R. W. Bradford und H. W. Allen: *The Significance of Diet in Cancer Prevention*. Bradford Research Monograph, 1994.

67 Falck, et al.: »Pesticides and Polychlorinated Biphenyl Residues in Human Breast Lipids, and Their Relation to Breast Cancer«, in: *Archives of Environmental Health*, Nr. 47, 1992, S.143ff. R. A. Passwater: *Cancer Prevention and Nutritional Therapies.* Keats, 1994.

68 J. Teas: »The Consumption of Seaweed as a Protective Factor in the Etiology of Breast Cancer«, in: *Medical Hypotheses,* 7, 5, 1981, S.601ff.

69 Max Gerson: *A Cancer Therapy.* Station Hill, 1990.

70 E. Haas: *Staying Healthy With Nutrition.* Celestial Arts, 1992.

71 R. L. Siebold (Hg.): *Cereal Grass: Nature's Greatest Health Gift.* Keats, 1994.

72 G. V. Reddy: »Antitumor Activity of Yoghurt Components«, in: *Journal of Food Products*, Nr. 46, 1983, S.8ff.

73 »Garlic Fights Nitrosamine Formation... as Do Tomatoes and Other Produce«, in: *Science News*, Bd. 145, Februar 1994.

74 Maurice Messegue: *Of People and Plants.* Healing Arts Press, 1993.

75 Lilian Thompson und M. Serraino: *Lignans in Flaxseed and Breast Carcinogensis.* Dept. of Nutritional Sciences, University of Toronto, 1989.

76 Lilian Thompson, a.a.O.

77 Jean Carper, a.a.O.

78 Joseph Kadans: *Encyclopedia of Fruits, Vegetables, Nuts, and Seeds for Healthful Living.* Parker, 1973.

79 Morton Walker: »Soybean Isoflavones Lower Risk of Degenerative Diseases«, in: *Townsend Letter for Doctors*, August/September 1994.

80 Debra Weisenthal: Soy May Ward Off Breast Cancer«, in: *Vegetarian Times,* Juni 1995.

81 Bonnie Liebman: »Fighting Cancer Without Fat«, in: *Nutrition Action Newsletter*, Juni 1993.

82 J. Raloff: »This Fat May Fight Cancer in Several Ways«, in: *Science News*, 19. März 1994.

83 Johanna Budwig: *Flax Oil as a True Aid Against Arthritis, Heart Infarction, Cancer, and Other Diseases.* Apple, 1992.

84 Bonnie Liebman: »Tea for 250 Million«, in: *Nutrition Action Newsletter*, November 1994.

85 »Antitumor Activity Exhibited by Orally Administered Extract From Fruit Body of Grifolia Frondosa«, in: *Chem. Pharm. Bulletin* Nr. 36, 1988, S.1819ff. G. Chihara: »Lentinan as a Model for the Efficacy of Immunomodulators in Cancer«, in: *Townsend Letter for Doctors*, April 1994.

86 Prevention Nutrition Consultants: »Top Ten Phytochemicals of 1994«, in: *American Health*, Juli/August 1994. Pat Quinlan: *Beating Cancer With Nutrition.* Nutrition Times Press, 1994.

87 Michael Culbert: »Laetrile«, in: *Townsend Letter for Doctors*, Juni 1995.

88 Udo Erasmus: *Fats That Heal, Fats That Kill.* Alive Books, 1994.

89 Proc.Amer.Assoc.Cancer Research, Nr. 34, 1993, S.555.

90 M. Axelson et al.: »Origin of Lignans in Mammals and Identification of a Precursor From Plants«, in: *Nature*, August 1982.

91 »Epstein-Barr Virus Link to Breast Cancer«, in: *Science News*, 14. März 1995.

92 Lennart Nilsson: *The Body Victorious.* Dell, 1987.

93 Bill Moyers: *Healing and the Mind.* Doubleday, 1993.

94 Richard Gerber: *Vibrational Medicine.* Bear & Co., 1988.

95 Choa Kok Sui: *Pranic Healing.* Weiser, 1990.

96 Barbara Levine: *Your Body Believes Every Word You Say.* Aslan, 1991. Larry Dossey: *Healing Words.* Harper, 1994.

97 Valerie Ann Worwood: *The Complete Book of Essential Oils and Aromatherapy.* New World Library, 1991.

98 M. Murray und J. Pizzorno: *Encyclopedia of Natural Medicine.* Prima, 1991.

99 Steven Foster und Yue Chongxi: *Herbal Emissaries.* Healing Arts, 1992.

100 Daniel Mowrey: *Herbal Tonic Therapies.* Keats, 1993. Jamies Duke: *Ginseng, A Concise Handbook.* Reference Publications, 1991.

101 Wagner, Proksch, et al.: *Immunostimulating Polysaccarides of Higher Plants.* Arzneim.-Forsch., 1985, S.35.

102 John Heinerman: *Double the Power of Your Immune System.* Parker, 1991.

103 Joan Borysenko: *Mending the Body, Mending the Mind.* Bantam, 1988.

104 Christian Ratsch (Hg.): *Gateway to Inner Space.* Prism/Avery, 1989. Alex Grey: *Sacred Mirrors.* Inner Traditions, 1990. R. E. Schultes, R. Raffauf: *Vine of the Soul.* Synergetic Press, 1992.

105 »Experts Weight Benefits of Mammography«, in: *Science News*, 6. März 1993.

106 »Mammography-Discovered Cancer«, in: *Health Facts*, September 1993.

107 Boston Women's Health Book Collective: *The New Our Bodies, Ourselves.* Simon & Schuster, 1995.

108 »Facts about Mammography« (Auszug aus einem Bericht des National Women's Health Network), in: *Ms.*, Mai/Juni 1993.

109 Carolyn DeMarco: *Take Charge of Your Body: A Woman's Guide to Health.* Last Laugh Inc., 1989.

110 »The Other Side of Mammography«, in: *Thumper*, Juli 1987.

111 »Breast Cancer Update«, in: *Health Facts*, November 1993.

112 publiziert in: *Lancet*, November 1992.

113 »Facts about Mammography«, in: *Ms.*, Mai/Juni 1993. Und: M. Greenwood und P. Nun: *Paradox and Healing.* Paradox, 1992

114 »Swedish Malmö Screening Trial«, in: *The British Medical Journal*, 1988.

115 »Facts About Mammography«, in: *Ms.*, Mai/Juni 1993.

116 Files of Keyawis Kaplan, Library of the Surgeon General of Canada.

117 Ellen Hodgson Brown: »New Questions about Mammograms«, in: *Whole Life Times*, Oktober 1994.

118 S. Epstein: »Breast Cancer Radiates Doubts«, in: *New York Times*, 28. Januar 1992.

119 Rosalie Bertell: »Breast Cancer and Mammography«, in: *Mothering*, Sommer 1992.

120 Diana Hunt: »Mammogram Alert«, in: *EastWest*, September 1991.

121 Krebszellen werden initiiert, wenn Onkogene durch die Beschädigung der DNS aktiviert werden, aber der »Krebs« bricht nicht aus, bis eine dieser Zellen gefördert wird, das heißt, sich der Vernichtung durch das Immunsystem entzieht und genug Nahrung aufnimmt, um sich zu reproduzieren (und zu reproduzieren und zu reproduzieren).

122 John McDougall: *McDougall's Medicine: A Challenging Second Opinion*. New Win, 1985.

123 Diana Hunt: »Mammogram Alert«, in: *EastWest*, September 1991.

124 John McDougall, a.a.O.

125 J. Kelly, M.D.: »Cost of Treatment in Perspective«, in: *Southern Medical Journal*, Nr. 199, 1983.

126 Karen Schmidt: »Better Breast Test«, in: *Science News*, 19. Juni 1993. Und: W. Conkling: »Improving Mammography«, in: *American Health*, Juni 1995. Und: »Sharper Focus on the Breast«, in: *Newsweek*, 10. Mai 1993.

127 Christiane Northrup und Susan S. Lowy: »What to Do about Breast Lumps?«, in: *EastWest*, Mai 1986.

128 Terry McGinn: *Keeping Abreast: Breast Changes That Are NOT Cancer*. Bull, 1987.

129 Carolyn DeMarco, M.D.: *New Hope for Women with Cystic Breast Disease*. 1989. Und: »Why Call It a Disease When It's Not?«, in: *California at Berkeley Health Letter*, Mai 1991.

130 Mehr Informationen über Mikroverkalkungen bekommst du bei *Women's Cancer Resource Center*, 3023 Shattuck Avenue, Berkeley, CA 94705; 510, USA. Tel. 001-548-9272.

131 Mary Eades: *Breast Cancer*. Bantam, 1991.

132 Martha McLean: *If You Find A Lump in Your Breast*. Bull, 1986.

133 Sheldon Cherry: *For Women of All Ages: A Gynecologist's Guide to Modern Female Health Care*. Macmillan, 1979.

134 Zu bestellen bei: Oncolab, 36, The Fenway, Boston, MA 02215 USA, Tel. 001-800-922-8378.

135 Tori Hudson, N.D.: »Breast Cancer News«, in: *Townsend Letter for Doctors*, April 1995 (*Medical Tribune*, 5. Januar 1995).

136 Terry McGinn: *Keeping Abreast*. Bull, 1987.

137 Patsy Westcott und Leyardia Black: *Alternative Health Care for Women*. Healing Arts Press, 1987.

138 Ingrid Naiman: *Cancer Salves and Suppositories*. Seventh Ray, 1994.

139 Steve Austin and Cathy Hitchcock: *Breast Cancer, What You Should Know (But May not be Told) About Prevention and Treatment*. Prima, 1994.

140 U.S. Dept. of Health and Human Services Publication: *Questions and Answers about Breast Lumps*. 92–2301, NCI, Mai 1992.

141 einsehbar in öffentlichen Bibliotheken.

142 Ellen Hodgson Brown: »Does Early Detection Harm or Help?« in: *Whole Life Times*, Oktober 1994.

143 W. Rappaport, M.D., et al.: »Complications Associated with Needle Localization Biopsy of the Breast«, in: *Journal of Surgery, Gynecology & Obstetrics*, April 1991. Und: J.D. Cusick, M.D., et al.: »Role of Tru-Cut Needle Biopsy in the Diagnosis of Carcinoma of the Breast«, in: *Journal of Surgery, Gynecology & Obstetrics*, Mai 1990. Und: P.G. Horgan, et al.: »Role of Aspiration Cytologic Examination in the Diagnosis of Carcinoma of the Breast«, in: *Journal of Surgery, Gynecology & Obstetrics*, April 1991.

144 D. Franceschi, M.D., et al.: »Biopsie of the Breast for Mammographically Detected Lesions«, in: *Journal of Surgery, Gynecology & Obstetrics*, Dezember 1990, S.449ff.

145 K. Dowlatshahi, M.D. et al.: »Prospective Study of Double Diagnosis of Nonpalpable Breast Lesions«, in: *Journal of Surgery, Gynecology & Obstetrics*, Februar 1991, S.121ff.

146 »Breast Biopsies«, in: *Harvard Women's Health Watch News*, Februar 1994.

147 sogenanntes Krebsekzem der Brust.

148 R. Carpenter, et al.: »Management of Screen Detected Ductal Carcinoma in Situ of the Female Breast«, in: *British Journal Surg.*, Nr. 76, 1989, S.564ff. Und: M.J.Silverstein, M.D., et al.: »Axillary Lymphadenectomy for Intraductal Carcinoma of the Breast«, in: *Journal Surg. Gyn & Ob.*, Nr. 172, 3 1991, S.211ff.

149 1985.

150 Bernie Siegel: *Peace, Love, and Healing*. Harper & Row, 1989.

151 Ram Dass und Paul Gorman: *How Can I Help?* Knopf, 1985.

152 Kontakt: PO Box 5025, Eugene, OR 97405, USA.

153 Das Zeichen D steht in der Homöopathie für Dezimalpotenzen (1:10). Für eine Verdünnung in Dezimalschritten wird wie folgt verfahren: Ein Teil Ursubstanz wird zumeist mit neun Teilen des Verdünnungsmittels gründlich verrührt. Das ergibt ein Medikament mit der Bezeichnung D1. Um D2 herzustellen, wird ein Teil D1 mit neun Teilen Verdünnungsmittel vermischt, für D3 ein Teil D2 und neun Teile Verdünnungsmittel. Bei einem Präparat D6 kommen rechnerisch 1.000.000 Teile Lösungsmittel auf ein Teil Ursubstanz. Als Tiefpotenzen werden Medikamente bis D6 bezeichnet. Zu den mittleren Potenzen zählen Präparate von D7 bis D12, alles darüber gilt als Hochpotenz. Grundsätzlich dürfen homöopathische Medikamente nur in der Apotheke verkauft werden. (Quelle: Gerhard T. Schindler: *Wegweiser*

Alternatives Heilen. Die wichtigsten Therapien der Naturheilkunde. München 1997.)

154 Jia Kun: *Prevention and Treatment of Carcinoma in Traditional Chinese Medicine.* Commercial Press, 1985.

155 P. Quinlan: »Beating Cancer with Nutrition«, in: *Nutrition Times Press*, 1994.

156 Korrespondenz der Autorin mit Dr. med. Carolyn Dean sowie Notizen anläßlich eines Workshops unter Leitung von Dr. med. Jeffrey Bland.

157 Claire Hoy: *The Truth About Breast Cancer.* Stoddart, 1995, S.254f.

158 Steve Austin und Cathy Hitchcock, a.a.O.

159 »Partial and Complete Regression of Breast Cancer in Relation to Coenzyme Q10«, in: *Biophys. Res. Comm.*, Nr. 199, 1994, S.1504ff.

160 T. Adler: »Supplements of the Scientists«, in: *Science News*, 22. April 1995.

161 E. Cameron und L. Pauling: »Ascorbic Acid as a Therapeutic Agent in Cancer«, in: *J. Int. Acad. Prev. Med.*, Nr. 5, 1978.

162 H. W. Manner in: *National Health Federation Bulletin*, Nr. 23 1977, S.1ff. Und: Tatsumura, et al.: »4, 6-0-benzylidene-D-glucopyranose in the Treatment of Solid Malignant Tumors«, in: *British Journal of Cancer*, Nr. 62, 1990.

163 McNaughton: *The Physician's Handbook of Vitamin B17 Therapy.* Science Press International, 1975.

164 »Drug of Darkness, Can a Pineal Hormone Head off Everything from Breast Cancer to Aging?«, in: *Science News*, 13. Mai 1995, S.300f.

165 National Research Council: *Diet & Health.* National Academy Press, 1989.

166 Christopher Bird: *Persecution and Trial of Gaston Naessens.* Kramer, 1989.

167 M. Walker: »Profile of Helmut Keller M.D.«, in: *Raum und Zeit.* Februar 1991.

168 Jeanne Achterberg: *Imagery in Healing.* Shambhala, 1985.

169 Lanzafame, et al.: »Reduction of Local Tumor Recurrence by Primary Excision with the CO2 Laser«, in: *Laser Surg. Med.*, Nr. 2, 1985, S.142f. Und: V. Ansanelli: »CO2 Laser in Breast Surgery«, in: *Research for Life*, 1988.

170 »Axillary Lymphadenectomy for Intraductal Carcinoma of the Breast«, in: *Journal Gyn. & Ob.*, Nr. 172,3, 1991, S.211f.

171 Irene Wapnir, et al.: »A Reappraisal of Prophylactic Mastectomy«, in: *Journal Surg. Gyn. & Ob.*, Nr. 171, 2, 1990, S.171ff.

172 Virginia Soffa: »Breast Cancer Surgery: Taking Time to Choose«, in: *National Women's Health Network*, September/Oktober 1991.

173 G. Marie Swanson, et al.: »Trends in Conserving Treatment of Invasive Carcinoma of the Breast«, in: *Journal of Surgery, Gynecology & Obstetrics*, Nr. 171,6, 1990, S.465ff.: »Alle Brustkrebskranken mit Karzinomen von höchstens 4 Zentimetern Größe mit negativen Lymphknoten, die mit partieller Mastektomie und Bestrahlung behandelt werden, haben die gleiche krankheitsfreie Überlebenszeit wie die, die mit modifiziert radikaler Mastektomie behandelt werden.«

174 Melvin Silverstein, M.D. et al.: »Axillary Lymphadenectomy for Intraductal Carcinoma of the Breast«, in: *Journal Gyn. & Ob.*, Nr. 172, 3, 1991, S.211ff.

175 *J. National Cancer Inst.*, Nr. 320, 1989; S.822ff.

176 R.M. Youngson, M.D.: *The Surgery Book*. St. Martin's Press, 1993.

177 Karen Henry: »Breast Cancer: Redefining Acceptable«, in: *Ms.*, September/Oktober 1992. Und: Deena Metzger: *Tree*. Bestelladresse: PO Box 186, Topanga, CA 90290, USA (auch als Poster).

178 L. Humphrey: »Subcutaneous Mastectomy is Not a Prophylaxis Against Carcinoma of the Breast«, in: *American Journal of Surgery*, 1983, S.311f. Und: M. Osborne und J. Bayle: »We would rarely recommend prophylactic mastectomy«, in: *Primary Care & Cancer*, 1988, S.25ff.

179 »Reappraisal of Prophylactic Mastectomy«, in: *Journal of Surgery, Gynecology & Obstetrics*, Nr. 171,2, 1990.

180 »After Breast Cancer Surgery«, in: *Johns Hopkins Letter*, Nr. 5, 1994.

181 Für weitere Informationen: *National Lymphedema Network*, 2211 Post St., Suite 404, San Francisco, CA 94115, USA; Tel. 001-800-541-3259.

182 Margaret Farncombe, M.D., Gail Daniels, R.P.T. und Lisa Cross, M.D.: *Lymphedema: The Seemingly Forgotten Complication*, ohne Ort, 1993.

183 Saskia Thiadens, R.N., und Marlys Witte, M.D.: »Lymphedema-An Overview«, in: *National Lymphedema Newsletter*, Juli 1992.

184 Josef Gurvich: »Use of Stinkhorn Mushroom and Celandine in Treatment of Cancer in Latvia«, in: *Townsend Letter for Doctors*, Oktober 1994.

185 Du kannst das Buch direkt bei der Autorin bestellen: Ingrid Naiman, 29, Brisa Circle, Sante Fe, NM 87501, USA.

186 L. Dackman: *Up Front: Sex and the Post-Mastectomy Woman*. Viking, 1990.

187 »Less Aggressive Follow-up Testing for Breast Cancer Recurrence«, in: *Health Facts*, August 1994; (JAMA, 25. Mai 1994). Und: L.D. West, M.D. et al.: »The Value of Symptom Directed Evaluation in the Surveillance for Recurrence of Carcinoma of the Breast«, in: *Journal Surg. Gyn. & Ob.*, Nr. 172, 3, 1991, S.191ff.

188 U.S. General Accounting Office: *Breast Cancer Patients' Survival*. Bestelladresse: PO Box 6015, Gaithersburg, MD 20877, USA.

189 a.a.O.

190 Ralph Moss: *Questioning Chemotherapy*. Equinox, 1994.

191 *Health Facts*, August 1994 (Studien veröffentlicht in JAMA, 25. Mai 1994).

192 *American Health*, Januar/Februar 1994 (11–12).

193 Bernie Siegel, M.D.: *Love, Medicine, and Miracles*. Harper & Row, 1986.

194 Angela Trafford: *The Heroic Path*. Blue Dolphin, 1993.

195 Linda Dackman: *Affirmations, Meditations, and Encouragements for Women Living with Breast Cancer*. Harper, 1991.

196 Eva Pierrakos: *Pathwork of Self Transformation*. Bantam, 1990.

197 Connie Zweig und J. Abrams (Hg.): *Meeting the Shadow. The Hidden Power of the Dark Side of Human Nature.* Tarcher, 1991.

198 J. Balch, M.D.: *Prescription for Nutritional Healing.* Avery, 1990.

199 L. Humphrey, *American Journal of Surgery*, 1983, S.311f; ebenso M. Osborne und J. Bayle, *Primary Care & Cancer*, 1988, S.25ff.

200 M. Reed, et al.: »Wide Local Excision as the Sole Primary Treatment in Elderly Patients with Carcinoma of the Breast« in: *Br. J. Surg.*, Nr. 76, 1989, S.898ff.

201 T. Adler: »Study Reaffirms Tamoxifen's Dark Side«, in: *Science News*, 4. Juni, 1994. Und: »Studies Spark Tamoxifen Controversy«, in: *Science News*, Nr. 133, 26. Februar 1994.

202 M. DeGregorio und Valerie Wiebe: *Tamoxifen & Breast Cancer*, Yale University Press, 1994.

203 »Tamoxifen Citrate Warning«, in: *FDA Medical Bulletin*, Mai 1994.

204 Clair Hoy: *The Truth about Breast Cancer.* Stoddart, 1995.

205 M. DeGregorio und Valerie Wiebe: *Tamoxifen & Breast Cancer.* Yale University Press, 1994.

206 Sharon Batt: *Patient No More.* Gynergy, 1994.

207 National Institute of Health Consensus Development Conference Statement: Treatment of Early Stage Breast Cancer, 18.–21. Juni 1990.

208 M. DeGregorio, a.a.O. Und: Sharon Batt, a.a.O.

209 T. Adler: »Study Reaffirms Tamoxifen's Dark Side«, in: *Science News*, Nr. 356, 4. Juni, 1994.

210 »Studies Spark Tamoxifen Controversy«, in: *Science News*, Nr. 133, 26. Februar, 1994.

211 a.a.O. und: »Tamoxifen Citrate Warning«, in: *FDA Medical Bulletin*, Mai 1994.

212 T. Adler: a.a.O. und: »Studies Spark Tamoxifen Controversy«, in: *Science News*, Nr. 133, 26. Februar 1994.

213 Du kannst die Kassette beziehen bei: Warm Rock, PO Box 108, Chamisal, NM, 87521, USA.

214 Nach der indischen Chakren-Lehre ist der gesamte menschliche Körper von farbigen Ringen – der Aura – umhüllt: Basis-Chakra (rot und pink) umfaßt den Bereich unterhalb des Bauchnabel sowie die Hände; das Zweite Chakra (orange) verläuft etwa um den Bauchnabel und schließt die Unterarme kurz unterhalb des Ellbogens mit ein; Solarplexus-Chakra (gelb) wirkt auf den Bereich ober- und unterhalb des Solarplexus; Herz-Chakra (grün); das Viereinhalbte Chakra (türkis) umfaßt die Schulterpartie; Kehlkopf-Chakra (blau) beschreibt den Bereich von Kehlkopf bis unterhalb der Augen; das Dritte Auge in Höhe der Augen ist königsblau, das Kronen-Chakra beschreibt den Bereich von Stirn bis kurz unterhalb des Scheitels und ist violett; das Achte Chakra schließlich hat die Farbe Magenta und bezeichnet den Scheitel. (Quelle: Gerhard T. Schindler, *Wegweiser Alternatives Heilen.* München 1997.)

215 Ikehara Kawamura, et al.: »Adjuvant Use of Phytomedicines with Chemo- and Radiation Therapy«, in: *Microbial Infections*, Plenum Press, 1992.

216 Steve Austin und Cathy Hitchcock, a.a.O.

217 Ralph Moss: *Questioning Chemotherapy*. Equinox, 1994. Und: Steve Austin und Cathy Hitchcock: *Breast Cancer, What You Should Know (But May not be Told)*. Prima, 1994.

218 Norma Petersen: »Lymph node removal may be unnecessary«, in: *Breast Cancer Action Newsletter* Nr. 29, April 1995.

219 »Breast Cancer Patients' Survival«, GAO, PO Box 6015, Gaithersburg, MD 20877, USA.

220 D. Belanger, et al.: »How American Oncologists Treat Breast Cancer«, in: *J. Clin. Oncology*, Nr. 9,1, 7.–16. Januar 1991.

221 M. Andersen, et al.: »High Risk of Therapy-Related Leukemia«, in: *Cancer*, Nr. 65, 11, 1. Juni 1990, S.2460ff.

222 Joan Swirsky, Barbara Balaban: *Breast Cancer Handbook*. Harper, 1994.

223 Tina Adler: »Power Foods: Looking at how nutrients may fight cancer«, in: *Science News*, 22. April 1995.

224 Lori Miller Kase: »Body Clock«, in: *American Health*, Juli/August 1993.

225 a.a.O.

226 Lisa McGrath: »Putting the Pressure on Nausea«, in: *American Health*, a.a.O.

227 Rick Doblin: »The Medical Use of Marijuana«, in: *Maps*, Nr. 5, 1, Sommer 1994 (*Townsend Letter for Doctors*, Juni 1995).

228 Rose Kushner: *Breast Cancer*. Harcourt, Brace & Jovanovich, 1975.

229 Andrew Weil und Winifred Rosen: *Chocolate to Morphine, Understanding Mind-Active Drugs*. Houghton Mifflin, 1983.

230 Susun Weed: *Menopausal Years. The Wise Woman Way*. Ash Tree, 1992.

231 a.a.O.

232 Dolores LaChapelle: *Sacred Land, Sacred Sex*. Finn Hill Arts, 1988.

233 Bestelladresse: Rosell Institute, 8480 Boulevard St. Laurent, Montreal, Quebec, Canada, H2P 2M6. Tel. 001-514-381-5631.

234 Brendan O'Regan und C. Hirschberg: *Spontaneous Remission. An Annotated Bibliography*. Institute of Noetic Sciences, 1993 (vor allem: S.159–160).

235 *On The Issues*, Herbst 1994.

236 Rennie Davis: »Hansi«, in: *New Science News*, Nr. 3,1, Herbst 1993.

237 Susan Lang: *You Don't Have to Suffer: A Complete Guide to Relieving Cancer Pain for Patients and Their Families*. Ohio University Press, 1994.

238 Lockwood, et al.: »Progress on Therapy of Breast Cancer with Vitamin Q10«, in: *Biochem. & Biophys. Research*, 6. Juli 1995, S.172–177.

239 Stephen Levine: *A Gradual Awakening*. Anchor Doubleday, 1979.

240 Dr. I.W. Lane, Autor von *Sharks Don't Get Cancer*, in: *Townsend Letter for Doctors*, Juni 1994.

241 M. Werbach und M. Murray: *Botanical Influences on Illness – A Sourcebook of Clinical Research*, Third Line, 1994.

242 *The Lancet*, 3. Oktober 1981.

243 Ken Wilber: *Grace and Grit*. Shambhala, 1991 (44).

244 veröffentlicht in: *The Journal of American Medical Association*, Oktober 1995.

245 *The Journal of the American Medical Association* 1995; Nr. 273, S. 489f.

246 Bergner: *The Healing Power of Garlic*. Prima, 1995.

247 Gary Glum: *Calling of an Angel: The Story of Essiac*. Silent Walker, 1988. Und: Richard Thomas: *The Essiac Report.* Alternative Treatment Information Network, 1993. Bestelladresse: 1244 Ozeta Terr., Los Angeles, CA 90069, USA.

Stichwortregister

friedborn
Kurklinik

Ganzheitliche Behandlung von Tumorleiden

Ruhiges Haus von überschaubarer Größe, auf der Sonnenterrasse des Südschwarzwaldes mit Nähe zur Schweiz und zum Elsaß.
Einzelzimmer mit Dusche und WC.
Lift, holzbeheizte Sauna, Quellwasser.
Beihilfeberechtigt, Kassen zugelassen.

Heilfasten
biologische Vollwertkost
Lymphdrainage
Darmsanierung (Colon-Hydrotherapie)
Sauerstoff-Mehrschritt-Therapie
Abwehrstärkung (Mistel, Thymus; Vitamine, Mineralstoffe, Enzyme)
Psychosomatische Begleitung
Taizé-Andachten

Klinik Friedborn, Lehnhof 4, 79736 Rickenbach · Telefon 0 77 65 / 240 · Fax 0 77 65 / 83 30

Veramed – Klinik
am Wendelstein

Mühlenstraße 60, D-83098 Brannenburg
Tel. 08034-3020, Fax 08034-7835

internistisch/onkologische Klinik
für Akutbehandlung & Rehabilitation
in einem ganzheitlichen Konzept

Steigerung der körpereigenen Abwehrkräfte
Schmerztherapie/Akupunktur/Homöopathie
Chemotherapie/Hormontherapie
Überwärmungstherapie/psychologische Betreuung
Gestaltungstherapie/Sporttherapie/Ernährungsmedizin
Lehrküche/informative Vorträge
balneophysikalische Therapie/Lymphdrainage

In der Veramed-Klinik am Wendelstein werden stationäre
Heilbehandlungen nach §§ 108, Nr.3, 109 SGB V sowie
nach § 111 SGB V durchgeführt.

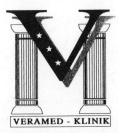

VERAMED - KLINIK

Veramed-Klinik am Wendelstein, D-83098 Brannenburg
Tel. 08034-3020, Fax 08034-7835

FRAUEN, SPORT UND GESUNDHEIT

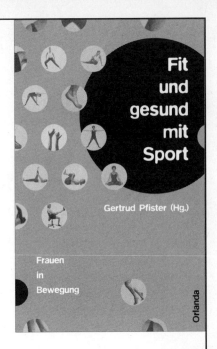

Gertrud Pfister (Hg.)

Fit und gesund mit Sport
Frauen in Bewegung

Für jede Frau, die sich mit dem Thema Sport beschäftigt oder sich zur Bewegung motivieren lassen möchte, sind Anregungen dabei: informative und beratende Texte zu Sportangeboten, fundierte Beiträge zu medizinischen und historischen Perspektiven, Erfahrungsberichte aktiver Frauen und interessante Essays zur Bewegungskultur.

Aus dem Inhalt:

Nicht ohne meine Tochter - Chancen und Barrieren für Mütter

Ladies first - Fitneßstudios, Volkshochschulen, Krankenkassen

Was heißt hier behindert? Erfahrungen einer Weltmeisterin

Ins Gleich-Gewicht kommen - Bewegung für Pfundige

Es ist ein Kreuz mit dem Kreuz - Rückenschule

Anlauf gegen Depression - Das Antidepressionsprogramm

Streß macht krank - Bewegung tut gut

Orlanda Frauenverlag

Großgörschenstraße 40 · 10827 Berlin

KREBS: ALTERNATIVE THERAPIE-ANSÄTZE

Dorisa Schadow, Heike Schallhammer (Hg.)

Krebs verstehen – neue Wege gehen

Mit einer Einleitung von
Dr. med. Ingrid Olbricht

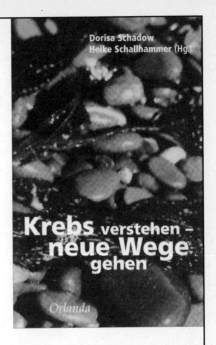

Erfahrene Heilpraktikerinnen, Ärztinnen, Körpertherapeutinnen und Psychologinnen zeigen in verständlicher Weise und mit vielen Beispielen Wege auf, gut informiert, selbstbestimmt und eigenverantwortlich mit der Krankheit Krebs umzugehen und sowohl schulmedizinische als auch alternative Behandlungsmethoden zu nutzen.

Orlanda Frauenverlag

Großgörschenstraße 40 · 10827 Berlin

ENTSPANNT DURCHS LEBEN GEHEN

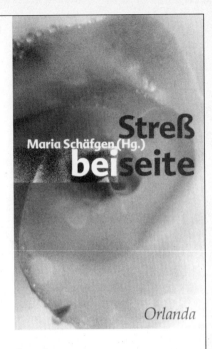

Streß bei seite
Maria Schäfgen (Hg.)

Orlanda

Maria Schäfgen (Hg.)

Streß beiseite
Ein Ratgeber

Entspannt durchs Leben gehen und Streß als positiven Ansporn erfahren – so würden wir es uns wünschen. In diesem Ratgeber werden aus verschiedenen Perspektiven Streßursachen, darunter auch Diskriminierung jeglicher Form, und die Möglichkeiten zur Bewältigung von Streß dargestellt: Homöopathie, Körpertherapie, Psychotherapie, Ernährung sowie naturheilkundliche Krebsbehandlung.

Im Mittelpunkt steht immer die Frage, was in konkreten Streßsituationen unternommen werden kann: Das Buch enthält viele praktische Hinweise, die die notwendigen gesellschaftlichen Veränderungen nicht außer acht lassen.

Autorinnen:

Ute Smentek

Maria Schäfgen

Aiha Zemp

Dorisa Schadow

May Ayim

Gabie Gerbeth

Hamindokht Klein

Manfred D. Kuno

Orlanda Frauenverlag

Großgörschenstraße 40 · 10827 Berlin